Rick Smith / Bruce Lourie

Quietscheenten und andere Gifte

Rick Smith und Bruce Lourie

SLOW DEATH BY RUBBER DUCK

QUIETSCHEENTEN UND ANDERE GIFTE

Wie unser Alltag unsere Gesundheit belastet
und was wir dagegen tun können

übersetzt von
Anne-Mirjam Kirsch

Ludwig

Diese Übersetzung wurde gefördert vom Canada Council for the Arts.
We acknowledge the support of the Canada Council for the Arts.

Canada Council for the Arts Conseil des arts du Canada

Inhalt

Für unsere Familien

Einleitung zur Jubiläumsausgabe

EIN JUBILÄUM IST EIN GUTER ANLASS, um uns wieder einmal selbst zu vergiften.

Vor zehn Jahren begannen wir damit, ein ganz neues Buch über Umweltverschmutzung zu schreiben: eins über giftige Chemikalien in Konsumgütern, die Folgen für alles Leben auf diesem Planeten haben. Keine offensichtliche Umweltverschmutzung wie der Smog der industriellen Revolution oder der saure Regen in den 1980er Jahren, sondern eine schleichende, deswegen aber nicht weniger schädliche Schadstoffbelastung, die täglich in unsere Körper eindringt und mit modernen Epidemien wie Brustkrebs oder Diabetes in Verbindung gebracht wird.

Um die Geschichte dieser Schadstoffbelastung zu erzählen und sie mit den Händen zu greifen, ihre Gefahren aufzuzeigen und die Möglichkeiten, sich vor ihr zu schützen, experimentierten wir mit diesen Schadstoffen an uns selbst (und an ein paar furchtlosen Freiwilligen). Für unsere Bücher *Slow Death by Rubber Duck* (2009) und *Toxin Toxout* (2013) unternahmen wir ein Dutzend

Experimente, um herauszufinden, ob wir die Konzentrationen dieser Chemikalien in unseren Körpern in Echtzeit steigern und senken konnten: eine Art riesiges, jahrelanges Jugend-forscht-Projekt mit uns selbst als Versuchskaninchen.

Die beiden Bücher stießen auf weltweite Resonanz. Beide waren bei uns in Kanada und im Ausland Bestseller und brachten uns bis zum Sydney Writer's Festival nach Australien (zweimal!). *Slow Death* wurde unter anderem von der *Washington Post* besprochen (die es »einen Schlag in die Magengrube« nannte, »der trotz allem Hoffnung macht«), von *Fox News* und der Zeitschrift *O – The Oprah Magazine*. Es ist in sieben Sprachen übersetzt worden: Überall auf der Welt sind Verbraucher giftigen Chemikalien ausgesetzt und suchen nach Informationen, wie sie sich und ihre Familien vor diesen gefährlichen Substanzen schützen können.

Ein Jahrzehnt später haben wir beschlossen, das zehnjährige Jubiläum von *Slow Death* mit *dem* Standardwerk zu giftiger Schadstoffbelastung zu feiern. Das Buch, das Sie in den Händen halten, enthält alle bahnbrechenden Experimente aus *Slow Death* und *Toxin Toxout*, ist vollständig überarbeitet und auf den neusten Stand gebracht.

Als Zugabe, und um das gute alte Gefühl des Sich-Vergiftens wieder aufleben zu lassen, haben wir ein brandneues Selbstexperiment durchgeführt.

Kurze Auffrischung

Bevor wir wieder giftig werden, lassen Sie uns kurz innehalten. Warum sollten wir uns wegen der synthetischen Chemikalien um uns herum Sorgen machen? Ganz einfach: Weil die wissenschaftliche Beweislage, die diese Substanzen mit Krankheiten beim Menschen in Verbindung bringt, noch überzeugender ist als 2009, als *Slow Death* erschien. Nach wie vor ist eine Belastung mit diesen vielen Substanzen – und den daraus resultierenden Gefahren – weit verbreitet.

Von den achtzigtausend Chemikalien im Handel (die Grundbausteine all der Konsumgüter, mit denen wir uns täglich umgeben) sind sehr viele inzwischen auch im menschlichen Körper nachgewiesen worden. Schätzungen zufolge trägt diese chemische Belastung zu Gesundheitskosten bei, die möglicherweise satte zehn Prozent des Welt-Bruttoinlandsprodukts (BIP) übersteigen.

Wie weit verbreitet ist diese Toxizität?[1]

Studien der US-amerikanischen Umweltorganisation Environmental Working Group (EWG) haben in den Vereinigten Staaten 553 verschiedene Industriechemikalien, belastende Substanzen und Pestizide in 550 Einzelpersonen aus vierzig Bundesstaaten gefunden. In einer neueren Studie hat die EWG 232 giftige Chemikalien im Nabelschnurblut von zehn Säuglingen nachgewiesen und damit gezeigt, dass Kinder heutzutage »vorbelastet« zur Welt kommen.[2] In Europa ist die weit verbreitete Belastung mit Chemikalien in Lebensmitteln und Konsumgütern zu Hause, in Schulen und in Betrieben mit Problemen der Gehirnentwicklung bei Kindern in Zusammenhang gebracht worden.[3]

In Kanada testet das 2005 gestartete, bahnbrechende Projekt Toxic Nation (»Giftige Nation«) der Umweltorganisation Environmental Defence Canada Menschen auf nachweisbare Konzentrationen giftiger Stoffe in ihren Körpern und zeigt die Gefahren dieser Belastung auf. Wie gleichartige Aktionen in den Vereinigten Staaten und in Europa bringt dieses Projekt bislang nur Fachkreisen bekannte wissenschaftliche Testverfahren in die hitzig geführte öffentliche Debatte ein, welchen Schadstoffen wir in welchen Mengen und aus welchen Quellen ausgesetzt sind – und es sagt uns, was wir dagegen tun können. In den vergangenen fünfzehn Jahren hat Environmental Defence Canada eine Fülle von Konsumgütern und Körperpflegeartikel auf mehr als 130 Schadstoffe getestet und das Blut und den Urin von mehr als fünfzig Kanadiern aus allen Gesellschaftsschichten: Menschen jeden Alters; Männer, Frauen und Kinder aus verschiedenen Teilen des Landes und unterschiedlicher ethnischer Herkunft. Sie alle waren mehr oder minder belastet.

In Entwicklungsländern ist bislang weniger geforscht worden, aber in dem Umfang, in dem Menschen in diesen Gebieten denselben Chemikalien ausgesetzt sind, ist von ähnlichen Ergebnissen auszugehen.[4]

Die Befunde sind noch besorgniserregender, wenn wir ganz konkrete Substanzen betrachten. Zwischen Phthalaten – Weichmacher, die vielen Plastikarten zugesetzt werden, um das Material biegsam und formbar zu machen – auf der einen Seite und Asthma, ADHS, Brustkrebs, Fettleibigkeit und Diabetes Typ 2, einem niedrigen IQ, neurologischen Beeinträchtigungen und Verhaltensstörungen, Autismus, veränderter Fruchtbarkeitsentwicklung und Fruchtbarkeitsproblemen beim Mann auf der anderen Seite sind überzeugende Zusammenhänge hergestellt worden.[5] Das Vorhandensein von Triclosan, einer allgegenwärtigen »antibakteriellen« Zutat in allen möglichen Produkten von Körperpflege bis hin zu Schuhen, nimmt in den Körpern von Menschen, in Flüssen und Seen dramatisch zu und ist mit dem Anstieg von Allergien in Verbindung gebracht worden.[6] Hinweise auf Schäden durch eine Quecksilberbelastung mehren sich: Neue Experimente decken so unterschiedliche Folgen auf wie Autoimmunerkrankungen bei erwachsenen Frauen und hormonelle Veränderungen bei Kindern.[7]

Eine Belastung mit einer einzigen synthetischen Chemikalie ist beunruhigend genug. Mischen sich viele verschiedene giftige Stoffe in unseren Körpern, *alle gleichzeitig*, hat das weitreichendere Folgen, als die chemische Industrie uns glauben machen möchte. Einzelne Chemikalien werden isoliert getestet, um einen »ungefährlichen« Wert zu ermitteln. Solange die Konzentration jeder einzelnen Substanz in Ihrem Körper unterhalb dieses Werts bleibt, so die Annahme, sind Sie im grünen Bereich und müssen keine negativen Auswirkungen befürchten.

Dieser Ansatz fällt in sich zusammen, wenn wir hunderte oder tausende synthetischer Substanzen gleichzeitig in uns tragen: Diese Stoffe können ihre individuelle Wirkung sogar wechselseitig *verstärken*.[8]

Die neueste Wendung in dieser Geschichte ist die jetzt aufkommende, beeindruckende neue Forschung, die auf eine weit verbreitete Verschmutzung der Umwelt und alltäglicher Produkte mit Plastik hindeutet. Es zeigt sich, dass Plastik sich nicht wirklich zersetzt. Es wird lediglich im Laufe der Zeit, durch Sonnenlicht und Wellenbewegung in kleinere und immer kleinere Teilchen zerrieben. Diese mikroskopisch kleinen Partikel gelangen dann in die Nahrungskette, in die Luft und in den Boden. In den vergangenen Jahren haben Wissenschaftler sie in immer mehr und in beunruhigend vielen Produkten gefunden, unter anderem in Speisesalz, Honig, Meeresfrüchten und ... Bier. Eine aktuelle Studie hat in 83 Prozent des Leitungswassers in sieben verschiedenen Ländern Mikroplastik entdeckt. Es scheint gesichert, dass eine dauerhafte Ernährung mit diesen Plastikrückständen zu den oben beschriebenen erhöhten Konzentrationen von Weichmachern – etwa Phthalaten – im Menschen beiträgt.

Eine Art Fortschritt

In der ursprünglichen Einleitung zu *Slow Death* schrieben wir, dass starke wissenschaftliche Anhaltspunkte für einen Zusammenhang zwischen giftigen Chemikalien und schweren Krankheiten beim Menschen etwas Bemerkenswertes bewirkten: ein zunehmendes öffentliches Engagement in Umwelt- und Gesundheitsdebatten. Das Alltagsverhalten in der Gesellschaft begann, sich merklich und zum Besseren zu ändern.

Dieser Wandel hat sich eher noch beschleunigt.

Die Erzeugung von Bio-Lebensmitteln ist zum Beispiel weltweit rapide gewachsen, zum großen Teil getrieben von den Wünschen der Menschen überall, keine Gifte zu sich zu nehmen. Im Jahr 2015 lag der weltweite Markt für zertifizierte Bio-Lebensmittel (produziert ohne den Einsatz von Chemikalien) Schätzungen zufolge bei 75 Milliarden Euro – mehr als eine Verdopplung gegenüber 36,9 Milliarden Euro Umsatz im Jahr 2009.[9] Die Biolebensmittelbranche stützt sich traditionell am stärksten auf die Erzeugung unverarbeiteter, frischer Produkte, und das größte Umsatzwachstum findet auch weiterhin bei ökologisch erzeugtem Bio-Obst und -Gemüse statt, aber die Branche ist inzwischen auch in die Bereiche verarbeitete Lebensmittel und Fleisch expandiert.[10]

Auch andere Entwicklungen verdanken sich dem wachsenden Wunsch der Verbraucher, eine Alltagsbelastung mit Giften zu vermeiden. In den Supermarkt- und Drogerieregalen für Haushaltsreiniger stehen inzwischen Bio- und herkömmliche Marken nebeneinander. Das hat zum sichersten Zeichen eines Markterfolgs geführt: Die großen Unternehmen fangen an, in diesem Segment eigene Produkte ins Rennen zu schicken. In Nordamerika stellt sogar die Marke Martha Stewart ihre Reinigungsprodukte mit ungiftigen Zutaten her – ein eindeutiger Indikator für einen Kulturwandel.

Umweltfreundliche Produkte und »grüner Konsum« gewinnen weiter an Boden. Dieser Bereich bietet dauerhaft Chancen für kreative Marken und Unternehmer, auf die sich wandelnden Bedürfnisse der Verbraucher einzugehen. In einer weltweiten Umfrage aus dem Jahr 2011 unter Führungskräften in der Wirtschaft hatten 70 Prozent der Befragten das Thema Nachhaltigkeit im Verlauf der vorangegangenen sechs Jahre dauerhaft auf ihre Managementagenda gesetzt.[11] Über zwei Drittel der Interviewten gaben an, dass das Engagement ihrer Organisation für mehr Nachhaltigkeit zugenommen hat und weiter zunehmen wird.[12]

Regierungen sind dabei, aufgrund des Anwachsens wissenschaftlicher Forschung und eines Verbraucherbewusstseins auf diesem Gebiet zu handeln. Nicht schnell, aber sie bewegen sich. Ein gutes Beispiel für diesen Fortschritt sind die Gesetze zu Bisphenol A (BPA). Als erstes Land der Welt verbot Kanada im Jahr 2008 BPA in Babyfläschchen. Im Jahr 2010 folgte die EU, Anfang 2011 auch China. Frankreich untersagte 2013 außerdem die Verwendung von BPA in Lebensmittelbehältern aus Plastik. Nachdem ein Dutzend US-Bundesstaaten Kanadas Beispiel gefolgt waren, verbot die US-amerikanische Lebensmittel- und Arzneibehörde (Food and Drug Administration, FDA) im Jahr 2012 BPA in Babyfläschchen und Trinklernbechern. Vielleicht am bedeutsamsten: Der Bundesstaat Kalifornien hat BPA auf seine »Proposition 65«-Liste giftiger Chemikalien gesetzt, die Krebs oder angeborene Fehlbildungen verursachen, so dass Warnungen vor BPA an den Kassen im Einzelhandel aushängen und Warnhinweise auf BPA-haltigen Produkten unmittelbar bevorstehen.

Dank der Arbeit von Environmental Defence Canada und anderen Organisationen hat die kanadische Regierung das antibakterielle Triclosan nach dem Immissionsschutzgesetz als »giftig« eingestuft und sowohl die kanadische als auch die US-amerikanische Ärztekammer (Canadian Medical Association und American Medical Association) haben Auflagen für die Verwendung dieser

Chemikalie in Privathaushalten gefordert.[13] Im Jahr 2017 hat die FDA Triclosan in Seife und Handwaschmitteln verboten.

Quietscheenten-Kriege

Es gibt kein besseres Beispiel für unsere gesunkene Alltagsbelastung mit giftigen Stoffen als die Tatsache, dass Quietscheenten inzwischen deutlich ungefährlicher sind als zu der Zeit, als *Slow Death* zum ersten Mal veröffentlicht wurde. Phthalate in Kinderspielzeug sind ein Paradebeispiel dafür, was innerhalb kurzer Zeit möglich ist, wenn sich gute Ideen herumsprechen.

Sowohl in Europa als auch in den Vereinigten Staaten begann die Diskussion über Phthalate (eine Gruppe von Chemikalien) in Kinderspielzeug 1998. Europa bewegte sich schnell. Im Zuge einer Reihe von Studien, die einen Zusammenhang zwischen Phthalaten und Gesundheitsproblemen beim Menschen herstellten, verhängte die Europäische Union ein sofortiges Verbot von sechs Phthalaten in Spielzeug, das Kinder unter drei Jahren üblicherweise in den Mund nehmen. Das Verbot war vorläufig, aber bedeutsam: Es war das erste Mal, dass die EU ein sofortiges Verbot auf der Grundlage ihrer neuen Richtlinie 2001/95/EG des Europäischen Parlaments und des Europäischen Rates vom 3. Dezember 2001 über die allgemeine Produktsicherheit erließ.

Nach vielen Drehungen und Wendungen und trotz millionenschwerer Lobbyarbeit von Seiten der chemischen Industrie wurde die vorläufige Maßnahme 2005 in eine dauerhafte umgewandelt. DEHP (Diethylhexylphthalat), DBP (Dibutylphthalat) und BBP (Benzylbutylphthalat) wurden vollständig verboten, DINP (Diisononylphthalat), DIDP (Diisodecylphthalat) und DNOP (Di-n-octylphthalat) in Spielzeug und Babyartikeln untersagt, die darauf zugeschnitten waren, von Kindern unter drei Jahren benuckelt oder bekaut zu werden.

In den Vereinigten Staaten entwickelten sich die Dinge ganz anders. Zwölf Verbraucherschutz- und Umweltgruppen reichten 1998 eine Petition ein, die die US-amerikanische Behörde für Konsumgütersicherheit (Consumer Product Safety Commission, CPSC) dazu aufforderte, phthalathaltiges Spielzeug zu verbieten, das für Kinder im Alter von fünf Jahren und jünger gedacht war. Die CPSC rief daraufhin zu weiterer Forschung auf, um die Giftigkeit von Phthalaten für den Menschen abzuschätzen. Eine Studie zog die nächste nach sich, Vorgänge türmten sich auf Vorgänge, bis die CPSC schließlich entschied, dass die Substanzen »kein nachgewiesenes Gesundheitsrisiko« darstellten und es daher keine Grundlage gäbe, sie in Produkten für Kinder zu verbieten.[14]

So begannen die Quietscheenten-Kriege. Nachdem die CPSC die Anti-Phthalat-Petition auf Bundesebene abgelehnt hatte, setzten deren Befürworter ihren Kampf auf der Ebene regionaler Rechtsprechung fort. Niedrigere Instanzen sind weniger häufig das Ziel von Lobbyisten und einer Beeinflussung durch Unternehmen und stellen sich manchmal mutiger auf die Seite des gesunden Menschenverstands. In diesem Fall wandten sich die Anti-Phthalat-Aktivisten insbesondere Kalifornien zu (das als eigenständiger Staat die zehntgrößte Wirtschaft der Welt hätte). Kalifornische Umweltschützer und Gesundheitsaktivisten nahmen die Herausforderung an und eine der charismatischsten Phthalatquellen, die es gibt: die von Sesamstraßen-Absolventen weltweit heißgeliebte gelbe Bade-Ikone, rückte ins Zentrum der anhaltenden amerikanischen Debatte über Phthalate.

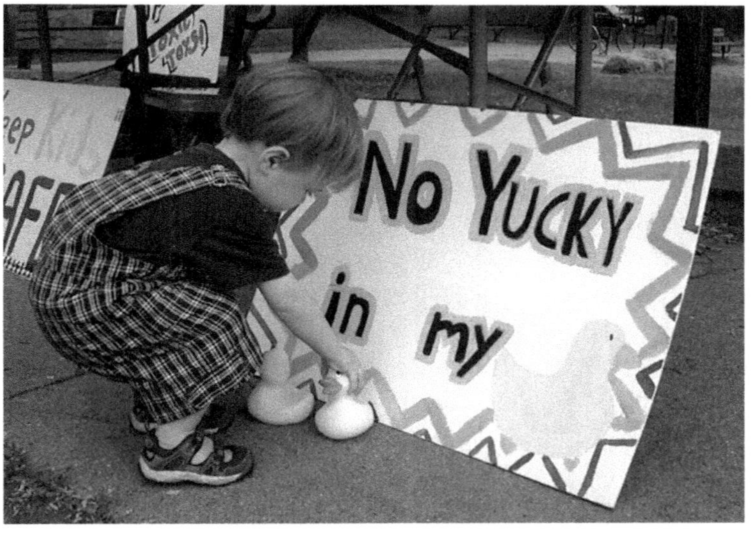

1 Einhundert lächelnde Quietscheenten und Kleinkinder machten Druck auf den Kongress, Phthalate in Spielzeug zu verbieten (Plakatslogan: »KEIN IIIH in meinem Enti«). Kundgebung des Ann Arbor Ecology Center, Clean Water Action und Breast Cancer Fund in Ann Arbor, Michigan, Juni 2008

Janet Nudelman leitet die Abteilung Programm und Strategie des in San Francisco ansässigen Brustkrebs-Interessenverbands Breast Cancer Prevention Partners (BCPP). Sie und ihre Organisation kümmern sich darum, Zusammenhänge zwischen dieser Krankheit und Umweltbedingungen zu identifizieren und auszuschalten. »Nur einer von zehn Brustkrebsfällen geht auf eine genetische Disposition für diese Krankheit zurück«, erklärte sie. »Immer mehr wissenschaftliches Beweismaterial sieht Verbindungen zwischen Umweltgiften und ansteigenden Zahlen für Brustkrebs und andere Krankheiten.«

Phthalate machen BCPP besonders viele Sorgen, weil jüngste Studien bei Mädchen erhöhte Phthalatwerte nachgewiesen haben, die von vorzeitigem Brustwachstum betroffen sind.[15] »Als Ansprechpartner für Brustkrebs«, erklärte Nudelman, »sind wir wegen dieses Phänomens besorgt: Je eher Mädchen in die Pubertät kommen, desto früher sind ihre Körper Östrogen ausgesetzt. Das Brustkrebsrisiko einer Frau steht in direktem Zusammenhang mit ihrer lebenslangen Belastung mit natürlichen und synthetischen Östrogenen.« Mit diesen Sorgen im Hinterkopf rüsteten sich Jane und ihre Kollegen für eine Auseinandersetzung.

Die erste Runde der Phthalat-Debatte auf Landesebene endete schlecht. Im Januar 2006 scheiterte ein Versuch, in der kalifornischen Gesetzgebung ein Verbot von Phthalaten und Bisphenol A nach europäischem Vorbild zu verankern. Auf zwei Regierungsebenen schachmatt gesetzt, entschieden sich Aktivisten wie Nudelman dafür, die Auseinandersetzung auf die letzte verbleibende, sehr unwahrscheinliche dritte Ebene zu verlagern: auf die kommunale Ebene.

Trotz vehementer Gegenwehr der Industrie stimmte der Stadtrat von San Francisco im Juni 2006 einstimmig für ein Verbot von Phthalaten und BPA in bestimmten Produkten. Bald danach passierte ein landesweiter Gesetzesvorschlag innerhalb kürzester Zeit die Legislative und landete auf dem Schreibtisch von Gouverneur Arnold Schwarzenegger. Im Oktober 2007 trat in Kalifornien das erste Gesetz auf dem amerikanischen Kontinent zur Einschränkung von Phthalaten in Kraft.

Es fiel einem weiteren Republikaner zu, George W. Bush, ein Abkommen auf nationaler Ebene zu unterzeichnen. Im August 2008 unterschrieb der Präsident eines der wichtigsten Verbraucherschutzgesetze der letzten Jahrzehnte. Es verbot dauerhaft den Verkauf von Kinderspielzeug und Babypflegeprodukten, die mehr als 0,1 Prozent DEHP, DBP oder BBP enthielten. Das Gesetz handelte im Blick auf die anderen drei Phthalate DINP, DIDP und DNOP präventiv und verhängte ein vorläufiges Verbot, während zu diesem Thema weiter geforscht wurde.

Fast ein Jahrzehnt, nachdem giftiges Kinderspielzeug in Europa verboten worden war, hatte der Ansatz »Vorsicht ist besser als Nachsicht« schließlich Amerika erreicht.

Natürlich ist die Phthalat-Geschichte noch nicht zu Ende. Diese schädlichen Stoffe finden sich weiterhin in vielen Haushaltsartikeln, insbesondere im Badezimmer (siehe Kapitel 1). Auch jetzt noch, im Jahr 2019, muss die Rechtsprechung mancherorts, etwa in Kanada, nachziehen. Aber dank der Anstrengungen fantastischer Fürsprecher und ein paar entschlossener Abgeordneter gibt es einige gute Nachrichten und einigen Fortschritt zu feiern. Ähnliche

Bemühungen haben Verbesserungen bei den Konzentrationen so unterschiedlicher Chemikalien wie Blei, DDT und Dioxinen gebracht.[16]

Es ist eigentlich ziemlich einfach. Als bestimmte Phthalate, zum Beispiel Diethylhexylphthalat (DEHP), in Kinderspielzeug und anderen Plastikprodukten verboten wurden, sanken ihre Konzentrationen in den Körpern von Amerikanern und Europäern. Um eine ganze Menge – in einigen Fällen um bis zu 50 Prozent.[17] Wenn sich Regierungen einen Ruck geben und eine Substanz verbieten oder einschränken, können dramatische Verbesserungen eintreten. Abbildung 2 erzählt die erfreuliche Geschichte.

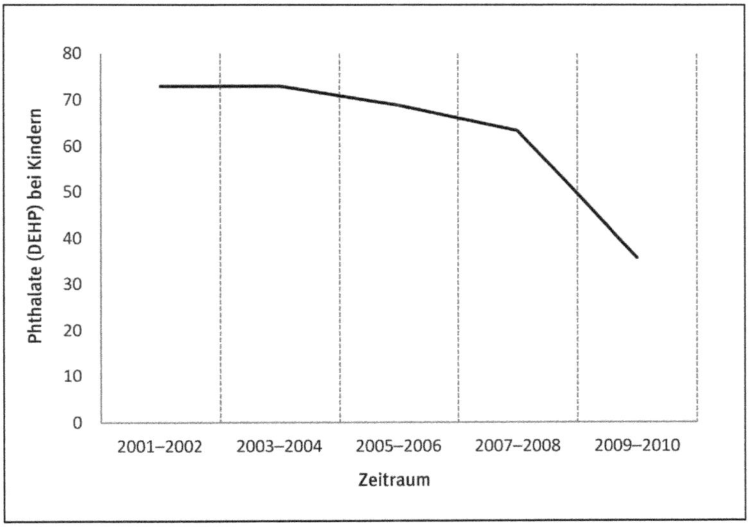

2 Das Phthalat DEHP ist in den Körpern amerikanischer Kinder signifikant zurückgegangen (ng/ml).[18]

Die gerade beschriebenen Verbraucher- und Gesetzgebungstrends veranschaulichen einen Sachverhalt rund um das Thema giftige Chemikalien, der in diesem Buch wieder und wieder auftaucht: *Nur, wenn die Menschen ihre Macht als Bürger und als Verbraucher nutzen, wird es Lösungen für die Probleme geben, die schädliche Chemikalien in der Umwelt anrichten.* Als Bürger müssen wir von unseren Regierungen Respekt für die Gesundheit und die Zukunft aller einfordern, und das heißt, dass die Regierungen gefährliche Chemikalien in geeigneter Weise einschränken und ihre Verwendung regeln müssen. Als Verbraucher müssen wir angesichts des mangelnden Interesses der Unternehmen an unserer Gesundheit fundierte Entscheidungen treffen, um uns selbst und unsere Familien zu schützen. Wenn wir uns auf diesen beiden Gebieten ins Zeug legen, kann es eine grünere Zukunft geben.

Unsere Quietscheenten-Experimente

Als wir Anfang 2008 damit begannen, *Slow Death* zu schreiben, hatten wir jede Menge Fragen. Zu diesem Zeitpunkt hatte eine enorme Anzahl von Studien bestätigt, dass wir ständig giftige Chemikalien in unseren Körpern tragen. Es gab aber noch vieles, was wir nicht wussten. Wo genau kommen die Gifte her? Welche Produkte und Marken sind dafür verantwortlich? Kann man sie vermeiden? Und führen Änderungen im Verbraucherverhalten zu merklichen Verbesserungen unseres persönlichen Belastungspegels?

Während wir uns mit diesen Fragen herumschlugen, begann eine Idee, Gestalt anzunehmen: »Warum experimentieren wir nicht an uns selbst?«

Was als Witz und spontaner Gedanke begann, wuchs sich rasch zu einem zehnjährigen Großprojekt aus. Gab es einen besseren Weg, die Schadstoffbelastung unserer Körper ganz konkret zu zeigen, als ganz bewusst eine ganze Reihe dieser verdächtigen Substanzen zu uns zu nehmen und in uns aufzunehmen und zu schauen, ob sie tatsächlich in unserem Organismus blieben?

Wir stellten eine eiserne Regel auf: Unsere Versuche mussten den Alltag simulieren. Wir konnten keine Flasche Quecksilber auf ex trinken. Wir konnten uns nicht mit Teflon imprägnieren. Was auch immer wir taten, es mussten ganz normale Dinge sein, die Menschen täglich tun.

In den in *Slow Death* beschriebenen Experimenten erforschten wir sieben Chemikalien, die, mit der Ausnahme von Quecksilber, jetzt eine größere Bedrohung für uns darstellen als je zuvor. Ihre Produktion steigt. Die Anzahl an Produkten, in denen sie verwendet werden, ist explodiert. Gleichzeitig steigen die Konzentrationen dieser Substanzen in den Körpern der Menschen an.

Das Ziel unserer Experimente war, die Verbindung zu finden zwischen alltäglichen Aktivitäten und einem messbaren Anstieg der Belastungen in unseren Körpern. Wir verbrachten eine Woche damit, uns mit einer Vielzahl von Schadstoffen zu belasten. Wir setzten uns diesen Substanzen bewusst und gewollt aus. Gleichzeitig setzten sich Hunderte Millionen Menschen überall auf der Welt denselben Substanzen unwissentlich und ungewollt aus.

Um die Änderungen in unseren Giftkonzentrationen leichter erkennbar zu machen, schränkten wir unsere Belastung mit diesen Giften in den Tagen und Wochen vor den Experimenten stark ein. Bruce aß vor dem Quecksilber-Experiment einen ganzen Monat lang keinen Fisch. Rick versuchte, Phthalaten, BPA und Triclosan achtundvierzig Stunden vor den Tests zu diesen Stoffen aus dem

Weg zu gehen. Wir maßen alle Zu- und Abnahmen, indem wir vor und nach unseren planmäßigen Belastungen systematisch Blut- und Urinproben nahmen.

Es schien uns das Einfachste, die Experimente gemeinsam durchzuführen. Die meisten davon fanden innerhalb von zwei Tagen in einer Mietwohnung statt. Wir blieben in Zwölf-Stunden-Schichten in unserem »Testraum«, was einen Tagesablauf ähnlich unserem normalen Alltag ergab. Mit seinen ungefähr drei mal drei Meter fünfzig hätte der Raum ein beliebiges Schlaf-, Fernseh- oder Arbeitszimmer in irgendeiner Wohnung irgendwo in Nordamerika sein können. Hier setzten wir uns Chemikalien wie Phthalaten und Triclosan aus Körperpflegeprodukten aus, BPA, das aus Babyfläschchen und Konservendosen auslaugt, Quecksilber aus Thunfisch und Ausdünstungen aus Teppichböden.

Rick duschte und spülte Geschirr, trank Kaffee aus einem Polycarbonat-Becher und aß Mittag aus einem in der Mikrowelle erhitzten Behälter. Bruce aß Thunfisch und dann ein bisschen mehr Thunfisch und wir ließen den Teppichboden mit Stainmaster behandeln, einer eingetragenen Handelsmarke für Schutzimprägnierungen. Das war's im Grund genommen.[19]

Am Ende der Woche wurden wir aus der Enge unseres kleinen Testraums befreit. Unsere Blut- und Urinproben gingen nach Sidney in British Columbia, um von SGS AXYS Analytical Services analysiert zu werden, einem Labor, das für Regierungen und Polizeikräfte auf dem gesamten Kontinent arbeitet. Dann kehrten wir mit unseren schadstoffbelasteten Körpern in unseren Alltag zurück und warteten auf die Ergebnisse.

Sie finden die Ergebnisse dieser Experimente und die Schlussfolgerungen, die wir daraus ziehen, in den Kapiteln 1 bis 7 dieses Buchs.

Gifte rein, Gifte raus

In unserem zweiten Buch *Toxin Toxout* ließen wir den Versuchen aus *Slow Death* kompliziertere, längere Manipulationen folgen. Dabei konzentrierten wir uns auf eine Frage: Können wir irgendetwas tun, um die Schadstoffe in unseren Körpern und in denen unserer Kinder zu verringern? Antwort: Ja. Sehr viel.

Wir lernten, wieder durch Experimente an uns selbst und Befragungen von Experten, dass die Gifte, die wir untersuchten, über die Haut und durch Essen, Atmen und Trinken in unsere Körper gelangen – und wir lernten eine Menge darüber, wie wir sie von uns fernhalten können. Mit Hilfe einiger Freunde in der Schönheitsindustrie verglichen wir die Konzentrationen von Parabenen und Phthalaten in den Körpern von Frauen nach dem Gebrauch grüner und konventioneller Kosmetikprodukte. Danach führten wir ein paar bahnbrechende Experimente durch, um herauszufinden, wie sich der Verzehr von biologischen im Vergleich zu konventionellen Lebensmitteln auf Pestizidkonzentrationen in den Körpern von Kindern auswirken kann.

Anhand der Geschichten faszinierender Menschen, die sich über Jahre hinweg auf den vielschichtigen, teuren und manchmal schmerzhaften Weg individueller Entgiftung gemacht haben, erkundeten wir die Multimilliarden Euro schwere Detox-Branche. Danach machten wir uns daran, möglichst viel darüber zu lernen, wie der menschliche Körper aus eigener Kraft giftige Substanzen entfernt, und prüften die Möglichkeiten, diese natürlichen Detox-Mechanismen zu unterstützen. Als nächstes zoomten wir ganz nah ran und probierten ein paar der bekannteren Entgiftungsverfahren selbst aus um herauszufinden, ob sie tatsächlich funktionieren. Bruce reiste für einen Schlaf frei von elektromagnetischen Wellen nach Kalifornien und für eine intravenöse Detox-Erfahrung namens Chelat-Therapie nach Texas. Zurück in Kanada stellten wir nach schweißtreibenden Stunden in einer Infrarotsauna fest, dass Detox-Verfahren nicht unbedingt etwas für schwache Nerven und Naturen sind. Wirken diese alternativen Behandlungen? Das war die große Frage, und wir fanden Antworten auf die harte Tour. Unser nächster Versuch brachte uns nach Michigan, wo Rick einen ganzen Tag in einem geparkten SUV verbrachte, um die Wirkung von »Neuwagengeruch« zu testen.

Mit unseren Versuchen und persönlichen Detox-Ergebnissen in den Händen traten wir einen Schritt zurück, um einen Blick auf das größere Ganze zu werfen: Wir erkundeten den boomenden Bereich »grüner Chemie«. Diese Reise begann damit, dass Bruce Nordamerikas größten giftigen Müllhaufen erklomm, um zu sehen, wo kaputtes Spielzeug schließlich landet, und um herauszufinden, wie sich giftiger Abfall von vornherein ganz vermeiden lässt. Wir warfen einen Blick auf ein paar gerade entstehende faszinierende, schadstofffreie Technologien und loteten die Dimensionen der Herausforderungen für diejenigen aus, die versuchen, eine grünere, weniger giftige Welt zu schaffen.

In den Kapiteln 8 bis 12 dieses Buchs berichten wir ausführlich über all diese Versuche und Recherchen.

Ein Jahrzehnt als menschliche Versuchskaninchen hat uns eine Menge gelehrt. Das letzte Kapitel dieses Buchs stellt dieses Wissen in einen neuen Kontext, um zu verstehen, wie wir unsere Körper, unser Leben und die Wirtschaft entgiften können. Neue Forschungsergebnisse, unsere intensiven Recherchen zu persönlichen Entgiftungsstrategien und unser Verständnis einer möglichen neuen grünen Wirtschaft fassen wir darin in der Top Ten »Quietschlebendig mit weniger Giften« zusammen.

BPA die zweite

Im Jahr 2009 konzentrierte sich das aufkeimende Bewusstsein für giftige Chemikalien auf BPA in Babyfläschchen: eine Auseinandersetzung, die schließlich gewonnen wurde (nachzulesen im Kapitel 7, »Mütter wissen es am besten«).

Lassen Sie uns die Geschichte von BPA auf den neusten Stand bringen, bevor wir uns in die Kapitel stürzen, die wir gerade beschrieben haben: Sie veranschaulicht viel von dem, was in der Debatte um giftige Chemikalien richtig – und falsch – läuft.

Zuerst die schlechten Nachrichten ... Mary Shaws Mitglieder sind täglich mehr BPA ausgesetzt als möglicherweise jeder andere Mensch auf der Welt.

Mary ist Gesundheits- und Sicherheitsbeauftragte der United Food and Commercial Workers Union (UFCW), einer der größten Gewerkschaften im privatwirtschaftlichen Sektor in den Vereinigten Staaten und Kanada. Sie vertritt siebzigtausend Menschen in Ontario, von denen ein großer Teil im Einzelhandel arbeitet, unter anderem in Supermärkten und im Hotel- und Gaststättengewerbe.

Im Jahr 2017 wandte sich eins ihrer Mitglieder an Mary: Ein Student, der in Teilzeit in einem Lebensmittelladen arbeitete, machte sich Sorgen wegen Forschungsarbeiten, die er gelesen hatte und die sich mit einer unwahrscheinlichen Quelle für die Belastung von Kassierern mit BPA und der mit BPA verwandten Substanz BPS (Bisphenol S) beschäftigten: mit den Beschichtungen von Kassenbonpapier. Kassenbons sind etwas, mit dem UFCW-Mitglieder jeden Tag in rauen Mengen hantieren.

»Das war mir und der Gewerkschaft neu«, sagte uns Mary am Telefon ihres Büros in Cambridge, Ontario. »Wie sich herausgestellt hat, ist das momentane Standard-Kassenbonpapier auf einer Seite mit einer ziemlichen Menge BPA beschichtet.« In der Kasse sorgt ein Hitzetransfer dafür, dass Zahlen und Zeichen auf dem Bonpapier erscheinen, und ermöglicht so einen tintenlosen Druck. Aufgrund der Sorge ihres Mitglieds schaute Mary sich ein paar aktuelle Studien an, die zeigten, dass sich dieses BPA vom Bonpapier lösen, auf die anfassenden Hände übergehen und von der Haut aufgenommen werden kann.

Mary wurde klar, wie besorgniserregend die Situation war. »Während ich las, begann ich mir immer mehr Sorgen wegen der Belastung von Beschäftigten und Kunden zu machen«, sagte sie. Eine Studie, auf die sie stieß, maß wegen des ständigen Kontakts mit Kassenbons deutlich höhere BPA-Werte in den Körpern von Kassierern als in der allgemeinen Bevölkerung.[20]

Sie begriff schnell, dass das BPA unter Umständen den ganzen Tag auf den Händen blieb. »Jedes Mal, wenn wir thermisches Bonpapier anfassen, geht das

Pulver auf Ihre Hände über; Sie übertragen es auf Ihr Essen und nehmen es zu sich. Dafür sollten sich Restaurants sehr interessieren«, sagte sie.[21] Ein paar der Geschäfte, in denen ihre Mitglieder arbeiten, gaben an, »BPA-freie« Bons zu verwenden, aber ihre Recherchen machten deutlich, dass die Hauptalternative zu BPA das chemisch eng verwandte BPS ist und »die schädlichen Eigenschaften von BPS denen von BPA sehr ähnlich« sind.[22]

Mary begann, Berechnungen anzustellen. »Ein mittelgroßer Supermarkt in meiner Region meldete pro Woche 13.400 Kunden. Von diesen bezahlten 7.300 Kunden an den ›normalen‹ Kassen und 6.100 an den Expresskassen. An den Expresskassen sind die Transaktionen sehr kurz. Eine durchschnittliche Transaktion dauert ungefähr 45 bis 50 Sekunden pro Kunde, die durchschnittliche Schicht eines Mitarbeiters an einer Expresskasse vier bis fünf Stunden.« Mary fasste zusammen: »Wenn meine Berechnungen stimmen, führt ein Angestellter während einer Fünf-Stunden-Schicht 400 Transaktionen durch – und hantiert folglich mit mindestens 400 Kassenbons.«

Es gibt eine weitere Tatsache, die Mary Sorgen machte. »Es sieht danach aus, dass nasse Hände zu einem dramatischen Anstieg der aufgenommenen Menge BPA führen. Kassierer haben häufig nasse Hände, weil sie ständig entweder Handdesinfektionsmittel benutzen oder mit Frischwaren hantieren.«[23]

Mary macht sich wegen BPA und BPS nicht nur im Hinblick auf ihre Gewerkschaftsmitglieder Sorgen, sondern auch im Hinblick auf die Kunden. »Als Kunde werde ich immer, wenn ich in ein Geschäft gehe, gefragt, ob ich den Bon haben möchte. Ich sage normalerweise ja. Es gibt ja keine Alternative. Das Thema giftiger Substanzen im Thermopapier der Kassenbons ist ein enormes Problem, nicht nur für meine Mitglieder, sondern für jeden. Täglich. Dieses Thermopapier wird nicht nur in Kassenbonrollen verwendet, sondern in immer mehr anderen Dingen wie Kinokarten, Fahrkarten und Parkscheinen. Es ist überall.«

Dr. Fred vom Saal war möglicherweise der Erste, mit dem wir vor über zehn Jahren über die wissenschaftliche Forschung zu BPA sprachen. Fred ist Professor an der Universität Missouri und war in den 1990er Jahren der erste Forscher, der wegen der schädlichen Auswirkungen von BPA auf die menschliche Gesundheit Alarm schlug. Heute bereitet ihm die Chemikalie, die er seit zwanzig Jahren erforscht und zu der er über siebzig Aufsätze publiziert hat, mehr Sorgen denn je. Und er stimmt Mary Shaw zu, dass Kassenbons eine der wichtigsten Quellen für die alltägliche Belastung mit BPA sind.

»Der Zusammenhang zwischen einer Belastung mit BPA und Krankheiten beim Menschen ist jetzt viel stärker, als er es vor zehn Jahren war, als *Slow Death* veröffentlicht wurde. Buchstäblich jede Woche landet jetzt eine neue Studie zu BPA auf meinem Schreibtisch«, sagte er uns aus seinem Labor in St. Louis (als wir ihn anriefen, schrieb er gerade an einem neuen Aufsatz zu BPA). »Wir haben jetzt handfeste Beweise dafür, dass eine Belastung mit BPA Dingen wie Fettleibigkeit, Diabetes, Herzleiden und neurologischen Verhaltensproblemen Vorschub leistet«, sagte er. »Eine aktuelle Studie liefert Belege dafür, dass BPA bei In-vitro-Befruchtungen den Tod von Föten verursacht. Je höher die BPA-Belastung einer Frau während einer In-vitro-Befruchtung ist, desto niedriger ist die Wahrscheinlichkeit, dass sie ein lebendes Kind zur Welt bringt. Eine Belastung mit BPA führt dazu, dass die Eierstöcke weniger Östrogen produzieren.«

Vom Saal beschäftigt sich nicht nur mit der anhaltenden Verbreitung und den Auswirkungen von BPA, sondern auch mit dem wachsenden Problem »unerfreulicher Ersatzstoffe«. Unglaublicherweise gibt es in Kanada, den USA und in vielen anderen Ländern der Welt keine gesetzlichen Vorgaben, dass ein Ersatz für eine verbotene oder schrittweise aus dem Verkehr gezogene Substanz in irgendeiner Weise besser sein muss als diese. »Genau das ist bei BPA und BPS passiert, bei den Phthalaten DEHP und DINP und bei vielen anderen giftigen Stoffen«, sagte uns vom Saal. (Siehe Kapitel 1, »Die Wellness-Revolution«, für mehr zu Phthalaten.)

Das vielleicht ungeheuerlichste Beispiel, das er anführte, waren Flammschutzmittel: das »Ersetzen der PCBs ab den 1970er Jahren durch PBDEs« (siehe Kapitel 3, »Die neuen PCBs«). »Die unlogische Idee zu der Zeit war, dass sich die Gesundheitsprobleme durch den Austausch einer Chlorchemikalie (PCBs) durch eine Bromchemikalie (PBDEs) lösen lassen würden. Stattdessen stellte sich heraus, dass PBDEs sehr problematisch sind und mit vielen Gesundheitsproblemen beim Menschen in Verbindung stehen. Inzwischen werden PBDEs schrittweise aus dem Verkehr gezogen und durch giftige Phosphat-PBDE-Mischungen wie Firemaster 550 ersetzt.« Also haben wir, wie vom Saal feststellt, in den letzten vier Jahrzehnten zweimal denselben Fehler gemacht, bei PCBs und PBDEs: Wir haben jedes Mal ein Gift durch ein anderes ersetzt.

Vom Saal sucht nach Belegen dafür, dass sich ein Ende der Belastung der Menschheit mit BPA abzeichnet, und behält dafür eine weitere wichtige Größe im Blick: wie viel BPA weltweit produziert wird. Auch hier ist die Situation gemischt. Ein Bericht teilte vor kurzem mit, dass für eine weitere Expansion des BPA-Marktes in Kanada, den USA und Europa gesetzliche Bestimmungen aufgrund gesundheitlicher Bedenken die »zentrale Herausforderung« darstellten, dass andere Verwendungen für BPA – inklusive Thermopapier – aber anstiegen.[24]

Lassen Sie uns diesen speziellen BPA-Aspekt in unserer typisch frontalen, hautnahen und sehr persönlichen *Slow-Death*-Weise vertiefen.

Giftiges Papier

Eines unserer allerersten Experimente: Essen und Trinken aus BPA-haltigen Plastikbehältern und Konservendosen (die bis heute oft mit BPA-haltigem Epoxidharz beschichtet sind) führte vor zehn Jahren zu einer 7,5-fachen Steigerung des BPA-Pegels in Ricks Körper (s. Kapitel 7, »Mütter wissen es am besten«). Nachdem wir mit Mary Shaw gesprochen hatten, war uns klar, dass die offensichtliche – und wichtigste – Quelle für eine BPA-Belastung heute Kassenbons sind. Also beschlossen wir, ein weiteres Experiment mit dieser Chemikalie durchzuführen.

Wir baten unsere Freunde und Kollegen von Environmental Defence Canada – die führenden Schadstoffbekämpfer der Nation – um Hilfe. Zwei pfiffige junge Aktivisten aus dem Arbeitsbereich giftige Chemikalien, Muhannad Malas und Sarah Jamal, boten ihre Hilfe für unser Experiment an.

Nach der Lektüre von ein paar aktuellen wissenschaftlichen Studien zu BPA und BPS in Kassenbons beschlossen wir, uns in einem ersten Schritt so gut wie möglich von BPA zu »entgiften«. Um einen möglichen Anstieg von BPA in unseren Körpern zu zeigen, sollte unsere Belastung mit BPA zu Beginn des Experiments so niedrig wie möglich sein. Dazu mussten wir mindestens die letzten achtundvierzig Stunden vor Beginn des Experiments Konserven und jeglichen Kontakt mit Kassenbons vermeiden – das, waren wir uns einig, würde sehr schwierig werden. Wir alle reisen im Rahmen unserer Arbeit und sammeln oft Bons in unseren Geldbörsen, um unsere Ausgaben nach der Reise erstattet zu bekommen. Wie konnten wir Bons von Kassenpersonal annehmen, ohne das Papier zu berühren und ohne verrückt zu wirken? Wir überlegten, Handschuhe zu tragen oder unsere Ärmel über unsere Hände zu ziehen. Rick entschied sich schließlich dafür, einen kleinen Umschlag bei sich zu tragen, den er dem Kassierer mit der Bitte zuschob, den Bon dort hineinzutun.

Das Kassenbonpapier mancher Einzelhändler ist mit BPA beschichtet, das von viel mehr Händlern mit BPS oder noch anderen Substanzen. Wegen dieser Unterschiede beschlossen wir, Bons von so vielen Einzelhändlern wie möglich zu sammeln. Rick steuerte einige bei, die er für Reisekostenabrechnungen gesammelt hatte, Sarah, Bruce und Muhannad hoben penibel alle Bons auf, die sie eine Woche lang bei privaten Einkäufen erhielten.

Nach Abschluss der Vorbereitungen wachten wir an einem stürmischen Februarmorgen auf und bereiteten uns auf das Treffen bei Rick vor. Bevor wir unsere Wohnungen verließen, nahm jeder von uns eine Probe Morgenurin und brachte sie mit. Dann setzten wir uns für das vielleicht unspektakulärste Giftexperiment in unseren zehn Jahren verrückter Experimente an Ricks Esstisch: Wir reichten einen Packen Kassenbons so um den Tisch herum, dass wir vier eine Viertelstunde lang pausenlos mit ihnen hantierten.

Weil es Hinweise darauf gibt, dass nasse Finger die Aufnahme von BPA/BPS durch die Haut steigern, aß Bruce fettige Pommes und Rick benutzte vor dem Experiment ein Handdesinfektionsmittel. Nachdem eine Viertelstunde verstrichen war, aßen wir mit unseren BPA-beschichteten Fingern billiges Sushi, das wir in einem Laden ein paar Häuser weiter gekauft hatten.

Wir warteten acht Stunden, um das BPA und BPS von unseren Körpern aufnehmen zu lassen, und nahmen dann jeder eine zweite Urinprobe. Wir schickten alle Proben an SGS AXYS Analytical, dasselbe Labor, das wir schon vor zehn Jahren für die Experimente aus *Slow Death* genutzt hatten, und warteten auf die Ergebnisse.

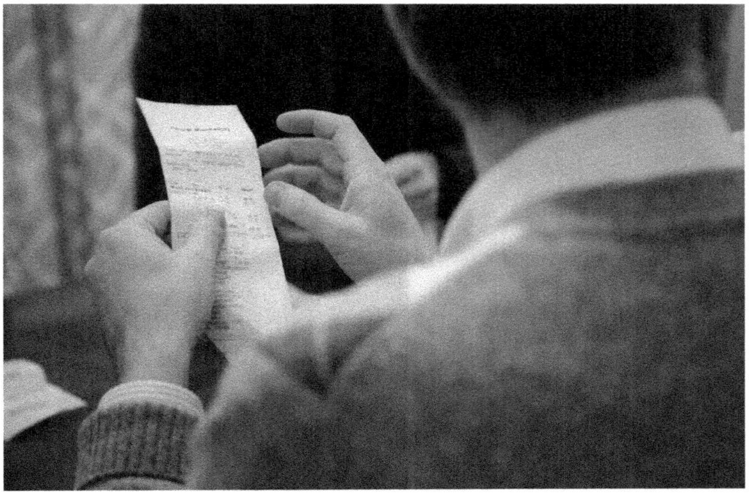

3 Schnappschuss unseres BPA/BPS-Experiments mit Kassenbons

115-fach

Die Ergebnisse unseres Experiments waren atemberaubend (siehe Abbildung 4). In allen Fällen übertraf der Anstieg der BPA-Pegel die Werte, die wir mit unserem Babyfläschchen-Experiment in *Slow Death* hatten erreichen können. Zu Beginn hatten wir vier alle ähnliche Konzentrationen von BPA und BPS in unseren Körpern. Nach dem Hantieren mit den Bons stiegen die Pegel dieser

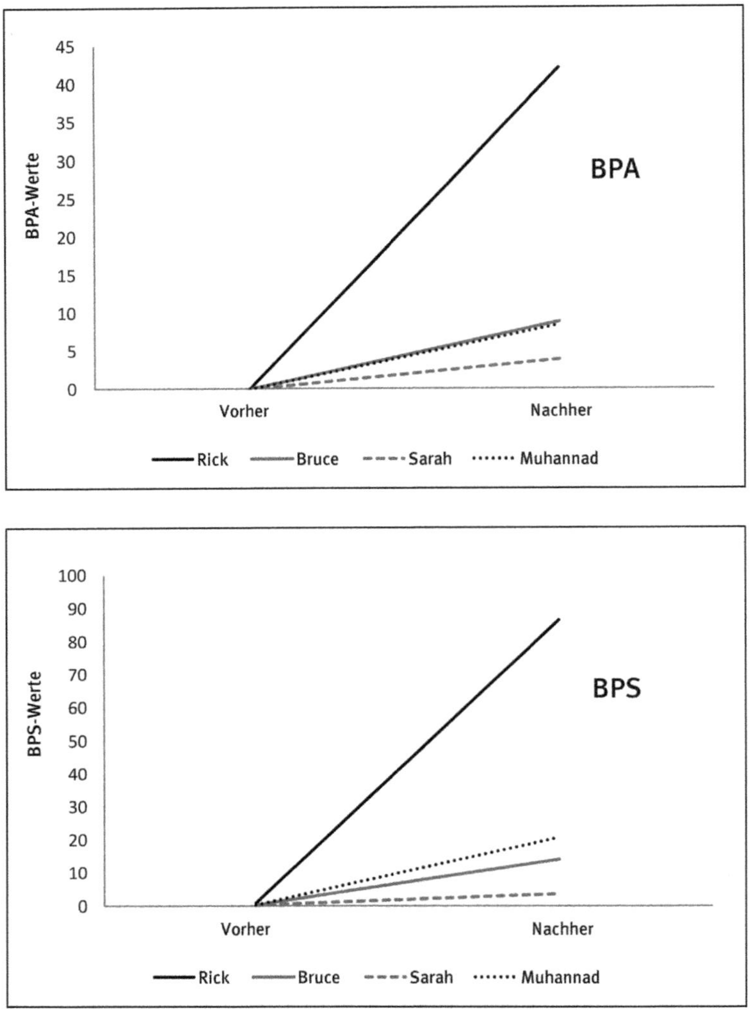

4 BPA- und BPS-Konzentrationen im Urin von Rick, Bruce, Sarah und Muhannad nach 15-minütigem Hantieren mit Kassenbons (ng/ml)

Chemikalien bei uns allen steil an. Am oberen Ende lag Rick, mit einem 42-mal höheren BPA-Wert als zu Beginn. Sarahs Wert war um das Vierfache angestiegen. Bei BPS hatte sich Ricks Wert auf das 115-Fache erhöht; Sarah lag mit dem 8-Fachen am niedrigsten. Wir glauben, dass Ricks beeindruckender Anstieg an seinem Gebrauch von Handdesinfektionsmittel vor dem Experiment lag – ein Umstand, der zeigt, wie berechtigt Mary Shaws Sorgen um die Gesundheit ihrer UFCW-Mitglieder sind.

Rick traf auf einer Konferenz zu Krebsprävention in Montreal Ken Cook, Präsident und Mitbegründer der Environmental Working Group (EWG), und zeigte ihm die beeindruckenden Graphen. Ken war nicht überrascht. Die EWG ist die US-amerikanische gemeinnützige Organisation, die die Idee, menschliche Körper auf Schadstoffbelastungen zu testen, in den frühen Nullerjahren als erste bekanntmachte. Ken, der mehr als fünfundzwanzig Jahre nach der Gründung der EWG immer noch alle Hände voll zu tun hat, verglich das Thema giftige Chemikalien mit dem legendären Arcadespiel *Whac-A-Mole*, in dem die Spieler mit einem großen Hammer Maulwürfe, die aus verschiedenen Löchern auftauchen, wieder in diese Löcher zurückhämmern müssen. »Wir haben es geschafft, BPA aus Babyfläschchen und Produkten für Kinder zu bekommen«, sagte er und wies danach auf die Kehrseite dieses Siegs hin. »Aber jetzt ist es an Orten aufgetaucht, mit denen wir nie hätten rechnen können, wie zum Beispiel Kassenbons. Wir haben BPA ein Stück weit brandmarken können, also haben sich die Unternehmen BPS zugewandt, einer höchstwahrscheinlich weiteren giftigen Chemikalie«, sagte Ken.

Trotz der anhaltenden Belastung der Öffentlichkeit mit BPA glaubt Ken, dass es große Fortschritte beim Schutz der Verbraucher vor giftigen Substanzen gegeben hat. »Unternehmen haben gelernt, dass sie keine Wahl mehr haben, wenn die Öffentlichkeit den Eindruck bekommt, dass eine Chemikalie gefährlich ist – sie müssen reagieren und diese Substanz ersetzen. Wir müssen nicht mehr boykottieren. Wir wissen, wie sich Verbraucherentscheidungen beeinflussen lassen, und wir können die Aufmerksamkeit jedes großen Unternehmens in jedem großen Markt bekommen. Es ist nur noch eine Frage des Tempos. Wir müssen den positiven Wandel beschleunigen.«

Wir hoffen, dass dieses auf den neusten Stand gebrachte Buch Sie bei Ihrem persönlichen positiven Wandel unterstützt. Es ist der definitive Ratgeber zu Giften im menschlichen Körper und wie sie sich daraus wieder entfernen lassen. Wir haben uns über ein Jahrzehnt lang vergiftet, damit Sie das nicht tun müssen. Möge die Entgiftung beginnen!

Wellness-Revolution
Rick schäumt

Eine Frau, die kein Parfum trägt, hat keine Zukunft.

COCO CHANEL

Das Lied über New York sagt: Wenn du es hier schaffst, schaffst du es überall. Also glaube ich, dass es vielversprechend ist, dass der Gipfel für nachhaltige Kosmetik (Sustainable Cosmetics Summit) im »Big Apple« nun jährlich stattfindet. Nachdem ich im Mai 2012 im Veranstaltungshotel mitten in Manhattan angekommen war und mich an Jude Laws ziemlich großer Kameracrew vorbeigequetscht hatte (er filmte gerade eine Szene in der Hotellobby), fand ich mich mit ein paar hundert Leuten in einem von Leuchtstoffröhren erhellten Raum wieder. Wie die großen Kaffeebecher in ihren Händen zeigten, hatten sie trotz des lockenden Sonnenlichts draußen damit begonnen, sich in zwei Tage pausenlose Seminare zu stürzen.

Ein treffendes Wort zur Beschreibung dieser Gruppe wäre »eklektisch«. In den nächsten paar Tagen traf ich Vertreter von Sheanuss-Wildsammlern aus Subsahara-Afrika, Jojoba-Bauern und Hersteller unbekannter natürlicher Duftstoffe und Öle. Traditionelle Anzugträger von Firmen wie Colgate-Palmolive mischten sich mit früheren (oder aktuellen) nach Patschuli duftenden Hippies und obertrendigen, schwarzgekleideten Prominentenfriseuren.

Was brachte diese bunt gemischte Gruppe zusammen? Der süße Duft – wortwörtlich – des Erfolgs.

Amarjit Sahota organisiert den Gipfel. Er leitet die in London ansässige Firma Ecovia Intelligence, ein auf den Bio-Sektor spezialisiertes Forschungs- und Beratungsunternehmen. Laut Sahota wächst der Markt für natürliche und Bio-Körperpflegeprodukte schneller als alle anderen Segmente der Kosmetikhersteller, und wir sprechen hier über eine Branche, zu der weit mehr gehört als Make-up. Vom Shampoo bis zum Schaumbad, vom Parfüm bis zum Peeling sind diese Leute für so ziemlich alle Haut-, Haar- und Körperpflegeprodukte in Ihrem Badezimmer verantwortlich. Natürliche und Bio-Körperpflege macht zwar insgesamt immer noch weniger als zehn Prozent des Branchenumsatzes aus, kam im Jahr 2011 aber immerhin auf einen Wert von 8,1 Milliarden Euro. Für das Jahr 2018 wurde allein der Markt in den Vereinigten Staaten auf über 11,8 Milliarden Euro geschätzt, bei einem weiteren erwarteten Wachstum von etwa 7 Prozent pro Jahr.[1] Ich fragte Sahota, was hinter diesem Phänomen steckt.

»Es ist Ausdruck eines umfassenderen Trends«, sagte er mir. »Wir beobachten weltweit einen Anstieg ethischen Verbraucherverhaltens. Die Leute sind kritischer geworden gegenüber den Produkten, die sie kaufen. Sie stellen mehr Fragen: Wo wird es hergestellt? Enthält es synthetische Chemikalien? Wird es ökologisch produziert? Das passiert bei Nahrungsmitteln, Kosmetik, Haushaltsreinigern, Spielzeug – die Liste lässt sich verlängern.«

Linda Gilbert, eine Meinungsforscherin aus Florida, die seit den 1990er Jahren die Haltungen der Öffentlichkeit zum Thema Nachhaltigkeit verfolgt und ihre Ergebnisse auf dem Gipfel präsentierte, stimmte Sahota zu. »Das Interesse der Verbraucher an Nachhaltigkeit und insbesondere daran, ihre eigene Belastung mit Schadstoffen und giftigen Chemikalien in ihrem Alltag einzuschränken, ist überwältigend«, sagte sie mir. »Es hat Auswirkungen auf praktisch jede Branche. In der Baubranche gibt es den Trend zu emissionsarmen Baumaterialien. In der Lebensmittelbranche das zunehmende Augenmerk auf Verpackungen. Im Transportwesen, beim Gartenbedarf – Verbraucher werden sich mehr und mehr Möglichkeiten bewusst, wie sie Chemikalien in ihrem Leben vermeiden können.«

Ihr sehr deutliches Fazit? »Falls die Unternehmen sich nicht umstellen und neu erfinden, werden sie sich nicht halten können.« Gilbert verwies auf das Beispiel von Bisphenol A in Babyfläschchen: Im vorangegangenen Jahrzehnt hatte der wachsende Widerstand der Verbraucher gegen diese hormonaktive Substanz dafür gesorgt, dass schließlich BPA-freie Flaschen den Markt dominierten.

Gilbert nennt dieses Erwachen der Verbraucher eine *Wellness-Revolution*. »Verbraucher in den Vereinigten Staaten haben zunehmend das Gefühl, dass es ein persönliches Umfeld gibt, das sie kontrollieren können und sollten«, erklärte sie. »Sie können nicht die globale Umwelt kontrollieren, aber sie können kontrollieren, was in ihr Zuhause kommt, was in ihrem Vorgarten landet, was sie aus Parfüm und Körperlotionen einatmen.« Sie ist der Ansicht, dass Verbraucher aus gesundheitlichen Gründen und häufig ohne einen direkten Bezug zu Umweltthemen nach Möglichkeiten suchen, ihre Belastung mit synthetischen Chemikalien im Alltag zu reduzieren. Gilbert nimmt an, dass sich etwa 15 Prozent der Bevölkerung nie für diese Themen interessieren werden (sie nennt sie, nach einem Wahlkampfslogan der Republikaner aus dem Jahr 2008 für vermehrte Öl- und Gasbohrungen, die »Drill, baby, drill!«-Gruppe). Ihre Ergebnisse deuten aber darauf hin, dass unter den verbleibenden 85 Prozent der Appetit auf nachhaltige Körperpflege wächst: »Sie sind bereit, für eine umweltfreundlichere Lebensweise Änderungen herbeizuführen und – das ist entscheidend – sie sind bereit, dafür Marken zu wechseln.«[2]

Einer der großen Fortschritte seit *Slow Death* ist die Vielzahl von Apps, die es Wellness-versierten Verbrauchern leichter machen, sauberere Körperpflegeprodukte zu wählen. Das kanadische Startup PurPicks zum Beispiel, das inzwischen jeden Monat tausende von Verbrauchern nutzen, um sich Zugang zu über 1.500 sauberen, ungiftigen Produkten von über 250 handwerklich arbeitenden Körperpflegemarken zu verschaffen. Nach eigenen Angaben besitzen sie nicht nur das weltweit umfangreichste Verzeichnis biozertifizierter/ungiftiger Schönheits- und Körperpflegeartikel, sondern auch die Plattform mit den meisten nutzergenerierten Bewertungen gesunder Produkte. Jeder Artikel wird nach den strengsten Standards unabhängig zertifiziert und dann von Nutzern bewertet, die Ihnen sagen können, ob diese super-saubere Mascara verläuft oder nicht. Diese Plattform ist der TripAdvisor für Körperpflege.

Am Anfang ...

Wenn es ein Unternehmen in der Schönheitsindustrie gibt, das natürliche Inhaltsstoffe zu seinem absoluten Markenkern gemacht hat, dann Aveda (sein Slogan lautet »Die Kunst und Wissenschaft purer Blüten- und Pflanzenessenzen«). Im Jahr 1978 vom inzwischen verstorbenen österreichischen Prominentenfriseur Horst Rechelbacher gegründet und 1997 an Estée Lauder verkauft, ist es seither zu einer globalen Marke geworden. Wie der Computer- und Elektronikhersteller Apple, der versuchte, sich einen gewissen grünen Groove zuzulegen, geriet Aveda unter Beschuss, nicht genügend auf Umweltstandards zu achten. Es holte das Versäumte nach und hat inzwischen Phthalate, Parabene, Natriumlaurylsulfat (SLS) und eine Vielzahl anderer Scheußlichkeiten aus seinen Rezepturen verbannt. (Siehe Abbildung 5 für eine Einführung in diese und andere übliche

Die Chemikalie	Was sie »tut«	Das Problem
Triclosan	Synthetischer antibakterieller Wirkstoff; Konservierungsmittel in Dingen wie Rasierschaum, Haarspülungen, Deodorants, Flüssigseifen, Handseifen, Gesichtsreinigungen und Desinfektionsmitteln Auch in manchen Produkten verwendet, die nicht als antibakteriell beworben werden	Wissenschaftliche Tierversuche haben gezeigt, dass Triclosan in geringen Konzentrationen den Hormonhaushalt stört. Es gibt einen gewissen Fortschritt: Die Lebens- und Arzneimittelbehörde der USA (FDA) hat im September 2016 ein Verkaufsverbot für »antiseptische Waschlotionen für Verbraucher« angekündigt, die Triclosan und 18 weitere antimikrobielle Stoffe enthalten.[3]
DEP (Diethylphthalat) und DnBP (Di-n-butylphthalat)	DEP und DnBP sind die gebräuchlichsten Phthalate in Körperpflegeprodukten, verwendet wegen ihrer Fähigkeiten, Farben zu erhalten, Alkohol zu denaturieren, Duftstoffe zu binden und als Schmiermittel zu fungieren. Kommen in stark parfümierten Produkten wie Shampoos, Lotionen und Parfüms vor	Bekannte hormonaktive Substanzen Zu den gesundheitsschädlichen Wirkungen einer Belastung gehören Asthma und eine erhöhte Allergenität, Fruchtbarkeits- und Stoffwechselstörungen und Entwicklungs- und Verhaltensprobleme.
Methylparaben	Der am häufigsten verwendete Konservierungsstoff in Kosmetik und Körperpflegeprodukten Am häufigsten in Deodorants, Shampoos, Lotionen und Cremes zu finden	Ähnelt Östrogen, was zu einem erhöhten Brustkrebsrisiko führen und die männliche Fruchtbarkeit beeinträchtigen kann Die FDA erlaubt weiterhin die Verwendung von Methylparaben in Make-up, Feuchtigkeitscremes und anderen Pflegeprodukten.[4]
SLS (Natriumlaurylsulfat)	Substanz auf Erdölbasis, Tensid und Schäummittel in Körperpflegeprodukten Üblicherweise in Shampoos, Duschgel, Reinigungsmitteln und Zahnpasta enthalten	Verbindungen zu Haut- und Augenirritationen, Organ-, Entwicklungs- und Fortpflanzungstoxizität, Störungen des Hormonhaushalts. Der Herstellungsprozess verschmutzt SLS mit 1,4-Dioxan, das beim Menschen möglicherweise krebserregend wirkt. Sowohl das kanadische Gesundheitsministerium als auch die FDA erlauben den Verkauf von SLS als Repellent und Pestizid.[5]

5 Ein paar Problemchemikalien

Chemikalien in Körperpflege.) Aveda rühmt sich außerdem, das erste Schönheitsunternehmen zu sein, das seine Herstellung mit 100 % Windkraft betreibt und dessen Verpackungen ausschließlich aus wiederverwendetem Material bestehen.

In Kanada ist Ray Civello seit langem das Gesicht von Aveda. Er war der erste, der das Sortiment nach Kanada brachte (anfangs verkaufte er es in seinem Salon über einem Muffinladen im Osten Torontos) und hält immer noch Exklusivrechte. Mitte der 1980er Jahre war Avedas expandierendes Vertriebssystem etwas eigenwillig: Das Produkt kam regelmäßig in gefrorenem Zustand aus dem Logistikzentrum in Minnesota an. Civello blieb hartnäckig und schaffte mehr als zwei Jahrzehnte lang Jahr für Jahr ein zweistelliges Umsatzwachstum. Als nachdenklicher Umweltschützer mit einer eindeutigen Meinung zu giftigen Chemikalien und der Notwendigkeit natürlicherer Produkte lässt Civello seinen Worten seit langem Taten folgen und unterstützt verschiedene gemeinnützige Organisationen wie Environmental Defence Canada. Civello sagte mir, dass seine Verbindung zu Aveda und dessen gesellschaftlichem Auftrag aus einer schwierigen Phase in seinem Leben herrührt.

»Ich wurde krank, Pfeiffersches Drüsenfieber, verlor eine Menge Gewicht und bekam wegen des ganzen Rock-'n'-Roll-Lebensstils eines Friseurs einen Burnout«, sagte er. »Wegen der Krankheit fing ich an, mich über Nachhaltigkeit und Wellness zu informieren.« Zu der Zeit beschäftigte sich die Schönheitsindustrie nicht sonderlich viel mit Nachhaltigkeit und Wellness, aber er sah, wie sich das zu ändern begann. »Verbraucher sind besorgt. Ja, die Leute wollen jünger aussehen, aber jetzt gibt es eine rote Linie zwischen dem Einsatz natürlicher Mittel und dem sofortigen Erreichen des Ziels.« Statt einer Sofortlösung, zum Beispiel einer Schönheitsoperation, stellen jetzt mehr Leute Fragen wie »Kann ich das sanfter machen? Kann ich mehr vorbeugend tun?« Civello sieht diese neue Haltung täglich in Aveda-Salons.

Avedas Wachstum hängt unmittelbar mit der Fähigkeit des Unternehmens zusammen, sich die Nachhaltigkeitsimpulse seiner Kunden zunutze zu machen. Falls es je einen Paten für eine grüne Kosmetikwelt gegeben hat, dann zweifellos den stilvoll ziegenbärtigen Unternehmensgründer Horst Rechelbacher. Falls Sie zu Rechelbacher recherchieren, werden Sie eine ganze Reihe von Bildern finden, die ihn beim Essen und Trinken von Aveda-Produkten zeigen: Es geht nichts darüber, das eigene Haarspray auf ex zu trinken oder vom Lippenstift zu naschen, um zu zeigen, worum es geht.

Ich hatte das Glück, am Abend vor seiner Grundsatzrede auf dem Gipfel für nachhaltige Kosmetik in New York etwas Zeit mit Rechelbacher zu verbringen, bevor er ein paar Jahre später, 2014, starb. Sein Penthouse an der Lower Fifth Avenue, das sich über das gesamte Stockwerk erstreckte (und von dem ein Teil dem Fotografen Robert Mapplethorpe gehörte) wartete mit einem Beinahe-Rundumblick auf die Stadt auf, der die Blicke magnetisch anzog. An jenem Abend fühlte es sich etwas vollgestopfter an, als es vielleicht sonst war: Produkte von Rechelbachers neuem Unternehmen Intelligent Nutrients (IN) stapelten sich im Wohnzimmer, bereit für eine Markteinführung am kommenden Tag. »Eines der ersten Vollsortimente, die das Bio-Siegel ›USDA Organic‹ erhalten haben«, sagte er mir stolz. (Jedes Produkt mit diesem Siegel erfüllt die strengen ökologischen Zertifizierungskriterien für Nahrungsmittel des US-Landwirtschaftsministeriums USDA.) »Kosmetika sind Nahrungsmittel«, fuhr Rechelbacher fort. »Was wir auf unsere Körper auftragen, landet darin.« Nachdem er Aveda für ein hübsches Sümmchen (268 Millionen Euro) an Estée Lauder verkauft hatte, beschloss der Riese der Biokosmetik, noch einmal von vorn anzufangen.

»Aktivismus heißt für mich reden und tun, nicht nur reden«, erklärte er, »denn wenn Sie es nicht selbst tun, fragen die Leute, warum.« Rechelbacher hat IN als Vorzeigeprojekt konzipiert, was alles möglich ist. »Es heißt, dass der heilige Kosmetik-Gral Bio ist, aber das ist immer nur so gut wie die Person, die etwas daraus herstellt«, sagte er. »Auch wenn Sie einer Küchenchefin Bio-Zutaten geben, kann sie daraus ein beschissenes Essen machen.«

»Sie wissen, was die Leute sagen: dass Blei in Lippenstift gesteckt wird?« Rechelbacher beugte sich nachdrücklich vor. »Keiner steckt Blei in einen Lippenstift. Chemiker sind nicht *dermaßen* verrückt. Aber Blei taucht bei der chemischen Verarbeitung von Schwermetallen auf. Es taucht auch bei der Verarbeitung von Karbon auf, von Kohle. Haarfärbemittel basieren auf Karbontechnologie. Sie brauchen Grundfarben, um alle Farben zu erhalten. Blau kommt von Kobalt, Gelb von Sulfit. Das sind die Grundfarben, die in allen Farbstoffen verwendet werden – von Kosmetika bis hin zu Kraftfahrzeugen. Ich sagte mir: ›Das ist giftig. Warum benutzen wir diese Scheiße? Was sind die Alternativen?‹« Er stach mit seinem Finger in die Luft. »Essen! Sie wissen, dass es blauen Mais gibt, dass es Cranberries gibt, und die Liste ist noch viel länger. Ich bin der erste, der ein Nahrungsergänzungsmittel herstellt, das ein Lippenstift ist, eine Lippenfarbe. Es enthält keine Gifte, nur Nährstoffvorteile.«

Eine durchschnittliche Frau isst in ihrem Leben angeblich etwa 1,8 kg Lippenstift. Falls sie die Lippenprodukte von IN benutzte, täte das ihrem Körper womöglich gut angesichts der nahrhaften Inhaltsstoffe, die das Werbematerial des Unternehmens detailliert aufführt: nährstoffreiche Açai-Öle, Hagebutte,

Schwarzkümmel und beruhigende, antioxidantienreiche Sorten Wachs und Butter. Auf dem Gipfel am nächsten Morgen brauchte Rechelbacher mehr als eine Stunde für die vorgesehene zehnminütige Grundsatzrede, und niemanden schien es zu stören. Als er die Anwesenden ermahnte, »mutig« zu sein, und sie dazu aufforderte, Kontakt zu ihren Rohstoffen aufzunehmen, weil »Erneuerung vom Boden aufwärts beginnt - mit Samen«, musste ich daran denken, was für einen weiten Weg Kosmetika zurückgelegt hatten. Was konnte raffinierter, städtischer und ... nun ja ... *antibakterieller* sein als die Schönheitsindustrie? Und doch waren sie hier: Ein paar hundert Branchenführer nickten zustimmend, während Rechelbacher sie dazu aufforderte, ihre Schuhe schlammig und ihre Fingernägel dreckig zu machen.

Coco Chanel, diese Diva der Haute Couture, muss sich im Grab umgedreht haben.

Die VW-Bullis hinter sich lassen

Kosmetikunternehmen lieben ihre Gründungsmythen. Obwohl die Branche riesig geworden ist – aktuelle Schätzungen setzen den weltweiten Jahresumsatz bei mehr als 223 Milliarden Euro an –,[6] gehen viele der bekanntesten Make-up-Unternehmen auf bescheidene Anfänge ihrer charismatischen Gründer zurück.

Die größte der großen Kosmetikfirmen ist L'Oréal: Eugène Schueller gründete sie 1909, als er begann, eigene, »sichere Haarfärbungen« anzumischen und sie direkt an Pariser Friseure zu verkaufen. Wenig später begann sich die Branche in den Vereinigten Staaten durch ehrgeizige Einzelne zu entwickeln, deren Namen zum Synonym für ihre Produkten wurden: Elizabeth Arden, Helena Rubinstein und Max Factor. Revlon kam 1932 auf den Markt, als sich Charles Revson, sein Bruder und ein Chemiker namens Charles Lachman mit ihren bescheidenen Mittel zusammentaten, um ein neues Produktionsverfahren für Nagellack zu entwickeln. Das Unternehmen Estée Lauder sagt über seinen Gründer, dass »Estée Lauder dieses Unternehmen 1946 mit vier Produkten und dem unerschütterlichen Glauben daran gründete, dass jede Frau wunderschön sein kann.«[7] Coco Chanel ist berühmt dafür, eine bitterarme Kindheit überwunden und ein frühes Interesse an Hutdesign in eines der großen Modehäuser und eine der bleibenden Parfümmarken der Welt umgemünzt zu haben.

Derselbe unternehmerische Mumm war beim Gipfel in New York greifbar: Viele Vertreter nachhaltiger Kosmetikunternehmen, die ich traf, spürten Rückenwind und freuten sich darauf, es mit den Branchengrößen aufzunehmen. Für diese Vom-Müsli-zum-Millionär-Geschichte ist Aubrey Organics aus Tampa ein typisches Beispiel.

Curt Valva, 2012 Geschäftsführer von Aubrey Organics, bestätigte lachend, dass die Gründer seines Unternehmens »ein Haufen Hippies waren, die ihre Produkte aus dem Kofferraum ihrer Autos verkauften.« Er zählte stolz ein paar Einträge aus der langen Liste der Dinge auf, die seine Firma in der Kosmetikbranche als erste getan hat: Sie war die erste, die alle Inhaltsstoffe auf der Packung deklarierte (1967), die erste, die Jojobaöl in den Rezepturen ihrer Produkte verwendete (1970), die erste, die als Bio-Hersteller zertifiziert wurde (1984). Die Welt verändert sich, sagt Valva: »Nachhaltige Kosmetik wird zum Mainstream, und das ist eine der größten Herausforderungen für uns als Unternehmen.« Er ist nicht der einzige, der versucht, Unternehmenswachstum mit dem dauerhaften Versprechen unter einen Hut zu bringen, die Welt zu einem besseren Ort zu machen.

Lebe (gift-)frei oder stirb

Aus seinem Büro in den Wäldern New Hampshires erzählte mir Bill Whyte, der Gründer von W. S. Badger Company, wie seine Firma aus der Bedeutungslosigkeit zum Anbieter des meistverkauften natürlichen Sonnenschutzes in den Vereinigten Staaten und Kanada wurde. Nachdem er aus der Armee ausgeschieden war und sich eine Weile herumgetrieben hatte, wurde Whyte schließlich sesshaft und gründete im Granitstaat New Hampshire eine Familie. Er baute sein eigenes Haus, gärtnerte ökologisch und arbeitete zufrieden als Zimmermann.

»Und dann, eines Winters«, sagte Whyte so, dass ich den Eindruck bekam, dass er diese Geschichte schon oft erzählt hatte, »hatte ich total aufgesprungene Finger von der Arbeit draußen. Es war *fürchterlich.* Sie rissen auf und bluteten. Ich musste etwas tun. Eines Nachts lag ich im Bett. Meine Hände steckten in olivenölgetränkten Socken und die Socken wiederum in Plastiktüten. Katie [Bill Whytes Ehefrau] drehte sich zu mir um und sagte: ›Also weißt du, das ist doch wirklich erbärmlich. Das kannst du besser.‹« Am nächsten Morgen ging Bill in die Küche und begann, verschiedene Mixturen anzurühren. Ein Balsam aus Bienenwachs, Olivenöl und anderen Zutaten ließ seine Finger sehr schön ausheilen. »Da ging mir ein Licht auf«, sagte er. »Den kann ich Zimmerleuten und anderen Menschen verkaufen, die mit ihren Händen arbeiten.« So wurde Badger geboren, mit Whyte als Ein-Mann-Unternehmer, der bis spät in die Nacht Dosen füllte, dazu Rock 'n' Roll hörte und an den Wochenenden auslieferte.

Whyte erzählte mir, dass er eine Weile nach der Einführung seines »Badger Balm« dem Sirenenruf widerstand, seine Produktpalette auszuweiten. Aber dann ergab sich eine Gelegenheit. »Zu der Zeit gab es keinen mineralischen

Sonnenschutz«, erzählte er mir. »Sogar der natürliche Sonnenschutz enthielt Chemikalien als Wirkstoff.« Whyte, immer für eine Herausforderung zu haben, fragte sich, ob er einen gesunden Sonnenschutz herstellen konnte, und experimentierte in seiner Küche mit Mixturen. Im Zuge seiner Recherchen fand er heraus, dass die Rettungsschwimmer früher ungiftiges Zinkoxid als Sonnenschutz benutzt hatten.

Whytes Timing war perfekt. Er ahnte nichts davon, dass die Environmental Working Group (EWG), bekannt für ihre Tests giftiger Chemikalienkonzentrationen in Konsumgütern und in den Körpern von Amerikanern, im Begriff war, ihr allererstes »Zeugnis« für Sonnenschutzmittel zu veröffentlichen, das die Produkte nach ihrer Wirkung und Sicherheit einstufte.

Laut Ken Cook, dem immer dynamischen Präsidenten der EWG, gab es einen Grund, warum sich die EWG von allen Konsumgütern, um die sie sich hätte kümmern können, für Sonnenschutzmittel entschied: »Die Bundesregierung hatte nichts getan, um einen Wirksamkeits- oder Sicherheitsnachweis oder irgendetwas für Sonnenschutz zu verlangen. Sie hatten ein paar Richtlinien, die seit ungefähr dreißig Jahren in der Schwebe waren. Es war absurd«, grummelte Cook in einem Interview zu diesem Thema im Jahr 2012. »Wir sprechen hier nicht über Mascara oder Shampoo – etwas, das dafür entwickelt wurde, Sie schön aussehen zu lassen oder zu säubern; wir sprechen über [Produkte, die] Hautkrebs [verhindern können]. [...] Unternehmen stellten Produkte her, die nicht wirkten, und warben fälschlich damit, dass sie den ganzen Tag auf der Haut blieben und wasserfest seien. Außerdem gab es das Thema Chemikalien.« Aufgrund ihrer jahrelangen Forschungen machten sich Cook und die EWG erhebliche Sorgen, dass die Chemikalien im Sonnenschutz allergische Reaktionen auslösen, zu Problemen des Immunsystems führen und – ironischerweise – das Krebsrisiko erhöhen könnten. Sie hatten die Trägheit der Regierung satt und beschlossen, ihre eigene Rangliste zu Sonnenschutz zu veröffentlichen, aufgestellt nach strengen Sicherheitskriterien.

Das Interesse der Öffentlichkeit und der Medien war riesig. Und Badger stand auf Platz eins der Liste sicherer Sonnenschutzmittel.

Nachdem die EWG-Analyse Thema in der Nachrichtensendung *Good Morning America* gewesen war, explodierten Badgers Verkaufszahlen über Nacht. Der Lagerbestand des Unternehmens, der nach Whytes Schätzungen für ein Jahr hätte reichen sollen, war nach weniger als einer Woche weg. Und seitdem sind die Verkaufszahlen stetig durch die Decke gegangen.

Mir ist aufgefallen, dass sich der Sonnenschutz, den Eltern und Kinder in den Tagesstätten und in den Sommercamps benutzen, zu denen ich meine Kinder bringe, im Laufe des letzten Jahrzehnts sehr verändert hat. Mineralischer Sonnenschutz wird immer beliebter: Die Tuben von Badger und anderen großartigen Marken wie Kanadas Green Beaver haben inzwischen einen Ehrenplatz neben geruchsintensiven, kokosnussparfümierten konventionellen Produkten. Und sie sind allmählich in der Mehrzahl.

Ich gestehe Ihnen sofort zu, dass das nicht die wissenschaftlichste Messweise der Welt ist, aber mineralischer Sonnenschutz ist in.

Siegeldechiffrierung

Wie ich auf dem Gipfel lernte, sitzen ein paar der größten Unternehmen für grüne Schönheitsprodukte in Europa. »Unser Unternehmen arbeitet seit den 1920er Jahren nach seinen eigenen hohen Ansprüchen und löst sie ein«, sagte der milchgesichtige Jasper van Brakel, zu der Zeit Geschäftsführer der Nordamerika-Niederlassung des in der Schweiz ansässigen Unternehmens Weleda. »Wir verwenden biodynamische Zutaten und kontrolliert biologische Zutaten. Niemals Chemikalien. Wir stellen neben Haut-, Körper- und Babypflege auch ganzheitliche Medizin her. Die Welt beginnt, mit diesem Unternehmen gleichzuziehen.«

Das vor knapp hundert Jahren vom prototypischen Hipster Rudolf Steiner als Labor für Kräutermedizin gegründete Unternehmen macht zur Zeit weltweit etwa 400 Millionen Euro Umsatz.[8] Etwa zur gleichen Zeit entwickelte der österreichische Philosoph und Sozialreformer sein Waldorf-Bildungssystem und eine neue spirituelle Bewegung, die »Anthroposophie«: ein Versuch, Wissenschaft und Mystik zu verschmelzen. Van Brakel erzählte mir, dass Weleda immer noch im Privatbesitz zweier Stiftungen ist, deren Zweck die Förderung von Steiners Weltsicht ist: »Sie haben das Unternehmen schon immer besessen, sie werden es nie verkaufen. Und sie erlauben uns, weiterhin prinzipienorientiert zu arbeiten und nicht in erster Linie profitorientiert.«

Ich fragte ihn, ob er als Leiter der nordamerikanischen Dependance eines Unternehmens, das, so könnte man argumentieren, das gesamte Konzept pflanzenbasierter Körperpflege erfunden hat, das Gefühl hat, dass Fremde in sein angestammtes Revier eindringen – immerhin muss er nun zusehen, wie ein paar der größeren Branchenplayer in dasselbe Marktsegment drängen. »Das ist ein Riesenthema für uns«, antwortete er. »Da draußen gibt es viele Firmen, von denen sich manche als Bio und natürlich vermarkten, aber Inhaltsstoffe in ihren Produkten haben, die überhaupt nicht toll sind. [...] Es gibt viele verschiedene Schattierungen von Grün.« Weleda rät größeren Einzelhändlern, die seine

Produkte anbieten, zunehmend dazu, eine besondere Abteilung für natürliche und Bio-Produkte einzurichten, »die einen gewissen Standard erfüllen.«

Was dieser Standard ist und wie man ihn Verbrauchern verständlich vermitteln könnte, ist, räumte van Brakel ein, die 64.000-Euro-Frage.

Manche Dinge lassen sich einfach kennzeichnen. »Ohne Zucker« ist ziemlich selbsterklärend. So wie die für Allergiker wichtigen Kennzeichnungen »erdnussfrei« oder »glutenfrei«. Aber was machen Sie, wenn Sie ein Kosmetikprodukt anbieten und es als natürlicher oder ökologischer bewerben wollen? Wie deklarieren Sie seine komplizierten, unaussprechlichen Inhaltsstoffe als gesünder und ungefährlicher als die genauso verschlungene Deklarationsliste auf konventioneller Kosmetik? Keine einfache Aufgabe, insbesondere angesichts der unlogischen und sehr unterschiedlichen Gesetze, die in verschiedenen Ländern gelten. Nur ein Beispiel: In manchen Rechtsprechungen müssen Chemikalien wie Phthalate in Deklarationen nicht aufgeführt werden, andere, zum Beispiel Parabene oder Sulfate, aber schon.

Amarjit Sahota sprach dieses Kuddelmuddel in seinem aktuellen Branchenbericht auf dem Gipfel in New York an. »Die größte Herausforderung ist zweifellos die Verwirrung der Verbraucher«, sagte er, und fügte hinzu, dass der Aufstieg von Produkten, die er »pseudonatürlich« nannte, zu diesem Problem beitrug (Produkte, deren Behauptungen, »grün« oder »natürlich« zu sein, bestenfalls zweifelhaft sind). Ironischerweise hatte die angestrebte Lösung für dieses Phänomen – die Schaffung von Kennzeichnungssystemen, um die Vorzüge wirklich grüner Produkte herauszustellen – zu dieser Zeit selbst Anteil an der Verwirrung in den Köpfen der Verbraucher.

»Lassen Sie mich ein Beispiel aus Großbritannien nehmen«, sagte Sahota. »Sagen wir, Sie sind in einem Bioladen und schauen sich dort Körperpflegeprodukte an. Sie haben ein paar Produkte aus Großbritannien, die als ›Bio‹ gekennzeichnet sind, aber dann gibt es auch ein paar andere Produkte aus Frankreich. Die haben zwei Siegel: eins für ›Bio‹ und eins für ›natürlich‹. Eine andere Marke aus Deutschland hat vergleichbare Produkte, aber sie haben andere Siegel, und dann haben Sie noch zwei Produkte aus den USA mit zwei weiteren ganz anderen Siegeln. Also gibt es in diesem Laden vielleicht zwanzig Marken mit mehr als acht verschiedenen Siegeln für ›Bio‹ und ›natürlich‹.« Die offensichtliche Folge, auf die Sahota hinwies, ist ein gründliches Durcheinander.

Allmählich beginnt sich jedoch der Umriss eines umfassenderen Siegelsystems abzuzeichnen. In Europa werden seit 2017 strenge grüne Standards für Körperpflege vom neuen COSMOS-System (2010 als internationale gemeinnützige Organisation gegründet) harmonisiert und zertifiziert.[9] Das

US-Landwirtschaftsministerium zertifiziert jetzt Körperpflegeprodukte aus landwirtschaftlichen Erzeugnissen, solange sie unter die Standards ihres bundesweiten Bio-Programms (National Organic Program) fallen.[10] Und die Environmental Working Group hat damit begonnen, direkt mit Herstellern zusammenzuarbeiten, um eine neue Familie von Körperpflegeprodukten und Konsumgütern zu etablieren, »EWG-geprüft«, die allesamt »frei sind von den Chemikalien, die der EWG Sorgen machen« und »unseren strengsten Standards für Ihre Gesundheit« entsprechen.

Brazilian-Blowout-Katastrophe

Ja, Siegel sind gut. Sie helfen Verbrauchern, bewusstere Entscheidungen zu treffen. Aber was ist, wenn Unternehmen dazu bereit sind, sagen wir mal, an der Wahrheit zu sparen?

Im Jahr 2011 hegte eine kleine Interessenvertretung aus Oakland in Kalifornien namens Center for Environmental Health (CEH) den Verdacht, dass viele Hersteller nicht ganz ehrlich waren, was den Anteil an Bio-Inhaltsstoffen in ihren Produkten anging. Die kalifornische Gesetzgebung ist in dieser Hinsicht sehr klar: Um das Wort »Bio« verwenden zu dürfen, muss ein Produkt mindestens 70 Prozent Bio-Inhaltsstoffe enthalten. Das CEH begann mit einer zeitaufwendigen, aber einfachen Übung: Es sammelte Dutzende angeblicher »Bio«-Produkte – Shampoos und Pflegespülungen, Lotionen, Deodorants, Zahnpasta, alles Mögliche – und untersuchte die Deklarationen der Inhaltsstoffe auf den Etiketten. Viele der Angaben enthielten wenige oder gar keine Bio-Inhaltsstoffe. Da die Stoffe außerdem nach ihrem mengenmäßigen Anteil aufgelistet werden, beginnend mit der Zutat, die am meisten im Produkt vertreten ist, rechnete das CEH aus, dass jedes der Produkte weit weniger als 70 Prozent Bio-Bestandteile enthielt. Frustriert von etwas, das es als klaren Verstoß gegen das Gesetz ansah, klagte das CEH. Sein Ziel war, die Unternehmen in Einklang mit den kalifornischen Gesetzen zu bringen – entweder, indem sie keine ungerechtfertigten Bio-Behauptungen mehr machten, oder, indem sie den Anteil an Bio-Zutaten in ihren Produkten erhöhten.

»Wir wollen Bio fördern, schlicht und einfach«, sagte Michael Green, der Geschäftsführer des CEH. »Sie können Bio nicht wirksam fördern, wenn die Leute nicht glauben, was auf den Etiketten steht. Wer soll sich die Mühe machen und das Zeug kaufen, wenn die Werbung nicht hält, was sie verspricht?« Green erzählte stolz, dass das Gerichtsverfahren rasch Wirkung zeigte. »Die große Mehrheit der Unternehmen änderte ihr Verhalten. Die meisten nahmen das Wort ›Bio‹ von den Etiketten der Produkte, deretwegen wir sie verklagt hatten, und manche führten eine neue Produktlinie ein, die das Wort zu recht trug.« Fürs Erste hat die Klage des CEH zur Bekräftigung der Tatsache beigetragen, dass das Wort »Bio« einen Wert und eine gesetzlich festgelegte Bedeutung hat und nicht einfach als Verbrauchertäuschung herhalten darf. Leider hat ein weiteres aktuelles und bekanntes Beispiel für eine wildgewordene Klassifizierung zu keinem vergleichbar positiven Ende geführt.

Im September 2010 entschied sich Jennifer Arce, eine erfahrene Friseurin aus der Nähe von San Diego, ein neues Haarglättungsmittel von GIB LLC auszuprobieren, bekannt als »Brazilian Blowout«. »Meine Wahl fiel auf Brazilian Blowout, weil es als einziges Haarglättungsmittel beworben wurde, das die Haargesundheit verbessert, keinen Schaden anrichtet, keine scharfen Chemikalien enthält und, am wichtigsten, formaldehydfrei ist.« Um den Umgang damit für eine spätere Anwendung bei ihren Kunden zu lernen, bat Arce ihre Schwester und Arbeitskollegin, es bei ihr auszuprobieren.

Arce erinnert sich genau an diesen Tag und an diesen Moment, weil ihr Leben seitdem nicht mehr das gleiche ist.

»Minuten, nachdem sie es auf mein Haar aufgetragen hatte, brannten meine Augen, brannte mein Hals, brannten meine Lungen und ich hatte Atemprobleme. Meine Symptome verschlimmerten sich, und meiner Schwester ging es genauso.« Arce sagte mir, dass sie sich beide weiterhin krank fühlten, auch nachdem sie nach draußen gegangen waren, um die Prozedur an der frischen Luft zu beenden. Als sie an diesem Abend nach Hause ging, war sie lethargisch, konnte nur mit Mühe schlucken und bekam eine fürchterliche Migräne. Ihr ratloser Arzt schrieb ihre anhaltenden Probleme einer möglichen Chemikalienvergiftung zu. »In den Tagen nach der Behandlung konnte ich nur mit allergrößter Mühe kleine, einfache, alltägliche Dinge tun«, sagte sie. »Ich konnte keinen Herd oder Backofen anmachen, weil mir von den austretenden Gasdämpfen schlecht wurde. Ich konnte keinerlei Reinigungsmittel verwenden. Ich konnte kein Benzin tanken. Ich konnte weder bei mir noch bei meinen Kunden Haarspray benutzen – allein bei der Arbeit zu sein, mit all diesen Chemikalien um mich herum, war eine Riesenanstrengung.«

Der Groschen fiel bei Arce schließlich, als sie feststellte, dass ein paar ihrer Kolleginnen auch krank wurden. »Viele hatten nach der Belastung mit den Brazilian-Blowout-Chemikalien immer wieder Antibiotika genommen, und wir hatten alle die gleichen Symptome.« Sie und ihre Schwester begannen mit Nachforschungen und stellten fest, dass immer mehr Menschen online von gleichartigen Beschwerden berichteten. Die US-Behörde für Sicherheit und Gesundheit am Arbeitsplatz (U.S. Occupational Safety and Health Administration, OSHA) begann damit, das Produkt zu testen – auch in Arces Friseursalon – und fand heraus, dass es weit entfernt davon war, formaldehydfrei zu sein: Brazilian Blowout enthielt bis zu zehn Prozent dieses flüchtigen, krebserregenden Stoffs.[11]

GIB, der Hersteller des Produkts, behauptete derweil die ganze Zeit, dass niemand in Gefahr sei. Der Staat Kalifornien verklagte ihn und Arce gehörte zu den Friseurinnen, die am Gerichtsverfahren beteiligt waren. Während die öffentliche Debatte hin- und herwogte und die Anwälte mit dem Fall beschäftigt waren, ging sie wieder zur Arbeit und versuchte, damit ihren Lebensunterhalt zu verdienen – sie hatte ihren alten Arbeitsplatz verlassen müssen, nachdem ihr dortiger Chef sich geweigert hatte, Brazilian Blowout aus seinem Laden zu verbannen. Der Reiz des Produkts war zu groß. »Oh ja«, sagte Arce, als ich mich erkundigte, ob das Zeug wirkte. »Nachdem ich es benutzt hatte, sah mein Haar so gut aus wie noch nie. Es war wunderschön, glänzend – man musste es kaum trocknen. Manchen der Kunden, die wissen, dass es die Chemikalie enthält, ist das egal, weil es ihr Haar so wunderschön macht. Und manche von ihnen sagen: ›Schönheit hat ihren Preis!‹«

Arce ist in der Sendung *Today* im Frühstücksfernsehen und in anderen Medien zu Gast gewesen und hat dort die Geschichte ihrer erschütternden Erfahrung erzählt. Seitdem bekommt sie Briefe mit ähnlich herzzerreißenden Geschichten von Friseuren aus dem ganzen Land. Was sie alle bedauern, ist das unglaubliche Ende der Geschichte. GIB LLC musste im Rahmen eines Vergleichs rund 535.000 Euro an den Staat Kalifornien zahlen und »irreführende Werbung einstellen, die zwei seiner beliebten Produkte als formaldehydfrei und ungefährlich darstellt.«[12] GIB ist jetzt zwar dazu verpflichtet, in den Deklarationen und Gebrauchsanweisungen auf Formaldehyd hinzuweisen, aber der US-Regierung fehlt die Macht, ein Produkt aus den Regalen zu zwingen, das ein dreistes Unternehmen nicht freiwillig zurückzieht. In einigen Ländern ist Brazilian Blowout inzwischen verboten,[13] aber in den USA hat es über seine Kritiker gesiegt und wird weiterhin in Salons von der Ost- bis zur Westküste verwendet.

Falls Sie ein krasses Beispiel für das jämmerliche Scheitern des US-Regulierungswesens suchen, die Sicherheit von Körperpflegeprodukten zu garantieren, wäre das sicherlich Brazilian Blowout. Aber Brazilian Blowout ist kein Einzelfall, und das ist vielleicht nicht verwunderlich, denn das US-Gesetz, das die Amerikaner angeblich davor schützt, von ihren Badezimmerprodukten vergiftet zu werden, stammt aus dem Jahr 1938 – lange bevor viele moderne synthetische Chemikalien entwickelt wurden.

Als ich Lisa Archer traf, die Mitbegründerin der Campaign for Safe Cosmetics (»Kampagne für sichere Kosmetik«), fragte ich sie, wie schlimm die gegenwärtige Situation tatsächlich ist. Eine Viertelstunde später hatte sie eine Liste besorgniserregender Geschichten und Statistiken heruntergerasselt, die so lang war wie mein Arm. »Es gibt krebserregende Stoffe, Phthalate und andere problematische Chemikalien in Babyshampoos. Ein anderes Beispiel ist Quecksilber in aufhellenden Hautcremes, und es hat tatsächlich Fälle von Quecksilbervergiftung infolge der Verwendung dieser Produkte gegeben.«

Der gegenwärtigen US-amerikanischen (und kanadischen) Gesetzgebung fehlen nicht nur die rechtlichen Befugnisse, um Rückrufe schädlicher Produkte zu verlangen. Sie erlaubt es auch Unternehmen, Dutzende geheimer Inhaltsstoffe in ihren Produkten zu verwenden, ohne diese auf dem Etikett deklarieren zu müssen. In einer aktuellen kanadischen Studie testete Environmental Defence Körperpflegeprodukte und fand heraus, dass jedes Produkt im Durchschnitt vierzehn geheime Inhaltsstoffe enthielt, die – ganz legal – nicht in der Deklaration aufgeführt waren.[14] Archer weist auf den anderen Grund dafür hin, warum die Sicherheit von Kosmetika in den USA ein Thema ist: »Kurz gesagt ist die FDA [die Lebens- und Arzneimittelbehörde der USA] jämmerlich unterbesetzt und unterfinanziert. Wir reden über ein Budget von etwa 9 bis 11,5 Millionen Euro pro Jahr und ungefähr zehn Vollzeitstellen, um eine fast 54 Milliarden Euro schwere Kosmetikbranche zu regulieren. Angesichts ihrer gegenwärtigen Möglichkeiten und Macht gibt es keine Chance, dass die FDA die Öffentlichkeit wirklich schützen und dafür sorgen kann, dass Körperpflege ungefährlich ist.« Obwohl es ein paar Siege auf Bundesebene gegeben hat (wie das Gesetz *Safe Cosmetics Act* in Kalifornien, das zur Strafverfolgung von Brazilian Blowout führte), sind nach Einschätzung von Ken Cook von der EWG die Aussichten für weitere bedeutende Verbesserungen der Gesetze in den Vereinigten Staaten »sehr düster, leider«.

Trotzdem waren Archer und Cook überraschend optimistisch, was das Tempo des Wandels in den Vereinigten Staaten anging. »Es passiert gerade eine Art ›Girlkott‹ in Anlehnung an ›Boykott‹«, sagte mir Archer. »Anstatt *gegen* bestimmte Produkte zu sein, *unterstützen* Frauen Unternehmen, die ehrlicher und transparenter arbeiten und ungefährlichere Inhaltsstoffe verwenden. Und das passiert nicht nur bei Körperpflege – man sieht es bei BPA in Babyfläschchen, man sieht, dass Bio-Lebensmittel mehr zum Mainstream werden, und so weiter. Das finde ich aufregend. Auch wenn ein politischer Wandel lange brauchen wird: Die Leute wachen bei diesem Thema auf. Die Marktverschiebung geht weiter, vorangetrieben vor allem von verantwortungsbewussten Müttern, die ihre Gewohnheiten ändern.«[15]

Von Mennoniten und Angestellten in Nagelstudios

Ein Zeichen dafür, was solche Initiativen erreicht haben, ist, dass Phthalate (vielleicht das unaussprechlichste Wort seit langem) solch ein Aushängeschild für Verbrauchersorgen geworden sind. Obwohl es inzwischen viele giftige Chemikalien gibt, nach denen gut informierte Verbraucher auf den Etiketten ihrer Kosmetikprodukte suchen – darunter Natriumlaurylsulfat, Siloxan und Quaternium-15 –, stehen Phthalate ganz oben auf der Liste.

Falls Sie über Phthalate reden wollen, ist die Expertin und Gesprächspartnerin Ihrer Wahl zweifellos Dr. Shanna Swan von der Mount Sinai School of Medicine in New York. Wir saßen an einem sonnigen Tag im Madison Square Park zwischen Leuten, die mit ihren Hunden Gassi gingen, und Tauben und ich stellte als erstes die Frage, wie sich die wissenschaftliche Literatur zu Phthalaten in den letzten Jahren entwickelt hat. Was hatten wir alles herausgefunden?

»Wissen Sie, das kommt darauf an, nach welchem Phthalat Sie fragen«, sagte sie. »Phthalate sind eine Familie von Chemikalien, und jedes unterscheidet sich von den anderen in seiner Toxizität, seiner Nutzung und seinem Expositionsweg.«

Sie zählte ein paar ihrer Untersuchungen auf und die erste Studie, die sie erwähnte, beschäftigte sich mit ein paar besonderen Testpersonen. »Wir haben in letzter Zeit den Urin von Altmennoniten auf Phthalate getestet, zehn schwangere Frauen«, erzählte sie mir. »Sie hatten viel niedrigere Konzentrationen von Phthalaten, BPA und Triclosan in ihren Körpern als der Durchschnittsamerikaner. Wir glauben, dass einer der Hauptgründe dafür ist, dass sie keine Kosmetik verwenden. Eine Frau hatte Haarspray benutzt, und sie war die einzige, die nachweisbare Konzentrationen von MEP aufwies [dem Abbauprodukt von DEP, einem in Körperpflegeprodukten verbreiteten Phthalat].«[16] Ein weiterer Faktor, von dem Swan und ihre Mitautoren vermuten, dass er die niedrigen Konzentrationen bei den Freiwilligen erklärt, ist ihr generelles Meiden von Autos und Lastwagen. Phthalatkonzentrationen in Fahrzeuginnenräumen können durch Ausdünstungen der Sitzpolster erhöht sein, an warmen Tagen besonders stark.[17] »Normalerweise benutzen Mennoniten Pferdewagen für die Fortbewegung, aber ein paar der Frauen berichteten, vor kurzem in einem Auto oder Laster gefahren zu sein. Wir sahen mehr MEHP [Abbauprodukt des Phthalats DEHP] in ihrem Urin.« Der dritte Faktor, den Swan identifizierte, war die Gewohnheit der Mennoniten, unverarbeitete, oft selbst angebaute Nahrungsmittel zu essen. Aktuelle Studien haben für den Verzehr unverarbeiteter Nahrungsmittel deutlich niedrigere Konzentrationen von BPA und einigen Phthalaten nachgewiesen.[18]

»In Nahrung liegt immer überwiegend DEHP vor. Warum ist das so? Nun, jetzt spekuliere ich, aber wenn Sie sich ein Baby auf einer Intensivstation anschauen, das durch einen Schlauch ernährt wird, werden Sie DEHP in seinem Urin messen. Ohne Frage. Eine Menge davon. Weil die warme Flüssigkeit das DEHP aus dem Plastik des Nährschlauchs zieht. Ich glaube, dass das vielleicht auch bei Milch passiert. Melkmaschinen nutzen eine Menge Plastikschläuche. Das DEHP im Schlauch landet in der Milch und im Käse. Es ist fettlöslich, also reichert es sich in fetthaltigem Essen an. Also wenn Leute sagen: ›Was kann ich tun?‹, sage ich, essen Sie ökologische, unverarbeitete, frische Lebensmittel. Ihre DEHP-Pegel werden sinken.« Tatsächlich bestätigt eine Studie, die erschien, während wir dieses überarbeitete Buch schrieben, Swans Verdacht: Menschen, die Fast Food aßen, hatten bis zu 35 % höhere Konzentrationen mancher Phthalate in ihren Körpern als Menschen, die das nicht taten.[19]

Eine andere Studie, die Swan erwähnte – die Kehrseite der Mennonitenmedaille –, ist ein alarmierender Blick auf die Phthalatkonzentrationen von Angestellten in Nagelstudios.[20] Die Konzentrationen von MBP (dem Abbauprodukt des Phthalats DBP) waren bei Maniküristen nach ihrer Arbeit deutlich erhöht. Das Tragen von Handschuhen schwächte dieses Problem ab, was auf die Nagelpflegeprodukte als MBP-Quelle hinweist. »Nagellack ist schlecht, aber Parfüm ist das Schlimmste«, sagte Swan und bezog sich auf aktuelle Studien, die eine höhere Aufnahme von Phthalaten durch Parfüm als durch irgendein anderes Körperpflegeprodukt nachweisen.[21] In der Studie hatten Frauen, die Parfüm benutzten, mehr als dreimal soviel MEP in ihrem Urin wie Frauen, die kein Parfüm benutzten.

Da wir jeden Tag von Phthalaten umgeben sind, hat praktisch jeder Mensch auf dem Planeten das Zeug in seinem Blutkreislauf.[22] Und um das Ganze noch gruseliger zu machen, sind erhöhte Phthalatwerte in Muttermilch und Nabelschnurblut gefunden worden, was bedeutet, dass Mütter nicht nur sich selbst belasten, sondern diese Phthalatbelastung auch an ihre Föten und Säuglinge weitergeben.

Das ist ein Problem, denn Phthalate stören den Hormonhaushalt. Sobald sie in unseren Körpern sind, werden sie mit Östrogen verwechselt und können alle Änderungen hervorrufen, die Östrogen verursacht. Shanna Swan untersucht dieses Phänomen seit langem, unter anderem in frühen Veröffentlichungen zur möglichen Rolle von Phthalaten im Blick auf Missbildungen der Genitalien bei kleinen Jungen.[23] Eine neuere Studie deutet darauf hin, dass eine Phthalatbelastung verhaltensneurologische Veränderungen zur Folge haben kann.[24] Eine andere zeigte, dass erhöhte Phthalatwerte bei werdenden Vätern zu Mutationen ihrer Spermien führen können.[25]

Hormone sind in unserem Körper wie Verkehrspolizisten. Sie sagen allem – allen wichtigen Prozessen – »Halt«, »Los« oder »Langsamer«. Kein Wunder, dass hormonähnliche Stoffe wie Phthalate solch dramatische Wirkungen haben.

Wenn wir uns Kosmetika anschauen, sind Phthalate nur die Spitze eines vielfältigen und komplizierten toxischen Eisbergs.

Gefahren von Deodorants (und Antitranspirants)

Vom Berg an Beweisen, der Phthalate mit Gesundheitsproblemen beim Menschen in Verbindung bringt, wandte ich mich als nächstes einer anderen Chemikalie zu, die viele aufmerksame Verbraucher jetzt zu vermeiden versuchen: den Parabenen. Diese hormonaktiven Substanzen, die, genau wie Phthalate, im menschlichen Körper wie Östrogen wirken, werden zahllosen Konsumgütern als Konservierungsmittel beigemischt: Nahrungsmitteln, Arzneimitteln und Schönheitsprodukten, darunter Antitranspirants und Deodorants. Im Blick auf ihre weitgefächerte Verwendung überrascht es nicht, dass sie inzwischen in den Körpern der meisten Leute zu finden sind, darunter 95 Prozent der US-Bevölkerung.[26] Parabene sind in der Wissenschaft bislang nicht so intensiv untersucht worden wie Phthalate, aber die Forschung zu diesem Konservierungsmittel und seinen Wirkungen im menschlichen Körper nimmt allmählich zu.

Falls es eine Forscherin auf der Welt gibt, die von sich behaupten kann, den Blick der Öffentlichkeit auf die Parabene gelenkt zu haben, dann ist das Dr. Philippa Darbre von der Universität Reading in England. In einer vielzitierten Studie aus dem Jahr 2004 hatten Dr. Darbre und ihre Kollegen Parabene in menschlichem Brustgewebe gefunden.[27] »Es gab einen kleinen Aufruhr«, sagte mir Darbre am Telefon aus ihrem Labor. »Bis zu diesem Zeitpunkt hatte man angenommen, dass die Parabene nach ihrem Eintritt in den menschlichen Körper von der Leber abgebaut würden. Aber etwas völlig anderes passiert, wenn sie direkt auf die Haut aufgetragen werden: Die Parabene umgehen die Leber und bleiben intakt.«[28]

Darbre erzählte mir, dass sie die Art und Weise, wie sich Brustkrebs häufig entwickelt, stutzig machte. »Zwischen 50 und 60 Prozent der Brustkrebsfälle beginnen im oberen äußeren Quadranten der Brust, nahe der Achselhöhle.« Um zu erklären, warum das vollkommen unverhältnismäßig und auffällig ist, gab sie mir einen Crashkurs in Brustanatomie. »Die Brust ist in sieben Bereiche unterteilt: vier Quadranten, ein zentrales Gebiet, einen Warzenbereich und einen axillären (oder Achsel-)Bereich. Falls Brustkrebs von allen Gebieten der Brust gleichermaßen ausginge, würden wir erwarten, dass in jedem einzelnen dieser Gebiete weniger als 20 Prozent der Krebsfälle beginnen. Das erwarten wir aber nicht, und 50 bis 60 Prozent beginnen da oben im oberen äußeren Quadranten. Warum? Wegen all der Chemikalien, die in diesem Bereich aufgetragen werden?« Diese Frage hat sie dazu gebracht, seit mehr als fünfzehn Jahren einen möglichen Zusammenhang zwischen Achselhöhlenprodukten und Brustkrebs zu untersuchen.

Um ihre Studie aus dem Jahr 2004 weiterzuführen, suchte Darbre in Brustgewebeproben aus radikalen Mastektomien weiter nach Parabenen. Dieses Mal arbeitete sie mit einer noch größeren Stichprobe, und ihr Verdacht erhärtete sich.[29] »Wir reproduzierten nicht nur unsere Ergebnisse aus dem Jahr 2004, wir fanden sogar vierfach höhere Parabenkonzentrationen in diesen Proben.« Noch interessanter (und besorgniserregender) im Blick auf die menschliche Gesundheit war der deutliche Unterschied zwischen den Parabenkonzentrationen in unterschiedlichen Teilen der Brust. »Propylparaben schien einen Gradienten zu besitzen, mit einer höheren Konzentration im Axilla-Bereich als in den inneren Bereichen – die Vermutung liegt nahe, dass es aus der Achselregion kommt.«

Verursachen Parabene Brustkrebs? Wie jeder vorsichtige Wissenschaftler stellt Darbre ihre empirischen Ergebnisse rasch in einen größeren Kontext. »Die Tatsache, dass sie in der Brust vorkommen, bedeutet nicht notwendigerweise, dass es einen Zusammenhang mit Brustkrebs gibt. Das ist die erste Frage. Wenn sie nicht in die Brust gelangen, können sie keine Auswirkungen auf Brustkrebs haben.« Aber selbst wenn sie keinen Krebs auslösen, könnten sie andere Wirkungen hervorrufen. Obwohl Krebs die Hauptsorge ist, betrifft er tatsächlich nur etwa 5 Prozent der klinischen Anomalien der menschlichen Brust. Gutartige Veränderungen wie Mammazysten sind die häufigsten.

Weil ihr viele Frauen schrieben, die über schmerzhafte Mammazysten klagten, fing Darbre an, sich Aluminiumkonzentrationen in Brüsten anzuschauen.[30] Auch hier fand sie starke Hinweise darauf, dass Antitranspirants mit Krankheiten zusammenhängen. Aluminium ist ein verbreiteter Inhaltsstoff in Antitranspirants, weil es die Ausleitungsgänge der Schweißdrüsen blockiert und so Schweiß auf der Haut des Anwenders verhindert. Auch Mammazysten treten auf, wenn sich die Ausleitungsgänge der Schweißdrüsen nicht leeren lassen. Darbre hat starke Belege dafür gefunden, dass, wie bei den Parabenen, Aluminiumkonzentrationen im Bereich der Brust nahe der Achselhöhle am höchsten sind – genau dort, wo unverhältnismäßig viele Mammazysten auftreten – und dass Aluminiumkonzentrationen in den Flüssigkeiten von Mammazysten höher sind als in anderen Körperteilen. Ziemlich überzeugendes Zeug.

Wie reagiert die chemische Industrie auf Darbres Arbeiten? Obwohl das Vorhandensein von Parabenen und Aluminium in Brustgewebe (genauer: in dem Teil der Brust, der am anfälligsten für das Auftreten von Krankheiten ist) inzwischen unbestritten ist, konstatiert die US-Behörde für Lebens- und Arzneimittel auf ihren Internetseiten weiterhin, dass der Behörde »derzeit keine Informationen vorliegen, die zeigen, dass in Körperpflegeprodukten verwendete Parabene Auswirkungen auf die menschliche Gesundheit haben«.[31] Darbre hat mit weiteren Experimenten versucht, direkt darauf zu antworten. Hersteller verteidigen ihre jeweiligen Parabene, aber nach Darbres Ansicht ist das Problem nicht ein einzelnes, bestimmtes Paraben im Brustgewebe, sondern die Tatsache, dass es viele sind. Parabene sind eine Familie von Chemikalien, und die Folgen ihrer wirkmächtigen und potentiell giftigen Mischung sind das Problem. In einer Studie aus dem Jahr 2012 untersuchte sie verschiedene Parabene in denselben Konzentrationen, die sie im menschlichen Körper gemessen hatte, und wies nach, dass sie in der Kombination eine Wirkung haben.[32] »Meines Wissens«, sagte sie mir, »ist das die erste wissenschaftliche Studie, die nahelegt, dass Parabene die Fähigkeit haben, eine normale Brustzelle in eine veränderte Brustzelle zu transformieren.«[33] Transformierte Zellen lassen sich von den normalen Prozessen im Körper nicht kontrollieren und können Anzeichen für einen sich entwickelnden Krebs sein. Wissenschaftler sind dabei, Datenmaterial vorzulegen, das zu berechtigten Sorgen hinsichtlich der Parabene Anlass gibt. Aber wo sind auf der anderen Seite die Daten, die die Behauptungen stützen, dass Parabene ungefährlich sind? Darbre drückt es so aus: »Wo sind die Daten, die zeigen, dass es keine Auswirkungen hat, wenn man Parabene in all diese Sachen steckt, die auf allen möglichen Wegen in Menschen gelangen? Es gibt diese Daten nicht. Und meine Interpretation ist, dass das gegenwärtige Ungleichgewicht an Daten Unternehmen nervös macht. Leider sind wir jeden Tag vielen Chemikalien ausgesetzt, die wie Östrogen wirken und die sich in ihrer Wirkung ergänzen.«[34]

In ihrem eigenen Leben verwendet Darbre so wenige dieser Produkte wie möglich. Und wie Bruce im Kapitel 10 ausführt, verdichten sich die Hinweise darauf, dass Schwitzen ein wichtiger Mechanismus im Entgiftungssystem des menschlichen Körpers ist: Je mehr Sie schwitzen, desto mehr giftige Chemikalien werden Sie los. Die antitranspirante Haltung unserer überklimatisierten, Schweiß abgeneigten Gesellschaft verringert die Möglichkeiten unseres Körpers, sich selbst zu reinigen, während wir üble Schadstoffe dick auftragen. Ein giftiger Doppelschlag.

»Ein ganz anderes Paar Schuhe«

Ich gebe zu: Als meine Hipsterfreunde an der Uni Deodorant mieden und Kristalle unter ihre Achseln rieben, tat ich das … nicht. Ich schätze Körperpflege und verhältnismäßig wenig strengen Geruch von Seiten meiner Mitmenschen. Bis ich damit anfing, dieses Kapitel zu schreiben, verwendete ich immer noch häufig ein Antitranspirant von Mitchum. Warum? Weil es wirkt. Wie meine Großmutter immer zu sagen pflegte: »Pferde schwitzen, Männer transpirieren und Frauen schimmern.« Ich ging einen Schritt weiter und versuchte, gar nicht mehr zu transpirieren. In Toronto, wo das Thermometer im Sommer an immer mehr Tagen 40° Celsius zeigt, ist es schwierig, in einem verschwitzten Hemd ernst genommen zu werden. Aber inzwischen gibt es bessere Möglichkeiten, mit dem Problem umzugehen. Nachhaltige Körperpflege ist ganz einfach deswegen beliebter, weil ihre Produkte viel besser geworden sind.

Wie viel besser, umriss Judi Beerling für mich, Leiterin der technischen Forschung bei Ecovia Intelligence. Nach über dreißig Jahren in der konventionellen Kosmetikbranche war Judi der Ansicht, dass die Rezepturen für konventionelle Körperpflege »etwas stagnierten: Alle machten immer und immer wieder das gleiche.« Die intellektuelle Herausforderung reizte sie so sehr, dass sie damit begann, Rezepturen für nachhaltige Kosmetikunternehmen zu entwickeln.

Nachhaltige Körperpflege, sagte sie mir während einer Kaffeepause auf dem New Yorker Gipfel für nachhaltige Kosmetik, »ist ein ganz anderes Paar Schuhe«. Sie schätzte, dass »85 bis 90 Prozent der Zutaten und Techniken für die Herstellung nachhaltiger Körperpflege inzwischen verfügbar sind, und sie nehmen von Woche zu Woche zu. Jetzt besteht die Herausforderung darin, die beste Kombination für die beste Wirkung zu finden und daraus die bestmögliche Körperpflege herzustellen.«

Die größte Herausforderung, vor der die nachhaltige Kosmetik noch steht, war für eine Reihe von Leuten, mit denen ich auf dem Gipfel sprach, zweifellos die Entwicklung wirksamer Konservierungsstoffe als Ersatz für Parabene. Curt Valva formulierte das Problem kurz und knapp: »Viele unsere Produkte sind wasserbasiert. Dinge mit hohem Wasseranteil müssen konserviert werden: Sobald Sie irgendetwas Wasser hinzufügen, setzt sofort ein Bakterienwachstum ein. Sie brauchen entweder etwas, das die Bakterien von ihrem normalen Wachstum abhält, wie das bei Trinkwasser passiert, oder etwas, das sie komplett abtötet. Das Problem ist, dass die Dinge, die Bakterien abtöten, gleichzeitig absolut nicht gut für den menschlichen Körper sind. Sie wurden geschaffen, um Zellen zu töten – und das tun sie.« Es ist besonders wichtig, sagte mir Valva,

Produkte wie Mascara, die nah am Auge aufgetragen werden, sauber und absolut frei von Schimmel, Pilzen und Bakterien zu halten.

Das Interesse an ungiftigen Konservierungsstoffen ist so groß, dass Judi Beerling am Samstagmorgen einen Gipfelworkshop ausschließlich zu diesem Thema leitete. Es ist nicht nur eine Frage der Verfügbarkeit neuer Technologien, sondern auch eine Frage der Rentabilität. »Sie stehen oft vor doppelt so hohen Kosten. Manchmal dreimal so hohen. Falls Sie eine richtig hohe Kaufkraft haben – wenn Sie zum Beispiel ein großes multinationales Unternehmen sind –, können Sie diese Kosten vermutlich drücken. Es hängt auch davon ab, was Sie herzustellen versuchen. Manche Dinge sind einfacher als andere.«

In Beerlings Workshop lernte ich, dass natürliche und Bio-Produkte in der Vergangenheit meist Zutaten wie Grapefruitsamen-Extrakt (anstelle von Parabenen) als Konservierungsmittel enthielten, aber neue Stoffe und Technologien gewinnen an Akzeptanz. Sie skizzierte diese »Hürden«-Technologien, die Barrieren gegen eine Vermehrung von Mikroorganismen aufbauen, indem sie ihnen aufeinanderfolgende Hindernisse in den Weg stellen: Jede Hürde verringert die Population der Mikroorganismen, bis keine mehr übrig bleiben. Eine intelligente Mischung verschiedener Konservierungsfaktoren kann im Produkt selbst eine feindliche Umgebung für Bakterien herstellen. Manche Rezepturen beinhalten Stoffe, die das Produkt ein ganz klein wenig saurer machen, oder fügen Weichmacher mit Eigenschaften hinzu, die die Membranen von Bakterienzellen zerstören können. Andere Naturkosmetik intensiviert ihre Konservierungsmechanismen durch Antioxidantien oder winzige Mengen von Gewürzextrakten oder Alkohol. Es hat sich herausgestellt, dass eine der besten – und einfachsten – Möglichkeiten, nicht mehr so viel Konservierungsstoffe zusetzen zu müssen, die Verbesserung der Verpackung ist. Kleinere Packungsgrößen helfen, Verunreinigungen zu verringern oder gar nicht erst zu ermöglichen. Luftfreie Spender oder Pumpen können Bakterienwachstum dramatisch senken – ganz anders als das riesige, klebrige Glas Oil-of-Olaz-Hautcreme mit seiner weiten Öffnung, das meine gesamte Kindheit lang auf dem Badezimmerbord meiner Großmutter stand.

Vor noch nicht allzu langer Zeit war die reflexartige Lösung der Kosmetikindustrie für das Problem, Ihren Lippenstift, Ihr Shampoo oder Ihren Rasierschaum haltbar zu machen, immer dieselbe: »Mehr Parabene!« Angeführt von innovativen Chemikern wie Judi Beerling haben Hersteller jetzt eine größere Anzahl weniger giftiger Möglichkeiten. Wie viele Möglichkeiten, wurde mir klar, als Judi zum Abschluss ihres Samstagsworkshops damit begann, Deklarationen von marktüblicher Naturkosmetik aufleuchten zu lassen und alle dazu einlud, das Spiel »Finde das Konservierungsmittel« zu spielen und den jeweiligen Konservierungsstoff in den Raum zu brüllen.

Als ich den Workshop verließ, um mein Flugzeug zu erwischen, begleiteten mich die Rufe »Geißblatt-Extrakt!«, »Tocopherol!« und »Thymianöl!« durch den Flur.

Scheen riechen

Das erste Selbstexperiment mit Phthalaten, das ich unternahm, war Teil der ursprünglichen, in der Einleitung beschriebenen *Slow Death*-Erfahrung »toxische Wohnung«. Der Versuchsaufbau war simpel. Ich wählte mit Hilfe der Skin-Deep-Datenbank der Environmental Working Group (www.ewg.org/skindeep) Körperpflegeprodukte aus, die vermutlich Phthalate enthielten. Wir kauften alle Produkte bei lokalen Einzelhändlern.[35] Keine der Verpackungen deklarierte Phthalate als einen Inhaltsstoff, aber alle »Fragrance« oder »Parfum«, die für Phthalate stehen. Parfümiert waren sie definitiv alle. Wir verstauten die Einkäufe in einem Pappkarton in einer Ecke von Bruces Apartment. Der geballte Geruch der verschiedenen Flaschen war schon etwas – eine widerlich süßliche Mischung aus Rosen und Tannennadeln.

Das Experiment selbst war einfach. Von Freitagabend bis Sonntagmorgen schränkte ich meine Belastung mit Phthalaten auf jede erdenkliche Weise ein. Ich aß frische Nahrungsmittel. Ich duschte nicht. Ich vermied alles, das intensiv roch, und sämtliche Körperpflegeprodukte.

Von Sonntagmorgen bis Montagabend setzte ich diese Kur fort. Am Montag um 14 Uhr hatte ich die erste 24-Stunden-Probe Sammelurin zusammen, von Montag 14 Uhr bis Dienstag 15 Uhr sammelte ich die nächste 24-Stunden-Probe. Während dieses Zeitraums duschte ich, rasierte mich und nutzte Körperpflegeprodukte und Reinigungsprodukte in derselben Weise, wie ich das sonst auch tat, und verwendete dazu die Produkte, die am Ende dieses Buchs aufgelistet sind.[36] Wir verpackten die Urinproben (sehr, sehr vorsichtig) und diverse Blutproben, schickten sie an AXYS und warteten. Es dauerte mehr als einen Monat, bis die Ergebnisse eintrafen.

Von den sechs Phthalaten, auf die wir testeten, waren fünf sowohl vor als auch nach dem dicken Auftragen dieser penetrant riechenden Produkte nachweisbar (vgl. Abbildung 6). Die Konzentration von Monoethylphthalat (MEP) – dem Abbauprodukt von DEP (Diethylphthalat) – war in der »Davor«-Probe sehr viel höher als die aller anderen Phthalate. Angesichts der Dominanz von DEP in Körperpflegeprodukten leuchtet das ein.

Das wirklich dramatische Ergebnis war, dass mein MEP-Pegel – also der Pegel einer der Chemikalien, die Shanna Swan mit männlichen Fruchtbarkeitsproblemen in Verbindung gebracht hat – als Ergebnis meiner Produktnutzung durch die Decke ging, von 64 auf 1.410 Nanogramm pro Milliliter (ng/ml). Meine MEOHP- und MEHHP-Werte (Abbauprodukte von DEHP) gingen ganz leicht zurück (von 19 auf 10 ng/ml bzw. von 26 auf 12 ng/ml).

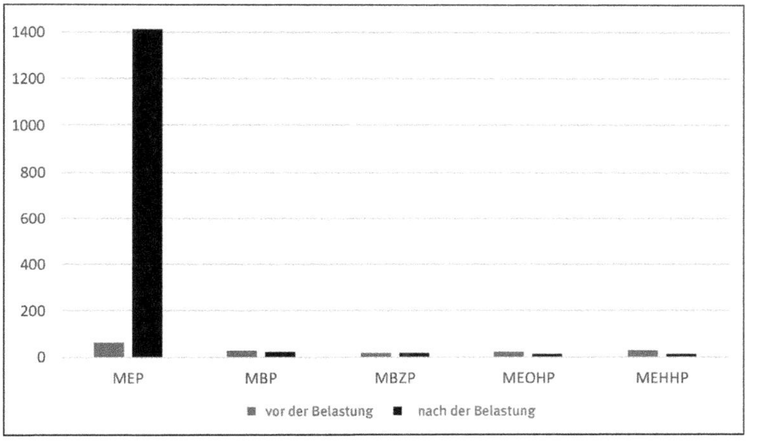

6 Konzentrationen verschiedener Phthalat-Abbauprodukte in Ricks Urin vor und nach der Anwendung phthalathaltiger Körperpflegeprodukte (ng/ml). DEP ist das häufigste Phthalat in diesen Produkten und wird in unseren Körpern zu MEP abgebaut.

Sogar nach meiner anfänglichen »Detox«-Phase mit ihrem Versuch, alle Phthalate zu beseitigen, waren fünf der sechs getesteten immer noch nachweisbar. Wo kamen sie her? Nun, das Essen, das ich aß – gesund, wie es war – enthielt wahrscheinlich Phthalate. Ich dachte auch an ein paar stark riechende Lufterfrischer, denen ich am Samstag über den Weg gelaufen war.[37] Einer stand in einem Flur des St.-Lawrence-Markts, der andere in einer öffentlichen Toilette (mein Sohn Zack hatte einen Notfall-Boxenstopp einlegen müssen). Alles, was ich erreicht hatte, war, meine Phthalatwerte zu reduzieren, aber nicht, die Chemikalien ganz aus meinem Körper zu verbannen. Ich zeigte außerdem, wie einfach es ist, MEP-Werte drastisch in die Höhe zu treiben, einfach dadurch, dass ich nur zwei Tage lang andere Körperpflegeprodukte verwendete. Jedes Mal, wenn ich solche geruchsintensiven Produkte bei meinen Kindern benutzte, erreichte ich ein entsprechendes Ergebnis in ihren Körpern.

Giftige contra grüne Produkte

Das Phthalat-Experiment machte Bruce und mir Lust auf mehr. Nachdem wir eine Menge zu den angeblichen Vorzügen grüner Körperpflegeprodukte recherchiert hatten, beschlossen wir, die Wirkung grünerer Produkte auf die Pegel sowohl von Pththalaten als auch von Parabenen zu untersuchen. Und wir hatten ein paar unerschrockene Freiwillige, die dieser Aufgabe gewachsen waren.

Ray Civello von Aveda und Jessa Blades, eine der siebzig Öko-Helden des *Glamour Magazine* und die beste grüne Visagistin der TreeHugger-Website für das Jahr 2011, nahmen die Herausforderung an. Die Idee war ziemlich einfach. Wir wollten uns die täglichen Veränderungen der Phthalat- und Parabenpegel bei unseren Teilnehmern anschauen, während diese von konventionellen, chemiegesättigten Körperpflegeprodukten zu solchen wechselten, die behaupteten, grüner und theoretisch ungefährlicher zu sein.[38] Der Haken, was Ray und Jessa anging, war, dass sie diesen Wechsel schon vor langer Zeit vollzogen hatten: Beide waren bereits der festen Überzeugung, dass der erste Schritt einer Entgiftung darin besteht, schädliche Gifte zu *vermeiden.* Für unser Experiment baten wir sie, diesen einen Schritt zurückzugehen – nur für einen Tag.

Auf der Grundlage von Beratungen mit Experten wie Dr. Shanna Swan legten wir den Versuchsablauf wie folgt fest:

An Tag 1 mussten sich unsere Teilnehmer einer vierundzwanzig Stunden langen »Ausschwemm«-Phase unterziehen: Sie mussten Kosmetik und Körperpflege so weit wie möglich vermeiden. Die Logik hinter dem Ausschwemmen ist, dass Chemikalien wie Phthalate und Parabene im Urin ausgeschieden werden, üblicherweise innerhalb von sechs bis zwölf Stunden nach dem Auftragen/der Einnahme/dem Einatmen.

Nach vierundzwanzig Stunden kosmetikfreiem Leben gaben unsere Teilnehmer um 8 Uhr morgens an Tag 2 ihre erste Urinprobe ab. Diese Probe diente dazu, die Ausgangswerte für diejenigen Phthalate und Parabene in ihren Körpern zu ermitteln, die wir untersuchen wollten. Direkt nach der ersten Urinprobe benutzten Civello und Blade ein einziges Mal die konventionellen Produkte, die wir ihnen zugeschickt hatten.[39] Mit Hilfe einer Studie des Silent Spring Institute zu Chemikalien in Konsumgütern[40] und der Skin-Deep-Datenbank der EWG[41] suchten wir Produkte aus, von denen wir ziemlich sicher waren, dass sie Phthalate und Parabene in Hülle und Fülle enthielten.

Weitere Urinproben wurden sowohl vier Stunden (12 Uhr mittags) als auch sechs Stunden (14 Uhr) nach der Anwendung der Produkte genommen, so dass beide in der ersten Phase des Experiments je drei Urinproben abgaben. Nach der Probe um 14 Uhr baten wir unsere Freiwilligen, für die Dauer des zweiten

Ausschwemmens auf jegliche weitere Kosmetik und Körperpflege zu verzichten. Dieses Ausschwemmen endete um 8 Uhr morgens an Tag 4. Die zweite Phase des Experiments verlief wie die erste, mit Urinproben um 8 Uhr, 12 Uhr und 14 Uhr. Der einzige Unterschied war, dass Ray und Jessa in dieser Phase nach ihrer Acht-Uhr-morgens-Probe die natürlichen Produkte verwendeten (in den Endnoten für dieses Kapitel aufgelistet).

Das war's. Nach insgesamt acht Tagen, zwölf Urinproben und über fünfzig Körperpflegeprodukten wurde der Urin verpackt und an unsere Freunde in den SGS AXYS-Labors in British Columbia geschickt.[42]

Unsere Teilnehmer nahmen alles gelassen. Als ich während des ersten Ausschwemmens mit Civello sprach, sagte er mir, dass er gespannt darauf sei, ob seine Kollegen etwas bemerken würden. »Ich rieche seit fünfundzwanzig Jahren gleich. Ich habe einen bestimmten Duft, an dem mich die Leute erkennen. Die Leute sagen mir normalerweise ›Mann, riechst du gut!‹« An dem Tag, an dem er seinen Büroflur entlangging und nach Axe Bodyspray stank statt nach Avedas charakteristischem Rosemary Mint, drehten sich tatsächlich einige Köpfe nach ihm um.

»Wir sind ziemlich verunsichert, wie ›sauber‹ riecht«, witzelte Blades am Telefon. Sie legt normalerweise keine starken Parfüms auf, weil sie ihren undeklarierten Inhaltsstoffen gegenüber misstrauisch ist. Aber als professionelle Visagistin gesteht sie zu, dass konventionelle Langzeit-Produkte ganz eindeutig wirken. »Wenn Sie Plastik in ein Produkt stecken, bleibt es drauf. Tragen Sie etwas von diesem Lippenstift auf meinen Handrücken auf, und er bleibt dort. Aber Frauen müssen nicht jeden Tag wasserfeste Mascara tragen. Sie sollten Mascara tragen, die nicht zu Augenbrennen und Wimpernausfall führt.«

Die Ergebnisse unseres Experiments waren sehr überzeugend (schauen Sie sich Abbildung 7 für die Geschichte in Kurzform an).

Blades' anfänglicher Wert für Monoethylphthalat (MEP) stieg von einem niedrigen Ausgangspegel von 6,09 ng/ml auf einen Höhepunkt von 346 ng/ml an und ging dann auf 12,6 ng/ml zurück. Ihre Methylparaben-Werte starteten bei 5,17 ng/ml, stiegen bis auf 805 ng/ml an und fielen schließlich auf 7,69 ng/ml zurück. Civellos Werte folgten demselben Muster. Sein MEP-Ausgangswert lag bei 143 ng/ml, stieg bis auf ein Maximum von 786 ng/ml an und fiel zurück auf 99,3 ng/ml. Sein Methylparaben stieg von niedrigen 2,45 ng/ml auf 206 ng/ml an und ging dann auf 4,29 ng/ml zurück. Diese Phthalat- und Parabenkonzentrationen decken sich mit den Ergebnissen in der wissenschaftlichen Literatur, die die Konzentrationen dieser Chemikalien nach einer lokalen Anwendung von Körperpflegeprodukten untersucht hat.[43]

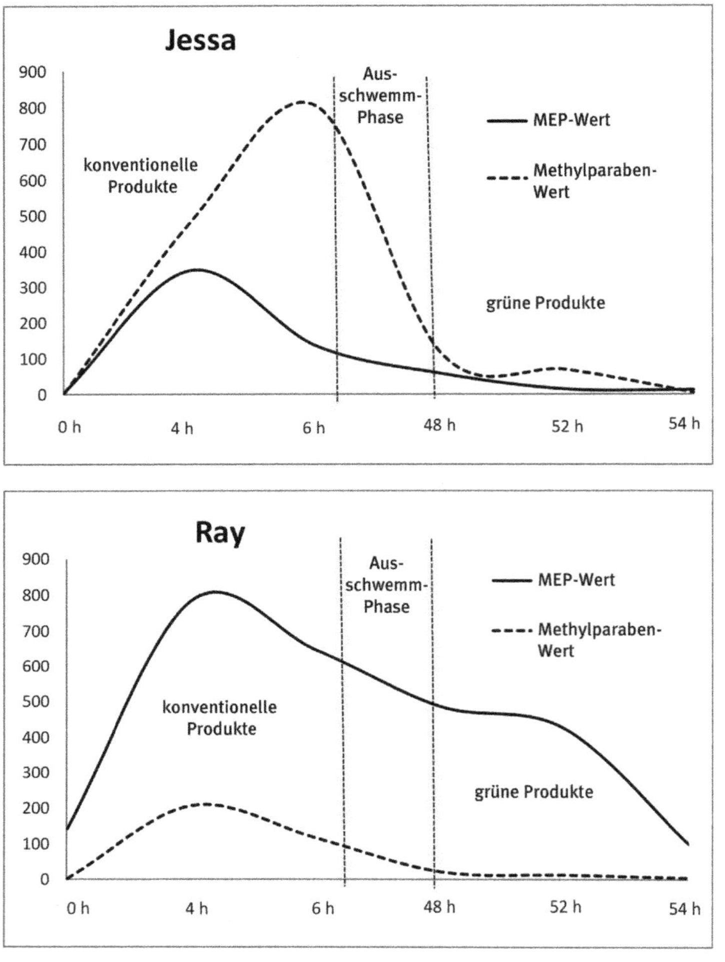

7 Graphen zu Jessas und Rays MEP- und Methylparabenwerten im Verlauf des viertägigen Experiments (ng/ml). Beachten Sie die Spitzenwerte für beide Chemikalien nach der Anwendung konventioneller Produkte.

Sowohl Jessas als auch Rays Phthalat- und Parabenwerte schossen nach ihrer Anwendung konventioneller Körperpflegeprodukte dramatisch nach oben. In der folgenden Ausschwemmphase des Experiments sanken sie dramatisch. Bezeichnenderweise fielen sowohl die Phthalat- als auch die Parabenwerte nach der Anwendung der grünen Körperpflegeprodukte weiter. Die Ergebnisse dieses Experiments unterstützen voll und ganz Blades' Argumentation: Frauen und Männer müssen dieses Zeug nicht jeden Tag benutzen. Sie müssen auch nicht in Sack und Asche gehen und ganz auf Körperpflege und Kosmetik verzichten, um synthetische Chemikalien zu vermeiden. Die grünen Produkte, die Blades und Civello anwendeten, sind wunderbar wirkungsvoll. Und sie hinterlassen keine giftigen Rückstände im Körper.

Erntezeit

Darf's etwas mehr sein? Bio- und natürliche Körperpflegeprodukte sind nicht nur besser für Sie persönlich (wie unser Experiment überzeugend dokumentiert), es zeigt sich auch, dass sie besser für die Erde sind. Als noch alle Kosmetikunternehmen ihre Produkte mit Chemikalien auf Erdölbasis herstellten, konnten Sie einfach Ihre Zulieferer anrufen und sie dazu bringen, irgendeinen neuen giftigen Glibber in ihren Labors anzurühren. Einfach, berechenbar und schnell. Mit dem Aufstieg der Naturkosmetik sind jetzt eine wachsende Anzahl Firmen auf der Jagd nach bislang unbekannten pflanzlichen Rohstoffen. Eine neue und faszinierende Symbiose ist entstanden zwischen den Produzenten dieser Pflanzen und den Unternehmen, die sie beliefern. Der Wettlauf um verlässliche Mengen pflanzlicher Ausgangsstoffe verschärft sich und einige Leute, mit denen ich sprach, waren deswegen sehr besorgt. Einer, Curt Valva von Aubrey Organics, sagte mir, dass es vor kurzem einen Engpass bei Öl aus Echter Kamille gegeben habe. »Es kommt aus Marokko«, sagte er. »Die Ernte war praktisch vernichtet, wir bekamen sehr wenig, und wir brauchen genau von diesem Stoff sehr viel. Unser Preis verdoppelte sich. Wenn der Preis für einen Rohstoff, der eine Grundlage Ihrer Produktpalette ist, so stark in die Höhe schießt, wird es sehr, sehr schwierig, das kann ich Ihnen sagen!«

Viele Naturkosmetik-Unternehmen weisen sehr prominent auf ihre Partnerschaften mit traditionellen Gemeinschaften hin, als greifbare Indikatoren für ihre Authentizität und ihr Engagement für fairen Handel und Nachhaltigkeit. Aveda hat eine ganze Untermarke rund um die Rückverfolgung seiner Rohstoffe bis zum einzelnen Produzenten oder der Erzeugergenossenschaft geschaffen: »Soil to Bottle« (»Von der Erde bis zur Flasche«). Laut Aveda-Website haben die Einkäufe des Unternehmens zu einem verbesserten Lebensstandard für indische Subsistenz-Bauern (Kurkuma), australische Aborigines (wildes Sandelholz-Öl) und das Volk der Yawanawá in Brasilien (Urucum-Samen) geführt.

Einer der wichtigsten Inhaltsstoffe für Bill Whyte bei Badger ist Bio-Olivenöl. Von diesem Zeug brauchen sie jedes Jahr hunderte Liter. Sie kaufen alles bei einer kleinen Firma in der andalusischen Provinz Jaén in Südspanien, Soler Romero. Ich telefonierte eine Weile mit Mónica Marín, der Exportleiterin von Soler Romero, in ihrem Büro inmitten des sechshundert Hektar großen Olivenhains der Firma. Soler Romero ist seit den 1850er Jahren im Familienbesitz und hatte sein Olivenöl immer zu einem Großteil an die lokale Genossenschaft verkauft. Viel davon wurde nach Italien exportiert, wo es als italienisches Produkt weiterverkauft wurde. »Vor zehn Jahren«, erklärte Marín, während sich die hundert Jahre alten Olivenbäume vor ihrem Fenster drängten, »entschied sich die Familie, das Geschäftsmodell zu ändern. Unser Anbau wurde biozertifiziert und wir bauten unsere eigene Olivenmühle.« Auf das neu vermarktete Bio-Produkt wurde bald darauf Bill Whyte in New Hampshire aufmerksam.

Mit dem Wachstum von Badgers Geschäft sind auch seine Olivenöl-Bestellungen bei Soler Romero gestiegen. Das meiste ihres Öls wird weiterhin als Lebensmittel verkauft, aber der Anteil, den Badger für seine Körperpflege abnimmt, wird immer wichtiger. Aus Sicht der Eigner von Soler Romero (die siebte Generation der Familie versucht, im hart umkämpften internationalen Olivenölgeschäft erfolgreich zu sein) ist jeder Liter Olivenöl, den sie an Badger verkaufen können, ein Liter, den sie nicht am Ende der Saison zu deutlich niedrigeren Preisen beim italienischen Großhandel abladen müssen.

Eine andere Geschäftsfrau, mit der ich sprach und die dankbar für das Wachstum des Naturkosmetikmarkts war, ist Eugenia Akuete, zu der Zeit Präsidentin des Shea-Verbandes Global Shea Alliance. Ich erreichte sie telefonisch in Accra in Ghana, wo sie ein Unternehmen besitzt, das Sheabutter produziert. Akuete war sehr optimistisch, was das Wachstum ihrer Branche anging. »Sheanüsse werden in einundzwanzig afrikanischen Ländern südlich der Sahara geerntet«, sagte sie mir. »Wir sind ein großer, wachsender Wirtschaftszweig.« Tatsächlich schätzt die Ernährungs- und Landwirtschaftsorganisation der Vereinten Nationen (FAO), dass inzwischen ungefähr drei Millionen Frauen in Afrika für die Sheabutterbranche arbeiten und damit pro Jahr zwischen 80 und 180 Millionen Euro erwirtschaften.[44]

Sheanüsse sind eine dieser perfekten natürlichen Schöpfungen, die das Potential haben, selbst den hartnäckigsten Nichtgläubigen die Möglichkeit eines göttlichen Plans in Erwägung ziehen zu lassen. Aufgekocht können Sie eine sehr nährstoffreiche Butter daraus herstellen, die seit Jahrhunderten eine wichtige Nahrungsquelle ist. In die Haut eingearbeitet, ist das Vitamin E-reiche Öl ein nützlicher natürlicher Feuchtigkeitsspender. Am allerbesten ist, dass die Nüsse an langsam wachsenden, robusten Bäume reifen, die in den trockenen Ebenen Mittelafrikas weit verbreitet sind, in einer Gegend, in der Landwirtschaft schon zu den besten Zeiten eine mühselige Plackerei ist. Die Früchte sind so groß wie eine große Pflaume und werden praktischerweise zu der Zeit reif, zu der andere Nahrungsquellen am wenigsten hergeben. Die dünne Schale ist herb, aber essbar, und die große Nuss darin enthält nährstoffreiche Öle und Fette im

Überfluss. Ein Großteil der jährlichen Ernte wird von Millionen Haushalten vor Ort verbraucht, aber inzwischen ist sie auch ein wertvolles Exportgut: als Zutat in Lebensmitteln wie Schokolade (wo sie oft als Ersatz für Kakaobutter verwendet wird) und, zunehmend, als Basis für Naturkosmetik.

Im Jahr 1994 wurden 50.000 Tonnen Sheanüsse aus Westafrika exportiert. Im Jahr 2012 hatte sich diese Zahl verfünffacht. Mitte der 1990er Jahre aus dem Stand gestartet, werden inzwischen ungefähr 24.000 Tonnen Sheanüsse pro Jahr für Körperpflegeprodukte exportiert und die Zahl steigt weiterhin steil an.[45] Im Jahr 2013 berichtete *Africa Dispatch*, dass Westafrika ungefähr 350.000 Tonnen Sheabutter pro Jahr exportierte.[46] Ich frage Eugenia Akuete, ob sie angesichts der Tatsache, dass es eine halbwilde Frucht ist und die Mengen vermutlich begrenzt sind, Raum für eine weitere Ausweitung der Sheaernte sieht. »Aber ja!«, antwortete sie. »Jedes Jahr werden geschätzt eine Million Tonnen Sheanüsse geerntet. Wir glauben, dass es eine weitere Million gibt, die bislang nicht genutzt wird und verrottet.«

Akuete erzählte mir eine lustige Geschichte darüber, wie sie in den 1990er Jahren versuchte, eine Sheabutter-Lieferung ihrer Firma über die amerikanische Grenze zu bringen. Sie versuchte gerade, die Fragen eines Grenzbeamten zu beantworten, als eine zweite Grenzbeamtin das Gespräch zufällig mitbekam. »Sie wissen nicht, was Shea ist?!«, fragte die zweite Beamtin ungläubig, bevor sie es selbst übernahm, ihren Kollegen über die vielen Vorzüge der Wunderbutter aufzuklären.

Angesichts solcher Fans ist klar, dass diese Graswurzel-Branche erst am Anfang steht.

Der neue Standard

Als ich mich 1987 an der Universität Guelph einschrieb, war die »Royal City«, wie sie auch genannt wird, die »königliche Stadt« am Rande des Großraums Toronto seit langem ein Hafen für ziellose Späthippies. Partys endeten oft mit dem Lied »Rise Up«, der Schwulenhymne der Torontoer Band Parachute Club, oder mit Midnight Oils »Beds Are Burning«. Auf U2s *Joshua Tree*-Tour rockten wir zu sozialkritischen Songs wie »Bullet the Blue Sky« ab. Ich wurde auf Friedens- und Umweltdemonstrationen verhaftet, ließ mein Haar und meine Koteletten sehr lang wachsen und beschloss, mehr Lebensmittel und andere Produkte in Bio-Qualität zu kaufen. Der einzige Ort in der Stadt, an dem man zu dieser Zeit das dafür erforderliche Bio-Müsli kaufen konnte, war die Food-Coop. Sie bestand aus einem nasskalten unterirdischen Raum – stellen Sie sich Rom, Christen und Katakomben vor –, dessen Schlüssel man sich im Geschäft eine Treppe höher holen musste. Innerhalb kurzer Zeit (ich meine, 1987 ist noch nicht so lange her, oder?) sind alle Bio- und natürlichen Dinge – Körperpflege und Kosmetik, Nahrungsmittel, Reinigungsprodukte – viel besser verfügbar geworden. Meine Nachbarn und ich können nun viel von dem, was wir brauchen, in der umfangreichen Bio- und Naturwarenabteilung unserer örtlichen Loblaws-Filiale bekommen – einem der über 2.300 Supermärkte von Kanadas größtem Lebensmitteleinzelhändler.[47] Und obwohl es bei weitem nicht der Sommer der Liebe des Jahres 1967 war, gab es 1987 noch einen engen Zusammenhang zwischen Ihrem Aussehen (lange Haare und Batik), dem, was Sie kochten (Mochte irgendjemand im Ernst den braunen Reis aus diesem verdammten verzauberten Brokkoliwald? [*The Enchanted Broccoli Forest* war eins der ersten vegetarischen Kochbücher.]), dem, was Sie dachten (Nicaraguas Sandinisten waren die Größten) und sogar damit, wie Sie rochen (Patschuli macht mich immer noch an). Heute? Nicht mehr so sehr.

»Das Interesse an grüner Kosmetik ist ultrabreit gestreut«, sagt Adria Vasil, die jahrelang die Kolumne »Ökoholic« in der Torontoer Zeitschrift *NOW* schrieb. »Ich bekomme Fragen von attraktiven jungen Müttern, die gerade vom Yogakurs kommen, von Geschäftsfrauen, von Anzugträgern – die Zeiten haben sich definitiv geändert ... Wenn Sie knallrote Lippen und Smokey Eyes wollen: kein Problem.« Nachhaltige Körperpflege und Kosmetik ist auf dem Weg, zum neuen Standard zu werden. Ändern die Leute über Nacht alles? Natürlich nicht. Die Forschung der Demoskopin Linda Gilbert aus Florida zeigt, dass Menschen ihre Marken normalerweise nach und nach höherschalten. »In unseren Gesprächen mit Verbrauchern zeigt sich, dass, vielleicht gegen die Intuition, konventionelle und grüne Produkte im Badezimmerschrank nebeneinanderstehen«, sagte sie mir. »Es ist das gleiche Phänomen, das wir vor zwanzig Jahren beobachteten, als wir realisierten, dass jemand, der Bio-Müsli kauft, deswegen noch lange keine Bio-Milch kauft. Die Leute wählen aus, und das bedeutet immer einen Balanceakt zwischen Markenvertrauen, Leistung und Gesundheits- und Umweltaspekten. Also kann es sein, dass sie eine Bio-Zahnpasta benutzen, aber mit konventioneller Mundspülung gurgeln.«

Fazit? Gilbert nennt »drei Dinge, von denen Verbraucher uns sagen, dass sie sie daran hindern, mehr Bio- und natürliche Produkte zu kaufen.« Das erste ist ihre Verfügbarkeit. Das zweite ist ihr Preis. Und der dritte ist ihre Wirksamkeit und Praxistauglichkeit.

Ich hoffe, die Lektüre dieses Kapitels hat klargemacht, dass alle diese Hürden im Begriff sind, weggeräumt zu werden. Sie müssen nicht mehr Altmennonit sein, um Phthalate und Parabene zu vermeiden.

Die rutschigste Sache der Welt
Bruce fährt nach Teflon Town

[Am Stadtrand, eine Küche in einem Einfamilienhaus. Ein Ehepaar streitet sich.]

EHEFRAU: Das neue Schimmer ist ein Bohnerwachs!

EHEMANN: Nein, das neue Schimmer ist eine Dessertgarnierung!

EHEFRAU: Ein Bohnerwachs!

EHEMANN: Eine Dessertgarnierung!

EHEFRAU: Bohnerwachs, sag' ich!

EHEMANN: Dessertgarnierung, du Kuh!

VERTRETER: Hey, hey, hey, beruhigen Sie sich. Das neue Schimmer ist sowohl Bohnerwachs als auch Dessertgarnierung! Hier, ich sprühe Ihnen etwas davon auf Ihren Wischmopp … und etwas auf Ihren Karamellpudding.

»SCHIMMER«, *Saturday Night Live*, 1975[1]

ES IST BEKANNT, DASS MIT TEFLON und seinen chemischen Verwandten, den PFCs bzw. per- und polyfluorierten Chemikalien, Bratpfannen antihaftbeschichtet werden. Es ist weniger bekannt, dass auch Pizzakartons mit ihnen kaschiert sind und sie in Scheibenwischern, Geschossen und Computermäusen stecken. Außerdem sind sie ein wichtiger Bestandteil von Körperpflege und Kleidung.

DuPonts Slogan für Teflon lautet: »Es ist überall.« Genau das ist das Problem. Es sollte nicht überall sein. Nicht im Fleisch arktischer Ringelrobben.[2] Nicht im Blut von 98 Prozent aller Amerikaner[3] und ganz bestimmt nicht – wie wir noch sehen werden – im Trinkwasser der Einwohner von Parkersburg in West Virginia.

PFCs sind so weit verbreitet, so langlebig und haben so viele verschiedene Einsatzgebiete, dass sie einen meiner Lieblingssketche aus *Saturday Night Live*, der vor über vierzig Jahren über den Äther ging, geradezu prophetisch erscheinen lassen. Im Sketch sprüht Dan Aykroyd cremigen Schaum in seine Schale, während Gilda Radner das gleiche Produkt benutzt, um den Küchenboden zu wischen. Als ich das das erste Mal sah, fand ich es urkomisch. Jetzt ist es bei weitem nicht mehr so lustig, weil im wirklichen Leben etwas sehr Ähnliches mit PFCs passiert.

Die Chemikalie, die (fast) ewig hält

Teflon hat die Ehre, im Guinnessbuch der Rekorde als rutschigster Stoff der Welt verzeichnet zu sein. Es ist, wie die anderen bekannten Antihaftbeschichtungen Silverstone und Capstone, eine Marke von DuPont und eine per- bzw. polyfluorierte Chemikalie. PFCs sind nicht nur in unseren Küchen weit verbreitet, sie finden sich auch häufig in unseren Kleiderschränken: Gore-Tex ist ein Markenname für einen wasserabweisenden PFC-Stoff, und das gleiche gilt für Scotchgard und Stainmaster. Die Gruppe der per- und polyfluorierten Chemikalien ist seit langem umstritten. Im Jahr 2000 zum Beispiel hat 3M, der Produzent von Scotchgard, freiwillig die Verwendung der perfluorierten Chemikalie Perfluoroktansulfonsäure (PFOS) in seinen Produkten eingestellt, als das Unternehmen feststellte, wie hartnäckig sie sich in der Umwelt hält. In einer Mitteilung an das kanadische Umweltministerium informierte die US-Umweltbehörde (EPA) die Kanadier über den freiwilligen Ausstieg und stellte fest, dass PFOS »außergewöhnlich langlebig, bioakkumulativ und giftig zu sein scheint.«[4] Leider bleibt PFOS in der Umwelt weit verbreitet.[5]

Wie seine chemische Cousine PFOS ist Perfluoroktansäure (PFOA) – auch bekannt als C8, wegen der acht Kohlenstoffatome in ihrer Molekülstruktur – hochproblematisch. Viele Wissenschaftler sind der Ansicht, dass sie giftig ist und angeborene Missbildungen, Entwicklungsprobleme, Hormonstörungen und einen hohen Cholesterinspiegel verursachen kann.[6] Die EPA hat sie als »wahrscheinlich krebserregend«[7] eingestuft und sie findet sich inzwischen in jedem Winkel der Welt.[8] Ja, sie ist erstaunlich haltbar, unempfindlich gegenüber anderen Stoffen, feuerfest und nichts bleibt an ihr haften. Aber genau diese

Eigenschaften, die PFOA kommerziell interessant machen – Haltbarkeit, Glätte und Resistenz gegen Aufspaltung – sind ein großes Problem. Nichts kriegt sie klein. Nicht Sonnenlicht. Nicht unsere Magensäuren. Einmal hergestellt, kann sich PFOA jahrhundertelang in der Umwelt halten. Jedes Molekül dieser Verbindung, das je hergestellt worden ist, gibt es noch und wird es auf absehbare Zeit weiter geben.

DuPont ist der einzige Hersteller von PFOA in den USA. Das Unternehmen nutzt sie in einer Stadt namens Parkersburg in West Virginia für die Herstellung von Teflon und vielen anderen Produkten. Über die Jahre ist eine ganze Menge der Chemikalie an diesem Ort in die Luft und ins Wasser gelangt, und mit PFOA in Verbindung gebrachte Gesundheitsprobleme sind dort ein Thema geworden.

PFOA entweicht nicht nur direkt in die Umwelt. Sie entsteht auch indirekt als Abbauprodukt einer bestimmten Art von PFCs: von Fluortelomeren, die Hersteller oder Endkunden auf Textilien oder mit Textilien bezogene Möbel sprühen. Dänische Forscher haben vor kurzem herausgefunden, dass die Konzentrationen von PFOA und anderen per- und polyfluorierten Chemikalien in Eisbären seit dem Jahr 2000 um 20 Prozent und mehr zugenommen haben.[9] Noch aktuellere Studien haben PFOA im Körperfett von Eisbären nachgewiesen, die auf dem Weg von Ostgrönland nach Island waren.[10] Scott Mabury, Chemiker an der Universität Toronto und einer der weltweit führenden Wissenschaftler auf diesem Gebiet, hat den Stoff in vielen Arten und Ökosystemen gefunden.[11] Ich habe mit einigen Mitgliedern seiner Arbeitsgruppe gesprochen und ihre Erklärung ist, dass sich diese anhaltende und zunehmende Schadstoffbelastung nur dadurch erklären lässt, dass die in diversen Produkten vorkommenden Fluortelomere zu PFOA zerfallen.

Mabury beschrieb den Prozess 2006 in einem Interview mit der staatlichen kanadischen Rundfunkanstalt Canadian Broadcasting Corporation:

> Wir haben herausgefunden, dass wir in der Atmosphäre Fluortelomere messen können (auch Fluortelomeralkohole genannt), von denen wir glauben, dass sie aus einer Reihe von Konsumgütern freigesetzt werden: aus Teppichböden, wasser- und schmutzabweisenden Beschichtungen. ... Wir können es überall in Nordamerika messen ... Wir wissen, dass es sich etwa 20 Tage in der Atmosphäre hält, lange genug, um in wirklich abgelegene Gebiete wie die Arktis transportiert zu werden. Wir wissen, dass Mutter Natur bei dem Versuch, chemische Schadstoffe loszuwerden, diesen Fluortelomeralkohol in viel langlebigere und bioakkumulative Stoffe umwandelt, die Perfluorkarbonsäuren genannt werden, Dinge wie PFOA.[12]

Die Hersteller bestreiten diese Theorie. Sie glauben, dass die Chemikalien in den Beschichtungen stabil sind und nicht in der von Mabury beschriebenen Weise in die Umwelt gelangen.

Parkersburg in West Virginia ist das Zentrum der PFOA-Geschichte, in der eine kleine Stadt nicht nur dafür verantwortlich ist, sich selbst mit Schadstoffen zu belasten, sondern die ganze Welt und nahezu jedes Lebewesen darin gleich mit. Um diese Geschichte zu erzählen, musste ich mir den Ort selbst ansehen.

Die Tennants aus Teflon Town

Ich verließ den Flughafen von Wood County in meinem kleinen roten Mietwagen und fuhr in die Stadt. Die Temperaturanzeige an einer der örtlichen Banken zeigte 100° Fahrenheit, fast 38° Celsius. Es war so heiß, dass ich unwillkürlich an das in Nordamerika sprichwörtliche Spiegelei dachte, das sich bei großer Hitze auf dem Bürgersteig braten lässt. In Parkersburg hätte man sich keine Sorgen zu machen brauchen, dass es dort womöglich ansetzt.

Die malerische kleine Stadt, in der DuPont seit langem Teflon herstellt, liegt am Zusammenfluss des Little Kanawha und des Ohio. Die Mischung aus Wäldern, Ackerland, Kohle und den Flüssen machte diese Gegend zu einem idealen Standort für eine frühe industrielle Entwicklung. Im Jahr 1860 begann hier die Erdölförderung in West Virginia, und im späten 19. Jahrhundert war Parkersburg eine pulsierende Handelsstadt mit Gerbereien und Schiffbaubetrieben. Über hundert Jahre später war Parkersburg der Nullpunkt für den globalen Fallout von PFOA und das Zentrum eines Rechtsstreits im Stil von Erin Brockovich.

Etwa eine Meile flussabwärts des Stadtzentrums liegt DuPonts Chemiefabrik Washington Works, in den sogenannten »bottomlands«, der Flussniederung neben dem Ohio.

Auf der anderen Seite des Flusses, direkt gegenüber der Chemiefabrik von DuPont, liegt das Brunnenfeld für die Trinkwasserversorgung der Stadt Little Hocking in Ohio. Als ich auf dem Brunnenfeld stand, beherrschte die DuPont-Anlage den Blick über den Fluss. Rohre führten in alle Richtungen, auch unter dem Fluss hindurch auf die Uferseite des Bundesstaates Ohio, wo ich stand. Ich konnte auch eine neu errichtete Wasserfilteranlage sehen, die im Jahr 2006 als Teil einer gerichtlichen Einigung mit DuPont gebaut worden war, um Schadstoffe aus der Wasserversorgung von Little Hocking zu filtern.

Die Tennant-Farm nahe den Washington Works war eine typische Familienfarm – bis das Vieh dahinzusiechen und zu sterben begann. Jim und Della Tennant bewirtschafteten viele Jahre lang ihre herrlichen Anbauflächen und zogen ihre große Familie und ihr Vieh auf. Anfang der 1980er Jahre verkauften sie einen Teil ihres Ackerlands an DuPont, und bald danach begann vieles schiefzulaufen.[13] Die örtliche Journalistin Callie Lyons erzählt in ihrem Buch *Stain-Resistant, Nonstick, Waterproof and Lethal* (»Schmutzabweisend, antihaft, wasserdicht und tödlich«) die Geschichte der C8-Verschmutzung in Parkersburg und Umgebung. Nach ihren Angaben begannen die Tennants, seltsame Dinge auf ihrem Land zu beobachten: Die örtlichen Wildtiere starben und die Elritzen verschwanden aus ihrem Fluss – demselben Fluss, aus dem ihre Rinder tranken. Sie mussten hilflos zusehen, wie ihre Tiere verendeten und andere mit schweren Missbildungen geboren wurden.

In den späten 1990er Jahren war der Viehbestand der Tennants stark geschrumpft. In einem Interview für National Public Radio schilderte Della Tennant, wie eine Kuh starb: »Sie brüllte ganz entsetzlich und jedes Mal, wenn sie ihr Maul öffnete und brüllte, quoll Blut heraus. Und es gab nichts, was man tun konnte. Sie litt, und es gab nichts, was man tun konnte. Und immer, wenn Sie daran denken, dass Sie alle diese Tiere Ihren Kindern zu essen gegeben haben, die ganze Zeit, während sie aufwuchsen, ist da ein Kloß im Hals, der nicht weggeht.«[14] Familienmitglieder litten zu diesem Zeitpunkt an Atemwegserkrankungen und verschiedenen Krebsarten.

Die Tennants fanden heraus, dass das Stück Land, das sie an DuPont verkauft hatten, der Fabrik Washington Works als Sondermülldeponie diente, und sie würden später erfahren, dass diese Deponie hochgradig mit PFOA belastet war. Sie engagierten Rob Bilott, einen Rechtsanwalt aus Cincinnati, der aus Parkersburg stammte, und verklagten DuPont auf Schadensersatz. DuPont schloss 2001 einen außergerichtlichen Vergleich mit den Tennants. Sein Inhalt ist nicht bekannt. Das half sicherlich, die Belastung mit PFOA – vorübergehend – aus der Öffentlichkeit herauszuhalten, hielt sie aber nicht aus dem Wasser oder den Körpern der anderen Bürger Parkersburgs.

Joe

Die eigentliche Geschichte von Parkersburg ist nicht die einer einzelnen belasteten Farm; es ist die einer erheblichen chemischen Belastung des lokalen Wassereinzugsgebiets. Alles fing damit an, dass Joe Kiger und die anderen Anwohner einen Brief von ihrem Wasserwerk erhielten, dem Lubeck Public Service District (LPSD), der sie darüber informierte, dass eine Substanz namens PFOA in ihrem Trinkwasser gefunden worden war.

Ich traf Joe in der eichenholzgetäfelten Bibliothek des historischen Blennerhassett Hotel im Zentrum von Parkersburg. Er kam direkt vom American-Football-Training seiner Highschool-Mannschaft und seine Atemprobleme waren offensichtlich. Er sagte mir, dass er an Asthma litt; außerdem hatte er ein Leberleiden, acht Prostatabiopsien hinter sich und fünf Stents im Herzen.

Joe war ein stattlicher Kerl, aber fit. Mit seinem massigen Kopf und seinem grauen, kurzen Bürstenhaarschnitt sah er genau wie ein Highschool-Footballtrainer aus. Joe hatte nie für DuPont gearbeitet, war aber in Parkersburg geboren, aufgewachsen und mehr als flüchtig an PFOA interessiert: Er war der Hauptkläger in einer Sammelklage gegen DuPont. Klage einzureichen war etwas, »das ich einfach tun musste«, sagte Joe. »Was taugst du, wenn du nicht für dich selbst einstehen kannst?«

Joe erzählte mir, wie es zu seiner Beteiligung an einer der größten Umwelt-Sammelklagen in der Geschichte der USA gekommen war. Der Brief des Wasserwerks Lubeck enthielt den Satz, dass DuPont zufolge die PFOA-Werte im Trinkwasser keine Gefahr darstellten. Warum, fragte sich Joe, sagte DuPont dem Wasserwerk, dass das Wasser unbedenklich ist? Sollte es nicht umgekehrt sein? Joe hob den Brief auf. In den nächsten Monaten begannen auch viele seiner Freunde unter gesundheitlichen Problemen zu leiden. Geschichten über einen bedenklichen Umgang mit Chemikalien in der DuPont-Fabrik tauchten in den Nachrichten auf und die Klage der Tennant Farm sprach sich in der Stadt herum. Joe dämmerte, dass etwas in der Luft lag: »Ich sagte zu meiner Frau: ›Wo ist dieser Brief?‹«

Joe Kiger rief beim Wasserwerk Lubeck an, das, wie er sagte, bestenfalls ausweichend reagierte. Dann setzte er sich mit dem Ministerium für natürliche Ressourcen und dem Umweltministerium von West Virginia in Verbindung. Laut Kiger behandelte jeder, den er anrief, das Thema »wie die Pest«. DuPont, sagte er, war nicht sehr hilfsbereit. »Es war, als ob eine Mauer hochging.«

Nachdem er vor Ort keine Hilfe bekommen hatte, rief Joe das Regionalbüro der US-Umweltbehörde EPA in Philadelphia an. Sie baten ihn, ihnen eine Kopie des Briefes zu faxen, den er vom Wasserwerk erhalten hatte. Der Brief wies darauf hin, dass »das Unternehmen DuPont seine eigenen Richtwerte für Trinkwasser aufgestellt hat« und dass »DuPont dem Bezirk mitgeteilt hat, dass es zuversichtlich ist, dass diese Werte [von PFOA, die im Lubecker Trinkwasser gefunden worden waren] ungefährlich sind«. Ein EPA-Mitarbeiter, der den Brief sah, sagte zu ihm: »Was zum Teufel macht PFOA in Ihrem Wasser?« Dieser Mitarbeiter schickte Joe den Namen eines Rechtsanwalts: Rob Bilott, der Anwalt, der den Fall der Tennant Farm übernommen hatte. Am 30. August 2001 reichte Bilott eine Sammelklage gegen DuPont mit Kiger als Hauptkläger ein. Die Klageschrift enthielt unter anderem den Vorwurf, dass DuPont und das Wasserwerk »im Blick auf die Kläger mit einer solch vorsätzlichen, arglistigen, mutwilligen, willentlichen und grob fahrlässigen Gleichgültigkeit vorgegangen sind … und unter so eklatanter Missachtung der Sicherheit und des Eigentums der Kläger«[15], dass sie schadensersatzpflichtig seien.

Die Anwälte nahmen kein Blatt vor den Mund. Dabei waren sich die Kläger der Sammelklage der wichtigen wirtschaftlichen Rolle bewusst, die DuPont in der Stadt spielte. Sie machten von Anfang an klar, dass es ihnen nicht darum ging, die Fabrik von DuPont zu schließen, sondern lediglich, Antworten auf ihre Fragen zu bekommen und eine angemessene Entschädigung. Die Kläger wollten wissen, ob das in ihrem Wasser gefundene PFOA ein Gesundheitsproblem darstellte oder nicht.

DuPont bietet in der Kommune fast zweitausend hochbezahlte Arbeitsplätze an und sorgt für mindestens ebenso viele weitere. Joe sagte: »Es war, wie Opossum zu essen: Je mehr man kaut, desto mehr wird es.« Er ertrug verschiedenartige Anfeindungen durch seine Mitbürger, die sich stillschweigend in zwei Gruppen spalteten: diejenigen, die auf der Seite von DuPont standen, weil sie selbst oder Familienmitglieder dort arbeiteten (vor Ort DuPonter genannt), und die, die mehr über per- und polyfluorierte Chemikalien (PFCs) und ihre Gesundheit wissen wollten. Einige DuPonter verhielten sich laut und einschüchternd. Gegenstände wurden auf Joes Haus geworfen und Drohungen hatte er immer im Hinterkopf. Als das Haus eines Nachbarn zufällig Feuer fing und vollständig niederbrannte, witzelte ein Freund: »Sie haben wohl die falsche Adresse gehabt.«

Gesundheitsprobleme in Parkersburg und in der Fabrik Washington Works waren vor der Sammelklage ein gut gehütetes Geheimnis. Etwas zu gut nach Ansicht der EPA, was die Behörde dazu veranlasste (in einem weiterem Gerichtsverfahren gegen das Unternehmen), DuPont zu verklagen, weil es bereits 1981 PFOA im Blut seiner Mitarbeiter in der Fabrik Washington Works gefunden, das aber nicht mitgeteilt hatte. Der Rechtsstreit wurde im Dezember 2005 beigelegt und DuPont musste 14,7 Millionen Euro Strafe zahlen, die höchste Geldbuße, die die EPA in einem US-Gerichtsverfahren je erwirkt hat.[16]

Eine Entdeckung in der Fabrik

Es stellte sich heraus, dass DuPont schon seit 1961 von Gesundheitsrisiken in Verbindung mit PFOA wusste, als Wissenschaftler des Unternehmens entdeckten, dass sich Rattenlebern vergrößerten, wenn sie sehr niedrigen Konzentrationen der Chemikalie ausgesetzt waren. Ein interner Vermerk von DuPont zu PFOA und verwandten Chemikalien empfahl, »mit all diesen Materialien … extrem vorsichtig umzugehen. Hautkontakt sollte strengstens vermieden werden.«[17]

3M ist ein weiterer großer Konzern, der PFOA herstellte, verarbeitete und Gesundheitsstudien bei seinen Mitarbeitern durchführte (inzwischen ist er aus der Herstellung von PFOA, PFOS und mit PFOS verbundenen Produkten ausgestiegen).

Eine Studie fand heraus, dass 3M-Mitarbeiter, die PFOA direkt ausgesetzt waren, ein dreimal so hohes Risiko hatten, an Prostatakrebs zu sterben, wie die Mitarbeiter, die der Substanz am wenigsten ausgesetzt waren.[18] 3M ignorierte die Ergebnisse, weil die Todesraten immer noch innerhalb des Durchschnitts für Männer ohne Kontakt mit diesen Stoffen lagen, und nutzte die Studie stattdessen für die Behauptung, dass PFOA trotz der Krebstoten ungefährlich sei.[19] Die gesundheitlichen Auswirkungen sind komplex, die Konzentrationen sehr niedrig und die Anzahl der Menschen, die untersucht wurden, sehr klein, so dass keine Studie allein schlüssige Beweise für Schäden beim Menschen liefern kann. Aber wenn man alle Informationen zusammennimmt, deutet die Beweislage darauf hin, dass PFOA ein großes Problem ist. Diese Einschätzung brachte die EPA dazu, PFOA als »wahrscheinlich krebserregend« einzustufen. Trotzdem bleibt DuPont dabei, dass PFOA ungefährlich ist: »DuPont ist der Auffassung, dass die Beweislage darauf hindeutet, dass eine Belastung mit PFOA kein Gesundheitsrisiko für die Allgemeinheit darstellt.«[20]

Ich machte mich auf nach Charleston, West Virginia, um Harry Deitzler zu treffen, den führenden Anwalt in der Sammelklage gegen DuPont. Wie Joe Kiger war er in Parkersburg geboren und aufgewachsen. Er beschrieb die Situation der ansässigen Bürger mit einer Überzeugung und Wortgewandtheit, die seinen Erfolg als landesweit führender Ankläger gegen PFOA erklärte.

Harry erzählte mir von der DuPont-Studie aus dem Jahr 1981, in der das Unternehmen untersuchte, ob es angeborene Missbildungen bei Kindern von Mitarbeitern gab, die mit PFOA in Kontakt gekommen waren. Studien an Ratten zeigten sehr ausgeprägte angeborene Missbildungen im Gesicht: Gaumenspalten, Missbildungen der Nase und, laut Harry, eine unverwechselbare Missbildung des Tränenkanals, die charakteristisch für PFOA zu sein schien.[21] DuPont wählte acht Frauen aus, die mit PFOA gearbeitet hatten. Eine angeborene Missbildung eines der Kinder dieser acht Frauen würde DuPont als »Zufall« darstellen, schätzte Harry, obwohl eine Missbildung in einer Stichprobe von acht sehr ungewöhnlich sein würde. Bei zwei oder mehr angeborenen Missbildungen wäre DuPont klar, dass sie ein Problem hätten. Es stellte sich heraus, dass zwei der acht Frauen Kinder mit angeborenen Missbildungen zur Welt gebracht hatten – den gleichen Augen- und Gesichtsproblemen, die auch Studien zu PFOA an Ratten festgestellt hatten. DuPonts Reaktion? Die Frauen in einen anderen

Teil der Fabrik versetzen, die laufenden Gesundheitsstudien abbrechen und die Ergebnisse geheim halten. Als Harry von diesen Vorfällen erzählte, war sein Missfallen deutlich erkennbar. Vielleicht waren das die Taten »grob fahrlässiger Gleichgültigkeit« und »eklatanter Missachtung«, die er im Sinn hatte, als er diese Begriffe in der Sammelklage verwendete.

Anfang des Jahres 2003 schloss das Lubecker Wasserwerk einen außergerichtlichen Vergleich und machte DuPont damit zum einzig verbleibenden Angeklagten der Sammelklage. Nach der Anordnung des Richters, eine Schlichtung anzustreben, stimmte DuPont im Februar 2005 einem Vergleich zu. Harry Deitzler schätzte, dass in dem drei Jahre langen Zivilverfahren mehr als 1,5 Millionen Seiten Dokumente gesichtet wurden. Für das juristische Team fielen Gebühren und weitere Kosten von über 19 Millionen Euro an. DuPont zahlte alles.

Die gerichtliche Einigung umfasste 63 Millionen Euro für ein Gesundheits- und Aufklärungsprojekt, die Errichtung einer 13 Millionen Euro teuren, hochmodernen Wasseraufbereitungsanlage, um PFOA aus dem Trinkwasser der sechs lokalen Wasserversorger bis zur »niedrigstmöglichen Konzentration« herauszufiltern, und die Einsetzung einer 17 Millionen Euro teuren wissenschaftlichen Kommission zur Prüfung einer möglichen Verbindung zwischen einer Belastung mit PFOA und negativen gesundheitlichen Folgen.[22] Im ursprünglichen Vergleich erklärte sich DuPont bereit, bis zu 209 Millionen Euro für medizinische Behandlungskosten an Kläger zu zahlen, die unmittelbare persönliche Schäden nachweisen konnten.[23] Im Jahr 2017 stimmten DuPont und seine Ausgründung Chemours, der Betreiber der Fabrik Washington Works in Parkersburg, zu, 598 Millionen Euro Entschädigung an die betroffenen Anwohner zu zahlen, und gaben an, PFOA seit 2015 nicht mehr zu verwenden.[24]

Es ist eine der teuersten Umwelt-Sammelklagen, die bislang gewonnen wurden. Um den Betrag aber ins rechte Verhältnis zu setzen: Die Entschädigungssumme entspricht lediglich etwa einem Zehntel eines Jahresgewinns nach Steuern für DuPont, wenn man von den 2,68 Milliarden Euro Gewinn und 26,8 Milliarden Euro Umsatz allein für das Jahr 2007 ausgeht.[25]

In die Pfanne hauen

Die Antihaft-Bratpfanne ist sicherlich *das* Symbol für die Welt per- und polyfluorierter Chemikalien, wie sie in der Fabrik Washington Works produziert werden. In früheren Jahrhunderten wurden Kanarienvögel in Kohlebergwerke hinabgelassen, und wenn sie starben, wussten die Bergleute, dass die Luft unter Tage auch für sie giftig sein konnte. Vielleicht sollten wir die moderne Entsprechung ernst nehmen: Antihaftbeschichtungen töten buchstäblich Kanarienvögel in Küchen.

Es scheint, dass der empfindliche Atemapparat von Vögeln die Ausdünstungen hoch erhitzter Antihaftpfannen nicht verträgt. Ihre kleinen Fliegerlungen bluten, füllen sich mit Flüssigkeit und die Vögel ertrinken.[26] Dieses rasche und tödliche Syndrom ist seit 35 Jahren bekannt und hat sogar einen Namen: Teflon-Toxikose. Antihaftpfannen, Tischbacköfen, Back- und Pizzableche haben beim Tod von Ziervögeln alle eine Rolle gespielt. Und die Vogeltötungen beschränken sich nicht auf Kochgeräte. Bügeleisen, Heizgeräte, Teppichkleber und neue Sofas haben ebenfalls die empfindlichen Lungen von Ziervögeln zerstört, so dass sie erstickt sind. Mehr als ein Massensterben von Vögeln ist aus der Nähe von Fabriken in Kanada und Großbritannien berichtet worden, die Antihaftbeschichtungen herstellen. Und es gibt Berichte über Vögel, die an selbstreinigenden Backöfen gestorben sind, an Wärmelampen und an Öfen mit antihaftbeschichtetem Innenraum.

Wie Sie sich vorstellen können, ist das ein heikles Thema. Kein Hersteller lässt sich gern einen Haustiertöter nennen, und dass eine seiner wertvollsten Marken das Word »Toxikose« angehängt bekommt, ist auch nicht gerade ein Marketingtraum. DuPont gibt diesen Rat: »Bedauerlicherweise können sich Todesfälle bei Vögeln ereignen, wenn Vögel und Kochtöpfe oder Pfannen gemeinsam unbeaufsichtigt in der Küche gelassen werden – auch nur für wenige Minuten. Kochdünste jedes unbeaufsichtigten überhitzten Kochgeschirrs, nicht nur Antihaft, können die Lungen eines Vogels dramatisch schnell schädigen. Deswegen sollten Sie Ihre Vögel immer aus der Küche bringen, bevor Sie kochen.«[27] Dieser Rat von DuPont erwähnt Teflon mit keinem Wort. Die Frage bleibt: Stellen Antihaft-Küchengeräte für die Menschen, die sie benutzen, möglicherweise ein größeres und ernsthaftes Risiko für gesundheitliche Probleme dar? Das letzte Urteil darüber ist noch nicht gesprochen, aber es gibt einige überzeugende Hinweise darauf, dass Antihaftbeschichtungen rasch auf Temperaturen erhitzt werden können, bei denen zahlreiche giftige Gase (manche krebserregend für den Menschen) freigesetzt werden können. Sowohl laut den Angaben der Hersteller von Antihaftbeschichtungen als auch nach unabhängigen Studien fangen die Beschichtungen zwischen 200 °C und 260 °C an, sich zu zersetzen. Hochgiftige Dämpfe werden freigesetzt, wenn die Pfannen über 360 °C erhitzt werden, darunter Stoffe, von denen bekannt ist, dass sie beim Menschen krebserregend wirken.[28] Die Hersteller behaupten, dass diese Temperaturen unter normalen Kochbedingungen nur sehr selten erreicht werden. An diesem Punkt gibt es Widerspruch und Gegenbeweise. Von der Environmental

Working Group (EWG) in Auftrag gegebene unabhängige Studien zeigen, dass Pfannen mit Antihaftbeschichtung in fünf Minuten oder weniger über 370 °C heiß werden können, wenn sie auf einem normalen Elektroherd auf »hoch« vorgeheizt werden.[29] Das bedeutet, dass »normale Kochbedingungen« Temperaturen erzeugen können, die so hoch sind, dass sich Antihaftbeschichtungen zersetzen und giftige Gase freigesetzt werden.

Es gibt inzwischen eine wachsende Zahl von Antihaftprodukten (darunter Grillpfannen und die Innenwände von Öfen), deren Nutzung garantiert, dass höhere als »normale« Kochbedingungen erreicht werden. Grillen bedeutet eine Zubereitung bei sehr hohen Temperaturen, und beim Erhitzen eines Ofens werden die Oberflächen seiner Innenwände viel heißer als das im Ofen Erhitzte. Der EWG-Bericht hält fest, dass Antihaft-Auffangschalen unterhalb von Heizschlangen, die in Nordamerika in Elektroherden üblich sind, Temperaturen von bis zu 540 °C erreichen können.[30] Bei so hohen Temperaturen zersetzen sich die Antihaftbeschichtungen noch stärker und zu den schädlichen Gasen, die freigesetzt werden, gehört Perfluorisobutylen (PFIB), ein Verwandter des Nervengases Phosgen aus dem Zweiten Weltkrieg. Das sollte für den Piepmatz reichen, falls ihn die bei »niedrigeren« Temperaturen freigesetzten Gifte noch nicht erledigt haben.

Vögel scheinen die empfindlichste, aber nicht die einzige Spezies zu sein, die unter erhitzten Antihaftbeschichtungen leidet. In mehr als einem Experiment töteten auf 425 °C erhitzte Antihaftpfannen eine Gruppe von Ratten innerhalb von vier bis acht Stunden.[31] In mehreren Fällen, in denen Vögel nach der Belastung mit Ausdünstungen aus Teflon starben, wurden auch ihre Besitzer mit etwas ins Krankenhaus eingeliefert, das »Polymerfieber« genannt wird und grippeartige Symptome verursacht, darunter Atembeschwerden, einen erhöhten Puls, Schüttelfrost und Gliederschmerzen.[32]

Seltsamerweise ist Rauchen in der Gegenwart von Teflon hochgiftig. Kleinste Teflonpartikel können sich in einer brennenden Zigarette zersetzen und Polymerfieber bei Rauchern auslösen, die in den Fabriken arbeiten, die Antihaftbeschichtungen herstellen. Es ist nicht bekannt, in welchem Ausmaß Probleme dadurch verursacht werden, dass zu Hause geraucht wird, während Antihaftpfannen aufheizen, aber da beide Tätigkeiten schon für sich allein ziemlich riskant sind, könnte es ratsam sein, auf einen Glimmstengel zu verzichten, während Sie Ihre Pilze in einer Antihaftpfanne anschwitzen.

Ich bin zufällig der Meinung, dass ich ziemlich gut mit Bratpfannen umgehen kann, deshalb gibt es jetzt ein paar sehr konkrete Ratschläge aus meiner eigenen Kochpraxis zum Thema »Antihaft? Abgeschafft.«

Als allererstes: Ihre Pfanne muss kein High-End-Gourmetgegenstand sein, aber sie braucht einen hinreichend schweren Boden, damit sie schnell und gleichmäßig aufheizt und die Hitze konstant hält. Auch wenn Sie ein bisschen mehr pro Pfanne ausgeben, werden Sie im Endeffekt mehr Geld sparen, als wenn sie alle paar Jahre billigere Antihaftpfannen kaufen, immer wenn Sie deren Beschichtung nach und nach abgekratzt und zusammen mit Ihrem Rührei verzehrt haben.

Es gibt drei Grundarten von Töpfen und Pfannen zur Auswahl (und viele Varianten davon): Gusseisen, Edelstahl und emailliertes Gusseisen. Mein Favorit und der durch und durch amerikanische Klassiker ist die schlichte schwarze gusseiserne Bratpfanne. Das Tolle an Gusseisen ist, dass es bei richtigem Gebrauch und richtiger Pflege Antihaft um Längen schlägt. Das einzige, was Sie nicht in Gusseisen zubereiten sollten, ist stark säurehaltiges Gemüse wie Tomaten, weil die bei längerem Kochen zu viel Eisen anreichern.

Es gibt drei Hauptgründe, warum Essen in einer Pfanne ansetzt. Erstens: Die Pfanne ist nicht heiß genug. (Eine Pfanne muss die richtige Temperatur erreicht haben, *bevor* das Essen hineingegeben wird.) Zweitens: Es ist keine schöne Ölschicht in der Pfanne. Drittens: Ein Pfannenwender aus Plastik ist im Einsatz und keiner aus Metall. (Pfannenwender aus Plastik sind mehr Schaufel als Wender.)

Also folgen Sie diesem einfachen Rat: Gehen Sie sicher, dass die Pfanne heiß genug ist, mit einer schönen Schicht Öl darin – und benutzen Sie einen Pfannenwender aus Metall – und voilà! Sie können Ihre Antihaftpfannen in die staubigen Tiefen Ihrer Küchenschränke verbannen.

Eine klebrige, fleckenübersäte Zukunft

In den letzten dreißig Jahren war ich als Umweltschützer oft frustriert angesichts der Tatsache, dass Regierungen und die Industrie intelligente Umweltanalysen ignorieren. Anfang der 1970er Jahre entwickelten Experten für Umweltgesundheit den Ansatz, Chemikalien nach den Kriterien Langlebigkeit (Persistenz), Anreicherung in Lebewesen (Bioakkumulation) und Giftigkeit (Toxizität) einzustufen (PBT); anhand dieser Einstufung, so der Vorschlag, könnten dann die Substanzen ermittelt werden, die nicht mehr weiter verwendet werden sollten. PBT-Analysen sind grundsätzlich vernünftig, aus wissenschaftlicher, ökologischer und letztlich auch aus wirtschaftlicher Perspektive. Wenn Stoffe, die alle drei Eigenschaften aufweisen, über Jahrzehnte intensiv genutzt werden, ist mit ziemlicher Sicherheit davon auszugehen, dass Probleme mit der menschlichen

Gesundheit und/oder in der Umwelt auftreten werden, die oft zu teuren gerichtlichen Einigungen führen.

Ich saß in meinem kleinen roten Mietwagen. Gleich würde ich die historische, etwas abgewetzte Stadt Harmar in Ohio flussaufwärts von Parkersburg verlassen. Der Tag war weit fortgeschritten und einige Antiquitätenhändler unterhielten sich nach Ladenschluss auf dem Bürgersteig. Ich achtete nicht sonderlich auf ihre Unterhaltung, aber plötzlich hörte ich einen von ihnen sagen: »Sie baden gerade Ihre Hände darin«, und dann spielte ein anderer auf Tillys Aufenthaltsort an. Tilly war die fiktive Maniküristin aus der alten Palmolive-Werbung, die ihren Kundinnen fünfundzwanzig Jahre lang erzählte, dass sie sich keine Gedanken darüber zu machen brauchten, dass ihre Hände in Geschirrspülmittel badeten. Ihr berühmter Ausspruch »Sie baden gerade darin!« steht stellvertretend für die Einwohner von Parkersburg und PFOA. Er trifft auch auf viele andere giftige Chemikalien – PBT: persistent, bioakkumulativ, toxisch – zu, die uns überall in unserem Leben begegnen und umgeben.

Geschirrspülmittel stehen stellvertretend für viele der chemischen Belastungen, mit denen wir heute konfrontiert sind. Wir essen, trinken und baden in Zehntausenden potentiell giftiger Stoffe, über die wir meist nur wenig wissen. Wenn sich alle diese Chemikalien in unserem Trinkwasser mischen, wissen wir praktisch nichts darüber, wie sie miteinander oder mit unseren Körpern reagieren, und noch weniger darüber, wie sie auf sich entwickelnde Gehirne und Föten wirken. Medizinische Experten haben keine Ahnung, ob zwanzig verschiedene krebserregende Stoffe im Wasser zwanzigmal so wahrscheinlich Krebs auslösen oder hundertmal so wahrscheinlich oder ob ihre Wirkung höchstwahrscheinlich nicht anders ist als die nur einer einzigen Chemikalie. Dieses Forschungsgebiet namens »kumulative Risikoabschätzung« steckt noch in den Kinderschuhen. Studien zu den gesundheitlichen Auswirkungen einer Belastung mit mehreren Chemikalien gleichzeitig werden selten durchgeführt, wegen ihrer Komplexität und des Mangels an wissenschaftlich gesichertem Wissen, welche Auswirkungen Chemikalien im Menschen haben. Es ist schwierig genug, die Wirkungen einer einzigen Chemikalie zu verstehen, weil es oft fünfzig bis hundert Jahre dauert, bis sich das durch ihren Einsatz und ihre Erforschung herausgestellt hat.

Heute sagen uns echte Menschen, die für Chemieunternehmen arbeiten (keine fiktiven Maniküristen), dass wir uns keine Sorgen zu machen brauchen, obwohl wir uns, unsere Möbel, unsere Kleidung, unsere Nahrungsmittel, unsere Verpackungen und die meisten anderen Dinge in unserem Leben mit unbekannten Folgen in einem giftigen Gebräu baden.

In Leitungswasser zeigt sich das Erbe giftiger Chemikalienproduktion leider in seiner übelsten Form. PFOA ist da keine Ausnahme. Die Geschichten kleiner amerikanischer Städte, die durch industrielle Verschmutzung verseucht wurden, ähneln sich in den bekanntesten Fällen sehr. Sie beginnen damit, dass Bürgern ungewöhnliche gesundheitliche Dinge in ihrer Gemeinde auffallen und sie sich deswegen an örtliche Behörden wenden. Es ist eine sattsam bekannte Geschichte und ich frage mich oft, wie viele dieser Geschichten jeden Tag weltweit an Orten passieren, an denen die Bürger entweder keinen Rechtsweg zur Verfügung haben oder es schlicht niemanden gibt, der genügend Kraft für eine Auseinandersetzung hat.

Ausdünstungen und wir

Wir werden oft gefragt, ob unsere Selbstexperimente dazu führten, dass wir uns krank fühlten. Reagierten unsere Körper auf die Chemikalien, denen wir sie aussetzten? In den meisten Fällen ist unsere Antwort Nein, mit einer großen Ausnahme. Das einzige Experiment, das uns beide voll erwischte, war das zu per- und polyfluorierten Chemikalien. Paradoxerweise war es auch das einzige, das – in der einzigartigen Weise, in der wir Erfolg definierten – ein Reinfall war.

Das Experiment war simpel. Wir wollten herausfinden, ob wir den PFOA-Pegel in unserem Blut erhöhen konnten. Nach Rücksprache mit einigen Experten beschlossen wir, die Wirkung von Ausdünstungen einer »normalen« Fleckenschutzimprägnierung zu messen. Wir brauchten eine Umgebung dafür, und ich hatte in meiner Wohnung ein geeignetes ungenutztes Zimmer.

Der Testraum war 3 x 3,50 m groß, mit einem großen begehbaren Schrank und einem kleinen Flur. Er war 2,40 m hoch. Wir richteten ihn mit dem Erlesensten aus dem lokalen Gebrauchtwarenladen ein: einem von Wand zu Wand reichenden beigefarbenen Teppichrest, einem pinkfarbenen kleinen Sofa, einem Brokatsessel und Goldgardinen. Mann, war das hässlich. Das Sofa sah aus, als hätte es vor zwanzig Jahren eine schön dicke Schicht Fleckenschutzmittel gebrauchen können.

Nachdem wir den Raum vorbereitet hatten, machten wir einen Termin mit einer online ausgesuchten Teppichfirma (es gab viele Unternehmen zur Auswahl). Der Typ kam mit einem Kanister auf dem Rücken in die Wohnung, der nach seinen Angaben Teflon-Advanced-Textilschutz enthielt. Ohne irgendeinen Atemschutz (seine PFOA-Werte will ich mir nicht ausmalen) sprühte er den Teppichboden, die Sitzgelegenheiten und Gardinen ein, wie er es für jeden Kunden getan hätte. Die ganze Prozedur kostete 40 Euro.

Wir fragten ihn, wie lange wir den Raum vor der nächsten Benutzung lüften sollten. »Etwa zwanzig Minuten sollten reichen«, antwortete er.

Keine Chance. Nach zwanzig Minuten war der fleckabweisende Gestank jenseits alles Erträglichen. Der intensive chemische Geruch – nicht unähnlich dem intensiven Aroma in einer chemischen Reinigung – kratzte im Hals und ließ unsere Augen wie wild tränen. Es dauerte mehr als zwei Stunden, bis wir uns in dem Raum aufhalten konnten, und auch dann wechselten Rick und ich uns zu Beginn des Experimentes damit ab, unsere Köpfe aus der Tür zu stecken und etwas frische Luft zu schnappen.

Zwei Tage lang saßen wir mit blockierter Lüftung und geschlossenen Fenstern und Türen in diesem Raum. Wir aßen, schauten Filme und jede Menge CNN (es waren gerade Vorwahlen zur US-Präsidentschaft), spielten *Guitar Hero* und versuchten, so gut wie möglich etwas Arbeit zu erledigen, während wir die Dünste unseres fleckfreien Umfelds einatmeten. Den Geschmack und Geruch hatte ich noch Tage nach dem Experiment auf der Zunge – sicherlich wegen der Langlebigkeit von PFCs. Als ich einmal aus dem Raum trat (wir verließen ihn während der zwei Tage immer nur für ein paar Minuten, um Essen aus der Küche zu holen, das wir zurück im Raum auf dem Sofa aßen), wäre ich um ein Haar auf die Nase gefallen: Die PFC-Schicht auf meinen Schuhsohlen hatte sie so glatt gemacht, dass ich mich kaum auf den Beinen halten konnte. Als Ricks Frau Jennifer vorbeischaute, fläzten wir uns gerade mit den Füßen auf dem Couchtisch auf dem Sofa und sie teilte uns mit, dass wir beide komplett gerötete Augen hätten und bleich und völlig geistesabwesend aussähen.

Vor dem Experiment hatten Rick und ich Konzentrationen von vier per- und polyfluorierten Chemikalien im Blut, die vergleichbar waren mit den Durchschnittswerten für männliche Amerikaner, die die US-Erhebung National Health and Nutrition Examination Survey (NHANES) ermittelt hatte (siehe Abbildung 8). Mein PFOA-Wert lag bei 2,8 Nanogramm pro Milliliter (ng/ml), Ricks bei 3,5 ng/ml, der Durchschnittswert der NHANES-Studie bei 4,5 ng/ml.

Während wir in unserem Raum saßen, waren wir fest davon überzeugt, dass dieses Experiment garantiert zu dramatisch in die Höhe schießenden persönlichen Belastungswerten führen würde. Unsere Aktionen zu Bisphenol A und den anderen Dingen, mit denen wir experimentierten, waren eher unscheinbar: Die Chemikalien waren unsichtbar, geschmacksneutral und (mit Ausnahme der Phthalate und Körperpflegeprodukte) geruchlos. Das PFC-Experiment dagegen war dramatisch. Man konnte die Ausdünstungen mit dem Messer schneiden. Wir waren sicher, dass wir ungeheure Konzentrationen dieser Chemikalien in unseren Körpern finden würden.

PFC-Typ	Bruces Ergebnisse (ng/ml)	Ricks Ergebnisse (ng/ml)	NHANES geometrisches Mittel (ng/ml)
PFOA	2,8	3,5	4,5
PFOS	31,1	27,1	23,3
PFNA	1,2	1,1	1,1
PFHxS	1,9	2,7	2,2

8 Bruces und Ricks Blutwerte für per- und polyfluorierte Chemikalien im Vergleich mit einer Stichprobe von über 1.000 amerikanischen Männern in der National Health and Nutrition Examination Survey (NHANES)[33]

Aber es sollte nicht sein. Unsere Bluttests ergaben für die vier fraglichen Chemikalien inklusive PFOA keinen messbaren Anstieg in uns über die zwei Tage. Was war passiert? Wir wandten uns wieder an Dr. Scott Mabury und seinen damaligen Kollegen Craig Butt.

»Es gibt zwei mögliche Erklärungen für den mangelnden Anstieg«, sagte Butt. Zum einen macht es die hohe Hintergrundbelastung mit PFCs und die relativ lange Halbwertszeit dieser Verbindungen in unseren Körpern (drei bis fünf Jahre) schwierig, die Konzentrationen über die bestehenden Werte hinaus zu steigern. Außerdem wies Butt uns darauf hin, dass wir das Produkt, das der Teppichimprägnierer verwendet hatte, nicht kontrolliert hatten. Der Kerl hatte uns erzählt, dass er Teflon Advanced benutzte. Maburys Labor hat Teflon Advanced getestet und bestätigt, dass es die Vorläufer von PFOA enthält.[34] Wir sahen aber nie den Originalkanister. Das war ein großer Unterschied zu unseren anderen Experimenten, deren Belastungsquellen (wie Thunfischsteaks, BPA-Babyfläschchen oder antibakterielle Produkte) wir selbst kauften.

»Es überrascht mich nicht, dass das Experiment nicht funktioniert hat«, schloss Butt. »Es wird nicht möglich sein, die Blutwerte innerhalb von ein paar Tagen über die Hintergrundwerte hinaus zu steigern. Belastung durch die Luft ist möglicherweise ein wichtiger Expositionsweg, aber es würde unter Umständen einige Wochen oder, wahrscheinlicher, eine monatelange Belastung brauchen, um die Konzentrationen über die Hintergrundwerte anzuheben.«

Ausgehend von unserem Versuchsablauf stellte Butt für Rick eine ungefähre Bierdeckel-Berechnung an, um seine Argumentation zu verdeutlichen.[35] Sein Fazit? Auch bei unrealistisch hohen Aufnahme- und Umwandlungsraten hätten Rick und ich die PFOA-Werte in unserem Blut in den zwei Tagen unseres Experiments höchstwahrscheinlich nicht ansteigen lassen können. Könnten ein paar Wochen oder Monate der Belastung mit den vielerlei Quellen, die üblicherweise bei uns zu Hause und in unseren Büros zu finden sind, unsere Konzentrationen in die Höhe treiben? Ja. Und das passiert ganz offensichtlich, wenn wir uns die PFOA-Werte in uns allen ansehen. Aber ein paar unangenehme Tage während des Versuchs, sie bewusst ansteigen zu lassen, funktionierten nicht.

Zu dumm, dass uns das nicht klar war, bevor wir uns zwei Tage lang in dieses stinkende Zimmer setzten.

Die neuen PCBs
Rick facht das flammfeste Feuer an

Well it's been so long
And I've been putting out fire with gasoline …

Oh es ist so lange her
Und ich habe Feuer mit Benzin gelöscht …

DAVID BOWIE, »CAT PEOPLE (PUTTING OUT FIRE)«, 1982[1]

DIESER TEIL DER GESCHICHTE beginnt mit kuscheligen Pyjamas. Richtig netten, über und über mit freundlichen Pinguinen und Dinosauriern bedruckten, die meine Schwester unseren beiden kleinen Jungs aus Buffalo, New York mitgebracht hatte, von einem Einkauf jenseits der Grenze bei Carter's, einer bekannten Kette für Kinderkleidung.

Es war ein Tag im Spätherbst. Einer der kältesten Winter seit Menschengedenken setzte allmählich ein, es war Zeit zum Schlafengehen und Owain, unser Einjähriger, lag vor mir auf dem Rücken und wand sich. Ich fing an, ihm den neuen einteiligen Pyjama anzuziehen, und stoppte auf halbem Weg, den Reißverschluss halb offen, der obere Teil des Pyjamas um seinen dicken kleinen Babybauch drapiert.

»Schatz!«, brüllte ich zu meiner Frau Jennifer die Treppe hinunter. »Hast Du dieses überdimensionierte Schild in Owains Pyjama gesehen?«

»Wovon sprichst du? Nein!«, brüllte sie zurück. Owain machte einen Fluchtversuch. Ich schnappte ihn und zog ihn zurück.

»Nun, es ist riesig und sagt, dass der Stoff in diesem Ding flammfest ist.«

Jennifer kam die Treppe hinauf. Sie wusste, worauf ich hinauswollte. »Heißt das, dass du ihm den jetzt nicht anziehen wirst?«, fragte sie mich in dem Ton, den gestresste Eltern üblicherweise für die Abendbrot-/Bad-/Zubettgeh-Hektik reservieren.

»Äh … genau. Aber ich mache dir einen Vorschlag: Ich rufe das Unternehmen an und finde heraus, was für Flammschutzmittel sie hier hineingepackt haben, und wenn sie harmlos sind, ziehe ich ihm den Schlafanzug wieder an.«

»Natürlich«, sagte sie. Ihr Gesicht drückte ihren geballten Unmut über meine Skepsis gegenüber Chemikalien aus, über die in den Keller verbannten Antihaftpfannen, über das Umdrehen jedes Plastikbehältnisses, um die Symbole auf seiner Unterseite eingehend zu studieren, und über die gründliche Untersuchung jeder kleingedruckten Deklaration der Inhaltsstoffe auf unseren Shampoos.

Später mehr zu diesen Pyjamas.

Am Anfang war das Feuer (und gleich danach seine Vermeidung)

In der zentralen Szene des klassischen Steinzeit-Streifens aus dem Jahr 1981, *Am Anfang war das Feuer*, bringt der Cromagnon-Stamm der Ivaka unserem Neandertalerhelden Naoh bei, durch das Aneinanderreiben von Stöcken Feuer zu machen. Dass man Feuer selbst machen kann, ist eine kleine Offenbarung für Naoh. Einmal entfacht, kann Feuer aber auch große Schäden anrichten. Wie viel wollen Sie darauf wetten, dass unsere Vorfahren gleich nach dem Feuermachen lernten, wie man ein versehentlich außer Kontrolle geratenes Feuer wieder löscht?

Wir Menschen versuchen schon eine ganze Weile, die Chemie des Brandschutzes zu meistern. Im alten Ägypten und in China wurden Essig und Alaun auf Holz gestrichen, um seine Feuerbeständigkeit zu erhöhen.[2] Während der Belagerung von Piräus durch Sulla im Jahr 86 v. Chr. überlebte alaungetränktes Holz die Feuer der Schlacht. Im Paris des 17. Jahrhunderts wurden Flammschutzbehandlungen für Segeltuch entwickelt, und 1820 gab der französische König Louis XVIII. dem Chemiker Joseph-Louis Gay-Lussac den Auftrag, einen besseren Schutz für im Theater verwendete Stoffe zu entwickeln. Gay-Lussac gilt im Allgemeinen als der erste, der mit seinem Gebräu aus Ammoniumsalzen der Schwefel-, Salz- und Phosphorsäure die wissenschaftliche Grundlage für den Brandschutz legte. Etwa zur gleichen Zeit wurde in einer französischen Salzwiese Brom entdeckt, und das veränderte die Brandbekämpfung unserer Spezies für immer.

Brom ist ein mit Chlor, Fluor und Iod verwandtes Element (alle zusammen »Halogene« genannt); es ist eine stark riechende, bräunliche Flüssigkeit, die aus Soleablagerungen gewonnen wird. Es hat sich herausgestellt, dass Brom ziemlich gut Feuer löscht. Wenn etwas brennt, reagieren die einzelnen Bestandteile normalerweise mit Sauerstoff und auf diese Weise brennt das Feuer. Mithilfe der richtigen Sorte bromierter Mixtur fangen die Bromatome die brennenden Bestandteile ab und verhindern deren Verbindung mit Sauerstoff. Als Ergebnis schwelt das Feuer mehr, als dass es sich ausbreitet. Von den derzeit etwa 175 als Flammschutzmittel verwendeten Chemikalien sind ein paar der gebräuchlichsten – und umstrittensten – »bromiert«.[3]

Wegen dieser Hauptzutat ist eine der ungewöhnlichen Seiten dieser Chemikalienfamilie, dass ihre Produktion von einer sehr kleinen Anzahl Unternehmen mit verlässlichem Zugang zu Bromquellen kontrolliert wird. Das größte Bromvorkommen in den Vereinigten Staaten befindet sich in den Countys Columbia und Union in Arkansas. Chinas Bromvorkommen liegen in der Provinz Shandong, und Israels Bromvorkommen sind im Wasser des Toten Meers gelöst. Das sind so ziemlich alle gegenwärtigen Bromquellen der Welt.

Auf einer Konferenz zum Thema Bromchemikalen in Victoria, British Columbia traf ich Dr. Åke Bergman von der Universität Stockholm, einen der angesehensten Wissenschaftler auf dem Gebiet bromierter Flammschutzmittel (BFRs). Er erklärte, dass BFRs Produkte sind, für die ständig neue Anwendungsgebiete gesucht werden, und dass ihre Verwendung als Flammschutzmittel mit dem Niedergang verbleiten Benzins begann. In den 1920er Jahren wurde Tetraethylblei als Benzin-Additiv entwickelt, aber es hinterließ ein korrosives Nebenprodukt im Motor. Die damals gefundene Lösung für dieses Problem war, der Mischung eine Chemikalie namens Ethylendibromid (EDB) zuzusetzen. Zu dieser Zeit entfielen ungefähr drei Viertel des Bromverbrauchs in den Vereinigten Staaten auf Benzin-Additive.[4]

Als die USA in den 1960er Jahren damit begannen, bleihaltiges Benzin schrittweise aus dem Verkehr zu ziehen, mussten sich Bromunternehmen neue Einsatzbereiche für ihr Produkt einfallen lassen, und das sehr schnell. Great Lakes Chemical Corporation – zu der Zeit der größte Lieferant für Bromprodukte – beschloss, EDB im Inland als Pestizid einzusetzen. Dieser Plan scheiterte, als die US-Umweltbehörde EPA 1983 eine »sofortige Aussetzung« aller landwirtschaftlichen Anwendungen von EDB verfügte – die restriktivste Maßnahme, die die EPA nach dem Gesetz ergreifen kann –, weil es Belege dafür gab, dass EDB krebserregend und erbgutverändernd wirkte und Grundwasservorkommen in einer Reihe von Staaten belastete.

Dann wuchs Brom im Niedergang des Bleibenzins eine neue Verwendung zu: Es begann, als Flammschutzmittel produziert und vermarktet zu werden. Great Lakes Chemical baute in den frühen 1970er Jahren mehrere neue Flammschutzmittel-Fabriken, und seitdem steigt die Produktion von BFRs stetig an. Anwendungsgebiete für BFRs schossen wie Pilze aus dem Boden und mit ihnen die Kontroversen um sie.

Erbgutverändernde Pyjamas

Die Geschichte von Tris(2,3-dibrompropyl)phosphat – kurz Tris-BP, das erste Flammschutzmittel, das traurige Berühmtheit erlangte – wirft ein Schlaglicht auf die enge Verbindung zwischen dem Aufstieg der BFRs und den zunehmend strengeren Brandschutzvorschriften, die Regierungen in den 1970er Jahren allmählich erließen. In den USA wurde in den 1950er Jahren erstmals ein Gesetz zu entflammbaren Textilien beschlossen, der *Flammable Fabrics Act,* um die Herstellung kühler (und entflammbarer) *Grease*-artiger Kleidung zu regulieren – zum Beispiel die Produktion pelziger, pinkfarbener Sweater aus gebürstetem Rayon. Die Gesetzgebung wurde in den späten 1960er Jahren novelliert, um auch für viele weitere Konsumgüter Richtlinien erlassen zu können.

Im Jahr 1973 erließ das US-Wirtschaftsministerium zum ersten Mal verpflichtende Richtlinien zur Feuerbeständigkeit von Kindernachthemden und -pyjamas. Bis zu diesem Zeitpunkt waren Kinderschlafanzüge meist aus weicher Baumwolle gefertigt worden. Tris-BP wurde schnell die beliebteste chemische Ausrüstung und löste, da es sich auf Baumwolle nur schwer verwenden ließ, den Übergang zu Polyester aus, aus dem bis heute die meisten Kinderschlafanzüge sind. Zwischen 1973 und 1977 wurden auf die Pyjamas von etwa 50 Millionen US-amerikanischer Kinder Tris-BP-Klackse aufgebracht, die ungefähr 5 Prozent des Stoffgewichts betrugen. Die *New York Times* wies zu dieser Zeit darauf hin, dass »die komplizierte Geschichte von Tris ... eine klassische Geschichte guter Absichten ist – und der traurigen Wahrheit, dass der Weg zur Hölle, zumindest für die Bundesregierung, zu oft mit solch edlen oder mitfühlenden Impulsen gepflastert ist.«[5]

Früh gab es Hinweise darauf, dass die neuen Brandschutznormen die Zahl der Fälle etwas reduzierte, in denen Kinder in sich entzündenden Schlafanzügen starben. Gleichzeitig begannen sich aber bald Hinweise zu häufen, dass Tris-BP erbgutverändernd und krebserregend wirkte. Anfang des Jahres 1976 machte der Environmental Defense Fund (EDF) dann große Schlagzeilen, als er bei der US-Behörde für Konsumgütersicherheit (Consumer Product Safety Commission, CPSC) eine Petition einreichte, zu handeln. Weil die Beweislage, die Tris-BP mit Krebs in Verbindung brachte, noch nicht eindeutig war, bat die EDF-Petition schlicht darum, Tris-BP-Kleidung mit einer Kennzeichnung zu versehen: »Enthält das Flammschutzmittel Tris-BP. Sollte mindestens dreimal vor dem Tragen gewaschen werden.«

Die Unternehmen, die Tris-BP herstellten, taten die Petition verächtlich ab. Einer ihrer Sprecher sagte zu der Zeit, dass die Gefahren, die möglicherweise von der Chemikalie ausgingen, minimal seien.[6] Zum Ziel der Petition sagte Richard Simpson, Vorsitzender der CPSC, in einer Rede vor der American Apparel Manufacturers Association, einer Vereinigung amerikanischer Bekleidungshersteller: »Auf der Grundlage meiner Prüfungen ... bezweifle ich, dass es ein Problem gibt. Es ist ein großer Sprung von den Untersuchungen [die in der Petition zitiert werden] zu dem Schluss, dass die Chemikalie krebserregend ist. Und ich bin skeptisch, wenn eine Petition, die das Schreckgespenst Krebs beschwört, als Abhilfe ein Schild vorschlägt, das die Leute bittet, Kleidung vor dem Tragen dreimal zu waschen. Falls es ein wirkliches Problem gibt, sollte es ein Verbot geben, kein Schild.«[7]

Simpson hatte zu früh gesprochen. Im Februar 1977 bekam der EDF noch mehr Hinweise aus Untersuchungen des nationalen Krebsinstituts National Cancer Institute, die seiner Meinung nach zeigten, dass Tris-BP eine »potente« Ursache für Krebs war (einhundertmal stärker als die krebserregenden Stoffe in Zigarettenrauch) und dass die Chemikalie von Kindern über die Haut oder durch das In-den-Mund-Nehmen von Tris-BP-behandelter Kleidung aufgenommen werden konnte. Der EDF stellte einen weiteren Antrag bei der CPSC – diesmal für ein komplettes Verbot.

Unter dem Druck gab die Industrie nach. Sander Allen, ein Sprecher des größten Tris-BP-Herstellers Velsicol Chemical, sagte als Reaktion auf die Petition des EDF, dass das Unternehmen nicht der Auffassung sei, dass Tris-BP Krebs verursache, diesen Stoff aber nicht mehr für Kleidung herstelle, weil die Sicherheitstests zu teuer seien, die für die Beruhigung der zunehmend besorgten Öffentlichkeit nötig wären.[8] Und besorgt war die Öffentlichkeit zweifellos. Die von der ersten Etikettierungs-Petition des EDF angestoße öffentliche Debatte führte zu einem Zusammenbruch der Nachfrage nach Tris-BP-behandelter Kleidung. Zwischen 1976 und 1977 ging der Anteil von Tris-BP-Nachtwäsche am US-Markt von etwa 60 bis 70 Prozent auf nur 20 Prozent zurück.

Nachdem der EDF den Hauptteil erledigt hatte und der Weg zu einer Entscheidung frei war, reagierte die CPSC im April 1977, genau ein Jahr nach Richard Simpsons abweisendem Kommentar, auf die Untersuchungen des nationalen Krebsinstituts und verbot die Behandlung von Kleidungsstücken mit

Tris-BP. Keine Sekunde zu früh: Eine Studie, die kurz darauf in der Zeitschrift *Science* veröffentlicht wurde, fand die Chemikalie im Urin von Kindern, die Tris-BP-behandelte Schlafwäsche trugen oder getragen hatten.[9]

Beinahe über Nacht wurden geschätzte 20 Millionen Kleidungsstücke aus den Beständen des Handels aussortiert. Wegen der giftigen Eigenschaften von Tris-BP verbot die Regierung den Verkauf dieser Schlafanzüge: Sie konnten nur vergraben, verbrannt oder in der Industrie als Wischlappen verwendet werden. Was tun mit diesem krebserregenden Berg von Material? Die Antwort wurde schnell deutlich, als Werbung auf den Anzeigenseiten von Bekleidungszeitschriften aufzutauchen begann: »TRIS-TRIS-TRIS ... Wir kaufen alle Stoffe, die Tris-BP enthalten.«[10] Nach manchen Schätzungen wurden zwischen dem Verbot von Tris-BP im Jahr 1977 und dem Juni 1978 Millionen Tris-BP-behandelter Schlafanzüge still und leise zum weiteren Verkauf aus den USA nach Europa und in andere unbekannte Regionen verschifft. Dann stoppte die CPSC auch Tris-BP-Exporte.[11]

Angetrieben von der Erinnerung an die Tris-BP-Kontroverse wuchs in den nächsten Jahrzehnten die öffentliche Nachfrage nach bequemen Pyjamas aus Naturfasern, und 1999 lockerte die CPSC schließlich ihre Richtlinien zu Flammschutzmitteln in Pyjamas. Gegenwärtig ist weniger als ein Prozent der Kindernachtwäsche mit Flammschutzmitteln behandelt, wobei wir später im Kapitel sehen werden, dass das Wort »behandelt«, wie es die Politik und die Industrie verwenden, enger definiert ist, als es ein Normalsterblicher vermuten würde.

Während das Tris-BP-Fiasko im US-Äther seinem Ende entgegenging, stand ein weiterer geographisch begrenzter – aber deswegen nicht weniger schreckenerregender – BFR-Skandal in den Startlöchern: Die Belastung eines großen Teils von Michigan mit polybromierten Biphenylen (PBBs).

Rindergate

Eine der schlimmsten Chemiekatastrophen in der Geschichte der USA begann auf einem Bauernhof.

Rick Halbert im südwestlichen Michigan wusste, dass mit seinen Milchkühen etwas nicht stimmte. Seine vierhundert Tiere kränkelten zusehends: Ihr Appetit und ihre Milchproduktion gingen zurück und sie entwickelten sehr seltsame Symptome: Hämatome und Abszesse, gestörtes Hufwachstum, Haarverfilzung, Haarausfall und massive Fortpflanzungsanomalien. Nachdem sein Tierarzt keinerlei Krankheiten feststellen konnte, vermutete Halbert im Herbst 1973 Probleme mit seiner jüngsten Bestellung Kraftfutterpellets von Michigan Farm Bureau Services, dem größten Futtermittelhändler im Bundesstaat. Zum Glück für die Bevölkerung von Michigan war Halbert kein gewöhnlicher Bauer. Bevor er in den Familienbetrieb zurückgekehrt war, hatte er einen Master in chemischer Verfahrenstechnik gemacht und drei Jahre für Dow Chemical gearbeitet. Nachdem weder Farm Bureau Services noch das Landwirtschaftsministerium von Michigan auf wiederholte Anfragen reagierten, investierte Halbert fünftausend Dollar, um das Futtermittel selbst zu untersuchen.

Chemische Verunreinigungen können weitreichende Folgen haben, werden aber häufig von winzigen Mengen eines Produkts verursacht. Empfindliche Geräte sind nötig, um die organischen Verbindungen nachzuweisen, von denen Halbert vermutete, dass sie hier vorlagen. Die üblicheren chemischen Verunreinigungen, die er zuerst in Betracht zog – etwa Dieldrin, DDT (beide zu der Zeit verwendete Pestizide) und polychlorierte Biphenyle oder PCBs (PBBs sind sehr nahestehende Cousins von PCBs) – erscheinen auf dem Ausgabeblatt eines wissenschaftlichen Geräts namens Gaschromatograph als früh auftretende Spitzen. Wegen seiner extremen Stabilität erscheint PBB als spät auftretende Spitze. Nichts zeigte sich in den Analysen von Halberts Futtermitteln bis zu einem Tag im Januar 1974, als die Forscher, die den Chromatographen laufen ließen, vergaßen, ihn vor der Mittagspause abzuschalten. Als sie wiederkamen, war ein bemerkenswerter und ungewöhnlicher Messwert aufgetaucht.[12]

Halbert gab dieses Ergebnis an einen Wissenschaftler im US-Landwirtschaftsministerium weiter, der es zufällig als eine Verbindung erkannte, mit der er gearbeitet hatte: PBB, ein Flammschutzmittel, das die Michigan Chemical Corporation für die Verwendung in Kunststoff-Spritzgussteilen produzierte, z.B. für die Gehäuse von Fernsehern, Schreib- und Büromaschinen. Das Unternehmen verkaufte auch Magnesiumoxid an Farm Bureau Services, wo es Futtermitteln für Milchbetriebe als Zusatzstoff zur Steigerung der Milchproduktion der Kühe beigemischt wurde. Es hatte eine Verwechslung in der Fabrik des Unternehmens gegeben.

Als Michigan Chemical im April 1974 erstmals über die Situation informiert wurde, wies das Unternehmen den Gedanken von sich, dass sein PBB-Produkt Firemaster mit seinem Magnesiumoxidprodukt Nutrimaster verwechselt worden sein könnte.[13] Das Unternehmen wurde rasch eines Besseren belehrt. Als die Landes- und die Bundesregierung mit Nachforschungen begannen, stellte sich heraus, dass der Fehler passiert war, als dem Unternehmen die vorgedruckten Säcke ausgegangen waren und Mitarbeiter die beiden ähnlichen Handelsnamen handschriftlich auf identische schlichte braune Säcke geschrieben hatten. Nach etwas unsanfter Handhabung und dem Verschmieren der Beschriftungen wurden versehentlich zwischen 225 und 440 Kilogramm PBB zur Mühle von Farm Bureau Services geliefert und in Tierfutter eingearbeitet.

Ungefähr neun Monate, nachdem die Chemikalie erstmals in die Nahrungskette in Michigan und in Rick Halberts Milchvieh gelangt war, stand endlich ihre Quelle fest. Es sollte noch anderthalb Jahre dauern, bis alles betroffene Nutzvieh und Geflügel ausfindig gemacht werden konnte. Zu diesem Zeitpunkt hatte sich die Belastung großflächig ausgebreitet: Mehrere tausend Bauernfamilien und ihre Nachbarn hatten vergiftetes Fleisch, vergiftete Eier und vergiftete Milch verzehrt und die Allgemeinheit in Michigan war einem breiten Spektrum PBB-belasteter Produkte ausgesetzt gewesen. Die Langzeit-PBB-Studie Michigan Long-Term PBB Study verfolgt die Gesundheit der Einwohner Michigans seit diesem Vorfall. Ihre Ergebnisse deuten auf einen potentiellen Zusammenhang zwischen einer hohen PBB-Belastung auf der einen Seite und einem erhöhten Risiko für Krebserkrankungen der Brust und des Verdauungstrakts, Lymphome und erhöhte Fallzahlen für Fehlgeburten und Menstruationsbeschwerden auf der anderen Seite hin.[14]

Ende des Jahres 1975 waren etwa 28.000 Rinder, 5.920 Schweine und 1,5 Millionen Hühner gekeult worden. Etwa 785 Tonnen verseuchtes Tierfutter, 8.137 Kilogramm Käse, 1.192 Kilogramm Butter, 15.422 Kilogramm Milchprodukte und fast 5 Millionen Eier wurden in riesigen Gruben in ganz Michigan vergraben. Schätzungen der Gesamtkosten der landesweiten Dekontaminierung gingen in die hunderte Millionen Euro. Vielleicht am schockierendsten: Fünf Jahre nach dem Vorfall hatten ungefähr 97 Prozent der Einwohner Michigans immer noch messbare Konzentrationen der Chemikalie in ihren Körpern.[15] Kein Wunder, dass zu dieser Zeit »PBB–Cattlegate Bigger Than Watergate« (»PBB–Rindergate größer als Watergate«) einer der beliebtesten Autoaufkleber in Michigan war. Viele Untersuchungen und Schuldzuweisungen später schlossen die US-Regierung, der Staat Michigan und Velsicol Chemical im Jahr 1982 schließlich einen Vergleich über 34,4 Millionen Euro, um für die Sanierungskosten im Zusammenhang mit PBB und anderen Belastungen durch die Michigan Chemical Corporation aufzukommen.

Als sich die 1970er Jahre dem Ende zuneigten, drückte eine Reihe von Kommentatoren die Hoffnung aus, dass das 1976 verabschiedete US-Gesetz *Toxic Substances Control Act* zur Kontrolle giftiger Substanzen Katastrophen vom Typ Tris-BP und PBB in Zukunft verhindern würde.[16] Aber es sollte nicht sein. Sonya Lunder, eine Wissenschaftlerin, die für die Environmental Working Group arbeitet, drückt es so aus: »Wenn wir uns die Geschichte der Flammschutzmittel anschauen, sehen wir, dass die Gesundheit der Öffentlichkeit, wenn überhaupt, erst spät geschützt wird.«[17]

Yushō

Die bereits ein paarmal in diesem Buch erwähnten PCBs sind vielen geläufig, und das aus gutem Grund. PCBs, kurz für »polychlorierte Biphenyle«, sind zusammen mit dem Pestizid DDT vielleicht die berüchtigtsten Umweltschadstoffe. Hergestellt für Industriezwecke, zum Beispiel als Weichmacher, Flüssigkeiten in elektrischen Kondensatoren und hydraulische Öle, wurden PCBs im Jahr 1996 erstmals in der Umwelt nachgewiesen – in den Körpern von Seeadlern. Bald maßen Wissenschaftler PCB-Konzentrationen an den unwahrscheinlichsten Orten überall auf der Welt, und diese Chemikalienfamilie begann, in den Worten des zu Untertreibung neigenden Dr. Åke Bergman, sehr schnell »sehr offensichtliche toxische Effekte« zu zeigen. Bereits Jahre früher, im Sommer 1968, hatte sich eine schreckliche Katastrophe im westlichen Teil Japans ereignet, die die Gefahren von PCBs dramatisch vor Augen führte. PCBs liefen aus dem Wärmetauscher eines Unternehmens aus, das aus Reiskleie Bratöl herstellte, und verunreinigten einige Dosen des Öls, die danach von Verbrauchern gekauft wurden. Etwa 1.800 Menschen litten in der Folge unter dem, was als »Yushō« (Ölkrankheit) bekannt wurde. Viele erkrankten schwer, Babys wurden tot geboren und etwa dreihundert Menschen starben in den Folgejahren an den Vergiftungen. Die Leidenden entwickelten eine Fülle sehr sichtbarer Symptome, darunter schmerzhaft entzündete Wundstellen im Gesicht und am Körper (»Chlorakne« genannt), dunkle Hautverfärbungen (sogar bei Neugeborenen betroffener Mütter), Vergrößerungen und Hypersekretion der Drüsen rund um die Augen und Atem- und neurologische Probleme.[18]

Ein sehr ähnlicher Vorfall (der eine auf Chinesisch als »Yucheng« bekannte Krankheit auslöste) ereignete sich 1979 in Taiwan. Die Kombination sich verdichtender Hinweise auf eine weit verbreitete Belastung mit PCBs und die schrecklichen Krankheiten und Todesfälle durch Yushō und Yucheng brachten Regierungen weltweit dazu, auf neuartige Weise zu handeln. Innerhalb weniger Jahre verboten viele Länder die Produktion und die meisten Verwendungen von PCBs. PCBs sind bis heute die einzigen Chemikalien, die in einer eigenen Abstimmung des US-Kongresses verboten worden sind (in einer Ergänzung zum *Toxic Substances Control Act*). Die internationale Stockholm-Konvention zu langlebigen organischen Schadstoffen schloss das Kapitel PCBs schließlich ganz.

Das PCB-Verbot ist eine der größten Erfolgsgeschichten im Umwelt- und Gesundheitsschutz. Ja, die globale Umwelt ist auch drei Jahrzehnte nach dem Verbot weiterhin mit diesen Substanzen belastet, und die meisten Menschen, die weltweit getestet werden, haben messbare Konzentrationen in ihren Körpern. Aber die PCB-Konzentrationen gehen zurück. Ich weiß das persönlich. Ich bin im Rahmen der andauernden Kampagne Toxic Nation, »Giftige Nation«, von Environmental Defence auf diese Chemikalien getestet worden (siehe Abbildung 9). Ich habe neun verschiedene PCBs in nachweisbaren Konzentrationen in meinem Körper. Ein bedeutender Klotz am Bein, aber ich repräsentiere einen Punkt auf einer sich bessernden Kurve: Die Zahl von PCB-Verbindungen in meinem Körper und die Werte, die für diese Substanzen gemessen wurden, sind etwas niedriger als in den Studienteilnehmern, die älter sind als ich, und viel höher als in Kindern, die getestet wurden.

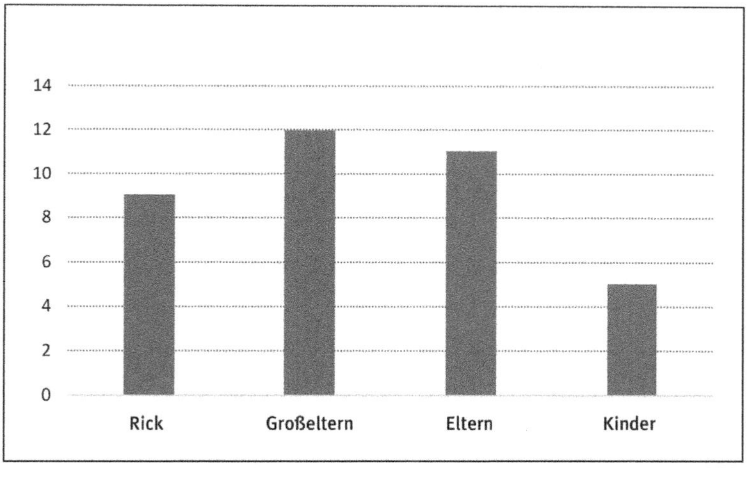

9 Anzahl an PCBs, die in Rick nachgewiesen wurden, und die durchschnittliche Anzahl, die in Kanadiern im Rahmen der Toxic-Nation-Studie nachgewiesen wurde

An diesem Punkt in unserer Geschichte wird es Zeit für die nächste Chemiestunde. PCBs gehören zu einer Chemikalienfamilie namens polyhalogenierte POPs. Übersetzung: Sie sind langlebige organische Schadstoffe (»persistent organic pollutants«, POPs), die viele Halogenatome (Chlor, Brom, Fluor oder Iod) enthalten. Diese Chemikalien haben in der Umwelt und in den Körpern von Tieren eine lange Halbwertszeit – etwa zwei bis zehn Jahre. Zu den weiteren Mitgliedern dieser chemischen Familie gehören chlorierte und bromierte

Verbindungen wie PBBs (berüchtigt wegen der Kühe in Michigan, inzwischen werden sie weltweit schrittweise aus dem Verkehr gezogen) und polybromierte Diphenylether (PBDEs) – zur Zeit einige der gebräuchlichsten Flammschutzmittel. Die PCBs und PBDEs und andere – nennen wir sie Unterfamilien – bilden jeweils eine Gruppe von Chemikalien, die »Kongenere« (»Artgenossen«) genannt werden. Jeder Kongener teilt mit den anderen Mitgliedern der Unterfamilie dasselbe chemische Grundgerüst, hat aber unterschiedlich viele und unterschiedlich positionierte Halogenatome.

Langlebige organische Schadstoffe haben drei chemische Eigenschaften, die sie an sich gefährlich machen: Sie sind stabil (langlebig), sie lagern sich über lange Zeiträume in Fettgewebe ein (das heißt, sie sind »lipophil«) und sie haben das Potential, den Hormonhaushalt zu stören. Die Stabilität und die lipophilen Eigenschaften von POPs führen dazu, dass sie sich entlang der Nahrungskette anreichern. Das bedeutet, dass die Raubtiere weiter hinten in der Nahrungskette alle POPs der von ihnen gefressenen weiter vorn stehenden Tiere und Pflanzen in ihr Fettgewebe aufnehmen. Die Raubtiere am Ende der Nahrungskette – wie wir – konzentrieren und lagern am meisten ein. Werden POPs in die Umwelt freigesetzt, finden sie ihren Weg in schwangere oder stillende Mütter, erreichen durch die Plazenta den sich entwickelnden Fötus oder konzentrieren sich im Fett der Muttermilch und werden vom trinkenden Säugling aufgenommen.[19]

Manche POPs, zum Beispiel PBDEs, können an unseren Zellrezeptoren andocken und Wirkungen auslösen, die denen von Hormonen gleichen. Einige wirken wie Östrogene, andere haben antiöstrogene Wirkungen. Polyhalogenierten POPs sind so unterschiedliche Auswirkungen auf die Gesundheit zugeschrieben worden wie eine verkürzte Milchbildungsperiode bei Müttern, neurologische Entwicklungsdefizite in den Bereichen Kognition und Motorik, geistige Behinderungen bei Kindern und ein erhöhtes Krebsrisiko.[20]

Kurz: PBDEs und PCBs sind sich so ähnlich, dass manche Wissenschaftler die PBDEs zunehmend »die neuen PCBs« nennen. Wie wir sehen werden, ist aber im Gegensatz zu den PCBs noch lange, lange keine Lösung in Sicht für das Problem der globalen Belastung mit PBDEs und anderen giftigen Flammschutzmitteln.[21]

Muttermilch

Wie Dr. Deborah Rice erzählt, war es die Ähnlichkeit zwischen PBDEs und PCBs, die als erstes das Interesse der Wissenschaft weckte. Rice, eine bekannte Expertin für bromierte Flammschutzmittel und Wissenschaftlerin an der

US-Gesundheitsbehörde Center of Disease Control in Maine, telefonierte von ihrem Büro in Augusta aus mit mir. »Analytische Chemiker schauten sich die Struktur der PBDEs an und sagten: ›Wow! Das sieht sehr nach PCBs und ein paar anderen Chemikalien da draußen aus, von denen wir wissen, dass sie langlebig sind, dass sie bioakkumulativ sind und, oh Mann!, ich frage mich, ob es das ist, was die PBDEs da draußen in der Umwelt tun.‹«

»Wir haben herausgefunden, dass diese Chemikalien genau wie PCBs tatsächlich langlebig sind«, sagte sie. »Sie reichern sich entlang von Nahrungsketten überall auf der Welt an, und da wir Raubtiere am Ende der Nahrungskette sind, bekommen wir eine hohe Dosis ab. Wenn man PBDE ins Labor mitnimmt und auf Hormonaktivität untersucht, auf Störungen der Schilddrüsenhormone und auf eine Wirkung als Nervengift während der Entwicklung, haben sie die gleichen Wirkungen; die Wirkungen, die man aufgrund ihrer Ähnlichkeit mit PCBs erwarten würde.«

»Wir scheinen nie zu lernen!«, rief Rice. »Für mich ist es wirklich eine sehr traurige Geschichte, dass wir PCBs in den späten 1970er Jahren verboten, aber gleichzeitig PBDEs und andere Flammschutzmittel in die Umwelt brachten.«

In einem berühmten Artikel der Zeitschrift *Science* zur Tris-BP-Debatte aus dem Jahr 1977 warnten Arlene Blum und Bruce Ames ausdrücklich vor der Gefahr einer großflächigen weltweiten Belastung mit Flammschutzmitteln. Der letzte Satz ihres Artikels drückt sowohl ihre Ungeduld aus als auch die wachsende Herausforderung, mit einer Lawine synthetischer Chemikalien fertigzuwerden: »Während wir auf die Folgen des ausgedehnten Kontakts von Menschen mit halogenierten krebserregenden Stoffen warten – mit polychlorierten Biphenylen (PCBs), Vinylchlorid, Stroban-Toxaphen, Aldrin-Dieldrin, DDT, Trichlorethylen, Dibromchlorpropan, Chloroform, Ethylendibromid, Chlordecon-Mirex, Heptachlor-Chlordan, Pentachlornitrobenzol und so weiter – könnten wir uns darüber Gedanken machen, wie wir eine ähnliche Situation bei Flammschutzmitteln vermeiden.«[22]

So, wie der Welt erst in den späten 1960er Jahren die Gefahren von PCBs dämmerten, als diese Chemikalien allmählich in Pflanzen und Tieren in der freien Natur gefunden wurden, datiert Tom Webster (von der School of Public Health der Universität Boston) auch das erste Bewusstsein für die Gefahren von PBDEs auf einen ganz konkreten Moment: »PBDEs blieben bis ungefähr 1998 unterhalb des Radars«, sagte er mir auf der BFR-Konferenz in Victoria, »und dann machte diese Gruppe in Schweden [eine] ... retrospektive Studie über Muttermilch. Sie stellten fest, dass die Konzentrationen von PCBs und Dioxinen von etwa 1970 bis 1998 gesunken waren und PBDE-Konzentrationen anstiegen.

Das machte alle absolut hellhörig. Weil PBDE-Konzentrationen exponentiell ansteigen und sie im Wesentlichen Cousins der PCBs sind.«

Die schwedischen Ergebnisse schlugen ein wie eine Bombe. Natürlich stehen Menschen am Ende der Nahrungskette, aber gestillte Babys stehen ganz am Ende (wobei es wichtig ist, darauf hinzuweisen, dass die gesundheitlichen Vorteile des Stillens immer noch seine Nachteile überwiegen). Anhand von Proben eingelagerter Muttermilch tausender schwedischer Mütter der Jahre 1972 bis 1997 konnten die Forscher zeigen, dass die Werte für PCBs und andere Schadstoffe denen für PBDEs diametral entgegengesetzt waren. Die PCB-Konzentrationen in eingelagerter Milch aus dem Jahr 1997 betrugen nur noch 30 Prozent der Werte in Milch aus dem Jahr 1972. In krassem Gegensatz dazu stiegen die PBDE-Werte in der Milch von 1972 bis 1997 exponentiell an: Sie verdoppelten sich alle fünf Jahre.

Die Ergebnisse wurden vielfach veröffentlicht und mit jedem Jahr, das vergeht, zeichnen sich die riesigen Dimensionen des Problems klarer ab. Den Vorträgen auf der Konferenz in Victoria zuzuhören, war erdrückend. Die Titel der Studien der versammelten internationalen Wissenschaftler erzählen davon: »Zusammenhang zwischen einer Belastung mit PBDEs und Frühgeburten«, »PBDEs im St. Lorenz-Strom: Neue Schadstoffe fürs Monitoring«, »PBDEs in Seehunden in British Columbia, Kanada und dem Bundesstaat Washington, USA: Eine neue Bedrohung«, »PBDE-Konzentrationen und -Muster, gemessen in menschlichem Gewebe von vier Kontinenten und in Lebensmittel- und Umweltproben aus ausgewählten Ländern«.

Sie sehen: Sie sind überall.

Staub zu Staub

Eine der Grundfragen, mit denen sich PBDE-Forscher weiterhin herumschlagen, ist, wie PBDEs in den Menschen gelangen. Anders als andere langlebige bioakkumulative Gifte scheinen sie nicht hauptsächlich über das Essen in den menschlichen Körper zu gelangen. Einige Jahre lang ergaben die bei Amerikanern gemessenen PBDE-Konzentrationen für die Forscher überhaupt keinen Sinn. In einigen Menschen waren die Konzentrationen niedrig, in anderen extrem erhöht – 100 bis 500 Prozent oberhalb des nationalen Durchschnitts. Eine Belastung durch Nahrungsmittel sorgt für ähnliche Konzentrationen in verschiedenen Bevölkerungsgruppen, weil jeder Nahrung zu sich nimmt. Es gab offensichtlich eine andere, nicht identifizierte PBDE-Quelle im Alltag, die ausgeprägte Unterschiede zwischen Einzelnen und Haushalten bewirkte. Aber was war sie? Heather Stapleton, Wissenschaftlerin an der Duke-Universität, war eine der ersten, die dieses Rätsel löste.

Sie erinnert sich, dass kurz, nachdem die Wissenschaft auf PBDEs aufmerksam geworden war, alle damit begannen, Konzentrationen in Wasser, Böden und Sedimenten zu messen. Aber PBDEs werden in Dingen wie Sofas, Teppichen und Fernsehgeräten verwendet. »Ich erinnere mich, dass ich dachte, wir messen diese Dinge draußen, während sie doch drinnen vorkommen.« Also nahm Stapleton eine Probe Hausstaub, die sie auf Pestizide und Blei getestet hatte, und untersuchte sie stattdessen auf PBDEs. Das Ergebnis schockierte sie. Die Konzentrationen von Flammschutzmitteln waren viel höher, als sie erwartet hatte.

Als Nächstes testete sie Hausstaubproben aus sechzehn Haushalten aus der Gegend um Washington, D.C. Wieder fand sie sehr hohe PBDE-Konzentrationen. Es stellte sich heraus, dass PBDEs aus den Produkten entweichen, in die sie eingebracht werden: aus dem Polsterschaum eines Sofas, aus dem Inneren einer Matratze, aus der Rückseite eines Fernsehgeräts. Sie schweben durch die Luft unserer Häuser und Büros und Autos und Segelboote und setzen sich auf dem Boden als Staub ab.

PBDEs und kleine Mäuse

Stapletons Forschungen weisen auf das extrem hohe Risiko hin, dem Kinder durch PBDE-Belastung ausgesetzt sind. Weil sie näher am Boden sind und an Orten spielen, wo Staub lauert (zum Beispiel unterm Bett), sind Kinder außerordentlich anfällig für diese Belastung in Innenräumen. Außerdem gab es noch keine PBDEs, als meine Großeltern geboren wurden. Sie haben einen Großteil ihres Lebens ohne Kontakt mit diesen Giften verbracht. In meiner Kindheit gab es PBDEs, aber sie waren nicht so weit verbreitet wie heute. Meine beiden kleinen Jungs suhlen sich täglich in dem Zeug; es wird sie für den Rest ihres Lebens begleiten. Jüngere Leute haben höhere PBDE-Pegel als ältere Menschen. Im Gegensatz zu unserem Erfolg bei PCBs sind PBDEs – und ein paar andere neuere Schadstoffe – ein Erbe, das wir unseren Kindern hinterlassen.

Heather Stapleton hat ihre Forschungen weitergeführt. Beim Treffen in Victoria stellte sie eine Studie zu zwei neuen Arten BFRs vor, die sie in letzter Zeit in Hausstaub gefunden hat: 2-Ethylhexyl-2,3,4,5-Tetrabrombenzoat (TBB) und Bis(2-ethylhexyl)tetrabromphthalat (TBPH). Diese Chemikalien sind die Grundlage einer neuen Flammschutzmischung namens »Firemaster 550«, die von der Chemtura Corporation hergestellt wird (einem neuen Unternehmen, das 2005 aus der Fusion von Great Lakes Chemical und der Crompton Corporation hervorging). Chemische Unternehmen und Möbelhersteller sagten

Stapleton, dass »sie sehr überrascht wären«, wenn Stapleton die neuen BFRs in Hausstaub fände. Nun, sie fand sie. Drei bis vier Jahre, nachdem Firemaster 550 als bevorzugtes Flammschutzmittel für den Polyurethanschaum in vielen nordamerikanischen Sofas auf den Markt kam, waren seine chemischen Inhaltsstoffe im Hausstaub nachweisbar.

Wer hätte gedacht, dass Wollmäuse so gefährliche Monster sein können?

Angesichts all dieser Belege für Belastungen und Schäden, all dieser Parallelen zu PCBs und der Entdeckung, dass PBDEs inzwischen in die privatesten Winkel unserer Häuser vorgedrungen sind, ist die Eine-Million-Euro-Frage offensichtlich: »Warum sind PBDEs nicht vollständig verboten?«

Deborah Rice vom Maine Center for Disease Control and Prevention glaubt, dass das so ist, weil es bislang noch keinen Yushō-artigen, katastrophalen Unfall mit PBDEs gegeben hat. Die Belastung, die geschieht, ist eine allmähliche. Sie ist unauffälliger und schleichender als PCBs. Niemand ist an einer Riesendosis dieses Zeugs gestorben, also gibt es kein plastisches Beispiel für den Schaden, den es anrichten kann. Falls es so ein Beispiel gegeben hätte, hätten die Leute ihre Schlüsse daraus ziehen und auf den Schaden aufmerksam werden können, der ihnen im Laufe der Zeit durch viel geringere Konzentrationen zugefügt wird. Um es ganz krass auszudrücken: Die Bromindustrie ist noch nicht zur Verantwortung gezogen worden, weil noch niemand in Zusammenhang mit einer PBDE-Vergiftung eine Leiche vorweisen konnte.

»Sie sind ein Mensch!«

Zum Treffen in Victoria nahm ich die Ergebnisse meines PBDE-Bluttests mit. Im Gegensatz zu anderen Chemikalien, denen ich mich für unsere Bücher aussetzte, versuchte ich nicht, die PBDE-Konzentrationen in meinem eigenen Körper zu manipulieren. Ich brachte lediglich ein Opfer von zehn Ampullen Blut für einen einmaligen Test und das war's.

Ich entschied mich für diese Herangehensweise, weil nach Meinung der Experten, mit denen ich sprach, PBDEs so weit verbreitet sind und eine so lange Halbwertszeit haben (sie wird in Jahren gemessen), dass es schlichtweg unmöglich für mich sein würde, die Konzentrationen in meinem Blut innerhalb von nur ein paar Tagen messbar zu beeinflussen. Nun, das ist nicht ganz richtig. Ich hätte meine PBDE-Werte vielleicht sehr schnell in die Höhe treiben können, aber dazu hätte ich mich auf abseitige Tätigkeiten verlegen müssen und damit das eine unumstößliche Gesetz verletzt, auf das Bruce und ich uns für unsere Experimente geeinigt hatten: Wir würden uns auf »alltägliche« Aktivitäten beschränken.

Diesseits davon, stundenlang auf einer alten zerschlissenen Couch herumzuhüpfen, in einem Raum voller PBDE-belastetem Staub diesen wie ein Staubsauger einzuatmen oder Flusen zum Frühstück zu essen, konnte ich meine PBDE-Werte nur über Wochen oder Monate ändern, nicht innerhalb von Tagen. (Interessanterweise stellte Åke Bergman in Victoria aber die Ergebnisse einer brandneuen Studie vor, in der acht schwedische Reisende nach interkontinentalen Langstreckenflügen ins Ausland und ein paar Tage später wieder zurück nach Hause signifikant erhöhte PBDE-Werte aufwiesen. Flugzeuge sind aufgrund ihrer Polsterung, Schaumisolierung und ihrem geschlossenen Luftsystem extrem PBDE-belastet, also können unter besonderen Bedingungen wie diesen PBDE-Werte vielleicht relativ schnell beeinflusst werden.)

In meinem eigenen Körper ließen sich acht PBDEs nachweisen (siehe Abbildung 10). »Sie sind ein Mensch!«, witzelte Coreen Hamilton, zu der Zeit Leiterin der Forschungsabteilung bei SGS AXYS Analytical Services, dem Labor, das viele unserer Blut- und Urinproben untersuchte. »Jeder hat ähnliche Werte. Die hier sehen ziemlich typisch aus.«

BDE-Typ	Meine Werte (ng/g Fett)	NHANES geometrisches Mittel (ng/g Fett)	NHANES Median-Mittelwert (ng/g Fett)	NHANES 25. Perzentile (ng/g Fett)
BDE 15	0,1	k.A.	k.A.	k.A.
BDE 28	0,4	1,2	1,1	<LOD
BDE 47	8,1	20,5	19,2	9,3
BDE 49	0,1	k.A.	k.A.	k.A.
BDE 99	1,3	5,0	<LOD	<LOD
BDE 100	1,2	3,9	3,6	1,6
BDE 153	4,1	5,7	4,8	2,4
BDE 154	0,1	*	k.A.	k.A.

* = ohne Angabe, 75. Perzentile ist 0,8
k.A. = nicht in NHANES erhoben
<LOD = unterhalb der Nachweisgrenze

10 Ricks PBDE-Werte im Vergleich mit den Werten der National Health and Nutrition Examination Survey (NHANES). Die NHANES-Daten basieren auf Blutproben von US-Bürgern, die auf PBDE-Konzentrationen getestet wurden.

Ich hakte bei Tom Webster von der Universität Boston nach und fragte ihn, wie sich meine Ergebnisse zu denen der riesigen Erhebung National Health and Nutrition Examination Survey (NHANES) verhielten – einer regelmäßigen

Erhebung der Konzentrationen von Umweltschadstoffen in der US-Bevölkerung durch die US-Gesundheitsbehörden Centers for Disease Control.[23]

Webster verglich meine Ergebnisse mit dem geometrischen Mittel, der 50. Perzentile und der 25. Perzentile der 2.062 NHANES-Studienteilnehmer. »Wie Sie sehen, sind Ihre Werte für alle angegebenen Kongenere niedriger als das geometrische Mittel und die 50. Perzentile. Bei BDE 47 und BDE 100 liegen Sie außerdem unterhalb der 25. Perzentile. Bei BDE 153 liegen Sie zwischen der 25. und 50. Perzentile. Insgesamt würde ich also sagen, dass Ihre PBDE-Werte[24] niedriger sind als die eines typischen US-Bürgers. Es gibt Hinweise darauf, dass Kanadier im Durchschnitt niedrigere Werte aufweisen als Amerikaner, aber bis wir eine repräsentative Stichprobe von Kanadiern haben, können wir das nicht mit Sicherheit sagen.«

Coreens spontaner Kommentar ging mir nicht aus dem Kopf: »Sie sind ein Mensch.« Wie seltsam und beunruhigend, dass zu den bestimmenden Merkmalen der meisten Menschen auf dieser Erde neben zwei Augenbrauen und zehn Zehen inzwischen messbare Konzentrationen von bromiertem Diphenylether Nr. 153 gehören.

Falls sie wollen, werden künftige Archäologen Giftzeitalter in der Geschichte der Menschheit anhand der Analyse verräterischer Konzentrationen dieser potenten, weltweit verbreiteten Chemikalien in den ausgetrockneten Überbleibseln unserer Spezies definieren können. Die Einteilung könnte ungefähr so aussehen: PCB-Ära (1950–2030), PBDE-Epoche (1980–2075), Firemaster 550-Zeitalter (2005–?) – wie die Jahresringe eines Baums oder die Schichten in Sedimentgestein.

Das weltweite Brom-Oligopol

Deborah Rice glaubt, dass es einen zweiten großen Unterschied gibt, der das vergleichsweise rasche Verbot von PCBs im Vergleich zum quälend langsamen Fortschritt bei PBDEs erklärt. Die Bromindustrie hat sich schlicht gut aufgestellt.

Wie es die Zeitschrift *Chemical Marketing Reporter* ausdrückte, »ist die globale Bromindustrie im Grunde ein Oligopol, das von Albemarle, Great Lakes [jetzt LANXESS Corporation] und der Dead Sea Bromine Group [jetzt ICL Israel Chemicals] kontrolliert wird.«[25] Im Jahr 1997 gründeten diese Unternehmen zusammen mit der Tosoh Corporation das Bromine Science and Environmental Forum (BSEF, »Wissenschafts- und Umweltforum Brom), eine Vereinigung, die Lobbyarbeit für ihre gemeinsamen Interessen betreibt. Zusammen kontrollieren

BSEF-Mitglieder über 80 Prozent der weltweiten Produktion bromierter Flammschutzmittel: eine Art OPEC für BFRs.

Sie sind sehr erfolgreiche Fürsprecher ihrer Produkte. Die Nachfrage nach Flammschutzmitteln ist von 372 Millionen Kilogramm im Jahr 1996 auf 450 Millionen Kilogramm im Jahr 2006 gestiegen. Im Jahr 2015 erzielte der weltweite Gesamtverbrauch von Flammschutzmitteln einen Umsatz von 5,62 Milliarden Euro; zur Zeit wird erwartet, dass er bis zum Jahr 2025 auf 10,68 Milliarden Euro ansteigt.[26] PBDEs finden sich inzwischen in einer riesigen Zahl weit verbreiteter Konsumgüter, die Mehrheit davon in der sich ständig erweiternden Palette elektronischer Geräte, Dingsdas und Klimbim, die sich in unserem Leben breitmachen.[27]

Anders als andere Industriegruppen, mit denen ich über die Jahre zu tun hatte, lancieren die Brom-Barone ihre Produkte oft durch Lobbyarbeit für *mehr* gesetzliche Bestimmungen. Normalerweise meiden Industrien gesetzliche Vorschriften wie die Pest und betreiben massive Lobbykampagnen, um solche Vorschriften entweder zu Fall zu bringen oder ihre Zahnlosigkeit sicherzustellen, so dass sie sie gefahrlos ignorieren können. Und natürlich sind auch die Mitglieder des BSEF in dieser Weise aktiv. Bromunternehmen arbeiten unermüdlich daran, dass Regierungen ihre Angelegenheiten möglichst wenig regulieren. Gleichzeitig drängen sie aber auf stärkere und immer stärkere Regulierung der Angelegenheiten anderer, indem sie sich zum Beispiel für immer strengere Entflammbarkeitsnormen für Industriegüter einsetzen. Wie wir am länger zurückliegenden Beispiel der Verwendung von Tris-BP in Pyjamas gesehen haben, bedeuten Brandschutznormen verflixt gute Geschäfte für Bromunternehmen. Je strenger die Normen, desto besser. Wenig überraschend sitzen Vertreter des BSEF in den wesentlichen Ausschüssen wichtiger Rechtsprechungen, die letztlich über neue Entflammbarkeitsnormen entscheiden.

Ich traf Joel Tenney, zu der Zeit Nordamerika-Leiter für Lobbyarbeit bei Israel Chemicals, und den kanadischen BSEF-Lobbyisten Chris Benedetti bei der Konferenz zu bromierten Flammschutzmitteln in Victoria. Hört man sie reden, bekommt man den Eindruck, dass die BSEF-Mitglieder Teil des öffentlichen Dienstes sind und schlicht ihren Teil dazu beizutragen, Menschenleben und Eigentum zu retten und Brände zu bekämpfen (und natürlich können sie die Anzahl der Brände herunterbeten, die nur dank der wundertätigen BFRs verhindert werden konnten).[28] Die scheinbar vernünftige Botschaft der Industrie und ihrer Sprecher täuscht über die rücksichtslose Art und Weise hinweg, in der sie über die Jahre mit ihren Kritikern umgesprungen sind, um jeglichen Fortschritt bei der Regulierung von Brom möglichst zu verhindern.

Das Strategiebuch PCBs

Als die PCBs verboten wurden, versuchte die Industrie nur ein paar Jahre, das Unvermeidliche zu verhindern. Die Belege für eine weltweite Belastung mit PCBs und damit in Zusammenhang gebrachte Gesundheitsprobleme beim Menschen und die zahlreichen PCB-Unfälle in Europa und den USA machten schnell klar, dass das Spiel aus war. Einblick in das Denken der Industrie lässt sich anhand eines faszinierenden internen Diskussionspapiers von Monsanto – zu der Zeit der einzige PCB-Hersteller in den USA – aus dem Jahr 1969 erhaschen. Das Dokument mit dem Titel »Plan zur Bekämpfung der Umweltbelastung durch PCBs« räumt ein, dass »PCBs ein weltweites ökologisches Problem sind« und skizziert drei mögliche Vorgehensweisen mit ihren jeweiligen Vor- und Nachteilen.

Hier sind ein paar Auszüge aus Monsantos »Strategiebuch«: Unter »Vorgehensweisen« zählen sie auf:

> A: Nichtstun. Wir würden aller Wahrscheinlichkeit nach aus diesem Geschäft gedrängt werden. Andere Produktionsbereiche würden in Mitleidenschaft gezogen. Wir gäben das Bild eines verantwortungslosen Mitglieds der Geschäftswelt ab ...
>
> B: Einstellen der Produktion sämtlicher PCBs. Wir wissen alle, dass dies letztendlich [*sic*] leider ist die Lösung nicht so einfach ... Andere Produktionsbereiche wären betroffen ... Die Konkurrenz würde an allen Fronten im Vorteil sein. Wir würden durch unser Handeln Schuld zugeben. ...
>
> C: Verantwortlich reagieren, zugeben, dass sich die Hinweise auf eine Umweltbelastung durch die höheren chlorierten Biphenyle verdichten und handeln, während neue Daten zur Behebung des Problems generiert werden. ... Wir könnten das Firmenimage durch das Publikmachen dieses Handelns maximieren. ... Außerdem könnten wir wertvolle Zeit für die nötige Entwicklung neuer Produkte und für die Erforschung niedrigerer chlorierter Materialien gewinnen.[29]

Monsanto zog Option C (oberflächlich vernünftig wirken, aber alles nur irgend Mögliche zur Verschleppung tun) Option A (sich weigern zu handeln; offenkundig unvernünftig sein) und Option B (das Richtige tun) vor. Vergleichbare Ansätze verfolgt die Bromwirtschaft auch heute.

Im Jahr 1970 kündigte Monsanto an, dass es PCBs nicht länger als wasserfeste Weichmacher oder Hydraulikflüssigkeit verkaufen, die Chemikalie aber weiterhin für die Verwendung als Kühlmittel in elektrischen Transformatoren herstellen würde.[30] Trotz der unaufhaltsamen Dynamik hin zu einem PCB-Verbot stellte das Unternehmen noch fast sechs Jahre lang PCBs her. Erst Anfang des Jahres 1976 kündigte Monsanto Pläne für einen vollständigen Ausstieg aus der PCB-Produktion an. Selbst dann sagte der Unternehmenssprecher, dass er keinen genauen Zeitplan für diesen Ausstieg nennen könne.[31]

Vorspulen ins Europa der späten 1990er Jahre, nach der Veröffentlichung der schwedischen Muttermilchstudie. Während sie die ganze Zeit versicherten, dass ihre Produkte ungefährlich seien, begannen BSEF-Mitglieder mit dem Aufweichen ihrer öffentlichen Verteidigung von Penta-BDE, einem der drei üblicherweise verwendeten PBDEs, und konzentrierten sich auf die Verteidigung der anderen beiden PBDEs Octa-BDE und Deca-BDE. Als die EU und Kalifornien im Jahr 2003 Penta-BDE und Octa-BDE verboten, kündigte Great Lakes Chemical an, dass es aus diesen beiden Chemikalien bis 2005 freiwillig aussteigen würde, intensivierte aber seine Verteidigung von Deca-BDE und neueren Produkten wie Firemaster 550. »Deca-BDE ist das meistverwendete der drei und ist von der nationalen Akademie der Wissenschaften [der USA], der Weltgesundheitsorganisation und der EPA [der US-Umweltschutzbehörde] ausgiebig getestet worden«, sagte das BSEF zu dem Zeitpunkt. »Alle haben Deca-BDE für gesundheitlich unbedenklich erklärt.«

Seit der Veröffentlichung von *Toxin Toxout* im Jahr 2012 haben die Fortschritte Tempo aufgenommen, Deca-BDE endgültig loszuwerden. Im Jahr 2017 hat die EU beschlossen, die Verwendung von Deca-BDE in Mengen von mehr als 0,1 Prozent in Konsumgütern zu verbieten. Das Verbot tritt im März 2019 in Kraft. Leider sind bereits auf dem Markt befindliche Produkte davon ausgenommen, genauso wie der fortgesetzte Einsatz von Deca-BDE in Flugzeugen und bestimmten anderen Anwendungsbereichen. Als ein Ergebnis der Verhandlungen mit der EPA verpflichteten sich die Hersteller von Deca-BDE freiwillig, bis 2013 aus seiner Verwendung in den USA auszusteigen. Ein freiwilliger Ausstieg geschah ungefähr zur gleichen Zeit in Kanada. Deca-BDE wird weiterhin an vielen anderen Orten weltweit verwendet.

Tris-BP und PBBs in den 1970ern. Ethylendibromid in den 1980ern. Penta- und Octa-BDE in den 1990ern. Deca-BDE und Firemaster 550 heute. Seit fast vierzig Jahren geht die Bromindustrie erfolgreich nach dem »Strategiebuch PCBs« vor.

Feuer mit Benzin löschen

Ich muss gestehen, dass meine Frau und ich ein paar Jahre lang nach der Fernsehserie *Mad Men* süchtig waren. Die in der Serie gezeigte Wirklichkeit wäre eine Welt ganz nach dem Geschmack der Flammschutzmittelindustrie. *Mad Men* folgt den Lebensläufen einer Handvoll trinkfester, schürzenjagender Werbemanager im New York der frühen 1960er Jahre. Jeder in der Serie raucht – bei der Arbeit, in den Chefetagen, Büros, Badezimmern, Betten, Autos. Eine solche Welt mit so viel Potential für Hausbrände durch brennende Zigaretten ist der Traum eines jeden Managers in der Flammschutzmittelindustrie. Je mehr Feuer, Verluste an Menschenleben und Schäden an Eigentum, desto mehr Unterstützung gäbe es garantiert für das Tränken sämtlicher Haushaltsgegenstände in Flammschutzmitteln.

Die Branche versucht ständig, Unternehmen davon zu überzeugen, so viele Produkte wie möglich flammfest zu machen. Eine der größten Herausforderungen für diese Überzeugungsarbeit kommt von einer unwahrscheinlichen Seite: von der internationalen Bewegung, selbstlöschende Zigaretten (auf Englisch »reduced ignition propensity«, kurz »RIP« – ein unglückliches Akronym) gesetzlich vorzuschreiben. Kanada war 2005 das erste Land, das für Zigaretten ein spezielles Papier mit Streifen bzw. »Bremsschwellen« zur Verlangsamung des Abbrennens vorschrieb. Europa hat inzwischen eine ähnliche kontinentweite Norm. In den USA haben seit 2011 alle fünfzig Bundesstaaten RIP-Richtlinien für Zigaretten erlassen.[32] In dem Ausmaß, in dem glimmende Zigaretten der Hauptgrund für Feuertote sind – und diese neue Art Zigaretten nach einigen Schätzungen drei Viertel dieser Todesfälle verhindern wird –, könnte sich die Flammschutzmittelindustrie endlich einer Entflammbarkeitsnorm gegenübersehen, aus der sie keinen Nutzen ziehen kann. Weniger Brandrisiko bedeutet weniger Zugkraft ihrer Argumente für chemische Flammschutzmittel.

Trotzdem ist die Uneinsichtigkeit der Industrie unglaublich. Faszinierenderweise zeigt sich, dass viele der Top-Lobbyisten der Flammschutzbranche vorher in der Tabakindustrie tätig waren. In einer sehr erfolgreichen Artikelserie aus dem Jahr 2012 untersuchte die Zeitung *Chicago Tribune* diese enge Verbindung und deckte andere zwielichtige Praktiken auf, mit der die Flammschutzbranche ihre Produkte propagierte.[33] Lobbyisten der Flammschutzbranche standen an der Spitze von Bestrebungen, die Verbreitung selbstlöschender Zigaretten zu bekämpfen, und gründeten eine Organisation von Brandmeistern und Brandschutzbeauftragten, die sich für den Einsatz von Flammschutzmitteln stark macht. Diese Organisation reichte eine Petition bei der US-Behörde für Konsumgütersicherheit (Consumer Product Safety Commission, CPSC) ein, um von

Polstermöbelherstellern zu verlangen, dass ihre Produkte bei einem offenen Feuer nicht in Brand geraten: eine sehr strenge Norm, die durch jede Menge Flammschutzmittel im Sofa am besten erfüllt würde. Gefährliche Zigaretten und giftige Flammschutzmittel: eine himmlische (oder vielleicht höllische) Verbindung.

Nach Jahren, in denen die Industrie ihren Willen bekam, freue ich mich sehr, berichten zu können, dass sich seit dem ersten Erscheinen von *Slow Death* der Wind in der Flammschutzdebatte ... ganz vielleicht ... zu drehen begonnen hat.

Es gibt keine unerschütterlichere Gegnerin schädlicher Flammschutzmittel als Arlene Blum. In den späten 1970er Jahren war es Blums Forschung, die das Problem giftiger Tris-BP-Flammschutzmittel in Nachtwäsche für Babys aufdeckte, und seitdem gehört sie zu denen, die den weltweiten Kampf für eine vernünftige Regulierung von Flammschutzmitteln anführen. Als ich sie per Telefon in Kalifornien sprach, wollte sie das Wort »optimistisch« in Bezug auf den gegenwärtigen Stand der Debatte nicht in den Mund nehmen, aber sie hörte sich auf jeden Fall positiver an als bei unserem letzten Gespräch vor zehn Jahren.

»Bei den Flammschutzmitteln dreht sich die Debatte um Normen«, sagt Blum. »In den USA und international waren wir sehr erfolgreich. Die kalifornische Möbelnorm ist 2014 geändert worden, so dass Flammschutzmittel in den gesamten USA und Kanada in Möbeln oder Babyprodukten nicht mehr notwendig sind. Das sind Kilogramm weniger Gifte in jedem Haus. Und gegen den Widerstand der Branche haben wir neue Normen verhindert, die zu unnötigen Flammschutzmitteln in so unterschiedlichen Artikeln wie Kissen und Computern geführt hätten. Trotzdem werden weiterhin große Mengen Flammschutzmittel grundlos in den Gehäusen von Fernsehern und in der Baudämmung eingesetzt.« Die Ergebnisse der Anstrengungen von Arlene und ihren Mitstreitern zahlen sich allmählich in größerem Umfang aus: Die PBDE-Werte in der Muttermilch kalifornischer Frauen sind zwischen 2003 und 2012 deutlich zurückgegangen.[34]

Arlenes Ziel ist es, vom dem mangelhaften Ansatz wegzukommen, dass Regierungen die Giftigkeit einzelner Chemikalien abschätzen. »Um den Einsatz unnötiger und schädlicher Chemikalien zu reduzieren und um unsere Gesundheit und die Umwelt zu schützen, müssen wir über ganze Gruppen problematischer Chemikalien nachdenken und die Frage stellen, ob sie angesichts ihres Schadpotentials nötig sind«, sagte sie mir. Deswegen ist sie sehr erfreut über das Votum der CPSC vom September 2017, sich auf ein Verbot aller halogenierten Flammschutzmittel in einer Reihe von Konsumgütern zuzubewegen. »Das ist eine historische Entscheidung. Sie hat das Potential, die gängige Praxis zu verhindern, eine schädliche Chemikalie durch ein Verbot lediglich durch eine andere, gleichartige Chemikalie zu ersetzen, die gleichartige Gesundheitsprobleme verursacht. Ich glaube, sie wird einen Präzedenzfall dafür schaffen, Verordnungen für Chemikaliengruppen zu erlassen, und sie kann Schäden durch Belastung mit der gesamten Gruppe verhindern.« Sie fügte hinzu: »Die Empfehlung der CPSC sollte ein Signal für die Hersteller sein, die Verwendung aller Flammschutzmittel in Produkten einzuschränken, in denen sie nichts zum Brandschutz beitragen. Schließlich gibt es bereits Daten, die den Schluss nahelegen, dass alternative Flammschutzmittel mit ähnlichen Gesundheitsproblemen behaftet sein könnten.«

Mit etwas Glück könnte Arlene Blums bereits vierzig Jahre andauernde Mission, uns von Flammschutzmitteln zu entgiften, zu einem erfolgreichen Ende kommen.

Owains Pyjama

Jennifer hatte natürlich recht. Ich schaffte es nicht, wegen des Pinguinpyjamas so rechtzeitig zu telefonieren, dass Owain ihn im Winter 2008 noch hätte anziehen können. Unsere Kinder trugen abends weiterhin ihre etwas schäbigen geerbten. Und das war gut so. Nachdem der Pyjama acht Monate lang auf meinem Schreibtisch gelegen hatte, war ich seinen Anblick schließlich leid und rief Carter's an, um ein paar Fragen zu stellen.

»Unsere 100-Prozent-Polyester-Pyjamas enthalten keine Flammschutzmittel«, versicherte mir die nette Dame vom Kundendienst am anderen Ende der Leitung. »Sie sind ganz natürlich. Das Polyester ist von Natur aus schwer entflammbar.« Mir war nicht bewusst, dass Polyester in irgendeiner Hinsicht »ganz natürlich« ist und ich bat sie um eine schriftliche Bestätigung. Nur wenige Minuten später (ich war wohl nicht der erste, der diese Frage stellte) erhielt ich per E-Mail ein kurzes Dokument, das betonte, dass die Produkte von Carter's »aus Polyester bestehen, das zu 100 % den Richtlinien der CPSC entspricht.«

Nach einer kleinen Recherche, was diese CPSC-Richtlinien zu der Zeit besagten, fand ich heraus, dass das meiste Polyester in Nachtwäsche in ein paar verschiedenen Arten Flammschutzmitteln getränkt war. Sie werden nicht wie Tris-BP auf die Oberfläche aufgebracht (die CPSC nennt das »behandelt«), sondern direkt in die Stofffasern eingebracht.[35] Zu den in dieser Weise eingesetzten Chemikalien gehören Halogenkohlenwasserstoffe (mit den Halogenen Chlor und Brom), anorganische Flammschutzmittel (Antimonoxid) und Phosphatverbindungen. Ich fragte Carter's per E-Mail, welches Flammschutzmittel sie ihrem Polyester zusetzten, und erhielt eine Woche später diese Nachricht aus der »Qualitätsabteilung«: »Wir verlassen uns auf die natürlichen schwer entflammbaren Eigenschaften von Polyester. Wenn es in einer sauberen Umgebung hergestellt wird, erfüllen wir alle anwendbaren nationalen und bundesstaatlichen Vorschriften.« Das beantwortete nicht wirklich meine Frage. Und der Pinguinpyjama verschwand für immer in einem staubigen Karton in einer Ecke unseres Kellers.

Zehn Jahre später wird die meiste Nachtwäsche für Kinder nicht mit halogenierten Chemikalien hergestellt. Das ist großartig. Aber wir haben noch ein ganzes Stück Weg vor uns, wenn wir sicherstellen wollen, dass Kinder – und wir alle – nicht von giftigen Flammschutzmitteln heimgesucht werden, wenn wir abends schlafen gehen.

Glänzendes Gift, tückischer Tod
Bruce isst eine Menge Thunfisch

Ich aß viermal die Woche Thunfisch.
Ich hatte Weinattacken, ein leichte Depression, Gedächtnisverlust
und Hirnnebel, das heißt, ich würde mit Ihnen sprechen
und komplett die Orientierung verlieren.[1]

DAPHNE ZUNIGA, SCHAUSPIELERIN

SIE TAT NICHTS BESONDERES, sie aß einfach nur »die ganz normale Hollywood-Bleib-fit-Kost: eine Tonne Fisch und Low Carbs«, sagte die Schauspielerin Daphne Zuniga 2005 der Nachrichtensendung *ABC News.* Zuniga, vielleicht den meisten durch ihre Hauptrolle in der 1990er-Jahre-Fernsehserie *Melrose Place* bekannt, erinnerte sich, dass sie »Sushi essen ging und dachte ›Oh, super, wenigstens essen wir nicht Italienisch mit all dem Öl und Kohlenhydraten.‹«[2] Mit der Zeit bemerkte sie aber ungewöhnliche Symptome, unter anderem einen juckenden Ausschlag am ganzen Körper, der sie in die Notaufnahme brachte. Sie war bei vielen Ärzten, aber keiner konnte ihr helfen. Erst nachdem sie in einer vielzitierten Statistik der US-Umweltbehörde EPA gelesen hatte, dass eine von sechs Frauen im gebärfähigen Alter erhöhte Quecksilberwerte aufweist, dachte sie, dass sie sich testen lassen sollte. Tatsächlich lag der Quecksilberpegel in ihrem Blut deutlich oberhalb eines unbedenklichen Niveaus. Sie änderte ihre Ernährung und ein Großteil der Symptome verschwand innerhalb eines halben Jahres.

Dass eine Quecksilbervergiftung von Fernsehstars Schlagzeilen machte, war so etwas wie ein Durchbruch für ein Gift, das die Menschheit seit Jahrtausenden still und leise verfolgt. Die Geschichte des Quecksilbers ist die Geschichte menschlicher Tragödien, industrieller Vergehen, der Mitwisserschaft von Regierungen und der schockierenden Unfähigkeit von Menschen, umsichtig zu handeln, wenn sie mit Fakten konfrontiert werden. Es gibt starke Lehren, die sich aus Quecksilber ziehen lassen und die dabei helfen, Licht auf einige der anderen Substanzen zu werfen, die Rick und ich testeten. Warum dauert es zum Beispiel so lange, bis eine giftige Chemikalie in Produkten, die Menschen konsumieren, verboten wird, wenn wir wissen, dass sie Schaden anrichtet? Und warum glauben wir weiterhin den Unternehmen, die von giftiger Belastung profitieren, obwohl sich ihre Darstellungen wieder und wieder, Substanz für Substanz als falsch erweisen und die Öffentlichkeit den Preis dafür zahlt? Ich stelle diese Fragen in der Hoffnung, dass wir Fortschritte bei den Antworten machen.

Thunfischschmaus für Bruce

Es ist Samstag und das Experiment Thunfischessen fängt gleich an. Ich liebe Thunfisch. Ich liebe Thunfischsandwiches, ich liebe Thunfischsushi, ich liebe gegrillte Thunfischsteaks. Wegen meiner Liebe zu diesem Fisch und, offen gesagt, zu allen Meeresfrüchten neige ich dazu, mehr davon zu essen als der durchschnittliche Nordamerikaner oder Europäer. Es ist nicht ungewöhnlich für mich, um die acht Mal pro Woche Fisch zu essen. Fisch ist schließlich eine wichtige Quelle für Eiweiß und Fettsäuren. Als wir überlegten, wer sich welchen giftigen Chemikalien aussetzt, wollte ich sofort das Thunfisch-Versuchskaninchen sein. Es konnte nicht so schwer sein, ein bisschen Thunfisch zu essen.

Wegen meines hohen Fischkonsums musste ich zuerst versuchen, meinen Hintergrundwert für Quecksilber auf ein Niveau zu drücken, das eher dem eines typischen Nordamerikaners glich. Wir machten in dieser Phase keine Vortests, aber um sicherzugehen, vermied ich Thunfisch und die meisten anderen Fischquellen etwa sechs Wochen lang. Da die Halbwertszeit von Quecksilber in unseren Körpern mehrere Monate betragen kann, hatte das vielleicht nur bescheidene Auswirkungen auf meinen tatsächlichen Quecksilberwert.[3]

Kollegen von mir an der Universität Quebec in Montreal gehören zu den führenden Quecksilberforschern der Welt. Wann immer sie Feldforschungen machen, messen sie vor Reiseantritt und nach ihrer Rückkehr ihre Quecksilberwerte. Immer steigen ihre Werte nach dem Verzehr örtlichen Fischs an ihrem Reiseziel deutlich an. Ich wusste daher, dass es theoretisch möglich ist, den Quecksilberwert in meinem Blut durch den Verzehr vermutlich quecksilberhaltigen Fischs messbar zu steigern. Was ich nicht wusste, war, ob der Verzehr von ein paar Mahlzeiten innerhalb von 48 Stunden einen nachweisbaren Unterschied machen würde. In Anbetracht der großen Mengen Fisch, die ich regelmäßig esse, machte ich mir Sorgen, dass ein paar Extra-Mahlzeiten Thunfisch womöglich keine große Wirkung haben würden.

Nach der Abgabe der ersten Blutprobe zur Ermittlung meines Vor-Thunfisch-Quecksilberpegels machte ich mich an die Arbeit und bereitete mir ein Thunfischsandwich zu. Wir hatten verschiedene ganz normale Thunfischkonserven gekauft, und ich wählte meinen Favoriten: Weißen Thunfisch am Stück. Der hat zufällig auch die höchsten Quecksilberwerte. Heller Thunfisch in Flocken oder Stücken hat niedrigere Werte, weil die Fische, die ihn liefern, normalerweise kleiner sind. Kleine Fische haben niedrigere Werte, weil sie jünger sind und selbst kleinere Fische fressen, so dass eine Biomagnifikation tendentiell weniger ausgeprägt ist. (Der Begriff »Biomagnifikation« beschreibt, dass die Konzentration von Giften zunimmt, je größer ein Raubtier ist und je weiter hinten es in der Nahrungskette steht – weil es nicht nur seine eigenen Gifte im Körper hat, sondern auch die gesammelten Gifte der Beute, die es gefressen hat, der Beute, die seine Beute gefressen hat, und so weiter.) Die größeren Fische sind außerdem normalerweise älter und haben mehr Zeit gehabt, Quecksilber viele Jahre lang durch ihre Ernährung anzureichern. Thunfische können 20 Jahre alt werden und ein Gewicht von bis zu 700 kg erreichen. Das sind die begehrtesten für Sushi.

Die meisten Leser werden das klassische Thunfischsandwich oder den klassischen Thunfischsalat kennen, aber jeder hat seine Lieblingsvariante. Ich mache meine Thunfischsandwiches normalerweise mit einer Dose Thunfisch, einem Esslöffel oder zwei echter Mayonnaise, einer Stange gehacktem Sellerie und einem großen Spritzer frisch gepresster Zitrone. Leider hatten wir an Tag 1 keinen Sellerie, also war der Thunfischsalat etwas fade. Ich verteilte die Füllung auf gekauftem Vollkornbrot.

Ohne Sellerie als Füllmaterial schien der Thunfisch einfach im Brot zu verschwinden, und ehe ich es merkte, hatte ich eine ganze 140-g-Dose Thunfisch auf meinem Sandwich untergebracht. Sechs Minuten später hatte ich es vertilgt. Rick musterte mich mit einem bösen Glitzern in den Augen und drehte sich zu den anderen Thunfischkonserven auf der Arbeitsfläche um.

»Das kleine Thunfischsandwich war bestimmt nicht der Rede wert. Wie wär's mit einem zweiten?« Tatsächlich hatte ich noch etwas Appetit und nahm die Herausforderung an.

An Tag 2, ungefähr 24 Stunden später, machte ich mir wieder ein Thunfischsandwich zum Mittag (gefolgt von einer Blutprobe um 15.15 Uhr). Rick und ich waren zu diesem Zeitpunkt gerade damit beschäftigt, per- und polyfluorierte schmutzabweisende Chemikalien einzuatmen (siehe Kapitel 2), so dass die Gelegenheit, in die Küche rauszukommen, eine willkommene Pause von den grässlichen Dämpfen bot. Dieses Mal aß ich nur ein einziges Sandwich, gefüllt mit einer ganzen 215-g-Dose Weißem Thunfisch im Stück. Ich trank auch eine Tasse Tee, aber nicht aus Polycarbonatplastik (siehe Kapitel 7); eine bewusste Belastung mit zwei oder drei unschönen Chemikalien gleichzeitig reicht mir. Laut einer aktuellen Studie meiner Montrealer Kollegen aus der Quecksilberforschung kann Tee im Körper eingelagertes Quecksilber wieder auslösen.[4] Das bedeutet, dass der Tee altes Quecksilber, vielleicht aus Ihrer Leber, dem neuen Thunfischquecksilber hinzufügt. Auf der anderen Seite scheint Tee (grüner und schwarzer) die Bioverfügbarkeit von Quecksilber bei der Einnahme zu reduzieren.[5] Also wer weiß.

Um 17.45 Uhr verputzte ich nach ein paar Stunden Herumsitzen und PFOA-Einatmen ein gesundes Tablettvoll Thunfisch-Sushi und -Sashimi. Für die, die diese Delikatesse nicht kennen: Sushi ist roher Fisch auf einem kleinen Bett aus kaltem, klebrigem Reis, Sashimi einfach ein Stück roher Fisch ohne alles. Ich aß alles mit Wasabi (japanischem Meerrettich) und Sojasoße. Das war nur die Vorspeise. Bald nachdem ich das gesamte Thunfisch-Sushi auf dem Tablett glücklich vertilgt hatte, wurde mir ein weiteres Tablett (das viel appetitlicher aussah, das muss ich zugeben) Thunfisch-Sashimi, Sushi-Rollen und Nigiri-Sushi serviert – als Abendessen. Ich brauchte gute 40 Minuten, um diesen Posten zu verdrücken, und war gezwungen, ihn mit ein, zwei Bier hinunterzuspülen.

Tag 3 sah Tag 2 bemerkenswert ähnlich, mit einem weiteren Thunfischsandwich zum Mittag. Um ehrlich zu sein: Es war kein sonderlich denkwürdiges Sandwich, oder vielleicht fing das Quecksilber an zu wirken, da ich mich an nicht viel von Tag 3 erinnere – ehrlich gesagt war es ein höllischer Tag. Ich bin normalerweise sehr entspannt, umgänglich und fast nicht aus der Fassung zu bringen, aber an Tag 3 in unserer Wohnung ging es mir schlecht. Plötzlich ging mir auf, dass dieses Gefühl starker und unkontrollierbarer Reizbarkeit vielleicht das Quecksilber war, das sich in meinem Körper anreicherte. Erlebte ich einen Daphne-Zuniga-»Hirnnebel«? Zu diesem Zeitpunkt hatte ich keine Ahnung, ob meine Quecksilberpegel irgendwie erhöht waren oder nicht, aber ich fühlte mich ohne Zweifel sehr unbehaglich.

Erstaunlicherweise freute ich mich auf ein weiteres Thunfisch-Abendessen – ein paar große, dicke Thunfischsteaks vom Fischmarkt. Ich bereitete sie überglücklich zu. Inzwischen – nach der Lektüre von Kapitel 2 – werden Sie vielleicht schon vermuten, dass ich sie in einer Bratpfanne mit Antihaftbeschichtung zubereitete. Nicht, damit der Thunfisch nicht ansetzte, sondern um keine Gelegenheit zu verpassen, den per- und polyfluorierten Chemikalien, die Rick und ich im anderen Zimmer inhalierten, noch weitere hinzuzufügen.

Ich rieb die Thunfischsteaks mit einer Mischung aus weißen und schwarzen Sesamkörnern ein und briet sie in der heißen Bratpfanne mit etwas Olivenöl an. Dazu gab es einen kleinen Salat und etwas Wasabi-Mayonnaise und, natürlich, ein eiskaltes Bier oder zwei. Obwohl das meine siebte Thunfischmahlzeit innerhalb von drei Tagen war, machte es mir keine Mühe, ein großes Stück Thunfisch zu verzehren, das etwas über 500 g wog, deutlich mehr als eine übliche Portion. Bei Preisen von um die 13 Euro pro Pfund ist frischer Thunfisch so teuer, dass sich nur reiche Leute auf diese Weise vergiften können.

Es gibt, natürlich, kostengünstigere Weisen, Ihre Quecksilberwerte im Blut anzuheben, inbesondere, wenn Sie gern angeln. An den meisten nordamerikanischen Seen stehen Hinweisschilder, die davor warnen, bestimmte Fische zu essen, und 80 Prozent der Fischwarnungen betreffen eine Belastung mit Quecksilber.[6] Falls Sie regelmäßig große Fische wie Hechte oder Zander fangen können, haben Sie keinerlei Probleme, sich zu vergiften. Tatsächlich passierte das einem Burschen aus Minnesota, der so krank wurde, dass er ins Krankenhaus musste und nicht mehr laufen konnte.[7] Nach zahlreichen Tests und medizinischen Konsultationen erkundigte sich ein Arzt schließlich bei der Ehefrau des Mannes, ob es ihrer Meinung nach irgendetwas Ungewöhnliches in der Ernährung oder im Alltag ihres Mannes gäbe. Sie dachte einen Moment lang nach und erwähnte dann, dass er das Angeln liebte und viele der von ihm gefangenen Fische aß. Tatsächlich, sagte sie, isst er praktisch jeden Tag Fisch. Der Arzt testete das Blut des Mannes sofort auf Quecksilber, und tatsächlich hatte er Konzentrationen im Blut, die hoch genug waren für die Diagnose der Minamata-Krankheit, benannt nach einer Stadt in Japan, in der Quecksilbervergiftung grassierte. Mehr zu diesem berüchtigten Vorfall später in diesem Kapitel.

Ich vermutete, dass meine Quecksilberwerte angestiegen sein würden, aber nur Bluttests konnten zeigen, ob meine sieben Mahlzeiten und Snacks genügend von der Chemikalie enthielten, um merkliche Auswirkungen auf meinen Quecksilberpegel im Blut zu haben. Wie alle unsere Blutproben wurden diese nach den Standardvorgaben für medizinische Forschungen abgenommen und das Blut vor Ort zentrifugiert. Meine Quecksilber-Blutproben wurden an die Brooks Rand Labs in Seattle geschickt und nach den Vorschriften der EPA-Methode 1631 getestet.

Ich kannte mich genügend in der Literatur aus, um zu wissen, dass es möglich war, Quecksilberkonzentrationen im Blut zu steigern, und ich wusste natürlich, dass meine Kollegen in Montreal das bewiesen hatten. Aber ich war mir immer noch nicht sicher, ob sieben Mahlzeiten und Snacks das schaffen würden. Wie sollte ein merklicher Anstieg überhaupt aussehen? Wenn ich meine Quecksilberwerte um 10 Prozent steigerte oder um 50 Prozent, war das dann wirklich ein großes Ding?

Nach fünf Wochen Warten erhielt ich die Ergebnisse (siehe Abbildung 11). Meine erste Blutprobe (abgegeben an Tag 1 vor dem Verzehr meiner zwei großen Thunfischsandwiches) zeigte, dass der Quecksilberwert in meinem Blut bei 3,53 µg/l (Mikrogramm pro Liter) lag. Der nordamerikanische Durchschnitt ist weniger als 1 µg/l, also hatte ich schon etwa viermal soviel Quecksilber im Blut, bevor ich überhaupt mit dem Thunfischessen anfing. Und das, nachdem ich sechs Wochen lang keinen Fisch gegessen hatte.

Nach drei Quecksilbermahlzeiten/-snacks schnellte das Quecksilber in meinem Blut auf 7,55 µg/l hoch und hatte sich damit in weniger als achtundvierzig Stunden mehr als verdoppelt. Das beförderte meine Quecksilberwerte auch jenseits der Referenzdosis der US-Umweltbehörde EPA, die bei 5,8 µg/l liegt. Die Referenzdosis ist der von der US-Regierung festgelegte »ungefährliche« Wert, alles über 5,8 µg/l gibt absolut Anlass zur Sorge, vor allem für Frauen im gebärfähigen Alter.[8]

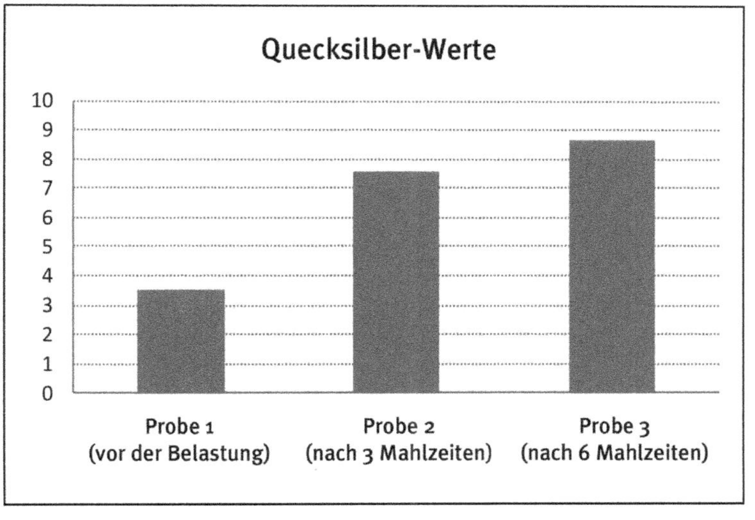

11 Bruces Quecksilberwerte im Blut erhöhten sich nach dem Verzehr von Fisch deutlich (µg/l).

In meiner letzten Blutprobe am Morgen nach meinem Thunfischsteak-Abendessen an Tag 3 erreichte der Quecksilberwert in meinem Blut 8,63 µg/l. Nach sieben Mahlzeiten/Snacks in drei Tagen hatte ich die Quecksilberkonzentration in meinem Blut *mehr als verdoppelt!*

Das Experiment hatte funktioniert. Es wies nicht nur hohe Quecksilberwerte in verschiedenen Sorten Thunfisch nach, es zeigte auch, wie leicht es ist, Quecksilberpegel zu erhöhen: indem man bloß ein paar Sandwiches und ein-, zweimal zum Abendessen Thunfisch isst.

Eine kurze Quecksilber-Führung

Quecksilber ist cooles Zeug. Mit einer kanadischen Umweltgruppe namens Pollution Probe begann ich mich vor ungefähr fünfundzwanzig Jahren mit Themen rund um Quecksilber zu beschäftigen: seine Verwendung, seine Auswirkungen auf die Gesundheit und Quellen für Quecksilberbelastung. Warum, fragten wir uns, füllen wir es trotz unseres Wissens darüber immer noch in dünne Glasröhrchen und stecken diese Röhrchen anderen Leuten in den Mund – und, was das betrifft, anderswohin?

Jeder, dem so ein Thermometer schon einmal zerbrochen ist, weiß, wie seltsam und faszinierend es ist, dem Quecksilber bei der Verwandlung in winzige silberfarbene Kügelchen zuzuschauen, die sich voneinander trennen und auseinanderstieben. Noch bizarrer ist es, die winzigen Kügelchen wieder zusammenzuschieben – ungefähr zehn einzelne kleine Kügelchen – und ihnen bei der Vereinigung zu einer perfekten größeren Kugel zuzuschauen. Der Traum eines Hobbyalchemisten und das menschliche Pendant zu Krähen, die von glänzenden Gegenständen angezogen werden.

Angesichts dieser faszinierenden Eigenschaften ist es kein Wunder, dass viele Kulturen an geheimnisvolle Kräfte im Quecksilber glaubten, unter anderem an eine lebensverlängernde Wirkung. In einigen lateinamerikanischen Kulturen wird ihm nachgesagt, böse Geister zu vertreiben, und auf Straßenmärkten in ganz Mexiko und Teilen Mittelamerikas werden immer noch Quecksilberamulette zum Kauf angeboten. Eine der vielleicht gefährlicheren Praktiken war, die Betten von Säuglingen mit flüssigem Quecksilber zu beträufeln, um sie vor bösen Geistern zu schützen und gesund zu erhalten.[9]

Quecksilber ist jahrhundertelang für viele andere Zwecke verwendet worden.[10] Ein dänischer Forscher hat vor kurzem herausgefunden, dass sechs mittelalterliche Mönche wohl an Quecksilbervergiftung starben, weil die Tinten, mit denen sie religiöse Schriften kopierten, auf Quecksilber basierten.[11] Vielleicht leckten die Mönche ihre Pinsel an und zogen dann die wunderschönen feinen Linien aus quecksilberhaltigen roten Pigmenten, die in ihren illuminierten Handschriften immer noch so leuchten.

Die alten Römer entdeckten, dass Quecksilber sich mit Gold und anderen wertvollen Metallen verbindet, und nutzten diese Eigenschaft, um in den Anfangszeiten des Bergbaus Gold und Silber zu gewinnen. Renaissanceärzte glaubten an seine Heilkräfte. Den gesamten amerikanischen Bürgerkrieg hindurch galt Quecksilber als Allheilmittel für alles Mögliche von Hautläsionen bis hin zu Verstopfung. Abraham Lincoln wurden »Kalomel« genannte Quecksilbertabletten verschrieben, aber da er ein schlauer Kerl war, erkannte er bald die verräterischen Zeichen einer Quecksilbervergiftung und setzte die Tabletten ab.[12]

Forschung an spanischen Quecksilber-Kumpeln in den 1960er Jahren führte zu denkwürdigen Bildern, wie die Bergleute versuchten, eine Kurve auf Papier nachzuzeichnen.[13] Es gelang ihnen überhaupt nicht, der Kurve zu folgen; stattdessen brachten sie eine gezackte, schnörkelige Linie zu Papier, die wie die Kinderzeichnung eines Blitzes aussah. Unkontrolliertes Zittern ist ein frühes Anzeichen einer schweren Quecksilbervergiftung.

Wir kennen alle die Geschichten spanischer Galeonen, die Tonnen geraubtes Gold und Silber aus Mittel- und Südamerika wegschafften. Viel weniger bekannt ist die Tatsache, dass dieselben Schiffe viele Tonnen Quecksilber von Spanien in die »Neue Welt« brachten, um noch mehr Gold und Silber zu schürfen. Mein Kollege Luke Trip vom kanadischen Umweltministerium besuchte Zacatecas in Mexiko, wo bis zu 34.000 Tonnen zurückgelassenes spanisches Quecksilber vermutet wurden.[14] Luke sagte, dass es möglich ist, dort eine Handvoll Dreck zu nehmen und flüssiges Quecksilber auszupressen. Zum Vergleich: Eine Tonne sind eine Million Gramm, und unter geeigneten Bedingungen kann ein halbes Gramm Quecksilber das gesamte Wasser in zweihundert olympischen Schwimmbecken verseuchen.

Im Europa des 18. Jahrhunderts waren Biberfilzhüte der letzte Schrei, beziehungsweise das, was wir als schwarzen Zylinderhut kennen. Damit der Pelz nicht »schlecht wurde«, wurde er mit dem Fungizid Quecksilber behandelt. Leider wurde daraufhin oft den Hutmachern (Herstellern) schlecht: Viele wurden nach dem Einatmen der giftigen Quecksilberdämpfe verrückt – daher die englische Redewendung »mad as a hatter«, »verrückt wie ein Hutmacher«.

Heutzutage sind Quecksilbervergiftungen komplexer. Wir machen uns heute nicht so viele Sorgen wegen eines direkten Kontakts, der zu Krankheiten und möglicherweise zum Tod führen kann, sondern aufgrund einer Langzeitbelastung mit winzigen Mengen in unserem Essen, die vor allem bei Kindern zu heimtückischen neurologischen Entwicklungsproblemen führen können.

Quecksilber unterscheidet sich von den anderen Substanzen, über die Rick und ich schreiben, weil es in der Natur vorkommt und keine von Menschen hergestellte Chemikalie ist. Es gibt es wortwörtlich schon ewig. Es kommt von Natur aus in Felsen, Pflanzen, Wasser und in den meisten Lebewesen vor. Vulkane, Waldbrände und Ozeane setzen alle Quecksilber in die Atmosphäre frei. Das wird »natürliches« Quecksilber genannt, weil die Quelle der Freisetzung in die Umwelt natürlichen Ursprungs ist. Es gibt auch »anthropogenes« Quecksilber, das aus menschlicher Aktivität herrührt. Alles Quecksilber, das von menschengemachten Quellen freigesetzt wird (zum Beispiel von Müllverbrennungsanlagen, Kohlekraftwerken, Quecksilberthermometern oder Leuchtstoffröhren), gehört in diese Kategorie. Wie wir sehen werden, wirken sich die unterschiedlichen Quellen unterschiedlich auf uns aus.

Ist Quecksilber wirklich gefährlich?

Ich werde oft gefragt: »Immer, wenn ein Thermometer kaputtging, habe ich als Kind mit dem Quecksilber gespielt. War das gefährlich?«

»Nun, vielleicht nicht wirklich, solange Sie nicht stunden- und tagelang damit gespielt haben«, antworte ich dann, wohl wissend, dass viele Leute das (genau wie ich) getan haben.

Danach erzähle ich die Geschichte des Zahnarztes in British Columbia, der beschloss, Quecksilber auf seinem Herd zu erhitzen.[15] Quecksilber scheint ihn sehr fasziniert zu haben, und aus irgendeinem unbekannten Grund beschloss er, es aufzukochen. Quecksilberdampf ist hochgiftig und die Dämpfe töteten ihn. Mehr noch: Der Wohnblock, in dem sein Apartment lag, wurde aufgrund der Quecksilberwerte für unbewohnbar erklärt und alle Bewohner mussten in ein lokales Motel umziehen.

Dann gab es den Jungen aus Ohio, der mit einer mysteriösen Krankheit ins Krankenhaus eingeliefert wurde, die später als Quecksilbervergiftung diagnostiziert wurde.[16] Wie sich herausstellte, war in der Wohnung seiner Familie aus Versehen Quecksilber verschüttet worden und die Quecksilberdämpfe machten den 15-Jährigen schwerkrank. Zu seinen Symptomen zählten ein Ausschlag, Schwitzen, Kälteempfindlichkeit, Zittern, Reizbarkeit, Schlaflosigkeit und Appetitlosigkeit. Bei ihm wurden Masern diagnostiziert, er wurde in psychiatrische Behandlung geschickt und ihm wurden sogar psychosomatische Symptome vorgeworfen, bevor eine Quecksilbervergiftung als Ursache identifiziert wurde.

In einem anderen Fall wurde ein neun Jahre alter Junge wegen neurologischen und Nierenproblemen behandelt, nachdem bei ihm zu Hause ein Blutdruckgerät kaputtgegangen und Quecksilber ausgelaufen war.[17] Unglücklicherweise saugte die Mutter des Jungen das ausgelaufene Quecksilber auf und verwandelte den Staubsauger damit versehentlich in einen Quecksilberdampfverteiler. Jedes Mal, wenn der Staubsauger benutzt wurde, versprühte seine warme Abluft hochgiftigen Quecksilberdampf in der gesamten Wohnung.

Und bedenken Sie den schrecklichen Fall einer Chemieprofessorin am Dartmouth College.[18] Karen Wetterhahn war sehr besorgt wegen der giftigen Wirkungen von Quecksilber auf den Menschen und das Ökosystem und arbeitete mit einer besonders giftigen Form des Metalls namens Dimethylquecksilber. Diese seltene Form wird in der Forschung genutzt, weil sie die Folgen von Quecksilber sehr schnell hervorruft, so dass Studien innerhalb einer kurzen Zeit durchgeführt werden können. Für ihre Handhabung sind besondere Vorkehrungen nötig: Wetterhahn trug Latexhandschuhe und arbeitete unter einer Abzugshaube, um sich zu schützen. Man vermutet, dass einer oder mehrere Tropfen der tödlichen Flüssigkeit auf ihre Latexhandschuhe gerieten. Das Quecksilber sickerte durch das Latex und erreichte ihre Haut. Die winzige Menge wurde von ihrem Körper rasch aufgenommen und führte zu verheerend hohen Quecksilberwerten in ihrem Blut. Wetterhahn kannte die Folgen einer Quecksilbervergiftung und erlebte aus erster Hand einige ihrer klassischen Symptome: Zittern, verwaschene Sprache und Tunnelblick.

Weniger als ein Jahr nach dieser Belastung war Wetterhahn tot. Ihr kurzer Kontakt mit Dimethylquecksilber bedeutete fast das Hundertfache einer tödlichen Dosis. Der tragischste Aspekt der Geschichte ist, dass sie diese Forschung 1996 vielleicht nicht hätte machen müssen, wenn Regierungen und die Industrie in den letzten fünfzig Jahren verantwortungsvoll gehandelt und die Verwendung von Quecksilber dort verboten hätten, wo sie offensichtlich Schaden anrichtet.

Eine Belastung mit hohen Konzentrationen normalen Quecksilbers (geschweige denn Dimethylquecksilber) kann dauerhafte Hirnschäden verursachen, Erkrankungen des zentralen Nervensystems, Gedächtnisverlust, Herzleiden, Nierenversagen, Leberschäden, Krebs, Sehverlust, Gefühlsverlust und Zittern. Und es gehört zu den hormonaktiven Substanzen, die im Verdacht stehen, die Fruchtbarkeits- und hormonelle Entwicklung von Föten und Säuglingen zu schaden. Immer mehr Forschungsergebnisse stellen einen Zusammenhang zwischen Quecksilber und neurologischen Krankheiten wie multipler Sklerose, Aufmerksamkeitsdefizitsyndrom und Parkinson her.[19] [20]

Medizinische Forscher an der Universität Calgary haben die genaue Ursache von Quecksilberschäden im Gehirn identifiziert.[21] Wenn Quecksilber sich in wichtigen Organen wie dem Gehirn oder den Nieren konzentriert, löst es Neuronen auf. Die Forscher aus Calgary haben ein Video produziert (auf YouTube verfügbar), das Quecksilbermoleküle, die Gehirnneuronen zerstören, als kleine Pac-Mans darstellt, die Gehirnzellen vor sich hin mampfen. Alzheimer und Autismus werden mit der Art von Gehirnneuronenschädigung in Verbindung gebracht, die von Quecksilber ausgelöst wird.

Um also jegliche Zweifel auszuräumen: Quecksilber ist ein sehr starkes Nervengift, das Sie tötet, falls Sie es in ausreichend hohen Konzentrationen einatmen, essen oder sich ihm auf andere Weise aussetzen. Auch mäßig hohe Konzentrationen über einen längeren Zeitraum bewirken schwere körperliche und geistige Beeinträchtigungen.

Cooles flüssiges Metall

Quecksilber ist das einzige bei Raumtemperatur flüssige Metall. Die meisten anderen Metalle müssen auf hunderte oder tausende Grad Celsius erhitzt werden, bevor sie schmelzen. Flüssiges Quecksilber kann dagegen sicher in einer Plastikflasche aufbewahrt werden.

Wie andere Metalle auch leitet Quecksilber Strom, und die ungewöhnliche Kombination, flüssig zu sein *und* Strom zu leiten, hat zu seiner Verwendung in elektrischen Schaltern geführt. Erinnern Sie sich an die runden Haushaltsthermostate, die zuerst in den 1950er Jahren aufkamen? Oder wie steht's mit den geräuschlosen Wandschaltern, die in den 1970er Jahren populär waren? Ein einziger Schalter einer dieser beiden Vorrichtungen enthält genug Quecksilber, um einen acht Hektar großen See so stark zu belasten, dass die Fische darin nicht mehr zum Verzehr geeignet wären.

Warum ist Quecksilber in Schaltern? Das ist ziemlich einfach: Der kleine Klacks flüssiges Quecksilber rutscht jedes Mal hin und her, wenn der Schalter gedrückt wird, so dass ein Stromkreis geschlossen oder unterbrochen wird und das Licht an- oder ausgeht. Schauen Sie nach, ob Sie noch einen solchen Lichtschalter im Haus haben. Sie sind leicht zu erkennen, weil sie beim Drücken nicht hörbar klicken, sondern sehr weich sind und dem Schalten fast keinen Widerstand entgegensetzen.

Vielleicht denken Sie, dass Quecksilberschalter eine ziemlich begrenzte Anwendung sind, bis Ihnen klar wird, dass sogenannte »Neigungsschalter« allgegenwärtig sind. Möchte jemand ein Eis? Wenn Sie den Deckel der Tiefkühltruhe öffnen, rutscht ein kleiner Klecks Quecksilber den Schalter hinunter und Simsalabim!: Das Licht geht an. Wie steht's damit, den Reifenheber im Kofferraum Ihres Autos zu finden? Zum Glück geht ein kleines Licht an, wenn

Sie den Kofferraum öffnen, dank Neigungsschaltern und dem darin enthaltenen Quecksilber.

Quecksilber wird auch anderweitig verwendet. Weil es eine leichtflüchtige Substanz ist und leicht verdunstet, wird es in praktisch allen Leuchtstoff- und Neonröhren verwendet. Der Metalldampf in der Glasröhre leitet Strom und bringt verschiedene Gase zum Leuchten, wenn Strom angelegt wird. Quecksilber hat auch die einzigartige Eigenschaft, sich bei Druck und Wärme gleichmäßig auszudehnen, und das macht es perfekt für Thermometer, Barometer und Manometer.

Quecksilber kann zusammen mit anderen Metallen verwendet werden, in Verbindungen, die Amalgame genannt werden. (Die anderen Metalle lösen sich in Quecksilber auf wie Salz in Wasser.) Die bekanntesten Quecksilber-Amalgame werden mit Silber hergestellt und als Zahnfüllungen verwendet. Die durchschnittliche »Silber«-Füllung besteht zur Hälfte ihres Gewichts aus Quecksilber. Manche Zahnärzte verwenden weiterhin Quecksilber, aber es wird inzwischen weithin durch weiße Komposite ersetzt.[22] Um die gesundheitlichen Auswirkungen von Amalgamfüllungen gibt es eine Menge Streit; die Debatte wird sehr engagiert geführt. Ein Teil der Bevölkerung scheint überempfindlich gegenüber Quecksilber zu sein, und diese Personen lassen sich oft ihre Amalgamfüllungen ersetzen (dabei ist es nicht ratsam, eine große Zahl von Amalgamfüllungen gleichzeitig zu entfernen, weil das zu einer sehr hohen vorübergehenden Belastung mit Quecksilber führen kann). Auch heute noch verteidigen Zahnarztverbände den Einsatz von Quecksilber.

Vielleicht die auffälligste Eigenschaft von Quecksilber ist, dass es Lebewesen tötet, auch Schimmel und Pilze (so dass es bei einer Verwendung als Zahnfüllung praktischerweise bakterielle Infektionen im Mund verhindert). Diese Eigenschaften waren im 15. und 16. Jahrhundert bekannt. Leiden von Verstopfung über Ringelflechte bis hin zu Syphilis wurden bis ins frühe 20. Jahrhundert mit Quecksilber behandelt. Das hat zu Spekulationen geführt, dass ein paar der verrückten Possen berühmter früherer Herrscher und Führer vielleicht daher rührten, dass die Behandlung ihrer Syphilis zu einer Quecksilbervergiftung führte.

Das gesamte 20. Jahrhundert hindurch wurde Quecksilber häufig in Wandfarben für Bäder, Küchen und Krankenhäuser verwendet, um Schimmel vorzubeugen, und Quecksilberemissionen aus der trocknenden Farbe waren erheblich. Die meisten westlichen Länder haben diese Praxis inzwischen verboten. In Ländern wie Kanada, in dem die Regulierung giftiger Substanzen bis vor kurzem praktisch unbekannt war, folgen die Hersteller internationalen Normen. Verglichen mit den Märkten in den USA, Europa oder Japan ist der kanadische Markt verhältnismäßig klein, daher setzt Kanada selten Industrienormen fest, die über die anderer Nationen hinausgehen. Technisch gesehen haben wir Quecksilber in Farben nicht verboten, aber Unternehmen, die in Kanada agieren, haben sich freiwillig dazu verpflichtet, keine quecksilberhaltigen Farben zu verkaufen. Quecksilber wurde auch als landwirtschaftliches Fungizid eingesetzt, insbesondere bei Kartoffeln. Die hohe Rate ungewöhnlicher Krebserkrankungen unter Kartoffelbauern auf Prince Edward Island könnte mit spezialisierten Kartoffelfungiziden und -pestiziden zusammenhängen.[23] [24]

Tanzende Katzen und eine menschliche Tragödie

Die verheerenden Folgen einer Quecksilbervergiftung platzten 1956 auf die internationale Bühne, als Einwohner von Minamata in Japan anfingen, sehr, sehr krank zu werden. Ein seltsames Verhalten von Katzen war das erste Anzeichen, dass etwas in dieser Fischerstadt auf Japans südlichster Insel Kyūshū nicht stimmte. In der gesamten Stadt sprangen Katzen herum, wandten sich und machten Rückwärtssalti, was zum Begriff »Krankheit tanzender Katzen« für die unkontrollierten Muskelkrämpfe und das Zittern der vergifteten Tiere führte.[25] Weitere Forschung an den Katzen brachte lokale Gesundheitswissenschaftler zu dem Schluss, dass die Quecksilberbelastung von Fischen und Schalentieren die Ursache dieser seltsamen und tödlichen Krankheit war. Es tanzten nicht nur Katzen, es fielen auch flugunfähige Seevögel vom Himmel.

Meeresfrüchte waren – und sind immer noch – die Hauptproteinquelle in Japan und der wichtigste Bestandteil auf dem Speiseplan jedes Fischerdorfs. Zusammen mit den Katzen begannen auch die Menschen in Minamata, die verräterischen Anzeichen einer Quecksilbervergiftung zu zeigen, darunter Zittern, Taubheitsgefühl, Reizbarkeit und Tunnelblick, aber Quecksilbervergiftungen waren zu der Zeit in der medizinischen Welt noch nicht allgemein bekannt.

Die Vergiftungen in Minamata lieferten lokalen medizinischen Forschern eindeutige Beweise, die eine Quecksilberbelastung im Wasser zum ersten Mal mit einer Quecksilberbelastung in Fischen in Zusammenhang brachte und schließlich mit Quecksilbervergiftungen beim Menschen.[26] Auf der Grundlage von Studien über die verstorbenen, nicht mehr tanzenden Katzen identifizierten Spezialisten als Ursache Methylquecksilber. Methylquecksilber ist die organische Form von Quecksilber, was es viel gefährlicher in Lebensmitteln macht. Das liegt daran, dass organische Chemikalien (d.h. Substanzen, die sich aus Kohlenstoff- und Wasserstoffatomen zusammensetzen) am leichtesten von menschlichem Blut und Gewebe aufgenommen werden können.

Nachdem die Verbindung zu Methylquecksilber hergestellt war, dauerte es nicht lange, bis eine Chemiefabrik in Minamata, die Polyvinylplastik herstellte, als Quelle feststand. Der mit Quecksilber versetzte Industriemüll wurde direkt in die Bucht von Minamata gekippt – in dieselbe Bucht, in der die lokalen Fischer ihre Reusen und Netze auslegten.

Es ist tragisch für die Menschen in Japans Fischereiwirtschaft, dass Methylquecksilber sich stärker bioakkumuliert und biomagnifiziert als nahezu jeder andere bekannte Stoff. Auch bei sehr geringer Bioakkumulation oder relativ niedrigen Quecksilberkonzentrationen im Wasser können Fische am Ende der marinen Nahrungskette Quecksilberkonzentrationen aufweisen, die hunderte oder tausende Male – vielleicht sogar eine Million Mal – höher sind als die Konzentrationen im Wasser, in dem sie schwimmen. Deswegen war der Verzehr großer Fische aus der Bucht von Minamata tödlich.

Leider war der Verzehr von giftigem Fisch nicht die größte Tragödie in Minamata. Regierungsbeamte ignorierten die gründlich belegten Befunde der lokalen medizinischen Forscher mehr als *zehn Jahre* lang. Die Regierung handelte nicht, und das Chemieunternehmen vergiftete die Menschen in Minamata weiter. Totgeburten, schwerwiegende Missbildungen und die Vergiftung zehntausender Menschen hätten vielleicht größtenteils verhindert werden können, wenn die Regierung und das Chemieunternehmen menschliches Leid nicht so eklatant missachtet hätten.

Heute werden die Symptome schwerer Quecksilbervergiftung immer noch als »Minamata-Krankheit« bezeichnet. In Japan dauern gerichtliche Auseinandersetzungen zwischen den Bürgern von Minamata und der japanischen Regierung über Schadenersatz für die vergifteten Familien bis heute an. Trotz der Verheerungen und der groben Fahrlässigkeit von Seiten der Regierung und des Chemieunternehmens kämpft die japanische Regierung immer noch darum, die offizielle Schätzung der Betroffenen zu minimieren, um den von ihr zu zahlenden Schadenersatz zu begrenzen. Die offizielle Linie der Regierung ist, dass ungefähr 3.000 Menschen durch Methylquecksilber vergiftet wurden. Forscher der Universität Kumamoto setzen diese Zahl bei 35.000 an. In Minamata wohnen bis heute viele sehr geschwächte Überlebende, aber viele, viele weitere sind bereits von uns gegangen.[27]

Papier, Stein, Fisch

Bald nach den tragischen Quecksilbervergiftungen in Japan ereignete sich eine Reihe ernsthafter Zwischenfälle in Nordamerika. Im Jahr 1969 verschmutzte eine Zellstoff- und Papiermühle im nördlichen Ontario das gemeinsame

Flusssystem des English River und des Wabigoon River und belastete das Wasser so stark, dass die Fische darin nicht mehr zum Verzehr geeignet waren. Das zerstörte nicht nur die Hauptnahrungsquelle der örtlichen Bevölkerung, es zerstörte auch ihre traditionelle Lebensweise.

Quecksilber wird in einigen Chlor-Alkali-Anlagen verwendet, die Teil der Zellstoff- und Papierherstellung sind, den sogenannten »Amalgamanlagen«. Es war früher allgemein üblich, eine Amalgamanlage neben einer Papiermühle zu errichten. Es war auch üblich, dass diese Anlagen Tonnen von Quecksilber in die örtlichen Flüsse leiteten.

Eine dieser Papiermühlen im nördlichen Ontario lag flussaufwärts der First-Nations-Völker Grassy Narrows und Wabaseemoong, wo Tests so hohe Quecksilberkonzentrationen im Blut und in den Haaren der Menschen ergaben, dass sie Symptome der Minamata-Krankheit nahelegten.[28] Bundes- und Provinzregierungen gaben an, dass die Quecksilberpegel nur leicht erhöht seien und dass sie die Gemeinschaften rechtzeitig gewarnt hätten, keinen Fisch zu essen. Unabhängige Studien legten anderes nahe. Die Vergiftung der Grassy Narrows sorgte 2017 wieder für internationale Schlagzeilen, als eine neue Studie ergab, dass über 90 Prozent der Gemeinschaft immer noch Anzeichen von Quecksilbervergiftung zeigten.[29] Und der *Toronto Star* berichtete, dass die Regierung von Ontario in den frühen 1990er Jahren von der Quecksilbervergiftung flussaufwärts der First Nation der Grassy Narrows wusste, es aber wiederholt versäumte, Mitglieder der örtlichen Gemeinschaft darüber zu informieren.[30] Im Juni 2017 kündigte die Regierung von Ontario die Bereitstellung von 56 Millionen Euro an, um die fünfzig Jahre alte giftige Sauerei endlich zu beseitigen.

Die Nachlässigkeit, die zur Einleitung enormer Quecksilbermengen ins Flusssystem zu einer Zeit führte, als Quecksilbervergiftungen in Japan international Schlagzeilen machten, bleibt schockierend. Ähnliche Vorfälle ereigneten sich in ganz Nordamerika, verursachten die Schließung gewerblicher Fischereibetriebe und zerstörten die Nahrungsgrundlage dutzender lokaler Gemeinschaften.

Das Quecksilber aus Chlor-Alkali-Anlagen ist elementares Quecksilber, das heißt, es ist reines, metallisches Quecksilber, im Gegensatz zu der viel giftigeren organischen Form Methylquecksilber, die in Minamata direkt ins Meer geleitet wurde. Die Fische im English-Wabigoon-Fluss waren aber mit organischem Methylquecksilber belastet, das dem in Minamata gefundenen glich. Vielleicht fragen Sie sich: Wie ist das möglich? Die Antwort erfordert eine letzte Chemiestunde. Um es kurz zu machen: Quecksilber durchläuft einen »Methylierung« genannten Prozess, und diese Methylierung ist von entscheidender Bedeutung dafür, wie Quecksilber in Fischen landet – und auch in Katzen und Vögeln und Menschen.

Methylierung ist der Prozess, durch den anorganisches in organisches Quecksilber umgewandelt wird. Organisches Quecksilber enthält Kohlenstoffatome, wodurch diese Form des Metalls in viel größerem Maße von Lebewesen aufgenommen werden kann. Methylierung geschieht auf natürliche Weise und in erheblichem Ausmaß in Seen und Flüssen weltweit, wenn die Voraussetzungen dafür gegeben sind. Tatsächlich enthalten die meisten Seen Methylquecksilber, vor allem nördliche Seen in Nordamerika. Orte wie Minnesota, Ontario, Quebec und Wisconsin scheinen besonders gut geeignet für die Bildung von Methylquecksilber, und das hat mit einer Reihe von Faktoren zu tun, unter anderem mit der Gesteinsart, dem Säuregehalt des Wassers und dem Vorhandensein organischer Substanzen in den Seen, in denen Quecksilber zu finden ist.

Um den Rest der Vorgangs zu erklären, lassen Sie uns die Stauseen von Wasserkraftwerken anschauen, in denen Ende der 1970er Jahre Fische mit erhöhten Quecksilberwerten gefunden wurden. Diese Art von Belastung gibt es immer noch in Stauseen und sie ist von besonderer Bedeutung für Kanada, das so viele Staudämme besitzt. Anders als das Quecksilber aus Chemiefabriken in Japan oder Papiermühlen in Nordamerika wird das Quecksilber in Stauseen nicht direkt ins Wasser eingeleitet. Es kommt aus der Erde. Quecksilberpegel in Seen werden auch durch zusätzliches Quecksilber beeinflusst, das von Kohlekraftwerken in China und Osteuropa vor allem über den Nordpol herübergeblasen und mit dem Regen eingetragen wird.

Quecksilber kommt als natürliches Element in Gesteinen und Böden vor. Wenn ein Fluss aufgestaut wird, hat das Auswirkungen auf dieses Quecksilber. Als erstes sorgt der Staudamm dafür, dass eine große Fläche Land geflutet wird. Wenn Staudämme ausgedehnte Waldgebiete fluten, sterben als nächstes die Bäume ab und verrotten im Stausee. Das ist ein entscheidender Schritt, weil die verrottenden Pflanzen perfekte Bedingungen für methylierende Mikroorganismen schaffen. Das Quecksilber im Gestein unterhalb eines Stausees wird durch die Methylierung freigesetzt, die durch die erhöhte Bakterienaktivität verursacht wird, die wiederum mit dem Verrotten von Pflanzen in gefluteten Gebieten zusammenhängt. Und die vermehrte Methylierung führt zu erhöhten Methylquecksilberkonzentrationen. Ein paar der größten hydroelektrischen Staudämme der Welt stehen im nördlichen Quebec; nach ihrem Bau erwiesen sich die Quecksilberkonzentrationen in großen Raubfischen in den Stauseen als so hoch, dass ihr Verzehr der örtlichen Cree-Bevölkerung erst einige Jahrzehnte später erlaubt werden konnte.[31]

Im Hinblick auf Gesundheitsrisiken ist eine gifte Substanz nur so gefährlich wie ihre Fähigkeit, in den Körper zu gelangen und dort wichtige Organe und Funktionen zu schädigen. Methylquecksilber besitzt diese Fähigkeit in höchstem Maße, darunter zwei der gefährlichsten Eigenschaften von Giften: Es passiert sowohl die Blut-Hirn- als auch die Plazentaschranke. Quecksilber ist nicht nur in der Lage, in unser Gehirn vorzudringen, es scheint sogar bevorzugt in unseren grauen Zellen herumzuhängen – daher der Begriff »Nervengift«. Quecksilber verbindet sich auch mit Proteinen. (Anders als »lipophile« chlorierte Chemikalien wie Pestizide oder PCBs, die sich in unserem Fett einlagern.) Also sammelt sich Quecksilber nicht nur im Gehirn, es neigt auch dazu, sich in wichtigen Organen wie Herz, Leber und Nieren anzureichern – Nierenversagen ist eine der Hauptursachen für Todesfälle durch Quecksilbervergiftung.

Falls es jetzt noch nicht offensichtlich ist: Das Quecksilber, das ins English-Wabigoon-Flusssystem geleitet wurde, wandelten die dortigen Mikroorganismen in Methylquecksilber um. Die Fische (das heißt, die, die überlebten) waren bald zu belastet, um verzehrt zu werden, und die lokale Bevölkerung verlor ihre Nahrungsquelle und einen großen Teil ihrer Lebensgrundlagen. Wir bekamen derweil schön weißes Papier.

Es ist einfach, belastet zu werden

Auch wenn ich gerade nicht riesige Mengen Thunfisch zu Forschungszwecken esse, bin ich direkt von Quecksilberbelastung betroffen. Das sind wir alle.

Die Inuit in der kanadischen Arktis leben in einem Ökosystem, das als das unberührteste und fragilste der Erde gilt. Leider endet hier auch das weltweite Auspuffrohr für Gifte. Aufgrund des globalen Wettergeschehens und übler Emissionsquellen auf der Nordhalbkugel landen giftige Chemikalien aller Art, auch Quecksilber, schlussendlich in der Arktis und reichern sich dort an. Arktische Tiere wie Wale, Eisbären und Robben sind zufällig große, langlebige Fischfresser, was sie zu erstrangigen Kandidaten für hohe Quecksilberkonzentrationen macht. In manchen arktischen Gemeinden in Kanada haben fast ein Drittel der Frauen Quecksilberpegel im Blut, die höher sind als die Werte, die die Weltgesundheitsorganisation als bedenklich einstuft.[32] Diese Pegel kommen noch zu ihren giftigen Konzentrationen von PCBs, Dioxinen und fluorierten Chemikalien hinzu. Regierungen kümmern sich zum großen Teil nicht mehr um das Recht der Inuit auf eine giftfreie traditionelle Ernährung und die Alternative zu lokalen Wildtieren, tiefgekühlte Fertiggerichte mit Hühnchen oder andere Ersatzmahlzeiten, sind weder attraktiv noch gesund.

Heute sind die Hauptquellen für eine Quecksilbervergiftung atmosphärisch, und die zwei größten atmosphärischen Quellen sind Kohleverstromung und Müllverbrennung. Im Fall der Müllverbrennung stammt das meiste Quecksilber aus den weggeworfenen Produkten, zum Beispiel Leuchtstoffröhren, alten Batterien, Gipsbauteilen mit Quecksilberanstrich und Elektronik. Das Quecksilber in der Kohle ist natürlichen Ursprungs. Wenn die Kohle in Kohlekraftwerken verfeuert wird, entweicht das Quecksilber durch den Schornstein. Einmal in der Atmosphäre, kann Quecksilber tausende von Kilometern zurücklegen und sich in Regen oder Schnee weit entfernt von seinem Ursprung niederschlagen.

Die Atmosphäre ist kein guter Ort, um nach dem in den 1980er Jahren populären Motto »Verdünnen ist die Lösung für Umweltverschmutzung« (»dilution is the solution to pollution«) vorzugehen. Es ist dieses Denken, das zu den Umweltproblemen geführt hat, mit denen wir heute konfrontiert sind. Das Quecksilber in der Atmosphäre kann den Globus umrunden, und Gegenden windabwärts von Hauptbelastungsquellen sind normalerweise am stärksten betroffen. In Kanada steigen die Werte für Quecksilber von West nach Ost an, entlang der vorherrschenden Winde, die es von Kohlekraftwerken und Müllverbrennungsanlagen davontragen.[33] Ähnliche Muster für Quecksilberablagerungen gibt es weltweit entlang der Routen vorherrschender Winde.

Medizinische Forscher haben herausgefunden, dass Quecksilber auch in sehr niedrigen, anhaltenden Konzentrationen ein Gesundheitsrisiko darstellt. Ungefähr zur gleichen Zeit verlagerten die Wissenschaftler, die atmosphärisches Quecksilber erforschen, ihren Schwerpunkt von lokalen Emissionen auf die allgegenwärtige globale Belastung. Medizinische Forscherteams haben Kinder auf den Färöern (in der Nordsee) und auf den Seychellen (im Indischen Ozean) untersucht.[34] Sie wählten diese Orte, weil sie weit weg sind von allen unmittelbaren Quecksilberquellen und Fisch an beiden Orten ein Hauptbestandteil der örtlichen Ernährung ist. Nach jahrelangen Forschungen kamen sie zu dem Schluss, dass es keine harmlosen Quecksilberkonzentrationen gibt. Die alte Denkweise (dass es einen »ungefährlichen Schwellenwert« gibt, bis zu dem wir folgenlos Umweltverschmutzung betreiben können) wurde aufgegeben. Studien – die bekannteste führte Dr. Philippe Grandjean und sein Forscherteam auf den Färöern durch – stellten »kognitive Defizite« und »beeinträchtigte motorische Fähigkeiten« in Kindern mit sehr niedrigen Quecksilberkonzentrationen im Blut fest.[35] Das Quecksilber, das die Kinder zu sich nahmen, kam nicht aus einer örtlichen Fabrik, die ihren Abfall in Fischgründe oder nahe diesen einleitete; es war einfach das Hintergrund-Quecksilber, das heute im Meer vorhanden ist.

Diese Studien führten zu einer grundlegenden Überarbeitung der Gesundheitsstandards für Quecksilber und zur Herausgabe weltweiter Warnungen an schwangere Frauen, während ihrer Schwangerschaft *keinerlei* stark quecksilberhaltigen Fisch zu essen. Die Studien deuteten darauf hin, dass das sich entwickelnde Gehirn von Föten und Säuglinge auch auf winzige Mengen Quecksilber empfindlich reagiert.[36] Das Dilemma für viele Frauen auf der ganzen Welt ist, dass der örtliche Fisch eine der wichtigsten Quellen für Proteine und Omega-3-Fettsäuren ist, so dass der Verzicht auf Fisch während der Schwangerschaft für ein ungeborenes Baby schädlicher sein könnte, als quecksilberbelasteten Fisch zu essen. Keine beneidenswerte Wahl. Trotz der Risiken ist indigenen Völkern beiderlei Geschlechts in Kanada empfohlen worden, weiterhin belasteten Fisch zu essen, wegen seiner Bedeutung als Proteinquelle.

Wo stehen wir angesichts all dieser Beobachtungen und Erlasse heute? Es gibt gute Nachrichten und schlechte. Die guten Nachrichten sind, dass dank gesetzlicher Regelungen (hauptsächlich in Europa und den Vereinigten Staaten) die Verwendung von Quecksilber in Konsumgütern in den letzten drei Jahrzehnten dramatisch zurückgegangen ist. Die meisten Batterien, Farben und Schalter sind inzwischen quecksilberfrei. Der Ausstieg aus Quecksilberthermometern und Quecksilberthermostaten läuft.[37] Leuchtstofflampen enthalten immer noch Quecksilber, wenn auch weniger als Ende des letzten Jahrhunderts. In letzter Zeit sind Milliarden von Kompaktleuchtstofflampen (in Deutschland oft »Energiesparlampen« genannt) in Nordamerika installiert worden. Falls Ihr Strom aus Kohle gewonnen wird, reduziert die Verwendung dieser Leuchten die Quecksilberemissionen deutlich. Diesem Vorteil steht jedoch der Nachteil gegenüber, dass diese Leuchten Quecksilber freisetzen, wenn sie im Restmüll entsorgt werden (oder zerbrechen). Recyclingprogramme, etwa von Ihrem örtlichen Wertstoffhof oder der nächsten Ikea-Filiale, gewinnen das meiste Quecksilber zurück, wenn die Leuchten ausrangiert werden, aber inzwischen gibt es eine bessere Lösung für Beleuchtung.

Kompaktleuchtstofflampen haben sich angesichts der rapiden Fortschritte bei LED-Leuchten und deren fallenden Preisen als kurzlebige Technologie herausgestellt. LEDs (Licht emittierende Dioden) haben die Verkaufszahlen für Kompaktleuchtstofflampen schneller überholt, als es irgendjemand vor zehn Jahren prophezeit hätte, und der weltweite Leuchtengigant General Electric hat angekündigt, die Herstellung von Kompaktleuchtstofflampen bald ganz einzustellen. LEDs sind aus vielen Gründen die beste Wahl: Sie sparen Energie und Geld, halten bis zu zwanzig Jahre und sind komplett quecksilberfrei.

Was die Kohleverbrennung betrifft, die so viel unseres häuslichen Stroms erzeugt: Kohle bleibt weiterhin die Quelle für etwa 40 % der weltweiten Stromproduktion, aber die Kohleverbrennung geht zurück. In den Vereinigten Staaten beispielsweise fällt die Verwendung von Kohle dank Erdgas und erneuerbaren Energien rapide. Ontario ist ganz aus der Kohlverstromung ausgestiegen – das sind nicht nur gute Nachrichten, das sind großartige Nachrichten! Sie bedeuten, dass Kohleverbrennung, die größte Quelle für Quecksilberemissionen, seinen Gipfelpunkt überschritten hat, und wir können glücklich feststellen, dass die weltweiten Quecksilberemissionen zum ersten Mal seit der industriellen Revolution zurückgehen.

Alle diese guten Nachrichten zu Quecksilber in unseren Emissionen und Produkten helfen nicht, wenn wir es weiterhin in großen Happen in uns hineinschaufeln. Thunfischliebhaber, Sushi-Esser, schwangere Frauen und Kinder sollten ihren Verzehr stark quecksilberhaltigen Fischs deutlich einschränken. In Kanada sind Fische, deren Quecksilberwerte die gesundheitlichen Richtwerte der Regierung überschreiten, auf jedem Fischmarkt erhältlich. Meine Thunfischsteaks gehörten aller Wahrscheinlichkeit nach in diese Kategorie. In letzter Zeit hat das kanadische Umweltministerium seine Empfehlungen auf den neusten Stand gebracht und stuft Thunfisch jetzt als Fisch »zum weniger häufigen Verzehr« ein. Das Ministerium empfiehlt der allgemeinen Bevölkerung ausdrücklich, ihren Thunfischverzehr auf weniger als 150 g pro Woche einzuschränken.[38]

Ich fragte kanadische Regierungsbeamte, was eine so zurückhaltende Empfehlung rechtfertigte. Sie sagten mir, dass Thunfisch für die kanadische Regierung eine »exotische Fischdelikatesse« sei. Die Ferraris der Fischwelt, nehme ich an. Die Denkweise hinter diesem Dispens scheint zu sein, dass frischer Thunfisch so teuer ist, dass Durchschnittsverdiener es sich nicht leisten können, so viel davon zu essen, dass sie sich vergiften.

Ich denke, diese Theorie habe ich widerlegt.

FÜNF |

Keimphobie
Rick wird antibakteriell

Ich mag keine Keime. Deswegen mag ich Händeschütteln nicht. Man weiß nie, was diese Person vor dem Handschlag gerade mit seiner oder ihrer Hand gemacht hat. ...

Eine letzte Keimwarnung. Drücken Sie im Aufzug nicht den Schalter für den ersten Stock. Er wimmelt nur so von Keimen. Ich denke, ich werde ab jetzt die Treppe nehmen.

DONALD TRUMP, 2006[1]

IN MEINEM GARTENSCHLAUCH ist Triclosan.

Von allen Chemikalien, über die wir in diesem Buch schreiben, war Triclosan die einzige, bei der ich mich richtig gut fühlte. Wenn man genau genug hinschaut, ist sie als Wirkstoff in vielen »antibakteriellen« Produkten normalerweise gekennzeichnet, und meine Familie und ich machen seit Jahren einen Bogen um sie. Also war ich mir ziemlich sicher, dass ich sie komplett aus unserem Zuhause verbannt hatte.

Aber dann wässerte ich eines Abends unseren kleinen Gemüsegarten und schaute auf den Schlauch hinunter. Mir fiel zum ersten Mal auf, dass Wörter auf ihm aufgedruckt waren. Die Buchstaben waren sehr klein und die Wörter wiederholten sich über den gesamten Schlauch, so dass sie auf den ersten Blick wie ein durchgezogener Streifen aussahen. Als ich den Dreck zur Seite wischte und genau hinsah, konnte ich gerade so die Wörter »Microban-Schutz« entziffern.

Microban ist ein Hersteller antibakterieller Produkte, die in den allermeisten Fällen Triclosan als Wirkstoff enthalten.

Unglaublich! Ich schaute zu den Tomatenpflanzen auf, die ich dank meines absolut un-grünen grünen Gummischlauchs unwissentlich mit einem Desinfektionsmittel wässerte. Während ich zusah, wie das Triclosanwasser in der Erde meines Gartens versickerte, überkam mich eine Welle der Verzweiflung. Litten Verbraucher wirklich unter einer Plage verkeimter Gartenschläuche und brauchten eine labortechnische Lösung?

Cibas Baby

Dr. Stuart Levy, Professor für Mikrobiologie an der Tufts-Universität, schmunzelte verständnisvoll, als ich ihm von meinem Gartenschlauch erzählte. Er stimmte zu, dass die Manie »antibakterieller« Produkte aus dem Ruder gelaufen ist; Triclosan begegnet einem an den verrücktesten Stellen. »Hier in Chinatown gibt es antibakterielle Essstäbchen. ... Toyota wirbt mit antibakteriellen Lenkrädern und bestimmten anderen Merkmalen. Sie haben einen Schlauch. Ich habe einen Whirlpool gesehen. Ich meine, kommen Sie schon. Wenn Sie es wirklich als Gesundheitsprodukt vermarkten wollen, stecken Sie es in etwas, wo es wirkt. Microban hat es erfolgreich in alles hineingesteckt. Sie können heute ein komplettes Triclosan-Schlafzimmer bekommen, inklusive Kissen, Kissenbezügen und Pantoffeln!«

Die Anbieter von Triclosan sind so erfolgreich, dass die Liste, die Levy herunterrasselte, nur die Spitze eines Eisbergs ist. Die Environmental Working Group hat die Chemikalie in so unterschiedlichen Haushaltsgegenständen wie Zahnpasta, Unterwäsche, Handtüchern, Matratzen, Schwämmen, Duschvorhängen, Telefonen, Bodenbelägen, Schneidbrettern, Textilien und Kinderspielzeug gefunden. In insgesamt einhundertvierzig verschiedenen Arten von Konsumgütern.[2] Und diese Liste ist keineswegs vollständig.

Im Jahr 2016 verbot die Lebens- und Arzneimittelbehörde der USA (Food and Drug Administration) Triclosan in Handseifen, aber die Chemikalie steckt weiterhin in einem großen Spektrum von Handelsprodukten.[3]

In vielerlei Hinsicht ähnelt die Geschichte von Triclosan der der bromierten Flammschutzmittel, über die ich in Kapitel 3 sprach. Beide Produkte sind pausenlos auf der Suche nach neuen (und zunehmend abstrusen) Einsatzmöglichkeiten. Microban und andere Hersteller von Triclosan stellten fest, dass sie eine Chemikalie, deren Verwendung sich bis dahin auf Krankenhäuser beschränkt hatte, nehmen, den Begriff »antibakteriell« zu einer verkaufsfördernden Marke aufbauen, die Konzentration der Chemikalie verdünnen und sie dann in so unterschiedliche Produkte stecken konnten wie Deodorants und Arbeitsplatten.

Die Werbeslogans für triclosanhaltige Produkte preisen die vielen Vorzüge eines keimfreien Lebens. »Geben Sie Liebe weiter, nicht Keime«, schrieb die US-amerikanische Seifen- und Reinigungsmittelhersteller-Vereinigung Soap and Detergent Association in einer Pressemitteilung zum Valentinstag. Eine Werbung für Haustiershampoo spricht davon, dass seine »sanfte, aber wirkungsvolle antibakterielle Wirkung und der kernige Duft frischer grüner Äpfel Gerüche vertreibt und das Fell Ihres Hundes sauber und glänzend zurücklässt.« Ein anderes Unternehmen fordert uns auf, »Akne-Bakterien und überschüssiges Öl mit diesen Erfrischungstüchern zu entfernen. Behandelt mit antibakteriellem Triclosan und Salicylsäure, um künftigen Ausbrüchen vorzubeugen.« Die zunehmende Verwendung von Triclosan ließ bei Stuart Levy die Alarmglocken schrillen. Er ist nicht nur Leiter des Zentrums für Anpassungsgenetik und Arzneimittelresistenz der Tufts-Universität, er gründete und arbeitet weiterhin als Präsident der Allianz für einen verantwortlichen Umgang mit Antibiotika (Alliance for the Prudent Use of Antibiotics), kurz APUA. Wie sie auf ihrer Website erklärt, ist das Ziel der APUA, »die Abwehrkräfte der Gesellschaft gegen Infektionskrankheiten zu stärken, indem sie weltweit einen sachgerechten Zugang zu antimikrobiellen[4] Mitteln und einen zweckmäßigen Umgang mit ihnen fördert und antimikrobielle Resistenzen weltweit überwacht.«[5]

Das ist keine einfache Aufgabe. Infektiöse Mikroben sind gerissene Biester. Wie sie sich an Antibiotika anpassen, ist eine ständige Herausforderung für Ärzte. Die APUA weiß, dass sie sich eine große Aufgabe aufgehalst hat: »Antimikrobielle Mittel sind in einzigartiger Weise gesellschaftliche Medikamente, weil jede Anwendung bei einem einzelnen Patienten resistente Organismen verbreiten kann, die Auswirkungen auf ganze Gesundheitseinrichtungen, die Umwelt und die Allgemeinheit haben können.« Aus diesem Grund »stellen der weitverbreitete Missbrauch antimikrobieller Mittel und die damit zusammenhängenden Arzneimittelresistenzen eine Herausforderung für die Behandlung von Infektionskrankheiten und für die Budgets im Gesundheitswesen dar.«

Das war der Hintergrund, vor dem Levy sich zu fragen begann, ob antibakterielle Produkte vielleicht auch zu resistenten Bakterien beitragen. »Es war ganz zu Beginn dieses [antibakteriellen] Phänomens und Hasbro tränkte einiges Spielzeug mit Triclosan und behauptete, das würde Kinder vor der Übertragung von Infektionskrankheiten schützen. Dann brachte Joyce Chen ein imprägniertes Plastik-Schneidbrett auf den Markt. ... Die Marketingabteilungen in Unternehmen stellten fest, dass die Verwendung des Begriffs ›antibakteriell‹

eine gute Marketingstrategie war, also begannen sie, damit zu werben. Einer der lustigen Aspekte betraf eine Zahnbürste von Reach: Das Triclosan steckte nicht in den Borsten, sondern im Griff, trotzdem wurde sie als antibakterielle Zahnbürste vermarktet.«

Dr. Philip Tierno, Leiter der klinischen Mikrobiologie und diagnostischen Immunologie am Klinikum der Universität New York, führt sein Interesse an Triclosan ebenfalls auf den Vorfall mit Hasbro-Spielzeug zurück. Anders als Stuart Levy befürwortet er Triclosan in manchen Produkten (er selbst benutzt Zahnpasta und Seife mit Triclosan). Andere kritisiert er aber vernichtend. »Es gibt bestimmte Produkte, die deswegen Triclosan enthalten, weil sie auf den mikrobiellen Zug aufspringen und Geld verdienen wollen, nicht, weil sie eine Übertragung von Infektionen von Mensch zu Mensch verhindern wollen«, sagt er. »Eins ist zum Beispiel ein Pizzaschneider, der aus einem Rad – einem Metallrad, mit dem Sie die Pizza schneiden können – und einem Plastikgriff besteht: Der Plastikgriff enthält Triclosan.« Tierno nennt das ein »Beispiel für ein nutzloses Produkt«, da man den Käse und andere Pizzabestandteile sowieso vom Rad spülen muss und den Griff damit gleich mit. Tierno fügt hinzu, dass »viele der Triclosan-Rezepturen entweder zu wenig Triclosan enthalten, um wirksam zu sein, oder es in einem Verhältnis enthalten, das nicht ideal ist, um seine keimtötende Fähigkeit zu erhalten.« Er würde diese Produkte gern aus dem Verkehr ziehen, sagt er, »weil sie die Umwelt – sowohl die menschliche Umwelt als auch die Umwelt allgemein – mit unnötigen Extrakonzentrationen Triclosan belasten, über diejenigen hinaus, die von einem antibakteriellen Standpunkt aus sinnvoll sind.«

Interessanterweise ist auch dem Unternehmen, das Triclosan erfunden hat, hinsichtlich einiger Verwendungen seiner Chemikalie inzwischen mulmig geworden. Klaus Nussbaum war Geschäftsführer des Bereichs Hygiene bei Ciba Inc., dem Unternehmen, das 1972 damit begann, Triclosan in OP-Kleidung für Krankenhäuser zu verwenden. Ciba war zu der Zeit der weltweit führende Hersteller dieser Chemikalie. Über eine knackende Freisprechanlage (ein PR-Vertreter war während des Interviews anwesend) telefonierte ich lange mit Nussbaum in seinem Büro im schweizerischen Basel. Wenig überraschend war er von der Chemikalie ziemlich überzeugt. Er wies darauf hin, dass sie seit vierzig Jahren verwendet wird und zählte eine Reihe von Studien auf, die den Stoff als ungefährlich für eine weitverbreitete Nutzung eingestuft haben. Gegen Ende des Interviews erwähnte Nussbaum aber nebenbei das Verschwinden von Triclosan »aus einigen Anwendungen, die wir nicht befürworten«. Als ich an diesem Punkt nachhakte und mich angesichts der oft geäußerten Ansicht des

Unternehmens, dass die Chemikalie weder für den Menschen noch für die Umwelt schädlich sei, überrascht zeigte, dass es Verwendungen für Triclosan gibt, die Ciba nicht unterstützt, sagte er, das sei eine »Frage der Positionierung des Produkts«. Er pickte »weit verbreitete, Einweg«-Gegenstände wie triclosanhaltige Müllsäcke heraus, um die es dem Unternehmen dabei gehe.

Es scheint, dass selbst Ciba nicht mehr rechtfertigen kann, dass seine Erfindung auf ewig in Mülldeponien vorhanden ist und von dort aus in unsere Wasserwege sickert. Sogar die chemische Industrie akzeptiert, dass Bakterien tatsächlich an manche Orte dieser Welt gehören.

Die Keime schlagen zurück

Die Desinfizierung unseres Planeten mit Triclosan wäre nicht so ein großes Ding, wenn sie nicht ein paar geringfügige Probleme mit sich brächte: (1) Es gibt zunehmende Anhaltspunkte dafür, dass viele Produkte, die Triclosan enthalten, nicht besser wirken als triclosanfreie Konkurrenzprodukte. (2) Steigende Konzentrationen in Menschen und in der Umwelt werden inzwischen mit Gesundheitsproblemen in Verbindung gebracht. (3) Das schwerwiegendste: Es kristallisiert sich zunehmend heraus, dass Triclosan zur Resistenz von Bakterien beiträgt, alias dem Aufkommen von »Superkeimen«.

Lassen Sie uns die Probleme der Reihe nach ansehen.

Erstens: Sind antibakterielle Seifen wirklich nicht besser als »normale« Produkte? Nun, das scheint in ganz normalen Haushalten tatsächlich der Fall zu sein. Studien, die von der American Medical Association, der größten US-amerikanischen Standesvertretung für Ärzte und Medizinstudenten, der Lebens- und Arzneimittelbehörde der USA (Food and Drug Administration) und der Zeitschrift *Emerging Infectious Diseases* der US-Gesundheitsbehörden Centers for Disease Control and Prevention veröffentlicht wurden, kommen zu ähnlichen Ergebnissen: dass es in normalen Haushalten keine Hinweise darauf gibt, dass die Verwendung antibakterieller Seife Bakterien oder Krankheitsraten stärker reduziert als Seife und Wasser.[6] Eine andere Untersuchung von zweihundert amerikanischen Haushalten kam zu dem Schluss, dass Menschen, die antibakterielle Produkte verwenden, kein verringertes Risiko für Symptome von Infektionskrankheiten haben.[7]

Kürzlich hat eine weitere umfangreiche Untersuchung amerikanischer Haushalte festgestellt, dass Seifen, die Triclosan enthalten, im Allgemeinen hinsichtlich der Verhinderung von Symptomen von Infektionskrankheiten und der Reduzierung von Bakterien auf den Händen nicht wirksamer (und vielleicht sogar weniger wirksam) sind als schlichte Seife.[8] Ganz gleich, wo die Stichproben gezogen wurden: Ein größerer Nutzen triclosanhaltiger Seife im Vergleich zu schlichter, normaler Seife ließ sich kaum feststellen.[9]

Stuart Levy, einer der Autoren dieser Studie, weist darauf hin, dass »Triclosan in Haushaltsprodukten vielleicht in einem Fünftel oder einem Zehntel der Konzentrationen vorliegt, die in Krankenhäusern verwendet werden.« Levy unterstützt eine verantwortungsvolle Verwendung von Triclosan (»in Krankenhäusern ist es großartig«), ist aber gegen seine weitere Nutzung in niedrigeren Konzentrationen. Es wird genügend der Chemikalie in die Produkte gesteckt, um sie als »antibakteriell« zu bewerben, aber nicht immer genügend, um die Keime tatsächlich abzutöten.

Zweitens: Hinweise auf eine Bioakkumulation und Langlebigkeit von Triclosan verdichten sich. Es tendiert dazu, sich in tierischem und menschlichem Fettgewebe anzureichern und ist auch in Nabelschnurblut nachgewiesen worden. Schwedische Studien haben hohe Triclosankonzentrationen in Muttermilch dokumentiert.[10] In einem Aufsatz aus dem Jahr 2002 wurde es in drei von fünf Muttermilchproben nachgewiesen. Die US-Gesundheitsbehörden Centers of Disease Control and Prevention haben Triclosan im Urin von 75 Prozent von mehr als 2.500 getesteten Amerikanern gefunden.[11]

Mit der immer weiter verbreiteten Verwendung von Triclosan in Konsumgütern steigt auch die Wahrscheinlichkeit seines Eintrags in die Wasserläufe, weil ungefähr 95 Prozent der triclosanhaltigen Produkte den Abfluss hinuntergespült werden. In einer geologischen Studie, die US-amerikanische Flüsse untersuchte, war Triclosan eine der am häufigsten gefundenen Verbindungen, vermutlich wegen seines Vorhandenseins in behandeltem Abwasser.[12] Kläranlagen filtern viel Triclosan und andere Verbindungen aus dem Wasser, aber nicht alles. Und Triclosan ist mit dem Risiko behaftet, auf Algen und aquatische Ökosysteme giftig zu wirken. Japanische Studien haben in Fischen, die Triclosan ausgesetzt waren, androgyne Wirkungen nachgewiesen, was Änderungen von Flossenlängen und Geschlechterverhältnissen zur Folge hatte.[13] Studien an Fröschen haben gezeigt, dass niedrige Konzentrationen der Chemikalie normale Schilddrüsenfunktionen stören können und eine rasche Umwandlung von Kaulquappen in erwachsene Frösche auslösen.[14] In Skandinavien haben Regierungsbeamte von einer Verwendung von Triclosan abgeraten, sowohl wegen möglicher Störungen des Hormonhaushalts als auch wegen potentieller Bakterienresistenzen. Bedenken sind auch wegen einer Beeinflussung der Schilddrüsenaktivität durch Triclosan laut geworden. In einer Studie mit Mäusen stellte sich heraus, dass Triclosan die Körpertemperatur beeinflusste, sie senkte und eine dämpfende Wirkung auf das Nervensystem hatte.[15]

Und schließlich: die Superkeime. Die Frage, ob die weite Verbreitung von Triclosan zu Bakterienresistenzen führt, ist die am heftigsten geführte Debatte rund um diese Chemikalie. Die US-Ärztevereinigung American Medical Association ist so weit gegangen, von einer Verwendung antibakterieller Produkte in Haushalten abzuraten und beruft sich dabei auf Hinweise auf antimikrobielle Resistenzen.[16] Vor kurzem hat die Lebens- und Arzneimittelbehörde der USA Triclosan in »Desinfektionsmitteln im Gesundheitswesen« verboten.[17]

Wenig überraschend nennt Brian Sansoni vom American Cleaning Institute, der Lobbygruppe der Reinigungsmittelhersteller in den USA, den Vorwurf einer bakteriellen Resistenz ein »gängiges Vorstadtgerücht«. Er weist darauf hin, dass die Beweise für eine Bakterienresistenz durch Triclosan nur aus dem Labor kommen und dass »es keine Hinweise aus der realen Welt gibt, die die Verwendung antibakterieller Produkte und ihrer Inhaltsstoffe mit Antibiotikaresistenzen in Verbindung bringen – keine.« Sansoni ist der Meinung, dass »der andauernde Hype um diese Hypothese« leider die Aufmerksamkeit vom Hauptgrund für Antibiotikaresistenzen ablenkt, »der kristallklar ist: die Überrezeptierung und der übermäßige Einsatz antibiotischer Arzneimittel. Wir sehen leider, dass beide Szenarien in einem Atemzug genannt und miteinander gleichgesetzt werden – Sie wissen schon, Antibiotika und antibakterielle Produkte. Das ist, wie den Mount Everest mit einem Maulwurfshügel zu vergleichen.«

Stuart Levy gehört zu den von Brian Sansoni Kritisierten. Er wählt seine Worte vorsichtig. »Ich habe deutlich gesagt, dass die Verwendung von Triclosan nicht die Hauptursache für die resistenten Bakterien ist, denen wir uns heute gegenübersehen. Es ist der Missbrauch von Antibiotika bei Menschen und Tieren.« Levy fügt hinzu: »Aber das bedeutet nicht, dass wir selbstzufrieden sagen sollten, dass antibakterielle Mittel kein Thema sind. Wir sollten sie uns anschauen, prüfen und wieder und wieder prüfen, aber noch besser sollten wir uns fragen, ob sie dem Verbraucher einen Vorteil bringen, falls es tatsächlich die Gefahr gibt, dass sie schädlich sind.« Levy räumt ein, dass die bislang vorliegenden Hinweise aus dem Labor kommen: »Das Wort, das ich immer benutzt habe, ist ›möglicherweise‹. Falls wir etwas im Labor beobachten können, ist es sicherlich wahrscheinlich, dass es draußen in der Welt passiert. Wenn Sie genügend antibakterielle Mittel verwenden, erhalten Sie Resistenzen.«

Keimphobie

West-Nil-Virus. Vogelgrippe. Listerien. SARS. Nekrotisierende Fasziitis. Methicillin-resistente Bakterien vom Typ *Staphylococcus aureus*. So oft scheint es eine neue Mikrobe zum Fürchten zu geben.

Und nicht ohne Grund, bemerkt Dr. Charles Gerba. Gerba, aus seinen populären Schriften als »Dr. Germ« (»Dr. Keim«) bekannt, ist Professor für Mikrobiologie an der Universität Arizona und eine bekannte Autorität auf dem Gebiet der Keime und ihrer Verbreitung. In seinem Buch *The Germ Freak's Guide to Outwitting Colds and Flu* (»Ratgeber für Keimphobiker: Wie Sie Erkältungen und Grippe ein Schnippchen schlagen«) stellt Gerba fest, dass Infektionskrankheiten vor hundert Jahren die Hauptursache für Todesfälle waren. Im Jahr 1980 belegten sie nur noch den fünften Platz, aber 2017 standen Infektionskrankheiten laut WHO immer noch auf drei Plätzen der Top Ten der weltweiten Todesursachen.[18]

Gerba ist überzeugt davon, dass wir uns über die Situation klarwerden und in diesem Jahrhundert »die Hygiene neu erfinden« müssen. Das müssen wir aus zwei Gründen. Zum einen, sagt er, »ist die Bevölkerung viel anfälliger für schwere Krankheitsverläufe. Ein Drittel unserer Bevölkerung gehört zu dieser Gruppe, tendenziell die Älteren, Babys, gefährdete Personen – wie Krebspatienten in Chemotherapie – und Schwangere. Wir sind eine alternde Bevölkerung. Verbreitete Krankheiten wie Durchfallerkrankungen sind für die meisten Menschen nur eine milde Unannehmlichkeit, aber wenn Sie über fünfundsechzig sind, können sie ziemlich lebensgefährlich sein.«

Zum anderen, sagt Gerba, sind es »die Änderungen im Lebensstil«, die uns in Kontakt mit mehr Keimen bringen als je zuvor: »Mehr unserer Lebensmittelversorgung wird aus den Entwicklungsländern importiert, was uns mehr Varianten von Krankheitserregern aussetzt als je zuvor. Achtzig Prozent von uns arbeiten heute drinnen in Büros, während vor hundert Jahren die meisten von uns auf einem Bauernhof arbeiteten, auf einem Acker, und einmal in der Woche in der Stadt waren. Heute verbringen wir unsere Tage in Bürogebäuden, riesigen Einkaufszentren, wir haben Kreuzfahrtschiffe, deren Kapazität von einhundert auf dreitausend Passagiere angestiegen ist, wir haben Stadien von enormen Ausmaßen und ganz grundsätzlich teilen wir mehr Raum mit mehr Menschen als je zuvor. Wenn Sie das tun, teilen Sie mehr Keime mit mehr Menschen als je zuvor.«

Keime sind robust und anpassungsfähig und »jedes Mal, wenn wir unseren Lebensstil ändern, machen sie sich das zunutze«, sagt Gerba. Er erwähnt das SARS-Virus: »Es sieht so aus, als ob es von Fledermäusen kam. Es gelangte vor allem wegen der sich ausbreitenden menschlichen Bevölkerung und engerem Kontakt in andere Tiere.«[19] Eine andere Mikrobe, die Legionellen-Bakterien, mögen warmes Wasser. In der natürlichen Umwelt wäre das nur ein Problem, »wenn Sie in einer heißen Quelle säßen.« Aber in einer Welt voller Duschen, Whirlpools und Fontänen – konfektionierte künstliche Lebensräume – gedeihen

Legionellen prächtig und sind eine echte Bedrohung für die menschliche Gesundheit.

Also was tun? Im Gegensatz zu Stuart Levy ist Gerba nicht überzeugt von den Hinweisen, die Triclosan mit Bakterienresistenzen in Verbindung bringen. Er ist sich aber sicher, dass es in vielen Fällen schlicht nicht nötig ist. »Ich mache mir vor allem deswegen Sorgen wegen Triclosan, weil ich nicht glaube, dass sein Nutzen in allem, in dem es verwendet wird, erwiesen ist«, sagt er. »Ich glaube, die Leute sollten es damit nicht übertreiben. ... Sie müssen nicht alles desinfizieren, mit dem Sie in Kontakt kommen. Ich meine, auch wenn Sie rausgehen, ist schlichtes Händewaschen ausreichend.«

Leider wird Gerbas Ansatz, der auf gesundem Menschenverstand beruht, zu selten beherzigt.

Das Ziel unserer modernen Reinigungsbesessenheit, der Mikroorganismus, galt bis in den Beginn des zwanzigsten Jahrhunderts hinein weithin noch nicht als Krankheitsursache. Die meiste Zeit in der Menschheitsgeschichte waren die Menschen der Auffassung, dass Krankheiten spontan entstanden oder von einer schädlichen Art schlechter Luft namens »Miasma« verursacht wurden. Die miasmatische Krankheitslehre wurde im Mittelalter populär und noch im späten neunzehnten Jahrhundert von so prominenten Fürsprechern wie Florence Nightingale vertreten, der Krankenschwester im Krimkrieg. Die Leute machten sich keine Sorgen wegen Keimen. Sie machten sich Sorgen wegen übler Gerüche von Dingen wie verfaulendem Fleisch, Müll und Verwesung. Um diese zu bekämpfen, waren sie davon besessen, gute Belüftung zu gewährleisten. Erst als Wissenschaftler wie Joseph Lister (nach dem die Marke »Listerine« und die Listerien benannt sind) Experimente durchführten, die die dramatischen Vorteile antiseptischer Maßnahmen zeigten – zum Beispiel die Verringerung von Krankenhausinfektionen durch Händewaschen –, glaubten die Leute, dass es tatsächlich Keime gibt.

Im späten 19. Jahrhundert wurde Seife so billig, dass die Mittelklasse sie sich leisten konnte. Bis zu diesem Zeitpunkt besaßen die meisten Menschen Seife, um Kleidung und Böden zu säubern, aber nicht für ihre Körper. Und mit dieser Entwicklung, die auch bessere Seife für den Körper brachte, begann groß angelegte Werbung. Wie Katherine Ashenburg erklärt, die Autorin eines großartigen Buchs mit dem Titel *The Dirt on Clean* (»Sauber: Die dreckige Wahrheit«),[20] wurden Seife und Werbung gemeinsam groß. »Werbung durch Angst« – die auf die Unsicherheiten des Durchschnittsbürgers abzielt – gehörte in der Branche rasch zum festen Inventar. Listerine-Werbung im frühen zwanzigsten Jahrhundert behauptete, dass Mundgeruch eine bundesweite Epidemie sei und legte nahe, dass dieser zwangsläufig die natürliche Bindung zwischen Mutter und Kind stört: »Können Ihre eigenen Kinder Sie nicht riechen?« Unverheiratete Frauen waren die Zielgruppe für Slogans wie »Haut, die ›Ja!‹ sagt« oder »Bis der ATEM uns scheidet.«

Anzeigen richteten sich nicht nur an Frauen, sondern auch an Männer. Das Cleanliness Institute (»Institut für Sauberkeit«), eine Organisation, die von der Mehrheit der Seifenhersteller in Nordamerika unterstützt wurde, schaltete in den späten 1920er Jahren eine Werbung mit dem Slogan »SEIFE und WASSER gibt Selbstbewusstsein« und einem Bild, auf dem ein gut gekleideter Mann mit Aktentasche auf einen unrasierten, ungepflegten Mann herabsah. Das jüngste Marketing für »antibakterielle« Produkte ist schlicht eine Fortführung der langen und wunderschönen Beziehung zwischen Werbung und Seife.

Statt der gängigen Vorstellung zu glauben, dass unsere Vorfahren sich deswegen nicht für Sauberkeit interessierten, weil sie keinen Zugang zur richtigen Technologie, zu Sanitäreinrichtungen oder Wasserversorgung hatten, stellt Ashenburg dieses Argument auf den Kopf. Sie ist der Meinung, dass Technologie den Wünschen folgt. »Die Römer hatten Techniken, um ihre imperialen Bäder mit Wasser, sanitären Einrichtungen und Heizung zu versorgen. Dieses Wissen war nicht wirklich verloren, aber bis ins neunzehnte Jahrhundert hinein hatten die Leute daran kein Interesse. Die Engländer waren im neunzehnten Jahrhundert mehr an Sauberkeit interessiert als die Franzosen; die Mehrzahl der Häuser in London war in den 1830er Jahren an das Rohrleitungssystem angeschlossen. Die Franzosen wussten das, wollten aber nicht gleichziehen. Es war eine Mentalitätsfrage. In den 1830er Jahren waren die Franzosen nicht an Sauberkeit interessiert, und aus ein paar komplizierten historischen und soziologischen Gründen interessierten sich die Engländer dafür.« Ashenburgs Fazit lautet, dass die Menschen in vielen Ländern schon Jahrhunderte früher hätten sauber sein können, aber das interessierte sie nicht. »Kulturen, die mehr an einen Gemeinschaftssinn glaubten, störten sich viel weniger daran, dass sie rochen oder ihre Nachbarn rochen.«

Die gegenwärtige beispiellose Besessenheit des Westens mit Hygiene – »als wären wir nicht von dieser Welt«, wie Ashenburg es nennt – reflektiert einen sehr neuen Wandel gesellschaftlicher Bedürfnisse. Sie kommt zu dem Schluss, dass unsere »Keimverrücktheit und all diese antibakteriellen Dinge« mit Ängsten zusammenhängen wie »Terrorismus und 9/11. Keime sind unsichtbare Gegner, wie Terroristen, und man weiß nie, wann sie zuschlagen werden. Ich glaube, eine Menge des gegenwärtigen Hygienedenkens dreht sich um den amerikanischen Wunsch, die Dinge unter Kontrolle zu haben.«

Die Ironie daran ist, dass die gegenwärtige Verwendung antibakterieller Produkte eine absolut unkontrollierte und zum großen Teil durch keinerlei Monitoring erfasste Triclosanwelle auf die Bevölkerung losgelassen hat.

Pestizid-Zahnpasta

Wenn ich mir die Phalanx hochparfümierter, luxuriös verpackter, triclosanhaltiger Körperpflegeartikel anschaute, die ich für unser Experiment versammelt hatte – sicherlich der Gipfel der Seifenevolution –, schien das frühere traditionelle Desinteresse der Menschheit daran, ein Bad zu nehmen, und ihre Toleranz gegenüber unangenehmen Gerüchen sehr weit weg zu sein.

Im Gegensatz zu den anderen Chemikalien, um die es in diesem Buch geht, war unser Triclosan-Experiment vergleichsweise einfach zu organisieren. Triclosan ist auf Produkten gut gekennzeichnet, und wenn »antibakteriell« irgendwo auf einem Behältnis steht, schafft es dieses Produkt normalerweise nicht über unsere Türschwelle. Für die Zwecke unseres Experiments kaufte ich jedoch eine Anzahl handelsüblicher triclosanhaltiger Produkte in lokalen Supermärkten und benutzte sie zwei Tage lang ganz normal (siehe Abbildung 12). Ich fühlte mich etwas seltsam, mich bewusst Triclosan auszusetzen, denn im Gegensatz zu Phthalaten und Bisphenol A, die nur ein paar Stunden im Körper bleiben, hält sich Triclosan einige Tage.

Als wir das Experiment vorbereiteten, hatten wir uns ein paar Triclosan-Studien angeschaut, um einschätzen zu können, was uns erwartete. Wie leicht es ist, die Konzentrationen der Chemikalie durch einzelne Quellen zu steigern, hatten Forscher nachgewiesen, die Laborpräparate der Chemikalie in Hautcreme und Mundspülungen verwendet hatten.[21] Inzwischen sind aber so viele triclosanhaltige Produkte auf dem Markt, dass Menschen sehr leicht vielen Triclosanquellen gleichzeitig ausgesetzt sein können.

Badezimmer
Colgate Total Zahnpasta Clean & Clear Reinigungsschaum fürs Gesicht Gillette Rasiergel Right Guard Deodorant Dettol Duschseife mit Tannenduft
Küche
Dawn Ultra Geschirrspülmittel-Konzentrat/antibakterielle Handseife J Cloth Wischtücher (Apfelblütenduft mit Microban)

12 Ricks Einkaufszettel für Triclosan

Ich verwendete diese Artikel nur zwei Tage lang, aber die Wirkung auf meinen Triclosan-Wert im Urin war atemberaubend: Sie trieben ihn von 2,47 ng/ml (Nanogramm pro Milliliter) auf 7.180 ng/ml in die Höhe. Der Unterschied zwischen diesen beiden Zahlen lässt sich schlecht optisch darstellen: wegen des enormen Anstiegs ist mein Ausgangswert auf dem Graphen kaum sichtbar (siehe Abbildung 13). Und warum war angesichts der Tatsache, dass wir Triclosan seit Jahren aus unserem Haushalt verbannt haben, mein Ausgangswert nicht Null? Wahrscheinlich wegen der Triclosanwerte, die inzwischen in Wasser und Lebensmitteln gefunden werden und die wir alle tagein, tagaus aufnehmen.[22]

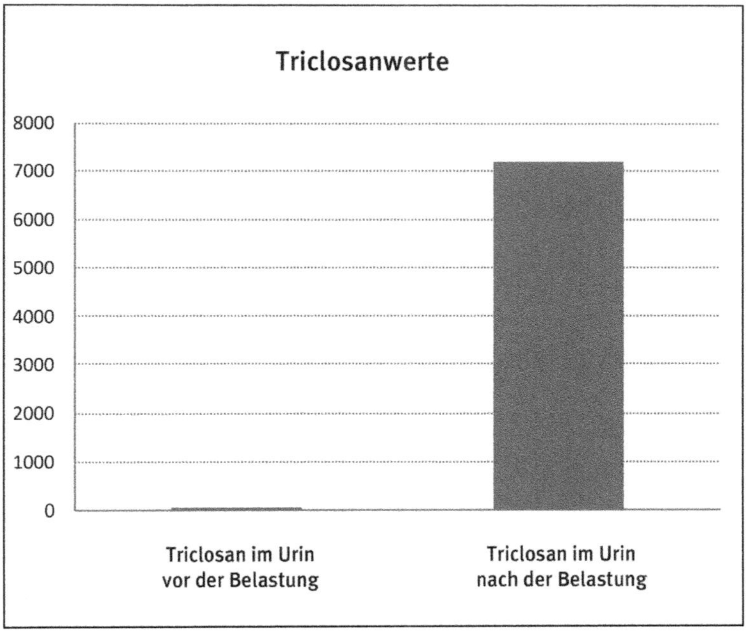

13 Triclosanwerte in Ricks Urin in zwei 24-Stunden-Proben vor und nach der bewussten Belastung (ng/ml)

Verglichen mit jüngeren Tests der US-Gesundheitsbehörden Centers for Disease Control and Prevention (CDC) waren meine Ergebnisse sehr interessant. In den Jahren 2003 und 2004 hatten Analysen von Triclosanwerten im Urin von über zweitausend Amerikanern ergeben, dass das geometrische Mittel bei 13 ng/ml lag, mit einer Bandbreite von Werten von 2,3 bis 3.790 ng/ml.[23]

Mein Selbstexperiment trug mich also innerhalb von zwei Tagen vom tiefsten Wert weit über den höchsten hinaus, der bislang in der US-Bevölkerung gemessen wurde. Um das zu erreichen, nutzte ich acht verschiedene triclosanhaltige

Produkte gleichzeitig, eine Anzahl, die vermutlich nicht viele andere Menschen benutzen. Aber nach den hunderten Nanogramm Triclosan im Urin mancher CDC-Testpersonen zu urteilen, scheint die gleichzeitige Verwendung mehrerer triclosanhaltiger Produkte nicht ungewöhnlich zu sein.

Als ich Klaus Nussbaum von Ciba von den Triclosanwerten in meinem Urin erzählte, sagte er: »Das zeigt, dass Ihr Körper bei der Beseitigung von Triclosan einwandfrei arbeitet.« Als ich ihn fragte, ob 7.180 ng/ml Anlass zur Sorge gäbe, antwortete er: »Im Moment ist der Wert hoch. Ihr Körper arbeitet einwandfrei, aber Sie sollten wissen, dass sich der Stoffwechsel des menschlichen Körpers normalerweise an Triclosan anpasst.« Mir fiel Nussbaums Gebrauch des Wortes »anpassen« auf. Das Konzept, dass sich unsere Körper an synthetische Chemikalien anpassen müssen, ist interessant und biologisch korrekt. Da Triclosan eine menschliche Erfindung ist, müssen unsere Körper tatsächlich lernen, wie sie die Stoffwechselwege so einrichten können, dass der Stoff abgebaut und schließlich ausgeschieden wird.

Ich weiß nicht, ob die zukünftige Ausprägung des Menschen von der Chemiesuppe bestimmt sein wird, in der wir leben, oder ob unsere Evolution als Art nicht mehr vom »Überleben der Stärksten« abhängt, sondern vom »Überleben der chemisch Unempfindlichen«. Was ich weiß, ist, dass die Allgegenwart synthetischer Chemikalien wie Triclosan in unserem Alltag und ihre Anreicherung in unseren Körpern eine unverantwortliche Zumutung der Wirtschaftszweige darstellt, die diese Chemikalien herstellen, und der staatlichen Aufsichtsbehörden, deren Aufgabe es ist, Schäden durch solche Dinge zu verhindern.

Und ganz sicher möchte ich nicht, dass irgendwelche neuen Stoffwechselwege für Triclosan in meinem Körper ohne meine Zustimmung aktiviert werden.

Nano und die toxische Tretmühle

Als ob Triclosan als Problem noch nicht groß genug wäre, präsentiert der neuste Inbegriff des führerlosen antibakteriellen Zugs eine sogar noch größere Herausforderung: Nanotechnologie, die Schaffung mikroskopisch kleiner Partikel, die nur ein paar Atome oder Moleküle groß sind. Ohne großes Aufhebens und weithin ohne das Wissen der Verbraucher sind in den letzten Jahren brandneue Arten von Nanotechnologie alltäglich geworden. Laut Project on Emerging Nanotechnologies, einem Verzeichnis nanotechnologiebasierter Konsumgüter, hat sich die Anzahl dieser Produkte zwischen März 2006, als das Verzeichnis mit 212 Produkten zum ersten Mal veröffentlicht wurde, und August 2008, als das Verzeichnis 609 Produkte enthielt, verdreifacht. Im Jahr 2016 listeten mehrere

»Online-Speicher« mehr als 2.000 im Handel erhältliche Produkte auf, die in irgendeiner Weise Nanotechnologie enthielten.[24]

Nach Dr. Andrew Maynard, Leiter des Risikoinnovationslabors am Institut für die Zukunft gesellschaftlicher Innovation der Arizona-State-Universität, kommt der Durchschnittsverbraucher regelmäßig mit diesen Nanomaterialien in Berührung, ohne es zu wissen: »Im Moment gibt es eine ganze Reihe von Nanomaterialien«, sagt Maynard. »Die Leute kommen direkt in Kontakt mit Dingen wie Silberpartikeln in Nanogröße, die als antibakterielle Wirkstoffe verwendet werden. Sie kommen in Kontakt mit Titandioxid und Zinkoxid in Nanogröße, in Körperpflege und Sonnenschutz. Sie begegnen Nano-Kapseln, die in manchen Körperpflegeprodukten verwendet werden. Sie kommen auch indirekt mit Dingen wie Ceroxid in Kontakt, die als Kraftstoffzusatz verwendet werden, und mit Nano-Kohlenstoffröhrchen, die üblicherweise in ein Produkt eingebettet sind. Die Leute sind ihnen nicht direkt ausgesetzt, aber sie verwenden Produkte, die sie enthalten.«

Was bringt Nanosilber? Wie Maynard erklärt, ist die antimikrobielle Wirkung von Silber seit Jahrhunderten bekannt, aber es lässt sich nicht so leicht verwenden. Es ist ziemlich schwierig, einen großen Klumpen Silber in ein Produkt zu stecken. Die einzige andere Möglichkeit ist, es in chemischer Form zu nutzen, zum Beispiel als Silberionen. In den letzten paar Jahren haben Hersteller entdeckt, dass man, wenn man Silber in sehr kleine Partikel von etwa 20 Nanometer Durchmesser einschmilzt, diese Partikel wirksam in eine ganze Reihe von Produkten einbringen und ihnen damit einen gewissen Grad antimikrobieller Fähigkeiten verleihen kann. »Also tauchen jetzt Silberpartikel in Nanogröße in Dingen wie Oberflächenbeschichtungen auf, in Kleidung wie zum Beispiel Socken, auf Oberflächen von Lebensmittelbehältern und Kühlschränken. Fast in jedem Produkt, für das sich ein antimikrobieller Markt erkennen lässt«, sagt Maynard. Nach einem Bericht von Global Market Insights haben antimikrobielle Beschichtungen 2015 an die 900 Millionen Euro Umsatz generiert. Das gleiche Unternehmen sagt voraus, dass sich der amerikanische Markt bis 2024 von der Größe her verdoppeln wird.[25]

Nanopartikel mögen neu sein, unser wissenschaftliches Wissen über Silber ist es nicht. Die EPA stuft Silber wegen seiner giftigen Wirkung auf Wasserpflanzen und -tiere als Umweltgefahr ein. Eine 2005 veröffentlichte Studie fand heraus, dass Nanosilber fünfundvierzig Mal giftiger ist als normales Standardsilber.[26] Eine andere Studie ergab, dass Nanosilber das Potential hat, nützliche Bakterien in Kläranlagen zu zerstören.[27] Laut einem im September 2008 veröffentlichten Aufsatz hatten fast ein Drittel der Produkte mit Nanosilber, die im

September 2007 auf dem Markt waren, das Potential, Nanosilber in die Umwelt abzugeben. Neuere Forschung hat beobachtet, dass Nanosilber beachtlichen »oxidativen Stress« in unseren Körpern hervorruft, Zellbestandteile der DNA schädigt, antioxidative Enzyme aktiviert und Zellmembranen zersetzt.[28]

Im Jahr 2006 brachte Samsung eine SilverCare-Waschmaschine auf den Markt, die Silberionen in den Waschvorgang freisetzte. Mit jeder Wäsche gelangten diese Ionen ins Abwasser. Auch wenn Socken mit Nanosilber-Ausrüstung gewaschen werden, gelangt Nanosilber ins Abwasser und schließlich in Wasserläufe. Die Wasserbehörde in Stockholm gab an, dass schwedische Haushalte mit einer Nanosilber-Waschmaschine zwei bis dreimal soviel Silber freisetzten wie ohne eine solche Waschmaschine.[29]

In einer anderen aktuellen Studie, der ersten ihrer Art, experimentierten die Forscher mit sechs verschiedenen Sockenpaaren, die alle als geruchshemmend und mit Nanosilber ausgerüstet vermarktet wurden. Sie fanden heraus, dass die Socken unterschiedlich viel Silber freisetzten. Einige Socken setzten nach der ersten Wäsche Silber frei, andere nach und nach nach mehreren Waschgängen, andere gar nicht. Es ist mehr Forschung nötig, um herauszufinden, wie viele der Silberpartikel ihren Weg von der Socke ins Waschwasser und schließlich ins Abwasser und in die weitere Umwelt finden, in das Leben im Wasser und in den Menschen. In der Zwischenzeit gibt es für Verbraucher vor einem Nanosilbersocken-Aufsteller in einem Laden keine Möglichkeit zu erkennen, welche Socken Silber freisetzen werden und welche nicht.

Wegen des fehlenden Monitoring von Nanosilber und dem, was Andrew Maynard das »sehr komplexe« Verhalten von Nanosilberpartikeln in der Umwelt nennt, brauchen wir insbesondere mehr Forschung hinsichtlich der Wirkung von Nanosilber auf Böden. Bakterien sind schließlich das, was Böden funktionieren lässt. Wenn Böden mit potenten antibakteriellen Stoffen des »Raumfahrt-Zeitalters« überschüttet werden, ist das ein kleines Problem. Die wenigen vorliegenden Studien deuten darauf hin, dass Nanosilber giftig für Bakterien ist, die sich von anorganischem Material ernähren und dadurch lebenswichtige Nährstoffe freisetzen, die unabdingbar für den Bodenaufbau sind.[30] Die Toxizität kann auch auf den von Bakterien gesteuerten Prozess der »Denitrifikation« Auswirkungen haben, in dem Nitrate in manchen Böden, Feuchtgebieten und anderen nassen Umgebungen in gasförmige Stickstoffverbindungen umgewandelt werden. Dieser Prozess ist von entscheidender Bedeutung, weil ein zu hoher Nitratwert die Produktivität von Pflanzen mindert. Zu viele Nitrate können auch zur »Überdüngung von Flüssen, Seen und Ökosystemen im Meer« führen, »und sie sind ein Schadstoff in Trinkwasser«.[31] Die Giftigkeit von Nanosilber ist auch in Studien nachgewiesen worden, die seine Wirkung auf Säugetierleberzellen, Stammzellen und sogar Gehirnzellen zeigen.[32]

Während der ursprünglichen Arbeit an *Slow Death* besuchte ich in Toronto eine abendliche Podiumsdiskussion zur Nanotechnologie. Es waren einige Experten auf diesem Gebiet da und diskutierten vor allem die Perspektiven dafür, diese neue und explodierende Produktklasse vernünftig zu regulieren. Ich hörte, in welchem Ausmaß Nanomaterialien völlig unreguliert sind, und lernte, dass sogar viele Hersteller nicht vollständig verstehen, womit sie umgehen. Ich muss zugeben, dass mich in meinen dunkleren Momenten an diesem Abend das Gefühl beschlich, dass wir uns in einer Art toxischen Tretmühle befinden. Kaum kümmern wir uns um eine Chemikalie, die unsere Gesundheit schädigt, sehen wir schon die nächste auftauchen. Wir können nicht aus der Tretmühle und scheinen nie aus unseren Fehlern zu lernen.

Ich erwähnte Andrew Maynard gegenüber, dass Nanosilber ein klassisches Beispiel für dieses Phänomen sei, aber er war optimistischer, als ich dachte. »Wir sind immer noch in der Startphase verschiedener sich entwickelnder Nanotechnologien und es ist gut, dass wir bereits jetzt eine ziemlich breite Debatte darüber haben, wie man diese Technologien verantwortlich entwickeln kann«, sagt er. »Obwohl die Dinge tatsächlich etwas riskant scheinen, gehen wir mit dieser Technologie viel besser um, als wir das mit früheren getan haben.«

Die Händler der Angst

Unterm Strich steckt etwas des berühmten Keimphobikers Howard Hughes in uns allen, und das nutzt die chemische Industrie absolut aus.

Die Werbelawine, die die (in vielen Fällen) nicht existierenden Vorzüge von Triclosan anpreist und eine gesellschaftsweite Panik gegenüber Keimen schürt, ist ein Paradebeispiel dafür. Das Ausnutzen von Ängsten, um mit Chemikalien Geschäfte zu machen, ist aber ein Thema, das sich auch in den anderen Kapiteln dieses Buches findet. Angst vor Feuer verkauft mehr Flammschutzmittel. Angst vor Insekten verkauft mehr Pestizide. Angst vor den Gerüchen des Alltags verkauft Phthalate.

Die Ironie besteht darin, dass Umweltaktivisten und auch meiner Wenigkeit von der chemischen Industrie ständig vorgeworfen wird, »Panikmache« zu betreiben. »Unsere Produkte sind ungefährlich. Hören Sie nicht auf die Angstmacher, die Ihnen anderes einreden«, lautet ihr Refrain. Ein Industrievertreter hat mich einmal einen »Chemophobiker« genannt, was ich für ein cooles Wort hielt, auch wenn ich den Prämissen des Kerls nicht zustimmte.

Lassen Sie mich Farbe bekennen: Ich liebe Chemikalien. Die meisten Chemikalien in meinem Alltag, darunter Koffein, Alkohol und sogar die VOC-/emissionsarme Wandfarbe in meinem Zuhause, sind einfach prima.

In meinem dritten Studienjahr versuchte ich mich einen Sommer lang daran, in der Wildnis British Columbias Bäume zu pflanzen. An einem Tag war es mit den Insekten so schlimm, dass ich dachte, ich werde verrückt, ich kratze mir die Augen aus oder beides. Ich zog mein langärmliges T-Shirt so über meinen Kopf, dass mein Gesicht vom Halsausschnitt gerahmt wurde und begoss mich – einschließlich des Kopfs – mit einer ganzen Flasche des stärksten DEET-haltigen Insektenschutzmittels, das man sich vorstellen kann. DEET ist eine so starke Chemikalie, dass sie Plastik schmilzt, und heutzutage können Sie den Krabblerstoff nicht mehr in den Konzentrationen kaufen, in denen ich ihn vor zwanzig Jahren benutzte. Aber an jenem Tag hatte ich bei diesem Bodycheck keine andere Wahl.

Hier ist also eine Botschaft an die Chemieindustrie: Ich bin kein Chemophobiker. Unter manchen Umständen bin ich absolut chemophil. Wogegen ich etwas habe, sind Chemikalien wie Triclosan, die unnötig sind, möglicherweise gefährlich und die uns jeden Tag ohne unser Wissen oder unsere Zustimmung untergeschoben werden.

SECHS

Ein riskantes Geschäft: 2,4-D und solide Wissenschaft

Bruce philosophiert über Pestizide

Rasen ist Natur unter totalitärer Herrschaft.

MICHAEL POLLAN

GESUNDER GRÜNER RASEN sieht schön aus und man kann super darauf liegen. Kein Wunder, dass er das Neidobjekt in einer bekannten englischen Redewendung ist: »The grass is always greener on the other side« – »Das grünere Gras haben immer die anderen.« Ich habe lebhafte Erinnerungen daran, wie ich als Teenager den Familienrasen mähte, wässerte, düngte und chemisch behandelte. Der Anblick eines frisch gemähten, unkrautfreien grünen Rasens mit sauberen diagonalen Mähstreifen sorgte für große Zufriedenheit. Und vielleicht sogar für etwas Stolz, dass die Leute tatsächlich denken würden, dass das Gras auf unserer Seite des Zauns grüner war.

Grüner Rasen bedeutet Arbeit. Ist er das Risiko wert, dass Kinder an Atemwegserkrankungen leiden? Oder dass Rasenpfleger am Non-Hodgkin-Lymphom erkranken? Oder dass zukünftige Generationen von Kindern Lernbehinderungen entwickeln?

Tatsache ist, dass Rasenflächen Pestizidschlucker sind. In den Vereinigten Staaten verbrauchen sie jährlich über vierzigtausend Tonnen Pestizide und Herbizide.[1] Insektizide töten Insekten und Herbizide töten Unkraut. Rasen- und Gartendünger, die gleichzeitig Unkraut bekämpfen – im englischsprachigen

Raum als »weed and feed«-Produkte vermarktet – enthalten die Chemikalie 2,4-D, das am meisten verwendete Herbizid der Welt.[2] Und 2,4-D ist ein großes Problem.

»DDT ist gut für mi-i-ich!«

Die meisten Redewendungen sind alt. »Das grünere Gras haben immer die anderen« ist seltsam zeitgenössisch. Sein erster gedruckter Nachweis stammt aus dem Jahr 1957, nur zwei Jahre vor dem Spitzenjahr des DDT-Verbrauchs in Nordamerika, dem Jahr 1959.[3]

Eine großflächige Verwendung von Pestiziden hatte nach dem Zweiten Weltkrieg begonnen. Im Krieg litten die Truppen der Vereinigten Staaten in Südeuropa, Nordafrika und Asien verheerend unter von Moskitos übertragenen Krankheiten, allen voran Malaria und Typhus, und sorgten damit im Mutterland für eine massenhafte Herstellung chemischer Pestizide. Vor dem Krieg wurden synthetische Pestizide kaum eingesetzt – über ihre Wirkungsweise war auch nur wenig bekannt – und DDT gab es nicht. Aber von 1943 bis 1944 schnellte die militärische Nachfrage nach diesem starken chemischen Pestizid von 4,5 Tonnen pro Monat auf 770 Tonnen pro Monat in die Höhe.[4] Die US-Regierung, die dringend DDT benötigte, gewährte hundert Prozent Steuerabschreibungen auf die Errichtung von Fabriken, die DDT produzierten, und zwang den Patentinhaber Geigy, dem Unternehmen DuPont eine Produktionslizenz für DDT zu gewähren, die einen Verkauf auch nach Kriegsende erlaubte.[5]

Nach dem Krieg besaßen amerikanische Unternehmen hohe Produktionskapazitäten für DDT, aber keinen Absatzmarkt mehr. Die Hersteller waren sich des wirtschaftlichen Potentials von DDT bewusst und hatten die Nachfrage nach der Chemikalie während des Kriegs auch als Möglichkeit gesehen, von der Regierung subventionierte Produktionskapazitäten zu schaffen. Trotz Bedenken von Wissenschaftlern wurde DDT schlagartig zu einer Sensation und die amerikanische Landwirtschaft wechselte rasch zum heutigen Modell, Chemikalien einzusetzen. DDT wurde auch dafür verwendet, Gartenschädlinge und Stubenfliegen auszumerzen, und sein riesiger Erfolg führte zur Erfindung einer ganzen Reihe synthetischer Chemikalien zur Insekten- und Unkrautvernichtung. Chlordan, Dieldrin und Aldrin sind drei chemische Verwandte von DDT, die in den 1940er Jahren gegen verschiedene Insekten wie Termiten, Motten und Heuschrecken entwickelt wurden. 2,4-D wurde 1945 patentiert[6] und legte den Grundstein für die heutige »Weed Science«, die »Unkrautwissenschaft«.[7]

Synthetische Pestizide waren Tagesgespräch, und mögliche Gefahren des DDT-Einsatzes wurden früh erkannt. Wissenschaftler begannen Mitte der

1940er Jahre Sorgen hinsichtlich der biologischen Gefahren der Chemikalie und ihres Schadpotentials für die menschliche Gesundheit zu äußern,. Sie nannten DDT »die Atombombe der Insektenwelt« mit »Möglichkeiten für Böses und nicht nur, was der menschlichen Rasse gut erscheint.«[8] Bereits 1949 machte sich Paul B. Dunbar, der Beauftragte der Lebens- und Arzneimittelbehörde der USA (Food and Drug Administration), Sorgen, dass Menschen, die DDT und anderen Chemikalien in geringen Mengen über einen langen Zeitraum ausgesetzt sind, gefährdeter sein könnten als die Soldaten, die im Krieg durch das Versprühen von Agent Orange kurzzeitig höheren Konzentrationen ausgesetzt waren.[9] Die Hersteller von DDT gaben sich große Mühe, der amerikanischen Öffentlichkeit die Vorzüge von DDT schmackhaft zu machen. Davon zeugt die Anzeige in der Zeitschrift *Time* aus dem Jahr 1947: »DDT is good for me-e-e!« (»DDT ist gut für mi-i-ich!«) »Gehaltvolleres« Fleisch, ein »gesünderes« Zuhause und Äpfel ohne »hässliche Würmer«: DDT wurde als Lösung für viele Probleme angepriesen. Aber ab 1949 ging seine Blütezeit dem Ende zu. DDT begann einen Teil seiner insektiziden Wirkung zu verlieren. Moskitos wurden resistent und brauchten die zehnfache Dosis, bis sie starben. Während die geplanten Opfer von DDT gegen seine tödliche Wirkung zunehmen immun wurden, ließ sich seine Wirkung auf die ungeplanten Opfer nicht mehr leugnen. Im Jahr 1972, weniger als dreißig Jahre nach seiner ersten kommerziellen Anwendung, wurde jeglicher Einsatz von DDT in den Vereinigten Staaten und in vielen anderen Ländern verboten. Zwei Jahre später verboten die USA den Einsatz von Aldrin und Dieldrin, DDTs giftigen Cousins. Nicht mehr eingesetzt: ja. Nicht mehr vorhanden: nein. Jahrzehnte später lässt sich DDT in der Umwelt immer noch in messbaren Konzentrationen nachweisen, und seine Langlebigkeit garantiert, dass sein giftiges Erbe auf absehbare Zeit erhalten bleiben wird. (DDT wird weiterhin in Ländern verwendet, in denen Malaria weit verbreitet ist.)

Laut einer Studie aus dem Jahr 2008 entwickeln Männer, die DDE, ein Nebenprodukt von DDT, in ihren Körpern haben, 1,7 mal eher Hodenkrebs als solche ohne DDE.[10] Studien zeigen auch, dass DDT-Verbindungen zur Entwicklung von Brustkrebs beitragen, indem sie die Wirkungen natürlicher Hormone blockieren, die das Wachstum von Krebsgeschwulsten verlangsamen.[11] Es scheint unglaublich, dass DDT in Nordamerika nur drei Jahrzehnte lang großflächig eingesetzt wurde, aber vierzig Jahre nach seinem Verbot immer noch Krebs auslöst. Das ist eine eindringliche Lektion über die Gefahren sehr langlebiger giftiger Substanzen.

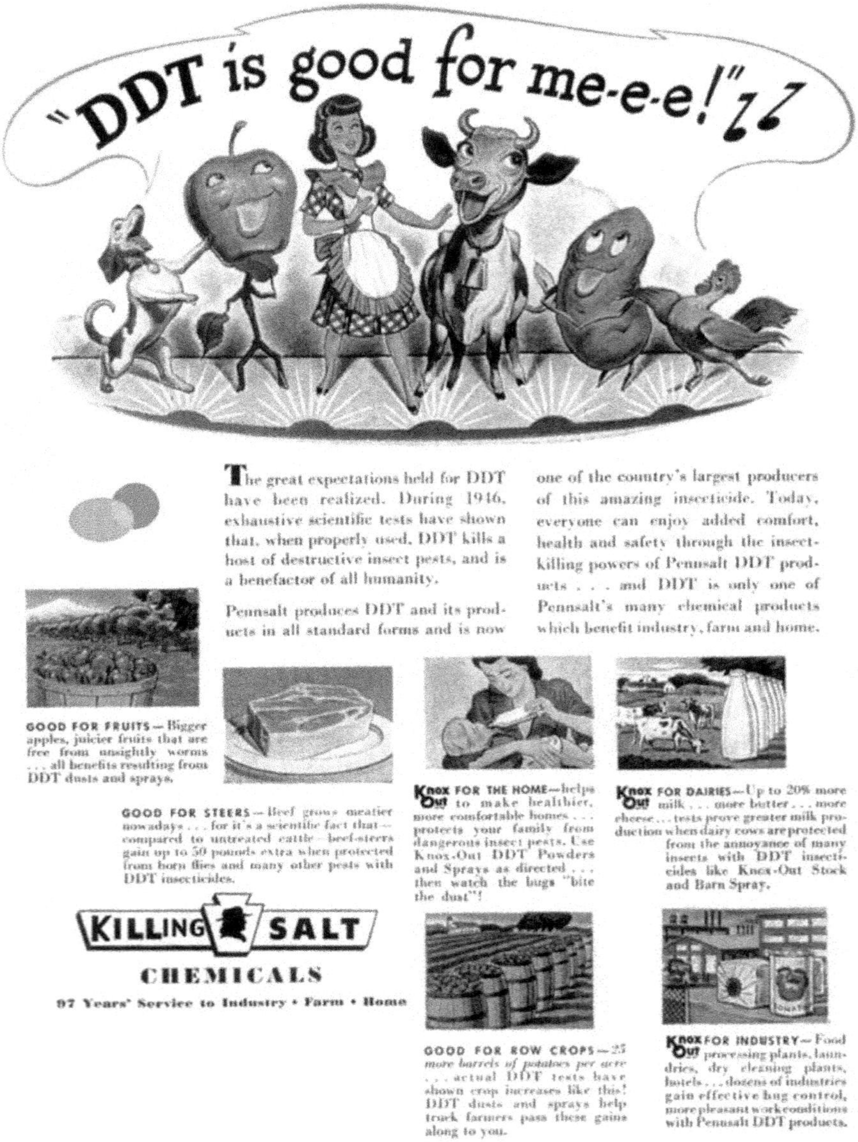
"DDT is good for me-e-e!"
The great expectations held for DDT have been realized. During 1946, exhaustive scientific tests have shown that, when properly used, DDT kills a host of destructive insect pests, and is a benefactor of all humanity.
Pennsalt produces DDT and its products in all standard forms and is now one of the country's largest producers of this amazing insecticide. Today, everyone can enjoy added comfort, health and safety through the insect-killing powers of Pennsalt DDT products . . . and DDT is only one of Pennsalt's many chemical products which benefit industry, farm and home.
GOOD FOR FRUITS — Bigger apples, juicier fruits that are free from unsightly worms . . . all benefits resulting from DDT dusts and sprays.
GOOD FOR STEERS — Beef grows meatier nowadays . . . for it's a scientific fact that — compared to untreated cattle — beef-steers gain up to 50 pounds extra when protected from horn flies and many other pests with DDT insecticides.
Knox Out FOR THE HOME — helps to make healthier, more comfortable homes . . . protects your family from dangerous insect pests. Use Knox-Out DDT Powders and Sprays as directed . . . then watch the bugs "bite the dust"!
Knox Out FOR DAIRIES — Up to 20% more milk . . . more butter . . . more cheese . . . tests prove greater milk production when dairy cows are protected from the annoyance of many insects with DDT insecticides like Knox-Out Stock and Barn Spray.
KILLING SALT
CHEMICALS
97 Years' Service to Industry • Farm • Home
GOOD FOR ROW CROPS — 25 more barrels of potatoes per acre . . . actual DDT tests have shown crop increases like this! DDT dusts and sprays help truck farmers pass these gains along to you.
Knox Out FOR INDUSTRY — Food processing plants, laundries, dry cleaning plants, hotels . . . dozens of industries gain effective bug control, more pleasant work conditions with Pennsalt DDT products.

14 Werbung für DDT in der Zeitschrift *Time* vom 30. Juni 1947: »DDT ist gut für mi-i-ich!«

2,4-D, das Hormonherbizid – und ich

Als der Stern von DDT unterging, ging der von 2,4-D auf.

2,4-Dichlorphenoxyessigsäure, kurz 2,4-D, ist ein synthetisches chemisches Herbizid. Wichtiger: Es ist eins der ersten »Hormonherbizide«. Indem es wie Zauberei eine Reihe hormoneller Abläufe in Pflanzen stört, sorgt 2,4-D dafür, dass sie unkontrolliert wachsen und dann tot umkippen. Es wurde vor allem dafür entwickelt, zweikeimblättriges Unkraut zu töten (denken Sie an Löwenzahn), unkrautartige Bäume und Wasserunkraut (zum Beispiel Meerespflanzen, die Austernfarmen in die Quere kommen). Es wird besonders deswegen geschätzt, weil es selektiv tötet, bei Blütenpflanzen und Bäumen wirkt, aber Gras und seine Verwandten verschont. Deswegen können wir 2,4-D über unseren gesamten Rasen verteilen und das Unkraut, aber nicht das Gras töten. Weil Mais, Getreide und Reis zur Familie der Gräser gehören, war 2,4-D die perfekte Chemikalie, um Unkraut und Pflanzen abzutöten, die zwischen den Reihen dieser Feldfrüchte wachsen. Aber 2,4-D war weit entfernt davon, perfekt zu sein.

Die Liste bekannter oder vermuteter Auswirkungen dieses Herbizids auf die Gesundheit liest sich wie ein Verzeichnis schlimmstmöglicher Dinge, die einem Menschen zustoßen können. Ich meine damit nicht Übelkeit, Kopfschmerzen, Erbrechen, Augenreizungen, Atemnot und Koordinationsstörungen, die auftreten können, wenn Sie 2,4-D versehentlich auf ihre Haut verschütten. Ich meine die Langzeiteffekte einer Belastung mit 2,4-D: Non-Hodgkin-Lymphome (eine Form von Blutkrebs), neurologische Beeinträchtigungen, Asthma, Immunsuppression, Fruchtbarkeitsprobleme und angeborene Missbildungen.[12]

Dieses Pestizid ist besonders berüchtigt, weil es einer der Wirkstoffe in Agent Orange war, dem chemischen Spray, das im Vietnamkrieg dazu verwendet wurde, Dschungelwälder zu entlauben. Agent Orange steht weiterhin im Zentrum andauernder medizinischer und juristischer Auseinandersetzungen, die Soldaten angestrengt haben, um Schadenersatz für Krebs und andere Leiden zu erhalten, die sie auf ihre Belastung mit dem Stoff während des Kriegs zurückführen. Die Regierung der Vereinigten Staaten hat kürzlich 11,6 Milliarden Euro bereitgestellt, um für gesundheitliche Folgekosten von Agent Orange bei belasteten Veteranen aufzukommen. Die Menschen in Vietnam, die mit den Folgen massiv belasteten Grund und Bodens fertig werden müssen, haben keine solchen Regressansprüche.[13]

Angesichts all dieser schädlichen Nebenwirkungen waren Rick und ich nicht begeistert von der Perspektive, mit 2,4-D zu experimentieren, aber eine niedrig dosierte, kurzzeitige Belastung ist immerhin weniger schädlich als eine Langzeitbelastung. Also dachten wir lange und intensiv über das beste Experiment nach, das den 2,4-D-Spiegel in meinem Blut erst steigern und dann nachweisen würde. Ein naheliegender Test war, 2,4-D-haltiges Herbizid auf eine Rasenfläche zu sprühen und den 2,4-D-Wert in meinem Blut vor, während und nach dem Spritzen zu messen. Gerade als wir mit dem Aushecken dieses Plans begannen, entschied sich die Regierung von Ontario dafür, den kosmetischen Einsatz von Rasenherbiziden und -pestiziden in der gesamten Provinz zu verbieten (nicht nur in Toronto, wo der kosmetische Einsatz von Pestiziden schon 2004 verboten worden war). Also entschieden wir uns dagegen, einen Anstieg in meinen 2,4-D-Konzentrationen zu messen. Stattdessen machten wir einen Einmaltest auf verschiedene Pestizide in meinem Blut.[14] Weil etwa 50 Prozent meiner Ernährung aus Bio-Essen besteht und erwiesen ist, dass Menschen, die sich ökologisch ernähren – vor allem Kinder – weniger Pestizide in ihren Körpern haben (siehe Kapitel 8), nahm ich an, dass meine Ergebnisse ziemlich sauber sein würden.[15]

Wie sich herausstellte, gab es gute und schlechte Nachrichten. Die schlechten Nachrichten waren, dass – wie jede andere Person, die von Environmental Defence getestet wurde – in meinem Blutkreislauf Pestizide zirkulierten, die seit Jahren verboten waren (siehe Abbildung 15). In den frühen 1970er Jahren hatten Kanada und die Vereinigten Staaten den Ausstieg aus Hexachlorbenzol, einem meist auf Getreide gespritzten Fungizid, abgeschlossen, aber 2008 enthielt ich davon immer noch eine Konzentration von 1,2 ng/ml (Nanogramm pro Milliliter). Das war etwas höher als der US-Durchschnitt.[16] Mit 2,9 ng/ml lagen meine DDE-Werte nahe am US-Durchschnitt von 3,5 ng/ml.[17] Obwohl DDT in den Vereinigten Staaten und Kanada seit meiner Kindheit verboten ist, hielt sich dieses verräterische Zeichen chemischer Belastung in meinem Blutkreislauf. Chlordan, ein Pestizid, das bis in die späten 1980er Jahre verbreitet auf Feldfrüchte wie Mais und Zitrusfrüchte gespritzt und auch in privaten Gärten verwendet wurde, war in zwei Abbauprodukten in mir nachweisbar: Oxychlordan und trans-Nonachlor. Außerdem fanden sich in meinem Körper Spuren des landwirtschaftlichen Pestizids und Läusemittels Lindan, das bis in die Mitte der 2000er Jahre in Nordamerika in Gebrauch gewesen war. Und nicht nur in meinem. Alle diese Pestizide finden sich in einem Großteil der US-Bevölkerung.[18] [19]

Die guten Nachrichten waren, dass 2,4-D bei mir nicht in messbaren Konzentrationen gefunden wurde. Dafür gibt es eine Reihe möglicher Gründe. 2,4-D ist wasserlöslich, nicht fettlöslich wie viele andere Pestizide, so dass es sich nicht im körpereigenen Fettgewebe anreichert. Außerdem hat ein durchschnittliches 2,4-D-Molekül in der Umwelt eine Halbwertszeit von höchstens ein paar

Pestizid	Bruces Werte (ng/ml)*	gesundheitliche Auswirkungen
Hexachlorbenzol (HCB)	1,2	Anerkannt: krebserregend, Fruchtbarkeits-/Entwicklungsgift Vermutet: stört den Hormonhaushalt
Beta-HCH (Lindan)	0,5	Anerkannt: krebserregend, Nervengift Vermutet: stört den Hormonhaushalt, Fruchtbarkeitsgift
Oxychlordan (Chlordan)	0,4	Vermutet: stört den Hormonhaushalt
trans-Nonachlor (Chlordan)	1	Vermutet: stört den Hormonhaushalt
DDE	2,9	Anerkannt: krebserregend, Fruchtbarkeits-/Entwicklungsgift Vermutet: stört den Hormonhaushalt, Atemgift

* Im Serum gemessen

15 Bruces Pestizidwerte

Monaten, und Torontos Verbot des Zeugs war bereits vier Jahre in Kraft, als mein Blut getestet wurde. Viele meiner Mit-Nordamerikaner hatten nicht so viel Glück. Ein Bericht aus dem Jahr 2005 enthielt zum Beispiel einen Test der US-Gesundheitsbehörden Centers for Disease Control aus den Jahren 2001 und 2002, in dessen Rahmen eine Untergruppe der US-Bevölkerung im Alter von sechs bis neunundfünfzig Jahren auf 2,4-D getestet worden war, mit dem Ergebnis, dass ein Viertel der Amerikaner nachweisbare Konzentrationen in ihren Körpern hatte.[20] Das eigentliche Thema ist aber nicht so sehr, welche Mengen 2,4-D in Amerikanern gemessen werden, sondern die Tatsache, dass Forscher den möglichen Krebserreger überhaupt nachweisen konnten. Frustrierenderweise wies die US-Umweltbehörde 2012 eine Petition der Umweltschutzorganisation National Resource Defence Council für ein landesweites Verbot von 2,4-D zurück.[21]

Sprüh, Schatz, sprüh

Obwohl die Produktion von Bio-Lebensmitteln in den letzten zwei Jahrzehnten enorm zugenommen hat, werden Pestizide weiterhin massenhaft eingesetzt. Laut US-Umweltbehörde lagen die Ausgaben für Pestizide 2000 weltweit bei mehr als 28 Milliarden Euro, im Jahr 2015 stiegen sie auf 51 Milliarden Euro an.[22] Trotz der erwiesenen Gefahren bringen Amerikaner derzeit jährlich etwa vier Millionen Kilogramm 2,4-D auf ihre Rasenflächen aus.[23 24]

Eins der größten Hindernisse für Fortschritte im Umweltschutz ist die Trägheit. Die chemische Industrie arbeitet hart daran, den weiteren Einsatz von Pestiziden und damit den Status quo aufrechtzuerhalten. Der ganze Prozess funktioniert wie ein Spiel, aber die Regeln bestimmen die Unternehmen, die Pestizide herstellen. Die Gewinner verkaufen mehr Chemikalien, aber für die Verlierer geht es unter Umständen um viel mehr: zum Beispiel um Krebs und neurodegenerative Erkrankungen. Die Spielregeln sind einfach. Am Anfang steht die Auffassung, dass die gegenwärtig eingesetzten Chemikalien de facto keine Schäden verursachen, also kämpfen die Unternehmen hart dafür, dass die vorhandenen Produkte in den Regalen bleiben, und Produktverbote ziehen fast immer Klagen der Hersteller und gerichtliche Auseinandersetzungen nach sich. Deswegen ist es viel wahrscheinlicher, dass Regierungen ein neues Produkt einschränken oder verbieten als ein bereits vorhandenes. In Kanada wie in vielen anderen Ländern liegt die Beweislast dafür, dass ein Produkt schädlich ist, bei den Akteuren im Gesundheitswesen; giftige Pestizide werden so Jahre oder sogar Jahrzehnte eingesetzt, bevor genügend Beweise für ein Verbot vorliegen. Zum Glück steht Kanada nach jahrelangen Anstrengungen jetzt weltweit an der Spitze, was die Einschränkung des Pestizideinsatzes in Wohngebieten angeht.

Die zweite Spielregel ist, niemals den grundsätzlichen Zweck eines Produkts in Frage zu stellen und keinesfalls alternative Wege zu demselben Ziel zuzulassen. Rasenpflege und 2,4-D sind ein Beispiel dafür. Das wahrgenommene Bedürfnis nach glatten grünen unkrautfreien Rasenflächen ist unerlässlich dafür, 2,4-D in den Markt zu drücken. Viele Wissenschaftler, deren Studien von der Pestizidbranche finanziert werden, bekräftigen bewusst oder unbewusst den Status quo. Zum Beispiel beginnt eine Studie des Zentrums für Toxikologie an der Universität Guelph, die die Langlebigkeit von 2,4-D in der Umwelt und die Belastung von Menschen mit dem Stoff untersucht, mit dem Satz: »Der Einsatz von Pestiziden kann ein wichtiger Bestandteil gut konzipierter Programme zur Rasenpflege sein.«[25] Die Studie hätte auch mit dem Satz beginnen können: »Rasen ist eine weithin unnötige Bodenbedeckung, die den Einsatz giftiger Pestizide erfordert.«

Zum Glück kommt besseres Rasenmanagement mit Riesenschritten voran. Kanadische Gemeinden sind zur Zeit weltweit führend in ihren Anstrengungen, den Pestizideinsatz auf Rasenflächen einzuschränken. Was sich zu einer bedeutenden Graswurzelbewegung von Bürgern gemausert hat, um Graspestizide in hunderten von Gemeinden im ganzen Land zu verbieten, begann im malerischen Städtchen Hudson in Quebec am Rande Montreals. Im Jahr 1991 verabschiedete Hudson ein Statut, das den kosmetischen Einsatz von Rasenpestiziden einschränkte. Das war ein innovativer Schritt, der erste seiner Art in Kanada. Wie zu erwarten war, verklagten eine Reihe chemischer Unternehmen die kleine Stadt und machten geltend, dass sie nicht die juristische Zuständigkeit für ein Pestizidverbot habe. (Bemerkenswerterweise war ihr Hauptargument nicht die Ungefährlichkeit der Pestizide.)

Der Rechtsstreit mit der Stadt ging durch alle Instanzen bis zum Obersten Gerichtshof Kanadas; es dauerte ein Jahrzehnt, bis er beigelegt wurde. Im Jahr 2001 wurde der Stadt das Recht zugesprochen, ihr Statut aufrechtzuerhalten. Das machte den Weg frei für dramatische – und rasche – Verabschiedungen kommunaler Pestizidverbote überall in Kanada. Außerdem wurde die Auseinandersetzung vor dem Obersten Gericht teilweise auf der Grundlage des Vorsorgeprinzips gewonnen. Das heißt: Es wurde nicht endgültig bewiesen, dass Pestizide auf Rasenflächen bestimmte Krebsarten beim Menschen auslösen, aber bekanntermaßen stehen viele Pestizide mit Gesundheitsproblemen in Zusammenhang und das Gericht urteilte,[26] dass das »Gewicht der Beweise« in Richtung präventiver oder vorsorglicher Schritte weise, um die menschliche Gesundheit zu schützen, und damit, ein Pestizidverbot zu unterstützen.

Als die Provinzregierung in Quebec alle separaten kommunalen Verbote 2003 zu einem provinzweiten Verbot zusammenfasste, wurde die Provinz zur ersten großen Rechtsprechung in Nordamerika, in der der kosmetische Einsatz von Pestiziden auf öffentlichem Grund und Boden untersagt war. Das Gesetz wurde 2006 auf private und kommerzielle Rasenflächen ausgedehnt. Im August 2016 waren in über 200 kanadischen Kommunen und sieben Provinzen unterschiedlich strenge Verbote für den kosmetischen Einsatz von Pestiziden in Kraft.[27] Und ein Verbot eines kosmetischen Einsatzes von Pestiziden ist im Endeffekt ein Verbot von 2,4-D, weil 2,4-D das Pestizid ist, das in Kanada hauptsächlich für kosmetische Zwecke eingesetzt wird.

Zuzusehen, wie der Einsatz von 2,4-D zurückging, war für die Chemieindustrie natürlich sehr beunruhigend. So beunruhigend, dass im Jahr 2008 Dow Agrosciences, einer der Hersteller von 2,4-D, die kanadische Regierung auf der Grundlage des Nordamerikanischen Freihandelsabkommens NAFTA auf eine Zahlung von 1,3 Millionen Euro verklagte, da die Pestizidgesetzgebung der Provinz Quebec illegal sei.[28] Dow machte geltend, dass das Verbot in Quebec keine wissenschaftliche Grundlage habe. Das war ein eigentümlicher Standpunkt angesichts der Tatsache, dass eine Reihe von Gruppen, die Ärzte repräsentierten oder in denen Ärzte Mitglieder waren, die Verbote für einen kosmetischen Einsatz von Pestiziden unterstützt hatten: die Gesellschaft der kanadischen Kinderärzte (Canadian Paediatric Society), die kanadische Krebsgesellschaft (Canadian

Cancer Society), der Verband kanadischer Krankenpfleger (Canadian Nurses Association), die Akademie der Hausärzte in der Provinz Ontario (Ontario College of Family Physicians), der kanadische Verband für öffentliche Gesundheit (Canadian Public Health Association) und viele weitere medizinische Berufsverbände.[29] Aber für Unternehmen der Chemiebranche, die sich Pestizidverordnungen gegenübersehen, gilt im Zweifelsfall: Verklage irgendjemanden.

Die Moral von dieser Geschichte ist: Wenn man die Spielregeln den Chemieunternehmen überlässt, ist es nahezu garantiert, dass die Zukunft genauso aussehen wird wie die Gegenwart. Zum Glück wird das Spiel selbst aber inzwischen von klugen Gemeinderäten und nachdenklichen Politikern in Frage gestellt. Und die Bürger sind zweifellos die Gewinner.

Doppelbelastung

Sie wollen kein 2,4-D über sich verschütten. Aber so etwas passiert. Zahlreiche Studien zu den Wirkungen giftiger Substanzen zeigen, dass es drei grundsätzliche Belastungsarten gibt: Unfälle, eine andauernde, nicht unfallbedingte Belastung durch den Einsatz am Arbeitsplatz und eine alltägliche Belastung, der jeder weltweit ausgesetzt ist. Eine Belastung durch einen Unfall betrifft die Fälle, in denen Menschen, die mit Pestiziden arbeiten, diese auf ihre Kleider oder ihre Haut verschütten. Studien und klinische Beurteilungen von Menschen, die das erlebt haben, zeigen, dass 2,4-D üble unmittelbare Wirkungen hat, zum Beispiel Kopfschmerzen, Übelkeit, Erbrechen und Augenreizungen. Über die Haut und die Lungen wird die Chemikalie leicht in den Körper aufgenommen. In einer Reihe von Fällen hat sie auch die Gehfähigkeiten Betroffener beeinträchtigt, und diese lähmenden Wirkungen haben drei Jahre und länger angehalten. Die Industrie nimmt nur für sich in Anspruch, dass eine Chemikalie im Rahmen der »zugelassenen Verwendungszwecke« oder »bei vorschriftsmäßiger Anwendung« ungefährlich ist. Weil Unfälle bei der Durchführung von Risikoabschätzungen als zufällig gelten, zählen sie in den Augen der Pestizidbranche nicht.

Eine »Belastung am Arbeitsplatz« bezieht sich auf die laufende, direkte Belastung von Bauern und Pestizidanwendern (auch denen, die zur Sicherung ihres Lebensunterhalts Pestizide auf Rasenflächen sprühen). Sie tragen nicht nur ein deutlich höheres Risiko, das Pestizid auf sich zu verschütten, sie atmen es auch ein und es gerät auf ihre Kleidung und, wenn sie nicht ausreichend geschützt sind, möglicherweise auf ihre Haut. Zahlreiche Studien deuten auf eine große Bandbreite gesundheitlicher Probleme für diese Gruppe hin. Das ernsteste davon ist eine zweieinhalbmal so hohe Wahrscheinlichkeit, am

Non-Hodgkin-Lymphom zu erkranken, einer Form von Blutkrebs. Menschen, die mit Pestiziden arbeiten, haben außerdem größere Schwierigkeiten, gesunde Babys zu bekommen. In Bauernfamilien in Nordamerika gibt es zum Beispiel eine höhere Fallzahl von Fehlgeburten und angeborenen Missbildungen als in der Gesamtbevölkerung. Bauern in Ontario, die Pestizide einsetzen, haben außerdem weniger Spermien und Spermien minderer Qualität als Nicht-Bauern.[30]

Außer Belastungen durch einen Unfall oder durch eine dauerhafte tägliche Verwendung bei der Arbeit ist in den meisten Teilen der Welt jeder einer chronischen niedrigen Belastung mit Pestiziden ausgesetzt. Wir begegnen Pestizidrückständen in Lebensmitteln und im Staub, und in manchen Gesetzgebungen werden Pestizide auf unsere oder auf die Rasenflächen unserer Nachbarn gespritzt. Leider sind auch Säuglinge Pestiziden ausgesetzt – durch die Muttermilch.[31] Die möglichen Auswirkungen auf die Gesundheit, die mit einer dauerhaften niedrigen Belastung einhergehen, sind am schwierigsten zu identifizieren und zu durchschauen. Hormonähnlichkeit und andere Formen einer Störung des Hormonhaushalts können zu Problemen in der neurologischen Entwicklung und bei der Fortpflanzung führen. Bei diesen Problemen stören die Chemikalien die Entwicklung wichtiger Hirnfunktionen und Funktionen des Nerven- und/oder Fortpflanzungssystems und bringen sie durcheinander.

Es gibt eine klare Verbindung zwischen Pestizidbelastung und vielen Krebsarten, und das bereitet Ärzten Sorge. Neue Studien deuten darauf hin, dass ein Pestizideinsatz zu Hause das Risiko für Kinder erhöhen könnte, Lymphome oder Leukämie zu entwickeln.[32] Eine neuere, von einem Team von Ärzten und Wissenschaftlern durchgeführte Metastudie von mehr als hundert Studien zu Pestiziden und Krebs kam zu dem Schluss, dass die meisten Studien zum Non-Hodgkin-Lymphom und Leukämie eine positive Korrelation zu Pestizidbelastung zeigten. Eine Pestizidbelastung von Kindern und Schwangeren war positiv mit den Krebsarten assoziiert, die manche Studien untersuchten, ebenso eine Pestizidbelastung von Eltern an ihrem Arbeitsplatz. Die konsequentesten Korrelationen lagen für Gehirntumore und Prostatakrebs vor.[33]

Als sich das Ärzteteam Studien zu gesundheitlichen Folgen von Pestiziden abseits von Krebs anschaute, waren die Ergebnisse noch besorgniserregender und die Schlussfolgerungen direkter. Die Auswertung von 124 Studien lieferte übereinstimmende Belege dafür, dass eine Pestizidbelastung das Risiko für neurologische, fruchtbarkeitsbezogene und genotoxische Folgen erhöht. Das Team fand deutliche Anhaltspunkte für eine Verbindung zwischen einer Pestizidbelastung und angeborenen Missbildungen, Fehlgeburten und einem veränderten

Wachstum des Fötus. Eine Pestizidbelastung verdoppelte im Allgemeinen die Schäden am Erbgut, gemessen anhand von Chromosomenanomalien in weißen Blutkörperchen.[34]

Der chemischen Industrie zufolge sind Pestizide ungefährlich und es gibt keine Studien, die etwas anderes nahelegen. Ärzten zufolge stellen hunderte von Studien Verbindungen zwischen Pestiziden und neurologischen Problemen, Krebs, angeborenen Missbildungen und vielen weiteren Störungen und Krankheiten her. Das wirft zwei Fragen auf. Erstens: Was bringt Ärzte dazu, eine Studie zu veröffentlichen, die nachweist, dass Pestizide ein Problem sind? Lassen wir die Ärzte selbst zu Wort kommen: »Hausärzte brauchen evidenzbasierte Informationen zu den gesundheitlichen Auswirkungen von Pestiziden, damit sie Patienten fundiert beraten und sich entsprechend in gemeinschaftliche Entscheidungsprozesse zur Einschränkung von Pestiziden einbringen können.«[35] Zweitens: Was bringt ein Unternehmen (Dow Agrosciences) angesichts dieser Hinweise dazu, überhaupt Pestizide herzustellen und gegen eine Gesetzgebung (die der Provinz Quebec) wegen des Verbots eines kosmetischen Einsatzes von Pestiziden zu klagen?[36]

Die Lektüre dutzender industriefinanzierter Studien und Informationen zur Klage von Dow Agrosciences macht klar, warum die Leute sich fragen, wer recht hat. Sind Ärzte Panikmacher? Sind Pestizide tatsächlich ungefährlich? Kann es sein, dass die Chemieunternehmen nicht ganz Unrecht haben und die Sorgen übertrieben sind? Ich erkundigte mich bei Gideon Forman, zu der Zeit Geschäftsführer der Vereinigung kanadischer Ärzte für die Umwelt (Canadian Association of Physicians for the Environment, CAPE), nach seiner Meinung zur Rolle der Chemieunternehmen in der Pestiziddebatte.

»Sie behaupteten, dass es keinerlei wissenschaftliche Grundlage dafür gibt, während es tatsächlich eine Unmenge von Studien gibt, die Pestizide mit einem ganzen Spektrum sehr ernster Krankheiten in Verbindung bringen. Sie behaupten, dass Alternativen nicht funktionieren, während die Liegenschaften, die ohne Pestizide gepflegt werden, tatsächlich wunderschön aussehen. Ich meine, schauen Sie sich ein paar der bekanntesten Anwesen in der Provinz an … sie sind seit Jahren giftfrei und sie sind wunderschön. … Viel davon basiert auf der Denkweise, die die Tabaklobby einsetze. Viel davon ist Wort für Wort von der Tabaklobby übernommen. Das erste, was sie sagen, ist, dass es keine wissenschaftliche Grundlage dafür gibt, Zigaretten mit Lungenkrebs in Verbindung zu bringen oder Pestizide mit Krebs. Anschließend ist die gesamte Stoßrichtung der Industrieaktivitäten darauf ausgerichtet, Zweifel in den Köpfen der

Abgeordneten und Gesetzgeber zu säen. Dann muss die Industrie nichts beweisen. Sie muss nur Zweifel säen, und das war genau ihre Strategie bei Tabak.«

Forman wies mich auch auf eine andere Gruppe kanadischer Ärzte hin, die Studien speziell zu 2,4-D ausgewertet hatten. Da so viele Studien zu Giften auf die besondere Empfindlichkeit von Kindern hinweisen, ist es keine Überraschung, dass Kinderärzte ein sehr waches Interesse an diesem Thema haben. In letzter Zeit ist die Zeitschrift *Pediatrics and Child Health* zu dem Schluss gekommen, dass es eine überzeugende Verbindung zwischen 2,4-D und verschiedenen Krebsarten, neurologischen Beeinträchtigungen und Fruchtbarkeitsproblemen gibt.[37] Eine bedeutender Teil der Dynamik hinter kommunalen und provinzweiten Pestizidverboten kam von der lautstarken Unterstützung und den organisatorischen Fähigkeiten der kanadischen Krebsgesellschaft (Canadian Cancer Society), einem Schwergewicht unter den kanadischen Wohltätigkeitsorganisationen mit zehntausenden Ehrenamtlichen im ganzen Land. Ich sprach mit Rowena Pinto, zu der Zeit Leiterin für öffentliche Angelegenheiten der Ontario-Sektion der Gesellschaft, warum die normalerweise konservative Organisation so engagiert ganz vorn und im Zentrum des Pestizidthemas steht. »Wir haben die Forschung ausgewertet«, sagte sie schlicht. »Wir haben eine Menge möglicher Verbindungen zu Krebsarten gesehen, zum Beispiel Gehirntumore bei Kindern, Leukämie bei Kindern und Erwachsenen und Neuroblastome. Was uns eine Stellungnahme noch leichter machte, war, dass die ganze Idee, Pestizide nur zur Verschönerung von Gärten und privaten Rasenflächen einzusetzen, keinen ausgleichenden gesundheitlichen Nutzen hatte.« Laut Pinto ist die Gesellschaft wegen vieler Risikofaktoren für Krebs besorgt, aber »wir wissen, dass Pestizide Chemikalien enthalten, die möglicherweise krebserregend sind, und dass sie eins der vielen Dinge sind, die dazu beitragen können, dass jemand Krebs bekommt. Ich bin sehr überzeugt davon, dass wir uns für alle Dinge einsetzen sollten, die das Krebsrisiko verringern; wir sollten die Dinge ändern, die wir kontrollieren können, die nicht notwendig sind und die keinen klaren anderweitigen gesundheitlichen Nutzen haben.«

Medizinische Forscher scheinen ziemlich überzeugt davon zu sein, dass 2,4-D und andere Pestizide ein ernsthaftes Problem für die menschliche Gesundheit darstellen. Und Ärzte haben keinen finanziellen Vorteil von der Aussage, dass Pestizide schädlich sind. Also warum die Debatte? Auch wenn wir akzeptieren, dass Pestizidstudien vielleicht nicht hundertprozentig sichere Beweise dafür liefern, dass diese Substanzen bestimmte Wirkungen haben (was toxikologische Untersuchungen beim Menschen nur sehr selten tun), scheint es immer noch vernünftig zu sein, Vorsicht walten zu lassen. Chemieunternehmen sagen uns, dass wir alle Antworten benötigen, bevor sie aufhören, Pestizide zu verkaufen, die in so vielen Studien mit Krebs in Verbindung gebracht werden. Aber wollen wir wirklich dieses Risiko eingehen, nur um ein paar Löwenzähne auszurotten?

Theos Köpfchen

Von allen möglichen Gefahren, die mit dem Einsatz von Pestiziden in Verbindung gebracht werden, sind Hirnschäden bei Kindern vielleicht die schlimmsten. Die verstorbene Dr. Theo Colborn war eine einflussreiche amerikanische Expertin für Umwelt und Gesundheit, ausgebildete Zoologin mit den Spezialgebieten Toxikologie und Epidemologie. Sie wurde bekannt, weil sie das Thema hormonell aktiver Stoffe mit absteckte und in einem von ihr mitverfassten Buch aus dem Jahr 1996 die Aufmerksamkeit darauf lenkte: *Die bedrohte Zukunft*. Im Januar 2006 veröffentlichte Dr. Colborn eine Forschungsarbeit, die die Ungefährlichkeit von Pestiziden in Frage stellte und die medizinische Forschung zu den Folgen von Pestizidbelastung auf die Neuroentwicklung zusammenfasste.[38] Sie konzentrierte sich insbesondere auf die Entwicklung des pränatalen und postnatalen Gehirns. Eins der zentralen Themen, auf die Dr. Colborn die Aufmerksamkeit lenkte, war die Tatsache, dass Pestizide Neuronen im Gehirn angreifen. Das hört sich nicht gut an, und das ist es auch nicht. Nach Dr. Colborn »verarbeiten Neuronen Informationen; sie sind im Nervensystem die Elemente, die Signale geben oder weiterleiten«. Also beeinflusst jede Beeinträchtigung der Neuronen, wie unsere Gehirne sich entwickeln und funktionieren. Nebenbei bemerkt greift auch Quecksilber (beschrieben in Kapitel 4) Neuronen an und zerstört sie, aber wenn Regierungen oder die Industrie Risikoabschätzungen für Pestizide durchführen, berücksichtigen sie dabei nicht die möglicherweise schädlichen Wirkungen einer Belastung mit Quecksilber – oder auch anderen Substanzen – als zusätzlichen Angriff auf das Gehirn.

Die Forschung zu den Auswirkungen von Pestiziden auf die Gehirnentwicklung und zu späteren geistigen oder körperlichen Beeinträchtigungen ist außergewöhnlich, sowohl wegen der Wirkungen, die nach minimalen Belastungen beobachtet wurden, als auch wegen der Komplexität der durchgeführten Studien. Unter anderem legen die Ergebnisse nahe, dass wir mindestens fünf Dinge über eine frühe Belastung mit Pestiziden und über die Gesundheitsprobleme wissen müssen, die auftreten können, wenn Babys (und Föten) Alltagsprodukten ausgesetzt sind, einschließlich der Muttermilch, die sie trinken.

Erstens: Auch winzige und sehr kurze Pestizidbelastungen weit unterhalb der aktuellen Grenzwerte können das kindliche Gehirn schädigen. Zweitens:

Angesichts der mehr als achthundert Sorten und ungefähr einer halben Milliarde Kilogramm Pestizide, die jedes Jahr allein in den Vereinigten Staaten ausgebracht werden,[39] überrascht es nicht, dass sich Pestizide in nahezu jedem Organ und jeder Körperflüssigkeit jedes Tiers (inklusive des Menschen) auf dieser Erde finden. Drittens: Eine Schädigung von Neuronen, die während der kindlichen Entwicklung des Gehirns stattfindet, hat unter Umständen erst im Jugend- oder Erwachsenenalter neurologische Folgen. Tatsächlich werden die meisten neurologischen Schäden erst in späteren Lebensphasen festgestellt. Viertens: Mit Pestiziden in Verbindung gebrachte Auswirkungen auf die Gesundheit umfassen alles von Aufmerksamkeitsdefizit-/Hyperaktivitätsstörungen (ADHS), Autismus und Defiziten in der motorischen Leistungsfähigkeit bis hin zu hormonellen und Fruchtbarkeitsschäden. Und als letztes: Menschen auf neurologische Beeinträchtigungen zu testen ist äußerst schwierig, und die Beeinträchtigungen sind daher nur schwer erkennbar.

Es ist unmöglich, die Schlüssigkeit der Beweise zu erreichen, die Risikomanager und Regierungsbeamte verlangen, bevor sie Pestizide vielleicht als unsicher einstufen – außer, wenn das Vorsorgeprinzip angewandt wird, wie es bei der Entscheidung des kanadischen Obersten Gerichthofs im Blick auf die Stadt Hudson in Quebec geschah. In ihrem Aufsatz vom Januar 2006 weist Dr. Colborn in dieselbe Richtung und beendet ihre Forschungsarbeit mit den Worten »Wir brauchen einen völlig neuen Ansatz zur Risikoabschätzung von Pestiziden«, zusammen mit »einem neuen ordnungspolitischen Ansatz.« Viele Menschen, die von den schädlichen Wirkungen von Pestiziden betroffen sind oder in Zukunft betroffen sein könnten, wären die ersten, die dem zustimmten.

Rachels Intuition

Rachel Carsons *Der stumme Frühling* enthüllte als erste bedeutende Veröffentlichung den ökologischen Schaden, den der Einsatz von Pestiziden in Nordamerika anrichtete. *Der stumme Frühling* wurde bei seinem Erscheinen kontrovers diskutiert und einige Kritiker griffen Carson deswegen heftig an. Das Buch markierte auf jeden Fall den Beginn einer Zeit, in der Bürger den allgegenwärtigen Einsatz von Pestiziden ernsthaft in Frage stellten.

Vor nahezu sechzig Jahren schrieb Rachel Carson größtenteils auf der Grundlage eigener Feldbeobachtungen kombiniert mit etwas, das man ökologisches Gespür nennen könnte. Die Hinweise darauf, dass Singvogelpopulationen zurückgingen, waren stark, aber eine direkte Verbindung zum Einsatz von Pestiziden war noch nicht gut gesichert. Carson schöpfte aus einer Intuition, die in vielen Menschen fest verankert ist, die heutzutage aber meistens ignoriert wird.

Frühe Menschen lernten, sich auf Hinweise in der Natur zu verlassen und bauten sie sogar direkt in Frühwarnsysteme ein. Rufe, das Wanderverhalten und die Gesundheit anderer Arten waren Informationsquellen, die die damaligen Menschen als Unterstützung für eigene Verhaltensentscheidungen heranzogen. Unsere Urahnen waren mit offensichtlichen Ursachen für Krankheiten und Tod konfrontiert. Die heutige Herausforderung besteht darin, dass giftige Chemikalien zu einem langsamen, schleichenden Tod durch Krankheiten wie Krebs oder Parkinson führen können, die Jahre brauchen, bis sie auftreten. In anderen Fällen können giftige Substanzen neurologische Probleme verursachen, die schwierig festzustellen sind. Es ist zum Beispiel praktisch unmöglich, kausale Verbindungen zwischen der Pestizidbelastung einer Mutter und Lernstörungen bei ihrem Kind herzustellen. Wenn schon Wissenschaftler Schwierigkeiten damit haben, hier für Klarheit zu sorgen, hat der Durchschnittsbürger noch mehr Probleme damit, herauszufinden, wie ungefährlich ein Produkt ist.

Viele Bürger besitzen aber immer noch ein angeborenes Gefühl für Gefahr, und obwohl ihre Beobachtungen vielleicht nicht ganz richtig sind und daher in einem ordnungspolitischen Kontext nicht zulässig, sollte dieser angeborene Instinkt nicht ganz übergangen werden. Rachel Carson war etwas auf der Spur, so wie Lois Gibbs in Love Canal, einem Ort in der Nähe der Niagarafälle, an dem Sondermüll eine massive Umweltverschmutzung verursachte und die Gesundheit von Hunderten von Anwohnern schädigte. Und wie Erin Brockovich, die eine bedeutende juristische Auseinandersetzung gegen Pacific Gas and Electric zu chrombelastetem Wasser gewann, und wie Joe Kiger in Parkersburg (Kapitel 2). Das sind Bürger, die ihre Umgebung beobachteten und manchmal ihre eigene Gesundheit und fühlten, dass etwas nicht stimmt. Sie haben vielleicht nicht immer epidemologische Daten oder Doppelblind-Längsschnitt-Gesundheitsstudien, die sie vorweisen können, aber sie haben Augen und gesunden Menschenverstand.

Risikogeschäfte

Ich werde oft gefragt, warum wir uns bewusst Chemikalien aussetzen, die Krebs und andere Krankheiten auslösen. Meine Antwort ist mehr und mehr »Risikoabschätzung«. Wie ist es möglich, dass gerade das Werkzeug, das dafür entwickelt wurde, Menschen vor der Belastung mit giftigen Chemikalien zu schützen, für deren fortgesetzte Nutzung sorgt? Die Antwort ist, dass Risikoabschätzung der Industrie dabei hilft, sich für sogenannte »sound science«, »solide Wissenschaft« einzusetzen, was oft die Forderung nach mehr und mehr Studien nach sich zieht und damit effektiv gesetzliche Regelungen verzögert, die die Gesundheit der Bürger schützen würden. Risikostudien schätzen »zumutbare Schäden« nicht mit dem Ziel ein, Sicherheitsstandards aufzustellen, sondern um herauszufinden, womit die Industrie davonkommen kann, und für wie lange.

Hier ist ein Beispiel, wie eine Risikoabschätzung notwendige gesetzliche Regelungen verzögern kann. DuPont zitiert zur Verteidigung der Sicherheit von PFOA und Antihaftbeschichtungen – den Chemikalien, die vielleicht die Menschen in Parkersburg schädigen (siehe Kapitel 2) – das Zentrum für Risikoanalyse der Universität Havard (Havard Center for Risk Analysis, HCRA).[40] Der Gründungsdirektor dieses Institus, Dr. John Graham, wurde von George W. Bush 2001 damit beauftragt, als Leiter des Büros für Informations- und Regulierungsangelegenheiten (Office of Information and Regulatory Affairs, OIRA) Umwelt-, Gesundheits- und Sicherheitsbestimmungen in den Vereinigten Staaten zu überwachen. Laut manchen Beobachtern wollte Graham (nicht länger Leiter des HCRA oder des OIRA) der US-Umweltbehörde die Möglichkeit nehmen, Verordnungen zu giftigen Substanzen zu erlassen. Graham hatte »ein Hühnchen zu rupfen, was die Abschätzung von Krebsrisiken anging«, sagte ein Insider.[41] In der Rückschau verblasst das im Vergleich zu Donald Trumps Ernennung seines Freunds Scott Pruitt, dem früheren Generalstaatsanwalt von Oklahoma, zum Leiter der Umweltbehörde – einer Behörde, die er mehr als ein Dutzend Mal verklagt hat. »Pruitt greift unsere Umwelt und Gesundheit umfassend an«, verkündet die Umweltschutzorganisation Natural Resources Defense Council und fügt hinzu, dass Pruitt Dutzende von Vorschriften aussetzt, aufhebt und zurücknimmt, die grundlegend sind für den Schutz sauberer Luft, sauberen Wassers und der menschlichen Gesundheit.[42] Dank Pruitts Maßnahmen werden Amerikaner ab sofort mit mehr Pestiziden, mehr Quecksilber, mehr Arsen und mehr Giften aller Art in ihrem Essen, in ihrer Luft und in ihrem Wasser konfrontiert sein.

Ich hatte die Gelegenheit, Graham in Washington, D.C. sprechen zu hören, bei einer Konferenz, die vom Havard-Zentrum organisierte wurde, als er noch dessen Leiter war. Die Konferenz hatte das Vorsorgeprinzip zum Thema (auf das ich gleich zurückkommen werde) und es schien mir klar, dass die Parlamentarier in Washington davon überzeugt werden sollten, dass es undurchführbar sei und daher von zweifelhaftem Wert. In seinen einleitenden Bemerkungen stellte Graham ein paar bemerkenswerte Behauptungen auf. Er sprach über die potentiellen Vorzüge weltweiter Erwärmung und auf welche Weise Stickoxidemissionen von Kohlekraftwerken gut für unsere bäuerlichen Betriebe sein könnten.

Er legte auch nahe, dass zu wenig zu möglichen gesundheitlichen Vorteilen von Dioxin geforscht worden sei, einem der berüchtigtsten tödlichen Stoffe der Welt.

Die größten finanziellen Unterstützer des Havard-Zentrums für Risikoanalyse sind Unternehmen aus der Chemie-, Pharma-, Erdöl- und aus anderen großen Industriebranchen, die US-Regierung – und das kanadische Gesundheitsministerium. Die Liste der Förderer des Havard-Zentrums ist fast identisch mit der Liste der weltweit führenden Hersteller von Chemikalien.[43] Manche Risikomanager stellen die Annahme in Frage, dass Gesundheitseffekte bei Labortieren wie Ratten und Mäusen auch das Potential haben, beim Menschen aufzutreten. Aber jahrelang haben Wissenschaftler an Mäusen und Ratten geforscht, weil die genetischen Abweichungen unter allen Tieren einschließlich des Menschen sehr klein sind. Menschen teilen zum Beispiel 97 Prozent ihrer Gene mit einem Orang Utan. Ratten und Mäuse haben zu mehr als 80 Prozent die gleichen Gene wie der Mensch und sind seit Jahrzehnten Teil einer akzeptierten und gut etablierten Forschungsmethodologie für Testungen von Chemikalien, inklusive Giften. Ratten vermehren sich zudem schnell und haben eine relativ kurze Lebensdauer. Das macht es möglich, viele Varianten von Substanzen und verschiedene Konzentrationen an genetisch ähnlichen Tieren zu testen. Weil die Tiere außerdem rasch altern, spielen sich Prozesse einer Tumorentwicklung und andere gesundheitliche Auswirkungen innerhalb einer komprimierten Zeitspanne ab.

Große Konzerne legen sich sehr ins Zeug, um die Öffentlichkeit, Aufsichtsbehörden oder Gerichte davon zu überzeugen, dass ihre Produkte ungefährlich sind. Wenn es um wissenschaftliche Forschung an Ratten oder Mäusen geht, argumentieren die Unternehmen anfangs gern damit, dass Ratten keine Menschen sind. Die Konzerne behaupten ironischerweise, dass Ratten vielleicht empfindlicher auf verschiedene giftige Substanzen reagieren als Menschen. Anders als ein abgehärtetes und gut allein klarkommendes menschliches Baby sind die Laborverwandten armer kleiner, in der Kanalisation von Müll lebender Nager also in Wirklichkeit sehr empfindlich gegenüber dem, was sie in ihre pelzigen kleinen Bäuche tun. Wer hätte das gedacht?

Die Dosis macht's

Hier ist ein Lieblingssatz von Risikomanagern: »Die Dosis macht das Gift.« Anders ausgedrückt: Eine kleine Menge einer Substanz kann absolut harmlos sein oder sogar notwendig zum Leben, eine große Menge dagegen tödlich. Salz ist ein Beispiel für eine solche Substanz. Menschen brauchen Salz in ihrer Ernährung, aber eine große Menge Salz innerhalb eines kurzen Zeitraums kann tödlich sein. Manche Risikomanager haben sogar Wasser als Beispiel für diesen Punkt herangezogen: Ohne Wasser sterben Sie, in zu viel ertrinken Sie.

Es steckt ein Körnchen Wahrheit darin, und ganz sicher entspricht es einem schlichten, frühen Verständnis von Toxikologie, in der das Ziel der Forscher war, eine »Schwelle« oder eine Menge zu identifizieren, unter der eine Substanz als ungefährlich galt. Nach Meinung der modernen Umwelttoxikologie und -endokrinologie gibt es aber giftige Substanzen, für die es keinen ungefährlichen Grenzwert gibt. Das bedeutet, dass jede Menge, die größer als Null ist, Schaden anrichten kann. Quecksilber (siehe Kapitel 4) ist ein perfektes Beispiel dafür. Jahrelang konzentrierten sich die Forscher darauf, einen »ungefährlichen Wert« für Quecksilber im Menschen zu finden. Aber im Laufe der Zeit sank, wie bei vielen giftigen Substanzen, der Wert, ab dem irgendeine Form von Schäden an Menschen festgestellt wurde. Schließlich kamen die fortgeschrittensten Quecksilberstudien zu dem Schluss, dass der ungefährliche Wert Null ist. Das heißt: Es gibt keinen ungefährlichen Wert.

Risikomanagementsysteme arbeiten nicht gut, wenn die Antwort Null ist: Sie sind darauf ausgelegt, einen ungefährlichen Wert zu ermitteln, der gemessen werden kann. In den Begriffen des Risikomanagements ist Null eine Unmöglichkeit, die sich weder erreichen noch quantifizieren lässt. Deswegen stellen sich Risikomanager gegen Umweltschutzkonzepte wie »emissionsfrei« oder »praktisch auf Null reduzieren«. Sie ziehen den Begriff »Grenzwert« vor. Außerdem steht das ganze Konzept der Null dem Risikogeschäft konträr gegenüber, weil, wie Risikomanager gerne sagen, es kein Nullrisiko gibt.

Zum Glück gibt es eine wohldurchdachte Alternative zum strikten Ansatz der Risikoabschätzung: das Vorsorgeprinzip. Kurz gesagt bedeutet es: »Lieber Vorsicht als Nachsicht.« Die Formulierung dieses Konzepts, die auf die breiteste Zustimmung stößt, steht im Grundsatz 15 der Erklärung von Rio zu Umwelt und Entwicklung, die 1992 von der UNO-Konferenz zu Umwelt und Entwicklung in Rio de Janeiro in Brasilien verabschiedet wurde: »Drohen schwerwiegende oder bleibende Schäden, so darf ein Mangel an vollständiger wissenschaftlicher Gewissheit kein Grund dafür sein, kostenwirksame Maßnahmen zur Vermeidung von Umweltverschlechterungen aufzuschieben.« Obwohl es nicht immer leicht umzusetzen ist, weil es den Status quo zerstört, findet das Vorsorgeprinzip seinen Weg in mehr und mehr Umweltverordnungen und -gesetze, darunter das kanadische Umweltschutzgesetz (*Environmental Protection Act*) und das vor kurzem verabschiedete novellierte US-Gesetz zur Reform der Behörde für Konsumgütersicherheit (*Consumer Product Safety Commission Reform Act*), das eine

Vielzahl von bereits auf dem Markt befindlichen Phthalaten so lange verbietet, bis die chemische Industrie ihre Sicherheit beweisen kann (siehe Kapitel 1).

Im Fall von 2,4-D ist es das Vorsorgeprinzip, auf das sich kanadische Kommunen und Provinzen erfolgreich berufen, um die Chemikalie ein für allemal aus dem Verkehr zu ziehen. Einfach ausgedrückt: Bürger in Gemeinschaften aller Formen und Größen im ganzen Land unterstützen in überwältigender Weise Pestizidverbote.[44] »Lieber Vorsicht als Nachsicht« erscheint den Leuten sinnvoll, und sie ziehen laut und deutlich die Sicherheit ihrer Kinder unkrautfreien Rasenflächen vor.

Es scheint, dass wir unsere Prioritäten vielleicht doch richtig setzen.

SIEBEN

Mütter wissen es am besten
Rick trinkt aus einer Nuckelflasche

MR. MCGUIRE: Ich möchte dir nur ein Wort sagen. Nur ein Wort.

BENJAMIN: Ja, Sir.

MR. MCGUIRE: Hörst du auch zu?

BENJAMIN: Ja, Sir, ich höre.

MR. MCGUIRE: Plastik.

BENJAMIN: Wie soll ich das verstehen?

MR. MCGUIRE: Plastik ist die Zukunft, mein Junge. Denk drüber nach.

DIE REIFEPRÜFUNG, 1967[1]

DER MOMENT, AN DEM ICH WUSSTE, dass wir gewinnen würden, kam im November 2007: an einem typisch wolkenverhangenen Dienstagmorgen.

Ich stand zusammen mit meinen Kollegen von Environmental Defence vor dem Queen's Park, dem Parlament der Provinz Ontario, auf einer Bühne. Wochenlang hatten wir Werbung für eine »Baby-Demo« an diesem Morgen gemacht, eine Kinder-Kundgebung. Wir hatten die Menschen dazu aufgefordert, mit ihren Kindern zu kommen, um die Regierung von Ontario unter Druck zu setzen, Bisphenol A (BPA) zu verbieten.

Ich war sehr nervös. »Mach dir keine Sorgen! Sie werden kommen«, sagte unsere talentierte Organisatorin Cassandra Polyzou. Auf die Idee einer Baby-Demo waren wir bei Environmental Defence bei einem Brainstorming gekommen, als Möglichkeit, die BPA-Debatte auf Touren zu bringen. Mit unserer

Forderung nach einem Verbot dieser hormonell wirkenden Chemikalie in Lebensmittelbehältern und Trinkgefäßen hatten wir in Kanada viel Aufmerksamkeit von den Medien bekommen. Die Tatsache, dass alle marktführenden Babyfläschchen hauptsächlich aus diesem Stoff bestanden, schockierte die Leute, und die Nuckelflasche war schnell zum mächtigen Symbol unserer Kampagne geworden.

Aber wir brauchten ein »Happening« in Toronto, der Medienhauptstadt Kanadas, um die Aufmerksamkeit der Politiker in Ontario zu gewinnen und dem Premierminister die Zusage zu entlocken, zu handeln. Also fragten wir uns, was Politiker wirklich gerne machen. Was würde ihr Interesse wecken? Jemand sagte im Scherz: »Babys herzen.« So wurde die Baby-Demo geboren.

Polyzou hatte recht. Ich hätte mir keine Sorgen zu machen brauchen. Als die Sonne schließlich durch die Wolken und über die Wege linste, die zum Eingang des Parlaments führten, wo wir unsere Bühne aufgebaut hatten, begannen die Kinderwagen einzutreffen. Fast dreihundert Menschen mit ihren Neugeborenen, Kleinkindern und Schulkindern strömten auf die große Wiese vor dem Parlamentsgebäude. Manche breiteten Picknickdecken aus. Freiwillige verteilten eigens angefertigte »Baby-Plakate« – kleine Pappstücke an Eisstielen, die die Botschaften trugen »Belaste mich nicht« und »Giftfreies Ontario«.

Die erste (und, wie ich glaube, bislang einzige) Demonstration gegen BPA würde gleich ins Rollen kommen.

Meine Mutter macht mit

In Anbetracht ihrer jungen Teilnehmer hatten wir die Demo kurz und schmerzlos geplant.

Andrea Page, bekannte Gründerin des Fitnessprogramms Fitmom, war unsere dynamische Zeremonienmeisterin und trug ihren jungen Sohn durchgehend auf der Hüfte. Sie war die perfekte Sprecherin für dieses Thema und warf der Industrie und Regierung eindringlich vor, die Gesundheit der Kinder nicht ernst zu nehmen.

Eine paar andere Powerfrauen sprachen: Eine Mutter, die mit ihrem Unternehmen »grüne« Produkte für Babys verkauft (sie wies auf die wachsende Nachfrage von Verbrauchern nach diesen Artikeln hin) und eine Vertreterin der Vereinigung für bessere Kinderbetreuung in Ontario (Ontario Coalition for Better Child Care), die erzählte, warum Kindertageseinrichtungen damit begonnen hatten, ihre BPA-haltigen Babyfläschchen auszumustern.

Ich war der nächste und sprach sowohl als Aktivist als auch als Vater. Ich erzählte der Menge, dass ich, wie sie, für meine Kinder hier war. »Weil ich möchte,

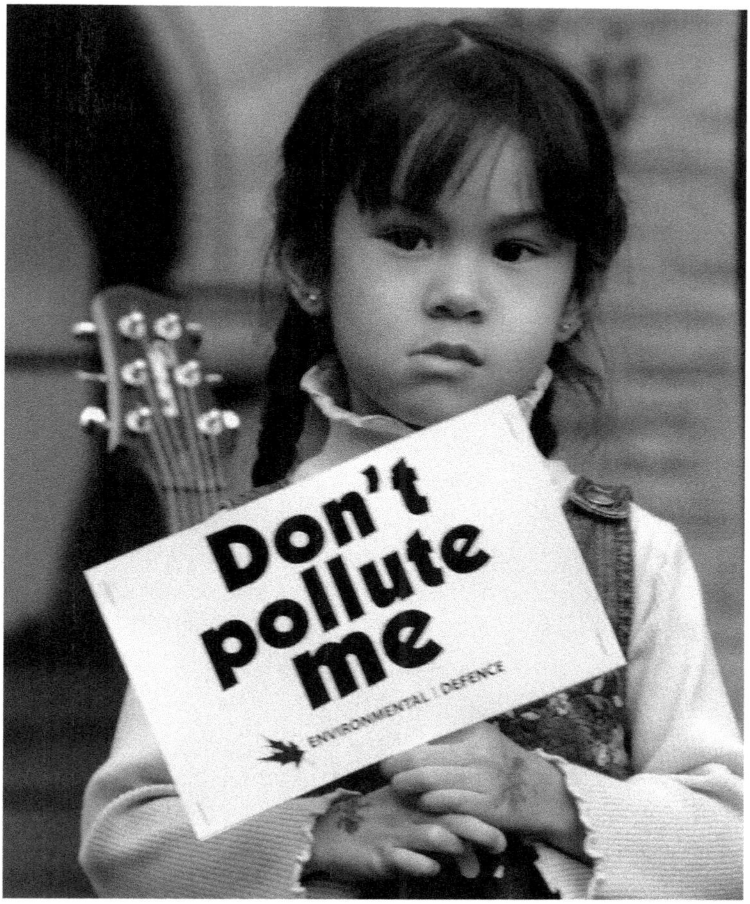

16 Mädchen auf der BPA-Demo mit ihrem »Baby-Plakat« »Belaste mich nicht«

dass meine zwei Jungs in einer Welt voller Möglichkeiten und Hoffnungen groß werden, nicht in einer Welt, in der überall Schadstoffe lauern und unsichtbare Gifte ihre Gesundheit bedrohen.« Mein vierjähriger Sohn Zack, der mit mir auf der Bühne stand und in den entscheidenden Momenten »Genau!« ins Mikrofon brüllte, schaffte es damit in die Abendnachrichten im Fernsehen.

Dr. Pete Myers, BPA-Experte und Mitautor von *Die bedrohte Zukunft*, dem Bestseller über hormonaktive Schadstoffbelastungen, war für den Anlass aus Virginia hergeflogen. Er begann mit einer Frage an die Menge: »Wie viele von euch haben Verwandte oder Freunde, die Brust- oder Prostatakrebs hatten oder haben?« Ein Meer von Händen reckte sich. »Was ist mit Lernbehinderungen?«

Noch mehr Hände. »Was ist mit Diabetes Typ 2 oder Unfruchtbarkeit?« Noch mehr. »Nun, genau darüber sprechen wir«, fuhr Myers fort. »Deswegen sind wir hier. Die Verbindung zwischen BPA und diesen Krankheiten ist wissenschaftlich stark genug, um anzunehmen, dass wir einen Teil dieser Krankheiten vielleicht verhindern können. Nach allem, was wir über diese Chemikalie wissen, erhöht eine Belastung während der Kindheit die Wahrscheinlichkeit, dass diese Kinder später in ihrem Leben gesundheitliche Probleme bekommen werden. Die gute Nachricht ist, dass wir durch Handeln auf dieser wissenschaftlichen Grundlage dazu beitragen können, dass Menschen gesünder werden.«

Myers sagte uns, dass bis zu diesem Zeitpunkt kein Land auf der Welt in Sachen BPA entschlossen gehandelt habe. Die Chemieunternehmen wiesen so genüsslich wie unmissverständlich auf diese Tatsache hin, um alle davon abzubringen, die ersten zu sein. »Die Welt sieht genau auf Kanada«, sagte Myers. »Was ihr heute tut, ist wahnsinnig wichtig.«

Ich schaute hinüber zu meiner Mutter, die einen Pendlerzug aus den Vororten genommen hatte, um bei der Kinderbetreuung zu helfen. All die Jahre schien sie nie besonders begeistert davon zu sein, dass ich auf so viele Demos ging, aber da stand sie, schrie und trampelte mit den Füßen. Als sich die Kolonne der Kinderwagen aufzulösen begann, wurde es Zeit für ein paar von uns, zu einem vorab vereinbarten Treffen mit dem Premier der Provinz Ontario, Dalton McGuinty, und seinem Umweltminister John Gerretsen in eins der vielen umliegenden Regierungsgebäude zu gehen.

Babylobbyisten

Politiker zu treffen und Forderungen zu stellen war ein großer Teil dessen, womit ich 2007 meinen Lebensunterhalt verdiente. Meistens folgen diese Begegnungen einem bestimmten Muster. Sie sind üblicherweise etwas förmlich. Man präsentiert sein Anliegen, so gut man kann, und der anwesende Politiker schaut Sie in aller Aufrichtigkeit an und gibt eine verblümte, rätselhafte Antwort, die nur teilweise das angesprochene Thema betrifft. Kopfschüttelnd verlassen Sie das Treffen wieder.

Ich freue mich sehr, berichten zu können, dass diese Begegnung kein solches Treffen war. Stattdessen war sie eine der lustigsten Erfahrungen, die ich als Lobbyist je machte.

Die Dinge fingen peinlich an. Wie zu erwarten, wurde der Premier von einer Phalanx Polizisten und seiner »Vorhut« geschützt, deren Job es war, für einen reibungslosen Ablauf zu sorgen. Einer der Vorhut-Jungs tat, was für ihn vielleicht das Unangenehmste an diesem Tag war: Er bat alle Mütter (und ihre

Babys!), ihre knapp dreizehn Zentimeter hohen Eisstiel-Schilder abzugeben. Ein paar der Mütter blinzelten überrascht. Die Babys brabbelten. Der Kerl scharrte mit den Füßen. Nur das übliche Prozedere, sagte er: Leute, die den Premier treffen, dürfen keine Demonstrationsplakate tragen. Auch wenn die Leute, um die es ging, sechs Monate alt waren. Die Mütter hatten Mitleid mit ihm und nahmen den Babys ihre Waffen ab.

Drei Häuserblöcke, ein paar Lifte, Treppenhäuser und mehrere lange Flure später erreichten die Mütter mit ihren müden, hungrigen Kindern gegen Mittag das essenslose Besprechungszimmer. Ein mögliches Drama deutete sich an.

Wir saßen an einem großen Besprechungstisch, der Premier und der Umweltminister auf der einen Seite, eine Schlachtreihe von ungefähr acht Müttern mit ihren Kindern auf der anderen Seite. Die Kameras der Medien durften zu Beginn des Treffens mit dabei sein und steuerten gelegentlich ein Blitzlicht bei.

Eine Mutter stillte. Ein paar ältere Kinder liefen Runden um den Tisch. Windeln wurden auf dem Boden gewechselt. Ein kleines Mädchen saß auf dem Schoß ihrer Mutter dem Premier direkt gegenüber und unterstrich die Unterhaltung von Zeit zu Zeit, indem sie ihm tief in die Augen schaute, sich vorbeugte und ihr Glasfläschchen auf den Tisch knallte. Kinder lachten. Kinder weinten. Es war ein kleineres Chaos. Trotz dieser Ablenkungen, oder vielleicht gerade deswegen, funktionierte das Treffen. Die Mütter, die absolut kein Nein als Antwort akzeptieren wollten, gingen mit einem Lächeln. Der Premier versprach, was alle Eltern im Raum hören wollten: Ontario würde Kanadas erstes Gesetz zur Reduzierung giftiger Schadstoffbelastung (*Toxic Pollution Reduction Act*) auf den Weg bringen und sofort den Rat von Experten einholen, was im Hinblick auf Bisphenol A zu tun sei. Nicht nötig, auf Schritte der Bundesregierung zu warten, kündigte der Premier den versammelten Müttern an. Falls die Experten raten würden, es zu verbieten, würde er es verbieten.

Als ich McGuinty ein paar Monate später interviewte und ihn fragte, warum er die BPA-Zusage an diesem Tag so rasch gegeben hatte, sagte er, dass die besten wissenschaftlichen Empfehlungen der Regierung in diese Richtung wiesen. Er sagte weiter: »Auf einer unmittelbaren Ebene ist viel dieses neuen Zeugs hilfreich für uns. Es macht unser Leben bequemer und trägt zum hohen Standard von Annehmlichkeiten bei, den wir mit einem Leben im einundzwanzigsten Jahrhundert verbinden. Ich habe aber immer dieses flaue Gefühl gehabt, dass wir die möglichen Nachteile der Verwendung dieser neuen Materialien und Chemikalien in Konsumgütern nicht wirklich vollständig erforscht haben.« Er erzählte mir, dass seine Frau und er bereits versuchten, in ihrer Küche zu Hause mehr Glas und weniger Plastik zu benutzen.

Die Ankündigung des Premiers brachte die Bisphenol-A-Debatte tatsächlich auf Touren. Queen's Park hatte Ottawa gerade in Kenntnis darüber gesetzt, dass es ein Wettrennen zwischen Ontario und der Bundesregierung geben würde, wer Kanadas Kinder als erstes schützen würde.

Zufrieden mit der Arbeit des Tages gingen die Babys nach Hause, um Mittagsschlaf zu halten.

Meine Freunde, die Politiker

Im Jahr 2006 zu äußern, dass die Umweltbewegung nicht viel mit der konservativen Bundesregierung zu tun hatte, wäre eine Untertreibung gewesen. Aber das war nicht immer so. Für seine Arbeit in den Bereichen Parks, Umweltverschmutzung und Artenvielfalt war dem letzten Premierminister der Partei der Progressive Conservatives, Brian Mulroney, von einem Gremium von Umweltexperten (zu dem ich gehörte) der Titel »grünster Premierminister in der Geschichte Kanadas« verliehen worden. Nach der Abwahl seiner Regierung im Jahr 1993 zerbrachen die Progressive Conservatives in drei Parteien: in die weiterhin existierenden Progressive Conservatives, die Reform Party und den Bloc Québécois. Die dominierende von diesen – die Reform Party – hatte ihren Hauptsitz im ölreichen Alberta und schien an Mulroneys umweltpolitischen Erbe wenig interessiert. Während der folgenden dreizehn Jahre liberaler Regierung gelangten Umweltschützer meist zu der Überzeugung, dass die Reform Party eine Marionette der Ölindustrie war, und die Reform Party schimpfte über eine zu große Nähe der Umweltschützer zur Liberal Party. Ehrlich gesagt lagen beide nicht ganz falsch.

Die Dinge wurden nicht wirklich besser, als sich die Conservative Party 2003 wieder zusammenraufte. Das gegenseitige Misstrauen war mit Händen zu greifen. Im Jahr 2005 sah es danach aus, dass die Tories vermutlich wieder an die Macht kommen würden, und die meisten führenden Umweltschützer hatten nicht einmal die E-Mail-Adresse eines Tory-Abgeordneten, um ihn auf einen Kaffee bei Starbucks einzuladen.

In diesem Umfeld startete Environmental Defence Canada seine Kampagne Toxic Nation (»Giftige Nation«, siehe Einleitung).

Giftige Nation

Als die Konservativen im Januar 2006 an die Regierung kamen (wenn auch als fragile Minderheitsregierung), begannen wir energisch mit Treffen. In der entscheidenden Übergangszeit, in der sich die anfänglichen Prioritäten jeder neuen Regierung herausbilden, setzten wir uns mit ranghohen Bürokraten im

Umweltministerium zusammen. Wir stellten uns dem neuen Umweltminister und den Beamten der Staatskanzlei vor.

Etwa zur gleichen Zeit bekam Toxic Nation in den bundesweiten Radiosendern und Zeitungen viel Aufmerksamkeit. Etwas daran sprach Politiker aller Couleur an, auch Konservative. »Toxic Nation passte zum Mainstream-Ethos« der neuen Regierung, erklärte Tim Powers, ein konservativer Kommentator und Berater für Lobbybeziehungen zur Regierung, mit dem wir zusammenarbeiteten. »Eine Wasserflasche aus Plastik können Sie sehen, ein Treibhausgas nicht.«

Auf Provinzebene hatte der Premier von Ontario, McGuinty, den Eindruck, dass Toxic Nation zu einer sich wandelnden öffentlichen Wahrnehmung von Umweltthemen beitrug: »Die Umwelt ist nicht länger eine abstrakte, esoterische, kurzlebige und romantische Idee«, sagte er mir. »Es geht nicht länger um die Qualität eines fernen Flusses oder die Gesundheit und Vitalität eines weit entfernten Waldes. Es geht um die Luft, die ich in diesem Moment in meine Lungen atme. Es geht um die Qualität des Wassers, das ich meinem Kind um halb acht Uhr abends gebe, bevor es ins Bett geht. Es geht um den Behälter, in dem ich mein Essen erhitzt habe und aus dem ich gleich essen werde. Die Umwelt ist ein Teil der menschlichen Gesundheit geworden.«

Durch den Nachweis, dass Schadstoffe an vielen Stellen in unser Leben eindringen, war Toxic Nation Wegbereiter für die Entscheidung zu Bisphenol A. Umweltbelastungen wurden auf Bundesebene wieder zu einem lebhaft diskutierten Thema.

Anfang des Jahres 2006, am selben Tag, an dem die Konservativen die Regierung übernahmen, veröffentlichte die Zeitung *Globe and Mail* einen Gastbeitrag, den ich zusammen mit Adam Daifallah, einem prominenten Tory-Aktivisten, verfasst hatte. Der Artikel trug den Titel »Es liegt in Tory-Genen, grün zu sein« und lieferte das folgende starke Argument: »In einem ›Pizza-Parlament‹ mit Minderheitsregierung, in dem eine Zusammenarbeit der Parteien unabdingbar dafür ist, irgendetwas zu erreichen, gibt es mindestens eine gemeinsame Priorität der Parteiprogramme der Konservativen, Liberalen, NDP und Bloc. … Es geht um Schadstoffbelastung. Ein Gebiet, in dem der designierte Premierminister Stephen Harper nicht nur Gemeinsamkeiten mit anderen Parteien finden und für das Leben ganz normaler Kanadier etwas bewirken kann, sondern auch eins, in dem eine eindrucksvolle Tradition der Konservativen nur darauf wartet, abgestaubt und rehabilitiert zu werden.«[2]

Zum Glück hörten wenigstens einige in der neuen Regierung zu.

Chemikalienmanagementplan

Nach der Medienaufmerksamkeit für unsere ersten Toxic-Nation-Studien fing unser Büro an, spontane Anrufe von Menschen zu bekommen, die ihre persönlichen Belastungswerte ermitteln lassen wollten. Alle möglichen Leute, junge und alte. Mütter und Väter. Klempner und Physiotherapeuten. Und Politiker. Politiker aller Couleur. Plötzlich kamen gewählte Amtsträger auf uns zu, um für Toxic Nation ihr Blut zu spenden und in einen Becher zu pinkeln.

Den Gefallen taten wir ihnen gern. Im Juni 2006 veröffentlichten wir die Testergebnisse für Rona Ambrose, zu der Zeit Bundesumweltministerin, Tony Clement, Bundesgesundheitsminister, Jack Layton, Parteichef der New Democratic Party und John Godfrey, umweltpolitischer Sprecher der Liberal Party. Alle machten mit und nutzten ihre Tests dafür, bundesweit Schlagzeilen damit zu machen, wie ernst sie die Schadstoffproblematik nahmen und warum sie sie lösen wollten.

Für ihre Bemühungen wurde Ambrose in einigen Medien, die traditionell die Konservativen unterstützten, heftig angegriffen. »Ein klassisches Umwelt-Schauermärchen, eine Art modernisierte Verfilmung von Bram Stokers *Dracula*«, war der umfassendere Kontext, in den ein Kommentator unsere Kampagne stellte und »Rona Brockovich« wegen ihrer Teilnahme als freiwillige Testperson attackierte.[3] Anscheinend gilt ein Vergleich mit der berühmten kalifornischen Umweltschützerin Erin Brockovich in den Köpfen mancher Konservativer als wenig schmeichelhaft. Das ist ein Standpunkt, der mich immer noch ratlos zurücklässt, aber ich weiß, dass diese Kritik für manche Tory-Strategen schmerzhaft war.

Im Dezember 2006 brachten die Tories ihren Chemikalienmanagementplan (Chemicals Management Plan) ein, eine dramatische Überarbeitung der Art und Weise, in der Kanada zweihundert als bedenklich eingestufte, im Alltag weit verbreitete Chemikalien bewertet und ihre Verwendung gesetzlich regelt. Bisphenol A stand ganz oben auf der Liste.

Ein paar Monate später waren die allerersten, die in Kanada auf Bisphenol A getestet wurden, der Premier von Ontario, Dalton McGuinty, und die beiden Oppositionsführer im Provinzparlament. Alle drei Herren wiesen Konzentrationen dieser Chemikalie auf, die nach manchen Studien zu gesundheitlichen Auswirkungen führen konnten. »Ich wusste doch von Anfang an, dass ihr Kerle im übertragenen Sinn mein Blut sehen wolltet – aber wortwörtlich?«, scherzte McGuinty später.

John Tory, zu der Zeit Vorsitzender der Conservative Party in Ontario (und jetzt Bürgermeister von Toronto), erlaubte der Presse sogar, ihn während der

Blutabnahme für unsere Tests zu filmen. Ein Kreis von etwa sechs Fernsehkameras umringte ihn, Blitzlichter gewitterten, die Journalisten starrten wie gebannt auf die Nadel, die aus seinem Arm hing, und ich dachte, dass die arme Krankenschwester, die das Blut abnahm, vor lauter Stress ohnmächtig werden würde. »Ich bin enttäuscht, dass mein Blut liberal-rot ist und nicht konservativ-blau«, sagte Tory, während er in die Kameras zwinkerte.

Der Aufstieg von BPA

Bevor wir mit der BPA-Geschichte in Kanada weitermachen, lassen Sie uns einen Moment einen Schritt zurücktreten und über BPA 101 sprechen: was es ist, wo es herkommt und warum es uns alle beunruhigen sollte.

Die Werte dieser Chemikalie in den drei politischen Führern in Ontario waren die ersten BPA-Werte, die in Kanada öffentlich zugänglich waren; die Gesundheitsbehörden Centers for Disease Control and Prevention (CDC) in den USA hatten bereits umfangreiche Tests durchgeführt. Überwältigende 93 Prozent der getesteten Amerikaner hatten messbare Konzentrationen von BPA in ihren Körpern.[4] Kanadier sind mit an Sicherheit grenzender Wahrscheinlichkeit in gleichem Maße belastet. Die Tatsache, dass wir praktisch alle jederzeit messbare Konzentrationen von BPA aufweisen, ist noch erstaunlicher, wenn man bedenkt, dass BPA vom menschlichen Körper umgehend verstoffwechselt wird – innerhalb von nur ein paar Stunden. Die einzig mögliche Schlussfolgerung dafür ist, dass wir dem Stoff alle wieder und wieder, dauerhaft ausgesetzt sind. Wir marinieren täglich in BPA.

Wo lauert BPA in unserem Alltag? An sehr vielen Stellen. BPA ist eine der meistproduzierten Chemikalien der Welt. Die Industrie stieß im Jahr 2010 3,6 Milliarden Kilogramm aus, im Vergleich zu 45 Millionen Kilogramm im Jahr 1970 – ein astronomischer Anstieg in etwas mehr als dreißig Jahren.[5] Es wird geschätzt, dass in den USA etwa 70 Prozent des BPA für die Produktion von Polycarbonatplastik verwendet wird (das feste, durchsichtige Plastik mit dem Recycling-Code 7), etwa 20 Prozent für Sportartikel, medizinische Geräte, Zahnfüllungen, Haushaltselektronik, Brillengläser, Gussformen und Wasserrohrbeschichtungen.[6] Zu den Herstellern der Chemikalie gehören ein paar der derzeit größten Unternehmen: Bayer, Dow, Hexion, SABIC Innovative Plastics (früher GE Plastics) und Sunoco.[7]

Ein typisches Haus ist gestrichen voll mit BPA. CDs und DVDs sind aus Polycarbonatplastik, Wasserflaschen, Trinkbecher, Küchengeräte und -utensilien, Brillengläser (wie die, die ich gerade trage), Wasserspender (die großen Wasserbehälter, die in Geschäften, Büros und Arztpraxen stehen), die Visiere von

Eishockeyhelmen, Babyfläschchen, Medizinbedarf und die Bildschirme meines Notebooks und Smartphones. Polycarbonat wird auch ausgiebig in Autos und Lastern verwendet, für Dinge wie Scheinwerfer, und es steckt in der Spielzeugkiste meiner Kinder – zum Beispiel in den Windschutzscheiben ihrer winzigen Autos. Epoxidharze werden als Klebstoffe in Sportartikeln, Flugzeugen und Autos eingesetzt. Außerdem findet man sie normalerweise auch im Material für Zahnfüllungen, in Schutzummantelungen von Drähten und Schutzbeschichtungen von Rohren und dem vermutlich Haupteinfallstor für Belastungen für die meisten Menschen: in der Innenbeschichtung nahezu jeder Konservendose, die sich in Haushalten und Supermärkten findet.

Der explosionsartige Anstieg BPA-belasteter Produkte ist ein ziemlich neues Phänomen. BPA wurde zum ersten Mal im Jahr 1891 synthetisiert, seine hormonaktiven Eigenschaften in den 1930er Jahren entdeckt. Danach dauerte es eine Weile, bis sein voller wirtschaftlicher Wert erkannt wurde. Die Massenproduktion von Epoxidharzen begann in den 1950er Jahren. Um diese Zeit herum fanden Forscher auch heraus, dass man, wenn man BPA polymerisiert (die Moleküle zu langen Fäden verbindet), hartes, haltbares Plastik herstellen kann – Polycarbonat (Polycarbonatplastik besteht meist zu 100 Prozent aus BPA). Mit der wachsenden Nachfrage nach Plastik in den 1960er und 1970er Jahren begann die Herstellung von BPA zu boomen. Heute ist der Stoff überall.

Ich wette, dass Sie sich jetzt folgende auf der Hand liegende Frage stellen: Was in Gottes Namen dachten sich die Hersteller dabei, Hausrat aus Plastik aus einer Chemikalie herzustellen, von der seit über siebzig Jahren bekannt war, dass sie den Hormonhaushalt des menschlichen Körpers verkorkst? Die knappe Antwort lautet: Sie dachten überhaupt nicht darüber nach. Und falls doch irgendwelche Synapsen im Gehirn feuerten, könnte die Annahme gewesen sein, dass BPA fest im Plastikverbund bleiben oder sich nur in so geringen Mengen lösen würde, dass es keinen Schaden anrichten würde. Zweimal falsch, wie sich herausstellen sollte.

Niedrigdosis

Jeder, der sich mit BPA beschäftigt, stößt sehr schnell auf Dr. Fred vom Saal, emeritierter Professor für biologische Wissenschaften an der Universität Missouri. Im Gegensatz zu vielen universitären Forschern schreckt vom Saal nicht davor zurück, in der Öffentlichkeit zu stehen, und scheint ziemlich zufrieden damit, es frontal mit dem Schmähgeschütz aufzunehmen, das die Chemieindustrie auf ihn richtet. Seit fast fünfundzwanzig Jahren steht vom Saal im Zentrum des BPA-Tornados.

In vielerlei Hinsicht hat vom Saal den Sturm selbst entfacht. Es war in den späten 1990er Jahren, und ein paar Jahre lang hatte er sich die Wirkung von Hormonen auf das Verhalten von Mäusen angeschaut. Er forschte »zu einem Phänomen, das die Leute sehr interessant fanden und von dem wir inzwischen wissen, dass es bei menschlichen Zwillingen vorkommt, und zwar, dass Babys sich wechselseitig Hormone übertragen, während sie zusammen in der Gebärmutter sind.« Trotz der Tatsache, dass die Mengen des übertragenen Hormons »nur unglaublich klein« sind, haben diese Belastungen spezifische und dramatische Auswirkungen, die anscheinend unabhängig sind von der genetischen Ausstattung der betroffenen Tiere.

In einem seiner Experimente beobachtete vom Saal, dass männliche Mäuse, die winzigen Mengen eines Östrogen-Hormons namens Estradiol ausgesetzt waren, eine vergrößerte Prostata entwickelten. Das Ergebnis wurde mit Skepsis aufgenommen: Zu der Zeit wurden Prostatakrebspatienten Östrogene verabreicht in der Annahme, dass sie das Testosteron unterdrücken und das Prostatawachstum unter Kontrolle bringen würden. Falls vom Saals Ergebnisse stimmten, widersprachen sie diesem Ansatz diametral. In einer Versuchsreihe verabreichte er Mäusen zunehmend höhere Dosen Estradiol und das synthetische Hormon Diethylstilbestrol (DES). Das gleiche Phänomen trat wieder auf: Hohe Dosen blockierten das Wachstum der Prostata, niedrige Dosen stimulierten es dramatisch. Seine Forschung trug zu neuen Ansätzen beim Einsatz von Antiöstrogenen in der Prostatakrebstherapie bei.

Zur gleichen Zeit, zu der vom Saal diese wichtigen Experimente zu den Wirkungen niedrig dosierten Estradiols und DES durchführte, begann er, sich andere synthetische Chemikalien mit möglichweise gleichartigen Eigenschaften anzuschauen. Im Jahr 1997 veröffentlichte er seine erste Arbeit zu BPA. »In dieser Studie zeigten wir, dass eine Dosis BPA, die fünfundzwanzigtausendmal niedriger lag, als jemals getestet worden war, die Prostataentwicklung ebenfalls anregte, genau wie niedrige Dosen Estradiol. Das war in den Hochdosis-Studien [zu BPA] übersehen worden.« Wenn die Reaktion auf seine Estradiol-Studie lebhaft war, dann war die Reaktion der chemischen Industrie auf seine BPA-Arbeit lehrbuchmäßiges Krisenmanagement. »Sie waren hinter uns her wie ein Güterzug«, sagte vom Saal.

Aus Sicht der Industrie hätte nicht mehr auf dem Spiel stehen können. Wenn BPA in solch niedrigen Mengen so giftig war, standen Milliarden Dollar Gewinn auf dem Spiel. In einer ungewöhnlich ehrlichen Stellungnahme dieser Zeit gab John Waechter, leitender Wissenschaftler bei Dow Chemical und der Society of the Plastics Industry, dem Verband der Plastikindustrie, zu, dass, falls vom

Saal Recht hatte, der Sicherheitspuffer für BPA in Konsumgütern niedriger sein würde als bislang gedacht.[8]

Nach vom Saal begannen die Bemühungen der Industrie, ihn zum Rückzug zu bewegen, bereits bevor seine Studie veröffentlicht war. Die Chemieunternehmen bekamen zum ersten Mal Wind davon, als er seine Ergebnisse auf einer Konferenz vorstellte. »Das erste, was sie taten, war, John Waechter zu uns zu schicken und uns zu fragen, und das ist ein wörtliches Zitat: ›Können wir ein für beide Seiten vorteilhaftes Ergebnis erzielen, dass Sie Ihre Forschungsergebnisse zurückhalten lässt, bis die chemische Industrie sie zur Veröffentlichung freigibt?‹« Vom Saal sagte, er fühlte sich, als ob Bestechungsgeld angeboten wurde und er seinen Preis nennen sollte. Die Industrie behauptet, dass das alles ein gründliches Missverständnis war.

Unbestritten ist jedenfalls, dass die Industrie die letzten zwanzig Jahre damit verbracht hat, Forschung zur Torpedierung der »Niedrigdosis-Hypothese« in Auftrag zu geben. Das Problem ist nur, dass immer mehr Forscher vom Saals Ergebnisse mit eigenen Niedrigdosis-Erkenntnissen untermauern. Neuere Hinweise legen beispielsweise eine Verbindung zwischen »vermehrtem Auftreten von Brustkrebs« und einer Belastung mit BPA in Konzentrationen nahe, die unterhalb einer allgemein akzeptierten »ungefährlichen Referenzdosis« liegen.[9]

Zufallsentdeckungen

Als ich Dr. Pat Hunt, eine bekannte Genetikerin und Professorin an der Washington-State-Universität fragte, wie sie zuerst auf BPA aufmerksam wurde, lachte sie laut.

»Es war purer Zufall«, sagte sie. »Wir steckten mitten in ein paar anderen Studien. Wir untersuchten Eier von normalen Mäusen und von mutanten Mäusen, und plötzlich spielten Eier von normalen Tieren komplett verrückt und die Ergebnisse kehrten sich um. ... Wir hatten vorher eine Anomalierate von ein bis zwei Prozent bei den ›normalen‹ Tieren, jetzt waren es 40 Prozent. Also wussten wir, dass irgendetwas passiert war. Wir brauchten Wochen, um herauszufinden, was genau.« Sie und ihre Kollegen schauten sich alles an und kamen schließlich zu dem Schluss, dass es die Tiere selbst waren. »Wir begannen, in unseren Tierhaltungsräumen nach unten zu schauen«, sagte sie. Eine Arbeitskraft hatte damit begonnen, die Käfige und Wasserflaschen mit Bodenreiniger zu säubern, der das Polycarbonatplastik angriff, so dass BPA auslaugte.

Hunt und ihre Kollegen veröffentlichten ihre Studie fünf Jahre später, im Jahr 2003. »Wir überstürzten nichts. Wir wollten sichergehen, dass die Geschichte stimmte, denn uns war klar, dass wir damit an die Öffentlichkeit gehen würden, dass eine Belastung mit dieser Chemikalie Fehlgeburten verursachen kann. Das war so beunruhigend, dass ich sicherstellen wollte, dass wir bis ins kleinste Detail peinlich genau und korrekt gearbeitet hatten.« Hunt setzte ihre Forschungen zu BPA fort und sagt: »Alles, was wir seitdem mit dieser Chemikalie gemacht haben, hat meine Sorgen nur noch vergrößert.« Ihre neuste Entdeckung ist, dass eine Belastung mit BPA mehrere Generationen gleichzeitig schädigen kann. Für dieses Experiment setzte sie schwangere Mäuse zu dem Zeitpunkt BPA aus, zu dem die weiblichen Föten in ihnen ihren lebenslangen Vorrat an Eiern produzierten. Als die belasteten Föten erwachsen wurden, waren 40 Prozent ihrer Eier geschädigt. »Mit dieser einen Belastung«, machte Hunt klar, »beeinflussen wir drei Generationen gleichzeitig.« Im Jahr 2012 fanden Wissenschaftler weitere Hinweise, die diese Beobachtungen bestätigten, und notierten: »BPA verursacht transgenerationale Veränderungen« im Erbgut und im Verhalten von Mäusen.[10]

In den Gesprächen mit meinen Interviewpartnern für dieses Kapitel stellte ich fest, dass Pat Hunts Geschichte nicht untypisch für das Gebiet der BPA-Forschung ist. Dr. Ana Soto, Ärztin an der medizinischen Fakultät der Tufts-Universität in Boston, ist eine weitere bekannte Forscherin, die völlig unerwartet mit Arbeiten zu BPA begann. Sie und ihre Kollegen wurden in den späten 1980er Jahren ziemlich berühmt, als sie als erste eine östrogenartige Chemikalie entdeckten, Nonylphenol, die aus Plastik auslaugte. Sie entdeckten dies nach einem Labor-»Unfall«, der dem von Pat Hunt ähnelte. Ihre neuen Reagenzgläser aus Plastik begannen, zu seltsamen Forschungsergebnissen zu führen, bis sie die östrogenartige Chemikalie im Plastik isolierten. Diese Entdeckung war der Startschuss für ihr Labor, weitere hormonaktive Substanzen zu erforschen, darunter BPA; ihre jüngste Forschung konzentriert sich auf vorgeburtliche Belastung mit BPA und ihren Folgen für die Fruchtbarkeitsentwicklung.[11] »Was wir bei Tieren beobachtet haben, ist, dass sogar bei niedrigen Konzentrationen dieser Chemikalie die Entwicklung von Krebsvorstufen erkennbar war. Die logische Folge davon ist, dass die Belastung von Menschen mit BPA die Wahrscheinlichkeit vergrößert, später im Leben an Brustkrebs zu erkranken.«

Soto machte eine umfassendere Aussage: »Alle diese künstlichen Östrogene rufen in Tieren die Folgen einiger der gegenwärtigen menschlichen Epidemien hervor. Ich meine Brustkrebs, Aufmerksamkeitsdefizit-Störungen, Prostatakrebs. ... Das ist beängstigend, würde ich sagen.« Seit Soto mit ihrer Forschung zu BPA begonnen hat, ist die Zahl der Studien dramatisch angestiegen, die winzige Mengen BPA mit verschiedenen Krankheiten in Verbindung bringen

– Mengen deutlich innerhalb der Bandbreite, die zur Zeit in menschlichen Körpern gefunden werden.

Fred vom Saal drückt es so aus: »Wir haben eine kritische Masse an Studien erreicht, die uns die exakten molekularen Details der Reaktionssysteme in menschlichen und tierischen Zellen liefern, die es diesen Zellen ermöglichen, auf unglaublich niedrige Dosen von BPA zu reagieren. Wir verstehen jetzt, was auf der molekularen Ebene passiert.« Andere neuere Forschungen zur den Auswirkungen einer BPA-Belastung auf die menschliche Gesundheit haben beunruhigende Verbindungen zu negativen gesundheitlichen Auswirkungen rund um die Geburt, in der Kindheit und im Erwachsenenalter hergestellt, darunter Folgen für die Fruchtbarkeit und Entwicklung, Stoffwechselkrankheiten und eine Reihe kindspezifischer Krankheitsbilder.[12]

Niedrigdosis und Paracelsus

Wie kann eine Chemikalie für so viele Leiden verantwortlich sein? Jahrhundertelang war Paracelsus' Beobachtung aus dem 16. Jahrhundert der fundamentale Lehrsatz der Toxikologie: »Alle Dinge sind Gift und nichts ist ohne Gift, nur die Dosis erlaubt es etwas, nicht giftig zu sein.« Das wird üblicherweise abgekürzt zu »Die Dosis macht das Gift« und so verstanden, dass die Wirkung einer Chemikalie zunimmt, je höher die Belastung mit ihr ist. (Bruce befasst sich in Kapitel 6 im Hinblick auf Pestizide eingehend mit diesem Prinzip.) Die Chemieindustrie zitiert gern Paracelsus, genau wie viele Toxikologen, die in ihrer Ausbildung nie das Prinzip hormonaktiver Chemikalien kennengelernt haben.

Diese Logik aus dem 16. Jahrhundert ist intuitiv sinnvoll für Dinge wie Bierkonsum oder die Menge Zucker, die ich meiner Frau morgens in den Kaffee rühre (und ihn dabei regelmäßig verpfusche). Sie ist aber zunehmend sinnlos im Hinblick auf hormonaktive Chemikalien wie BPA. Der einfache Grund dafür ist, dass Menschen (und im Übrigen auch alle anderen Tiere) mit der Zeit eine immer größere Empfindlichkeit auch gegenüber sehr kleinen Hormonmengen entwickelt haben. Es leuchtet daher ein, dass unsere Körper genauso empfindlich gegenüber synthetischen Chemikalien reagieren, die so tun, als ob sie Hormone wären. Eine Unmenge unserer inneren Funktionen werden durch feine Hormonspitzen gesteuert. Die Hormone docken an Zellrezeptoren an und schalten Gene an oder aus – und genauso machen das die Hormonimitate. Ein bisschen Hormon reicht weit.

Der Schlüssel dafür ist, dass Hormone und Verbindungen, die wie Hormone wirken, in verschiedenen Konzentrationen verschiedene Gene stimulieren können. Und in hohen Konzentrationen können sie offenkundig giftig sein. Das bedeutet, dass bei einer niedrigen Dosis ein Satz Gene angeschaltet wird, mit einer oder mehreren Auswirkungen, bei einer hohen Dosis ein anderer Satz Gene mit Auswirkungen, die komplett anders sein können. Bei sehr hohen Dosen werden Gene wegen der zu hohen Giftigkeit abgeschaltet.

Peter Myers, Mitautor von *Die bedrohte Zukunft*, machte mir dieses Prinzip einmal sehr plastisch klar. »Stell dir einen Tropfen Wasser vor, in dem BPA in einer Konzentration von einem pro einer Milliarde Teilchen vorliegt«, sagte er. »Jetzt sag mir, wie viele einzelne BPA-Moleküle in diesem Tropfen sind.«

»Ein paar tausend?« (Habe ich erwähnt, dass ich Zoologe bin und kein Chemiker?)

»Nö.«

»Ein paar hunderttausend?«

»Weit entfernt davon. Versuch's mit 132 Milliarden. Und jedes einzelne dieser Moleküle kann Zellrezeptoren an- und ausschalten, genau wie ein Hormon.«

Dass BPA niedrig dosiert so stark wirkt, hat tiefgreifende Folgen. Staatliche Aufsichtsbehörden, die sich jahrelang darauf konzentriert haben, einen angeblich unbedenklichen Grenzwert für die Belastung mit verschiedenen Chemikalien festzulegen, haben kapitalen Mist gebaut, indem sie die Werte für hormonaktive Chemikalien zu hoch angesetzt haben. Weil BPA in niedrigen Konzentrationen völlig andere Wirkungen hat als in hohen Konzentrationen, gibt es keine »ungefährliche« Konzentration.

Wie Fred vom Saal es ausdrückte: »Der traditionelle Ansatz, BPA nur hochdosiert zu testen, war völlig falsch. Dies ist die Chemikalie, die beweist, dass das Verfahren der Risikoabschätzung für hormonaktive Chemikalien absolut wertlos ist. Ana Sotos Forschergruppe bei Tufts weist inzwischen Wirkungen [von BPA] bei Konzentrationen nach, die zwei Millionen Mal niedriger sind als die niedrigste Dosis, die je von einem Toxikologen getestet wurde. Das heißt, dass wir über einen Fehler sprechen, dessen Ausmaß unfassbar erschreckend ist.«

In den Vereinigten Staaten spitzte sich die Debatte um Niedrigdosis-Effekte und BPA 2007 mit dem Erscheinen zweier Berichte zu. Im ersten drückte ein beratendes Gremium des nationalen Toxikologieprogramms der Bundesregierung (National Toxicology Program) »eine gewisse Besorgnis« aus im Blick auf die Auswirkungen einer vorgeburtlichen, niedrig dosierten BPA-Belastung auf das Nervensystem und das Verhalten. Die Veröffentlichung des Berichts wurde von Vorwürfen begleitet, dass ein paar der Hauptpersonen, die von der Bundesregierung mit der Recherche und dem Abfassen des Berichts beauftragt worden waren, Verbindungen in die BPA-Branche hätten.

Der zweite Bericht ist der eigentliche Hammer. Die sogenannte Erklärung von Chapel Hill (Chapel Hill Consensus Statement), das Ergebnis eines bemerkenswerten, von der US-Forschungsbehörde National Institutes of Health finanzierten Treffens von achtunddreißig weltweit führenden BPA-Forschern, warnt sehr eindringlich: »Die Bandbreite negativer Auswirkungen niedrig dosierter BPA-Belastungen, denen Labortiere sowohl während ihrer Entwicklung als auch als Erwachsene ausgesetzt waren, gibt Anlass zu großer Sorge im Hinblick auf die Möglichkeiten gleichartiger negativer Auswirkungen beim Menschen.«[13] Zu den Krankheiten beim Menschen, von denen diese Experten glauben, dass sie mit ansteigenden BPA-Konzentrationen in Verbindung gebracht werden können, gehören die Zunahme von Prostata- und Brustkrebs, Anomalien der Harn- und Geschlechtsorgane bei männlichen Babys, eine nachlassende Spermienqualität bei Männern, ein frühes Einsetzen der Pubertät bei Mädchen, Stoffwechselstörungen, darunter Diabetes mit Insulinresistenz und Fettleibigkeit, und neurologische Verhaltensprobleme wie Aufmerksamkeitsdefizit-/Hyperaktivitätsstörung.

Bei der Lektüre der Erklärung von Chapel Hill läuft es einem kalt den Rücken hinunter. Derweil tobt die Debatte um BPA weiter. Im Februar 2018 veröffentlichte die Lebens- und Arzneimittelbehörde der USA (FDA) einen Bericht, der besagte, dass BPA nach den derzeit gültigen Vorschriften »minimale Wirkung« in Versuchstieren auslöst, wenn diese Nagetiere sind.[14] Wissenschaftlergruppen, die anderer Ansicht waren, kritisierten diese Ausdrucksweise sofort, nannten die FDA-Studien »unvollständig« und forderten weitere Tests und Forschungen.[15]

Toxisch wie Tofu

Zurück nach Kanada, um unsere Geschichte zu Ende zu bringen.

Manchmal fällt im Laufe einer Kampagne Manna vom Himmel. Diese überraschenden Momente lassen sich nicht planen. Man kann nur bereit sein, sie zu nutzen, wenn sie sich ereignen.

Viele Jahre lang war Martin Mittelstaedt Umweltjournalist bei der Zeitung *Globe and Mail.* Er hatte Anfang 2006 damit begonnen, beharrlich die Geschichte der Giftigkeit von BPA zu verfolgen. Im Juni 2007 veröffentlichte er einen Artikel über Mark Richardson (den Wissenschaftler, den das kanadische Gesundheitsministerium mit der Leitung seiner BPA-Untersuchungen betraut hatte). Er hatte vor einer medizinischen Vereinigung in Tucson, Arizona einen Vortrag gehalten, in dem er die weitere Verwendung der Chemikalie guthieß. Richardson tat dies sehr zugespitzt, indem er sagte »Ja, Bisphenol A ist östrogen

– es interagiert mit Östrogenrezeptoren –, aber das tut eine Unzahl anderer Dinge auch, einschließlich Eiweiß in Tofu.« Er sagte außerdem, dass die BPA-Belastung »so gering« sei, »dass sie aus meiner Sicht absolut unbedeutend ist.« Dummerweise für ihn machte er diese Bemerkungen vor einer Kamera, die das Treffen filmte, und Mittelstaedt konnte die DVD online für ein paar Dollar kaufen. Eine ziemlich gute Investition für *Globe and Mail.* Ein ziemlich schlechter Tag für eine in Verlegenheit gebrachte Bundesregierung, die Richardson umgehend aus dem BPA-Dossier zurückzog.

Als Mittelstaedt mich für eine Stellungnahme zu dieser Geschichte anrief, traute ich meinen Ohren nicht. Es ist nicht nur äußerst selten, dass sich ein so erfahrener Bürokrat wie Richardson so indiskret verhält, es war auch ein kleines Wunder, dass das irgendjemand mitbekommen hatte.

Uns fiel eine Gelegenheit in den Schoß, sich der Pro-BPA-Lobbymaschinerie der chemischen Industrie entgegenzustellen.

Alles kommt zusammen

Wie zu Beginn des Kapitels erwähnt, hatte ich zur Zeit der Baby-Demo das Gefühl, dass das Blatt sich zu unseren Gunsten zu wenden begann. Sowohl Ontario als auch die Bundesregierung hatten signalisiert, dass sie Maßnahmen ergreifen würden. Die Erklärung von Chapel Hill war veröffentlicht, weit verbreitet worden und lieferte die bislang eindringlichste Zusammenfassung der schädlichen Folgen von BPA.

Im Dezember kündigte Kanadas größter Outdoor-Händler, Mountain Equipment Co-op (MEC), öffentlich an, dass er BPA-haltige Produkte so lange aus seinen Regalen nehmen würde, bis die Bundesregierung ihren Beschluss zur Giftigkeit von BPA vorlegte. Lululemon, der große Einzelhändler für Funktionskleidung, zog bald darauf nach. Wenig später legte die Environmental Working Group einen Bericht vor, der enthüllte, dass die Dosen aller großen Hersteller von Säuglingsanfangsnahrung BPA in ihren Inhalt auslaugten. Anfang 2008 veröffentlichten wir zusammen mit US-Kollegen eine Studie, die die BPA-Konzentrationen maß, die aus den marktführenden Babyfläschchen auslaugten.

Zu diesem Zeitpunkt gab es in den Medien fast jeden Tag eine prominente Geschichte über irgendeinen Aspekt von BPA. Scheinbar über Nacht wurden Edelstahlflaschen für Kinder und Glasflaschen für Babys Standard.

Am 15. April 2008 wurde es völlig verrückt. Am Morgen dieses Tages enthüllte Martin Mittelstaedt in einem Artikel im *Globe*, dass die Bundesregierung in ein paar Tagen BPA zu einer giftigen Substanz erklären und in bestimmten Produkten verbieten würde, zum Beispiel in Babyfläschchen. Auch Mittelstaedt war nicht vorbereitet auf das, was dann passierte. »So etwas habe ich noch nie erlebt«, sagte er.

Als die Regierung Mittelstaedts Bericht nicht dementierte, begannen immer mehr große Einzelhandelsketten, sich von BPA-Produkten in ihren Beständen zu trennen. Am 16. April waren es Wal-Mart Canada, Canadian Tire, die Forzani Group (Eigentümer mehrerer Ketten von Sportwarenläden) und die Hudson Bay Company.

In einer weiteren dramatischen Entwicklung hatte das nationale Toxikologieprogramm der USA diesen Tag gewählt, um seine eigene Einschätzung zu BPA zu veröffentlichen. Zum ersten Mal äußerte eine Regierungsbehörde der USA Bedenken im Blick auf Zusammenhänge zwischen BPA und früher Pubertät, Brustkrebs, Auswirkungen auf die Prostata und Verhaltensproblemen und wies darauf hin, dass angesichts einer stärkeren Belastung mit dieser Chemikalie und nur eingeschränkten Möglichkeiten des Stoffwechsels, sie abzubauen, Schwangerschaften und die ersten Lebensjahre besonders empfindliche Phasen sind. Die US-Medien begannen sofort mit ihrem eigenen BPA-Spektakel, dem ebenbürtig, das bereits nördlich der Grenze im Gange war.

»Jetzt kommt alles zusammen«, sagte Pete Myers begeistert, als ich am späteren Nachmittag dieses Tages mit ihm sprach.

Am 17. April schlossen sich Sears Canada, die Rexall-Drogerien, London Drugs und Home Depot Canada dem Defilée an. Unser Büro wurde von den Medien bestürmt. Große Einzelhändler riefen an, um uns ihre Pläne mitzuteilen, und wir bekamen Anrufe von einzelnen besorgten Bürgern. Wir arbeiten üblicherweise an vielen Themen, aber in dieser Woche drehte sich alles um BPA. Später am Tag kam endlich der Anruf aus Ottawa, auf den ich gewartet hatte. »Wir werden morgen eine Pressekonferenz abhalten, um eine Erklärung zu BPA abzugeben. Über Ihre Teilnahme würden wir uns freuen.«

Da ich mit einer guten Erklärung rechnete, fragte ich das Büro des Umweltministers, ob wir sie in irgendeiner Form unterstützen könnten. Eine Sekunde Stille. »Ehrlich gesagt ja«, war die Antwort. »Könnten Sie für diesen Anlass ein paar Mütter und kleine Kinder mitbringen? Es wäre super, welche hier zu haben, aber wenn wir uns selbst darum kümmern, werden die bundesweiten Medien eine Story über unseren Zynismus daraus machen.«

Vorsicht ist besser als Nachsicht

Ich flog früh am Morgen nach Ottawa. Bei meiner Landung war meine Mailbox bereits voll mit Anrufen von Medien, die um eine Bestätigung dessen baten, was die Regierung im Begriff war zu tun. Auf dem Weg zur Pressekonferenz gab ich im Taxi Radiointerviews.

Mein Kollege Aaron Freeman und ich warteten in der Hotellobby auf unsere Freunde, fünf freundliche Mütter, die kurzfristig zugesagt hatten, ihre kleinen Kinder zur Pressekonferenz mitzubringen. Ein paar Minuten später waren wir alle unten in einem Kellerraum – die Mütter, Kleinkinder und ihre Kinderwagen nahmen den Großteil der ersten Reihe ein – und warteten auf den Gesundheitsminister Tony Clement und den Umweltminister John Baird. Schließlich betraten die zwei Minister den Raum und, nach der notwendigen Menge Schäkern mit den Kindern, das Podium.

Als der Gesundheitsminister zu sprechen begann, fühlte ich, wie sich meine Schultern entspannten. »Auf der Grundlage unserer Einschätzung schlage ich heute vorsorgliche Maßnahmen vor, um die Belastung zu verringern und die Sicherheit zu erhöhen. ... Wir sind zu dem Schluss gekommen, dass die frühkindliche Entwicklung sensibel für die Wirkungen von Bisphenol A ist. Obwohl uns unsere Wissenschaft sagt, dass die Belastungswerte für Neugeborene und Kleinkinder unter den Konzentrationen liegen, die Wirkungen hervorrufen, ist Vorsicht besser als Nachsicht. ... Es ist unser Ziel, den Import, Verkauf und die Werbung für Babyfläschchen aus Polycarbonat zu verbieten.«

Erfolg! Ich schaute eins der Babys an, das über die Schulter seiner Mutter hing, und blinzelte ihm zu. In diesem Moment wurde Kanada zum ersten Land der Welt, das Maßnahmen zur Einschränkung der Belastung mit Bisphenol A ergriff. »Toxisch« war nun der für BPA verwendete juristische Begriff in der nationalen kanadischen Umweltgesetzgebung. Mit diesem Etikett, sagte ich den Medien in meinen Interviews, war es nur eine Frage der Zeit, bis BPA aus vielen Produkten verschwinden würde. Mich interessierte nicht, mit welchen Ideen die chemische Industrie versuchen würde, sich zu rechtfertigen, keine Eltern mit Verstand würden die Belastung ihrer Kinder mit einer giftigen Substanz hinnehmen. Die kanadische Ankündigung war, in den Worten von Fred vom Saal, »eine Bombe«. Sie nahm der chemischen Industrie ihre beste selbsterfüllende Prophezeiung (Kein Land hat diese Substanz bislang verboten, also warum sollte jetzt jemand damit beginnen?) und fand überall in der Welt Widerhall. Im Jahr 2018 sind – trotz des Mauerns der Trump-Administration auf Bundesebene gegen jeglichen Fortschritt bei giftigen Chemikalien – in einem Dutzend US-Bundesstaaten BPA-Verbote in Kraft. Wie wir in der Einleitung erwähnten, hat es in Ländern überall auf der Welt große Fortschritte gegeben. Alle diese Initiativen zitieren Kanada als wegweisend.

Bierdeckelplanung

Während ich im Hotelkeller auf Tony Clements Erklärung wartete, fragte ich mich auch, wie meine eigenen BPA-Ergebnisse aussehen würden. Klar, es ist auch bislang schon Blut von Leuten auf BPA getestet worden. Es war aber noch niemand bescheuert genug gewesen, seine BPA-Werte bewusst zu steigern. Mit BPA – anders als bei den Phthalaten, Triclosan oder Quecksilber, wo wir zumindest ein paar wissenschaftliche Experimente hatten, an denen wir uns orientieren konnten – betraten wir völliges Neuland.

Für die Planung unseres Experiments rief ich zunächst den BPA-Guru Dr. Fred vom Saal persönlich an, um ihn auszufragen. Als ich ihm mein Vorhaben schilderte, lachte er laut los. Dann überlegte er mit mir zusammen, wie ich es durchführen könnte. Ich sagte ihm, was wir bei den Phthalaten vorhatten: eine anfängliche »Detox«-Phase, um meine Phthalatwerte zu senken, eine Urinprobe dieser niedrigeren Werte vierundzwanzig Stunden später und eine zweite Probe weitere vierundzwanzig Stunden später, um die Wirkung meiner Phthalatbelastung sichtbar zu machen.

»Klingt o.k.«, antwortete vom Saal. »Das BPA-Experiment wird ähnlich sein, und Sie können es vielleicht gleichzeitig durchführen. Weil die Halbwertszeit eines BPA-Moleküls im menschlichen Körper ziemlich kurz ist, sollten Sie sich achtzehn bis vierundzwanzig Stunden geben, um es nach Möglichkeit aus ihrem Körper zu bekommen. Was Sie außerdem tun sollten, um das BPA in Ihrem Körper loszuwerden, ist, nicht zu duschen. Es kommt in Oberflächenwasser vor und Sie sollten das Einatmen des Dampfs vermeiden.«

Zwei Tage lang nicht duschen? Kein Problem, dachte ich. Das kommt an vollgepackten, mit den Kindern verbrachten Wochenenden häufiger vor, als ich zugeben würde.

»Danach sollten Sie mit der bewussten Belastungsphase des Experiments beginnen. Sie sollten Lebensmittel essen, die so BPA-haltig wie möglich sind. Konserven sind ideal.« Vom Saal sagte mir, dass er die BPA-Gehalte verschiedener Konserven gemessen hatte und mir auf dieser Grundlage beim Zusammenstellen einer Einkaufsliste helfen könnte – die Zutaten für eine Mahlzeit aus der Hölle (wie ich sie bald nannte).

Kaffeenöte

Um die BPA- und Phthalatwerte in meinem Körper möglichst weit zu senken, entschied ich mich wie in Kapitel 1 ausgeführt dafür, zwei ganze Tage nur zu essen, was nicht mit Plastik in Kontakt gekommen war. Ich möchte diese Ausführungen jetzt nicht wiederholen, aber lassen Sie mich sagen, dass der grausamste

Schlag kam, als die Regel »Kein Plastik« meine tägliche Kaffeezufuhr unterbrach. Mein ursprünglicher Plan war, am Morgen weder zu Hause noch bei der Arbeit Kaffee aus Kaffeemaschinen zu trinken. An beiden Orten stehen klassische Filterkaffeemaschinen, die größtenteils aus Plastik sind. Stattdessen plante ich, mich in meinem Lieblingscafé ausgiebig mit doppelten Americanos einzudecken – mit Wasser verlängerten Espressi, frisch gebrüht in der riesigen, teuren Edelstahl-Cappuccino-Maschine des Cafés.

Ich bin so oft dort, dass mich der Besitzer kennt, und ich bat ihn, mir zu zeigen, wie er meinen Kaffee zubereitet – von dem Moment an, in dem die Bohnen durch die Tür ins Café kommen, bis zu dem Augenblick, in dem ich den Kaffeebecher an die Lippen setze. Ich folgte ihm durch den winzigen Laden. Zuerst kamen die Bohnen in Säcken an. Dann wurden die Säcke in die Mahlwerke geschüttet, die aussehen wie Kaugummiautomaten – Lagerbehälter für die Bohnen oben, Mahlwerk unten.

Problem Nr. 1: Der Lagerbehälter, in dem die Bohnen teils stundenlang liegen, war aus Polycarbonat.

Als nächstes fielen die Bohnen ins Mahlwerk.

Problem Nr. 2: Das Gefäß, das die gemahlenen Bohnen auffing, war aus Polycarbonat.

Von da an schienen die Bohnen nur noch mit Metall in Kontakt zu kommen, bevor das Getränk in den Pappbecher gefüllt wurde. Aber die Möglichkeit einer nennenswerten BPA-Belastung war bereits beim Mahlen aufgetreten.

Ich fühlte mich schachmatt gesetzt. Von Sekunde zu Sekunde schlechter gelaunt, schlug ich mich irgendwie bis in den frühen Nachmittag durch, wo ich von einer Pressstempelkanne aus Glas gerettet wurde. Ein Problem war gelöst.

Der Ein-Liter-Krug Urin im Kühlschrank füllte sich rasch.

Angereichert mit köstlichem BPA

Während unserer Zeit im Testraum des Apartments aß Bruce zweifellos besser als ich. Während er bei teuren, leckeren, quecksilberbelasteten Thunfischsteaks zuschlug, aß ich anderthalb Tage lang nichts außer Konserven, die ich in einem Polycarbonat-Behälter von Rubbermaid in der Mikrowelle aufwärmte.[16] Die kulinarischen Höhepunkte waren Hühnersuppe mit Nudeln von Campbells, Dosenananas, Spaghetti von Heinz und Thunfischauflauf mit einer Vielzahl Konservenzutaten. Ich trank ein paar Dosen Coca Cola (die Dosen sind mit BPA beschichtet) und bereitete mir meinen Kaffee in einer Polycarbonat-Pressstempelkanne zu, die ich bei Starbucks gekauft hatte. Dann trank ich meinen Kaffee aus einem alten Avent-Polycarbonat-Babyfläschchen, das Jen und ich bei unserem ältesten Sohn Zack benutzt hatten.

»Aha!«, höre ich die BPA-Befürworter triumphieren. »Er hat seinen Kaffee aus einem alten Babyfläschchen getrunken. Wer macht denn sowas? Smith hat seine eigene Grundregel beim Experimentieren gebrochen und etwas Ungewöhnliches getan.«

Stimmt nicht. Die meisten Eltern, die ich kenne und die Babyfläschchen benutzten, erhitzten sie in der Mikrowelle. Der heiße Kaffee aus der Flasche ahmt die warme Milch nach, die Babys bekommen. Außerdem verkaufte der Starbucks bei mir in der Nähe bis vor kurzem eine große Auswahl von Coffee-to-go-Bechern aus Polycarbonat. Kaffee aus einer Polycarbonatflasche zu trinken, ist deutlich innerhalb der Grenzen des Normalen.

»Heiliger Strohsack!«

Was war das Ergebnis dieser seltsamen Ernährung? Ich steigerte meine BPA-Werte von vor der Belastung auf mehr als das Siebenfache nach der Belastung (siehe Abbildung 17). Außer den zwei Vierundzwanzig-Stunden-Proben nahm ich während der zwei Testtage drei Proben Spontanurin. Diese zeigen meinen BPA-Wert zu einem ganz bestimmten Zeitpunkt – wie Sie vielleicht schon vermuten, eine dramatische Spitze der BPA-Werte und dann ein Abfallen, während mein Körper sich allmählich des Giftes entledigt (siehe Abbildung 18).

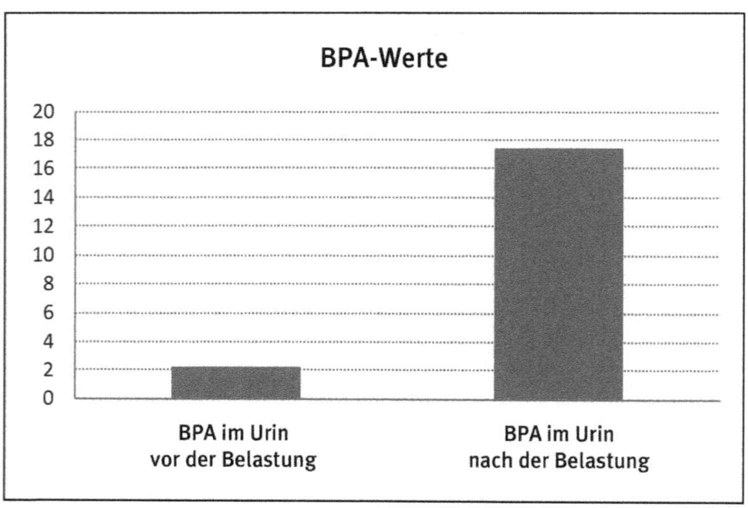

17 BPA-Werte in Ricks Urin, gemessen anhand von zwei 24-Stunden-Urinproben vor und nach der bewussten Belastung (ng/ml)

»Heiliger Strohsack!«, waren Fred vom Saals erste Worte, als ich ihm die Zahlen schickte. Er dachte gleich an die Folgen für Babys. »Das ist wirklich beängstigend. ... Babys machen im Grunde den ganzen Tag lang, jeden Tag das gleiche, was Sie nur einen Tag gemacht haben.«

Vom Saal erklärte, dass Babys einen Stoffwechsel besitzen, der sich von dem eines Erwachsenen stark unterscheidet, und dass die Geschwindigkeit, mit der sie BPA aus ihren Körpern in ihren Urin spülen können, viel langsamer ist. Das bedeutet, dass zusätzlich zu den hohen BPA-Konzentrationen in 100 Prozent ihres Essens (Säuglingsanfangsnahrung aus BPA-freisetzenden Dosen, die sie aus Polycarbonatflaschen erhalten, die in der Mikrowelle erhitzt werden) jedes beliebige hormonaktive BPA-Molekül viel länger in einem kleinen Babykörper bleibt als in meiner Zwei-Meter-Gestalt.

»Bermerkenswert«, sagte Pete Myers. »Du hast es geschafft, dich durch diese Manipulationen von knapp unterhalb des Medianwerts für BPA in den USA weit über den Scheitelwert der Kurve zu hieven. Interessanterweise zeigen die niedrigen Werte aber immer noch eine gewisse Belastung an, und die Frage ist: Wo kommt die her?«

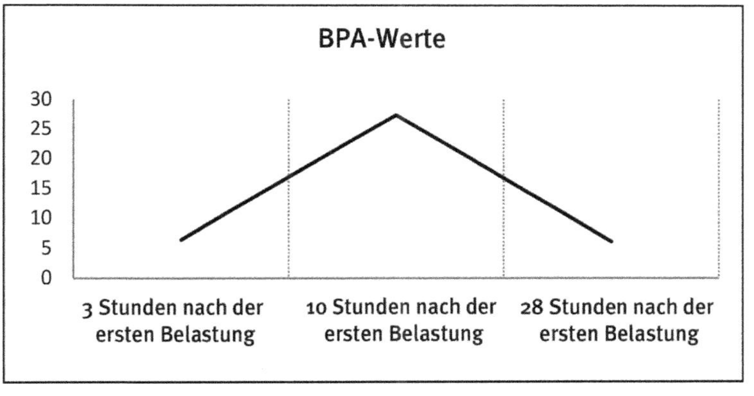

18 BPA-Werte in Ricks Urin 3 Stunden, 10 Stunden und 28 Stunden nach der ursprünglichen Belastung (µg BPA/g Kreatinin)

Eine Möglichkeit ist natürlich, dass ich vor dem Experiment mit Kassenbons hantierte (siehe Einleitung bezüglich des großen Stellenwerts von Kassenbons als BPA-Quelle im Alltag). Obwohl ich gezeigt habe, dass es möglich ist, BPA-Werte im Körper zu reduzieren, ist es zur Zeit einfach nicht möglich (leider!), BPA völlig zu beseitigen und ein normales Leben ohne diesen Stoff zu führen.

BPA und ich

Wie Sie sich vielleicht schon gedacht haben, nehme ich BPA persönlich. Es ist schwierig, das nicht zu tun, wenn ich mir meine beiden fantastischen Jungs anschaue und daran denke, dass Zack mit einer BPA-Flasche und einem BPA-Trinklernbecher von Avent aufgewachsen ist, weil Jen und ich es nicht besser wussten, und Owain nicht. Ich mache mir Sorgen, was die Folgen von Zacks Aufnahme all dieses BPAs sein werden. Und je mehr ich über diesen Stoff lerne, desto mehr Sorgen mache ich mir.

Mein Vater erinnert mich gern daran, dass ich auch ganz persönlich dafür verantwortlich bin, *ihn* in den letzten zwei Jahrzehnten mit BPA belastet zu haben. »Glaubst du, dass es an meinem Haarausfall schuld ist?«, fragte er mich einmal augenzwinkernd. Mein Vater ist passionierter Kanuwanderer, und irgendwann in den frühen 1990er Jahren (ich glaube, es war zu Weihnachten) ersetzte ich all seine verbeulten Campingteller, -schüsseln, -becher und sonstigen Utensilien aus Edelstahl und Aluminium durch ein brandneues, aufeinander abgestimmtes Polycarbonatset.

Sie sollten nicht Chemieingenieur sein müssen, um Ihrem Vater etwas zu Weihnachten zu kaufen oder die Babybedürfnisse Ihres Kindes zu stillen. Was wir mit BPA in Nordamerika sahen, waren Eltern, denen die Tatsache bewusst wurde, dass ihre Regierungen nicht genug taten, um die Gesundheit ihrer Kinder zu schützen. Gemeinsam arbeiten sie daran, das zu ändern.

In Nordamerika ist in den 1990er Jahren der Begriff »Fußballmütter« geprägt worden, um eine demografische Gruppe von Frauen aus der Mittelklasse zu beschreiben, die einen erheblichen Anteil ihrer Zeit damit verbringen, ihre Kinder zu Aktivitäten wie Fußballtraining zu fahren. Politiker und Marketingverantwortliche sind sehr daran interessiert, diese Frauen zu erreichen, weil sie eine einflussreiche Gruppe sind, die ein erhebliches Einkommen zur Verfügung hat und in großer Zahl bei Wahlen ihre Stimme abgibt. Die Bedeutung der BPA-Debatte liegt darin, dass die Fußballmütter und die etwas jüngeren Eltern – nennen wir sie »Trinklernbecher-Mütter« – anfingen, sich zu wehren. Die Gründerin von SafeMama.com drückt es so aus: »Ich bin die Mutter eines zweieinhalbjährigen kleinen Jungen, berufstätig, Schriftstellerin und in vielem versiert. Ich fand es absolut erdrückend, so viel Zeit in die Recherche von Sicherheitsthemen investieren zu müssen, die mein Kind betrafen. Ich verbrachte Stunden damit, Bisphenol A nachzuschlagen oder nach den neusten Rückrufen von Spielzeug zu schauen. Ich hatte einen ›Aha!‹-Moment und dachte, dass ich bestimmt nicht die einzige bin, die das Internet nach Informationen durchkämmt, die unsere Kinder betreffen. Also habe ich mit dieser Website begonnen, um alles an einem

Ort zu sammeln.«[17] SafeMama.com mobilisierte zusammen mit anderen Blogs wie MomsRising.org (mitbegründet von Joan Blades, bekannt vom Internetportal MoveOn.org) über hunderttausend Briefe an den US-Kongress zur Unterstützung des Gesetzes zu ungefährlichen Produkten für Kinder (*Children's Safe Products Act*), das im August 2008 beschlossen wurde.

Die Macht von Müttern hatte ganz klar eine Wirkung auf die kanadische Conservative Party. Das allererste, was der konservative Umweltminister John Baird sagte, als ich ihn fragte, warum seine Regierung Maßnahmen gegen BPA ergriffen hatte, war dies: »Irgendwann letztes Jahr sprachen mich zwei Mütter in einem Lebensmittelladen darauf an. Es gibt große Themen wie den Klimawandel oder Smog. Das hier ist ein vor der Nase liegendes Umweltschutzthema, das bei kanadischen Familien ganz weit oben steht.«

Unternehmen beginnen erst allmählich zu verstehen, dass diese neue Gemeinschaft von Eltern Marken schaden oder nützen kann. Eine Bloggerin drückt es so aus: »Die Botschaft ist gesendet – weder mein Freundeskreis noch ich werden diese Produkte kaufen. Diese Unternehmen riskieren ihren Ruf und ihre Gewinne. Mütter haben sich landesweit in Netzwerken zusammengeschlossen. Falls sie sich nicht ändern – werden sie es an ihrem Nettogewinn sehen.« Das letzte Wort hat Agatha Christie. Weil, nun ja, Miss Marple eine Quelle der Weisheit ist, wenn es um die menschliche Natur geht: »Die Liebe einer Mutter für ihr Kind gleicht nichts anderem auf der Welt. Sie kennt kein Gesetz, kein Mitleid; sie wagt alles und zermalmt unerbittlich alles, was ihr im Weg steht.«

ACHT |

Bioteeparty
Rick isst Broccoli

Die Lebenserwartung stiege sprunghaft an,
röche Gemüse so köstlich wie Speck.

DOUG LARSON

»KANN ICH ›ALLES GENANNTE‹ ANTWORTEN?« fragte die junge Mutter in Yogahose. Sie trug eine modische lila Haarspange und ihre kleine Tochter lugte hinter ihren Beinen hervor.

»Nö. Das sagt mir nicht wirklich viel«, antwortete ich und unternahm einen weiteren Anlauf. »Sie stimmen allen diesen Aussagen zu. Aber welche ist Ihnen am wichtigsten?«

Sie schaute auf die Multiple-Choice-Frage auf meinem Klemmbrett, während wir uns mitten in der Big Carrot, dem Mekka für Biolebensmittel im Osten Torontos, unterhielten. Kunden strömten geschäftig an uns vorbei, ab und an mussten wir uns auf die Zehenspitzen stellen, um sie durchzulassen.

»Ich glaube, dann müsste es Nummer eins sein. Ich mache mir richtig Sorgen wegen giftiger Chemikalien.«

Ich war an diesem geschäftigen Samstagnachmittag mit den Umfragebögen in der Hand und einer einfachen Frage ins Epizentrum der sandalentragenden Kultur meiner Stadt gekommen: Warum kaufen Sie Bio-Lebensmittel? Innerhalb von ein paar Stunden sprachen meine Kollegin Rachel Potter und ich mit fast 250 Menschen, und die Antworten waren eindeutig.[1] Mehr als 60 Prozent derjenigen, die wir befragten, nannten Sorgen wegen Giften in konventionellem

Essen als Hauptgrund dafür, in der Big Carrot einzukaufen – ein Ergebnis, das denen anderer Studien gleicht, die sich ebenfalls mit dieser Frage beschäftigt haben.[2]

Die Big Carrot selbst ist ein Zeugnis für das wachsende Interesse an Bio-Lebensmitteln. Gegründet im Jahr 1983, war »die Karotte«, wie sie liebevoll genannt wird, das erste Geschäft in Toronto mit einem Vollsortiment natürlicher und ökologischer Lebensmittel. Sie schlug sich ein paar Jahre auf beengten 185 Quadratmetern Fläche durch, weit entfernt von ihren gegenwärtigen palastartigen Räumlichkeiten im weitläufigen »Carrot Common«-Komplex mit seinen diversen Läden, etwa einer Saftbar, einer ganzheitlichen Apotheke und einem unabhängigen Buchladen. Durchschnittlich hat sie zur Zeit etwa 2.500 Kunden täglich und die Genossenschaft, die sie betreibt, hat gerade eine zweite Filiale eröffnet.

Äpfel mit (Bio-)Äpfeln vergleichen

Schauen wir uns das Hauptanliegen der Big-Carrot-Kunden genauer an. Natürlich wollen die Leute Gifte vermeiden. Aber gibt es irgendwelche Beweise, dass Bio-Lebensmittel in dieser Hinsicht liefern?

Ich gebe zu: Obwohl ich seit langem Bio-Lebensmittel kaufe, habe ich immer angenommen, dass es keinen empirischen Nachweis für diese Behauptung gibt. Warum kaufen Sie sie dann?, fragen Sie. Aus Glaubensgründen, nehme ich an. Mit dem Ziel, dass daraus irgendwie irgendetwas werden könnte; aus einer Hoffnung heraus, dass sie auf irgendeine Weise, irgendwie besser sein würden – wenn nicht für mich, dann für den Planeten.

Nicht jeder sieht das so locker. Dem Nachdruck seiner Stimme am anderen Ende der Leitung nach zu urteilen, hat Chuck Benbrook wenig Zeit für ein so vages Denken. Bio-Lebensmittel haben die exakte Wissenschaft auf ihrer Seite, sagt er mir.

Benbrook, Agrarökonom und ehemaliger Forschungsprofessor am Zentrum für nachhaltige Landwirtschaft und natürliche Ressourcen an der Washington-State-Universität, war lange im Landwirtschaftssektor tätig. Er hat fast zwanzig Jahre lang in verschiedenen leitenden Positionen für die Bundesregierung der USA gearbeitet und viel zum Einsatz von Pestiziden veröffentlicht, zu Pestizidrückständen in Lebensmitteln und zu unterschiedlichen Nährwerten verschiedener Arten landwirtschaftlicher Erzeugnisse. Nach einem Aufsatz aus dem Jahr 2012, den die Medien aufgriffen und als Torpedierung des Werts von Bio-Lebensmitteln darstellten (weiter unten besprochen), wies Benbrook diese These kühl zurück und wies darauf hin, dass er zu der kleinen Gruppe von

Leuten gehöre, die die hunderte von Lebensmittelstudien, die der Aufsatz zitierte, tatsächlich gelesen hatten.[3] Keine Frage: »Es gibt absolut keine Möglichkeit, sich der Schlussfolgerung zu entziehen, die sich auf ein Gebirge von Daten stützt: Die Investitionen von Verbrauchern in Bio-Lebensmittel, um ihre persönliche Belastung oder die ihrer Familie mit potentiell gefährlichen Pestiziden zu reduzieren, zahlen sich erheblich aus. Sie verringern ihr Risiko um ungefähr das Achtzigfache.«

Benbrook hat sich auf Pestizide in Lebensmitteln konzentriert, weil es Hinweise darauf gibt, dass viel der Pestizidbelastung einer Durchschnittsperson aus den Rückständen landwirtschaftlicher Chemikalien auf frischem Obst und Gemüse stammt. Er ist insbesondere besorgt, dass bestimmte sehr anfällige Teile der Bevölkerung – darunter Kinder und Schwangere (besonders in den drei Monaten vor der Empfängnis und im ersten Trimenon der Schwangerschaft) – täglich Pestizidkonzentrationen ausgesetzt sind, die das Potential haben, Entwicklungsprobleme auszulösen. Seine Argumentation stützt sich nicht nur auf das Vorhandensein von Pestiziden in bestimmten Erntefrüchten, sondern auch auf ihre Giftigkeit.[4] Benbrooks Forscherteam führte eine in seinen Worten »extrem exzessive« Analyse der Datenbank des Pestizidprogramms des US-Landwirtschaftsministeriums durch, die für jedes Jahr 15.000 bis 25.000 Lebensmittelproben umfasst, darunter eine wachsende Anzahl Bio-Lebensmittel. Sie analysierten diese Zahlen bis zurück ins Jahr 1993 und erstellten einen Ernährungsrisikoindex (Dietary Risk Index, DRI), der die Häufigkeit von Rückständen, die durchschnittlichen Rückstandskonzentrationen und die Giftigkeit der einzelnen Pestizide berücksichtigt.

Zum Beispiel verglichen Benbrook und sein Team konventionell angebaute Varianten von elf Obstsorten mit den gleichen Früchten aus ökologischem Anbau und fanden heraus, dass es im Durchschnitt einen 84-fachen Unterschied gab. Das heißt: Die Pestizidrückstände, die üblicherweise in konventionellem Obst in den USA vorliegen, machen den Verzehr dieser Erzeugnisse 84-mal risikoreicher (Schaden anzurichten nach der Definition der US-Umweltbehörde) als den Verzehr von Bio-Lebensmitteln. Benbrook hat die gleiche Art von direktem Vergleich für viele Gemüsesorten durchgeführt und kommt zu dem Schluss, dass der DRI-Unterschied typischerweise zwischen dem 50- und dem 150-Fachen liegt.

Um diesen Sachverhalt noch weiter auf den Punkt zu bringen, rechnete Benbrook aus, dass ein Amerikaner, der konventionell erzeugte Lebensmittel verzehrt, an einem durchschnittlichen Tag den Rückständen von siebzehn Pestiziden ausgesetzt ist: ein kombinierter DRI-Wert von 2,0. Wenn dieser Verbraucher zwölf Lebensmittel oder Zutaten in seiner Ernährung durch ökologisch erzeugte ersetzt, fällt die Anzahl der Rückstände von siebzehn auf fünf und sein kombinierter DRI-Wert fällt um mehr als zwei Drittel auf 0,62. Dieses Ergebnis passt gut zu einem der Kernpunkte dieses Buchs: Das erste, was Sie tun sollten, um Gifte aus Ihrem Körper herauszubekommen, ist, sie von vornherein zu vermeiden.

Ein interessantes Phänomen, das Benbrook zunehmend Sorgen macht, ist der Wandel in den Anteilen, die inländisches Obst und Gemüse auf der einen und importiertes Obst und Gemüse auf der anderen Seite zum Pestizidrisiko der Verbraucher beitragen. »Als 1996 das Gesetz zum Schutz der Lebensmittelqualität (*Food Quality Protection Act*, FQPA) in den USA verabschiedet wurde«, sagte er mir in einem Interview, »verursachten Pestizide aus heimischem Obst und Gemüse nach unseren Berechnungen etwa 75 Prozent des Ernährungsrisikos und importierte Lebensmittel etwa 25 Prozent des Risikos. Heute hat sich das Verhältnis umgekehrt, auf 75 Prozent durch Importe und nur noch 25 Prozent durch im Inland angebaute Lebensmittel.« Seine Schlussfolgerung ist, dass die US-Umweltbehörde EPA das Gesetz von 1996 benutzt, um die Pestizidkonzentrationen in Lebensmitteln, die in den USA angebauten werden, zu reduzieren – zweifellos gute Nachrichten –, dass dies aber keine Auswirkungen auf den Pestizideinsatz in Übersee hat. Deswegen werden die amerikanischen (und, können wir annehmen, andere) Verbraucher in den Wintermonaten am meisten mit Pestiziden wie Malathion und Chlorpyrifos belastet, wenn wir auf den Import von Frischware angewiesen sind. »Falls sich dieser Trend fortsetzt, könnte sich in fünf Jahren 90 Prozent des Pestizidrisikos für Verbraucher auf drei Monate konzentrieren, praktisch ganz aus Importen«, schloss Benbrook düster.

Nach Benbrooks Belegen ist die Antwort auf meine Eingangsfrage also klar – und bedauerlich: Die meisten nordamerikanischen Verbraucher sind täglich Pestizidkonzentrationen ausgesetzt, die ihnen schaden können. Und andere teilen Benbrooks Ansichten. Täglich nehmen wissenschaftliche Hinweise auf dieses Problem zu (siehe Abbildung 19). Eine Belastung mit vielen standardmäßig eingesetzten landwirtschaftlichen Pestiziden wird mit einer Vielzahl von gesundheitlichen Problemen in Verbindung gebracht, vor allem bei Kindern.

Es zeigt sich also, dass die Sorgen der Big-Carrot-Kunden berechtigt sind.

gesundheitliche Auswirkungen	Beschreibung der Studie	Jahr der Studie
Non-Hodgkin-Lymphom	Erhöhte Konzentrationen von Organochlor-Pestiziden Jahre, bevor sich Krebs entwickelt, erhöhen das Risiko für ein Non-Hodgkin-Lymphom später im Leben.	2012
Störung des Hormonhaushalts	Dreißig von siebenunddreißig weit verbreitet eingesetzten landwirtschaftlichen Pestiziden blockierten Testosteron und andere Androgene oder ahmten sie nach.	2011
Allgemeine Entwicklungsprobleme und kognitive Defizite bei Kleinkindern und Kindern	Vorgeburtliche Belastung mit Chlorpyrifos wird mit einem verminderten IQ und schlechterem Abschneiden des Arbeitsgedächtnisses in Verbindung gebracht. Erhöhte Konzentrationen von Dialkylphosphaten (DAPs) vor der Geburt werden mit niedrigeren Neuroentwicklungswerten im Alter von 12 Monaten in Verbindung gebracht. Erhöhte Urinwerte für Dimethyl-Organophosphat-Pestizide werden mit einer erhöhten Wahrscheinlichkeit für ADHS in Verbindung gebracht.	2011, 2016[5]
Geringes Geburtsgewicht, kleineres Gehirn	Höhere Organophosphat-Pestizidkonzentrationen im Nabelschnurplasma werden mit geringerem Geburtsgewicht, geringerer Größe und einem kleineren Kopfumfang in Verbindung gebracht.	2011
Asthma und schlechte Atemwegsgesundheit	Jede Belastung mit Pestiziden wird mit einem erhöhten Risiko für Asthma in Verbindung gebracht; in einer Region, die stark mit Pestiziden behandelt wird, besteht das größte Risiko.	2011
Erhöhtes Risiko für Fettleibigkeit und Diabetes	Eine niedrig dosierte Pestizidbelastung lässt ein Auftreten von Typ-2-Diabetes und künftiger Adipositas, Fettstoffwechselstörung und Insulinresistenz erwarten.	2010, 2011
Unfruchtbarkeit	Eine erhöhte DDT-Konzentration in Muttermilch wird mit einem erhöhten Unfruchtbarkeitsrisiko in Verbindung gebracht.	2009

19 Aktuelle Studien deuten auf negative gesundheitliche Auswirkungen einer Pestizidbelastung hin.

Die Vögel und die Bienen und die Kinder

Wenn Pestizidrückstände in Bio-Feldfrüchten deutlich niedriger sind als in konventionellen, ist die nächste Frage, die sich stellt (im Blick auf die Unwägbarkeiten und die Schwankungsbreite des menschlichen Stoffwechsels), ob eine Umstellung auf Bio-Lebensmittel zu messbar niedrigeren Pestizidkonzentrationen im Körper führt. Ray und Jessa experimentierten in Kapitel 1 mit Körperpflegeprodukten. Funktioniert ein Konzept von »Entgiften durch Vermeiden« auch bei Pestiziden in Lebensmitteln?

Von den erstaunlich wenigen Studien, die dieses Gebiet erforscht haben, stammt die überzeugendste von Alex Lu, einem Professor an der Havard School of Public Health in Boston.[6] Ich saß mit Dr. Lu in seinem sonnigen Büro im wunderschön restaurierten Landmark Center und er erzählte mir die Geschichte der Pestizide in Kurzform. »Ungefähr alle dreißig Jahre beginnen wir mit dem Einsatz einer neuen Pestizidart«, sagte er. »Dafür gibt es ein paar Gründe: Einer ist die Resistenz – je mehr man ein Pestizid einsetzt, umso toleranter werden die Insekten ihm gegenüber. Der andere Grund ist, dass sich negative Auswirkungen auf die menschliche Gesundheit oder die Umwelt zu zeigen beginnen.« Qualitativ gesprochen, fuhr Lu fort, waren unsere Großeltern anderen Pestiziden ausgesetzt als wir heute. Ihre war die Generation, die mit gefährlichem Organochlor bombardiert wurde – der Familie von Verbindungen, zu der DDT gehört. »Nach dem Verbot von DDT begannen wir mit dem Einsatz von Organophosphat-Pestiziden«, sagte Lu. »Und um das Jahr 2000 herum begannen die USA mit Maßnahmen, um Organophosphate zu reduzieren, weil Hinweise auf gesundheitliche Auswirkungen aufzutauchen begannen. Die Geschichte wiederholt sich.«

Die US-Umweltbehörde hatte bis in die frühen 2000er Jahre die meisten Innenraumverwendungen von Organophosphat-Pestiziden drastisch reduziert, aber der Einsatz von Chemikalien wie Malathion und Chlorpyrifos auf zum Verzehr bestimmten Feldfrüchten blieb weiterhin erlaubt. Lu beschloss, die Auswirkungen dieser Praxis auf den menschlichen Körper mit einem einfachen, aber eleganten Experiment zu untersuchen. »Zu dem Zeitpunkt wusste niemand, ob der Verzehr von Bio-Erzeugnissen irgendwelche positiven Effekte haben würde, insbesondere was die Pestizidbelastung anging. Also entwarfen wir eine fünfzehntägige Crossover-Studie mit einer Gruppe von Kindern. In den mittleren fünf Tagen aßen sie nur Bio-Erzeugnisse, davor und danach ihre üblichen konventionellen Lebensmittel.« Nach dem Ende der Studie stellten Lu und seine Kollegen nicht nur fest, dass die Bio-Lebensmittel, die sie zur Verfügung gestellt hatten, die Belastung der Kinder mit Pestiziden senkte, sie beseitigten weitgehend auch die Rückstände von Malathion und Chlorpyrifos in ihren Körpern. Die Studie zeigte, dass eine Ernährung mit Bio-Lebensmitteln fast sofortigen Schutz gegen eine Belastung mit Organophosphat-Pestiziden bietet, die wiederum vielfach in der Landwirtschaft eingesetzt werden. Sie zeigte auch, dass Kinder diesen Chemikalien am wahrscheinlichsten ausschließlich durch ihre Ernährung ausgesetzt sind.

Als Lu die gleiche Gruppe von Kindern auf eine andere Pestizidklasse testete, Pyrethroide, fand er interessanterweise keine vergleichbare Abnahme der Konzentrationen beim Verzehr von Bio-Lebensmitteln.[7] Pyrethroide sind synthetische Chemikalien, die in Chrysanthemen vorhandenen Substanzen ähneln. Wegen ihrer Fähigkeit, das harte Exoskelett verschiedener Käfer zu zersetzen, sind sie im Moment die in einem durchschnittlichen Haushalt am häufigsten gebrauchten Pestizide. Die Konzentration von Pyrethroid-Pestiziden im Urin von Lus Testpersonen nahm mit dem Verzehr von Bio-Lebensmitteln nicht ab. Kinder, deren Eltern angaben, zu Hause Pestizide einzusetzen (sowohl im Haus als auch im Garten), wiesen aber deutlich höhere Pyrethroid-Konzentrationen auf. Daraus schloss Lu, dass der Einsatz von Pestiziden in Haus und Garten der größte Risikofaktor für die Belastung von Kindern mit Pyrethroid-Pestiziden darstellt.

Lu ist auch ein Pionier hinsichtlich einer weiteren Familie von Pestiziden, die – inzwischen berüchtigt – begonnen haben, ein paar Organophosphate zu ersetzen: Neonicotinoide.[8] Neonicotinoide sind nikotinähnliche synthetische Chemikalien und »systemische Insektizide«: Anstatt auf der Oberfläche von Feldfrüchten zu sitzen, werden sie von einer Pflanze durch ihr Wurzelwerk aufgenommen. Lu erzählte, dass Monsanto sich mit Bayer zusammengetan hat, um ihre gentechnisch veränderte Maissaat mit Neonicotinoiden zu ummanteln. Damit, so die Behauptung, bekommt der Bauer alles auf einmal: Er kauft genetisch veränderten, mit Insektizid vorbehandelten Mais und muss nicht mehr spritzen. Er bringt nur den Samen in die Erde und der geht auf. In der Vergangenheit konnten die Verbraucher darauf hoffen, dass sich Rückstände, zum Beispiel auf der Oberfläche einer Tomate, nach dem Spritzen von Pestiziden durch Sonnenlicht, Regen und so weiter wieder verflüchtigten würden. Lu wies darauf hin, dass es mit dieser neuen Technologie keine Möglichkeit mehr gibt, die Chemikalie zu entfernen, bevor das Lebensmittel verzehrt wird.

Zum Glück für Tomatenesser (und Esser jedes anderen konventionell angebauten Obsts und Gemüses) gibt es derzeit keine Hinweise darauf, dass Neonicotinoide eine Gefahr für die menschliche Gesundheit darstellen.[9] Das ist gut angesichts der Tatsache, dass eine Chemikalie aus dieser Familie, Imidacloprid, das zur Zeit am häufigsten verwendete Pestizid weltweit ist.[10] [11] Für eine Gruppe von Insekten ist das aber nicht so gut: für die Bienen. Es gibt inzwischen eine ganze Reihe von Hinweisen darauf, dass Imidacloprid das Bienensterben »Colony Collapse Disorder«, kurz CCD auslöst – den mysteriösen weltweiten Trend, dass Bienen ausschwärmen und auf Nimmerwiedersehen ihren Stock verlassen. Da die Befruchtung durch Bienen Lebensmittel betrifft, die ein Drittel der US-Ernährung ausmachen, und der Wert kommerzieller Befruchtung pro Jahr weltweit auf etwa 192 Milliarden Euro geschätzt wird, ist das, gelinde gesagt, ein kleines Problem.[12] Es gibt viele konkurrierende Hypothesen, die zur Erklärung von CCD vorgebracht werden, das inzwischen vielerorts auf der ganzen Welt belegt ist. Manche haben die Theorie aufgestellt, dass Colony Collapse Disorder das Ergebnis eines Milben- oder Virenbefalls, einer Mangelernährung der Bienen oder sogar von Handystrahlung sein könnte. Alex Lu liefert aber schlüssige Hinweise darauf, dass sehr niedrige Dosen Imidacloprid den CCD-Effekt herbeiführen können. In seinem sorgfältig angelegten Experiment wurden fünfzehn von sechzehn mit Imidacloprid behandelten Bienenstöcken in vier verschiedenen Bienenhäusern dreiundzwanzig Wochen nach der Behandlung mit Imidacloprid verlassen. Das Überleben der »Kontroll«-Stöcke – die nicht mit Insektizid behandelt und parallel zu den behandelten Stöcken betreut wurden – stützt diese Schlussfolgerung.

Honigbienen stecken in einer ernsten Klemme: Sie haben nicht die Möglichkeit, sich aus ökologischen Nahrungsquellen zu versorgen, sondern müssen zu Nutzpflanzen ausschwärmen, die, das ist inzwischen ziemlich klar, sie allmählich zu Tode vergiften. Zu ihrem Glück haben Regierungen damit begonnen, sich für den Schutz der Bienen einzusetzen (oder zumindest für ihren wirtschaftlichen Wert). Ende April 2013 hat die Europäische Kommission einen Antrag verabschiedet, den Einsatz von drei Typen von Neonicotinoiden (darunter Imidacloprid) ab Dezember 2013 zwei Jahre lang einzuschränken. Die Kommission ergriff diese Maßnahme als Antwort auf etwas, das sie als »hohe Akutrisiken« für Bienen identifizierte, wenn sie diesen Pestiziden ausgesetzt werden.[13] Im Mai 2018 sprach sich die Kommission dafür aus, den »Einsatz im Freien« dieser Neonicotinoide »vollständig zu verbieten«, und berief sich wieder auf deren verhängnisvolle Auswirkungen auf die Bienenpopulationen.[14] Das US-Landwirtschaftsministerium wies die Behauptung der EU, dass Pestizide eine wichtige Rolle bei Colony Collapse Disorder spielten, anfangs zurück, forderte aber schließlich eine gründlichere Erforschung dieses Problems.[15] Für den Dezember 2017 hatte die US-Umweltbehörde EPA einen Bericht zu fünf Neonicotinoid-Pestiziden und eine Risikoabschätzung für sie vorgesehen.[16] In Kanada berichtete der öffentliche-rechtliche Rundfunk CBC im Dezember 2017 derweil, dass die Bundesregierung »strengere Auflagen« für Neonicotinoide befürworte, aber kein »vollständiges Verbot« anpeile.[17] Regionale Regierungen haben energischer gehandelt. Ontario hat eine Reduzierung des Einsatzes von Neonicotinoiden verfügt,[18] Montreal und Vancouver haben Neonicotinoide jeweils innerhalb ihrer Stadtgrenzen verboten.[19] Angesichts der himmelhohen Konzentrationen von Neonicotinoiden in Honig überall auf der Welt – eine Tatsache, die ernsthafte Probleme für Bienen überall bedeutet – ist diese zunehmende Regulierung längst überfällig.[20]

Die Hundert-Jahre-Ernährung

Feuersturm. Das ist das Wort, das ich verwenden würde, um die Reaktion darauf zu beschreiben, was als »Stanford-Studie« bekannt wurde (und damit den institutionellen Ursprung der Studie benannte).[21] Ihr Titel – »Sind ökologische Lebensmittel ungefährlicher oder gesünder als konventionelle Alternativen?« – sagt Ihnen alles, was Sie über die Frage wissen müssen, die sie stellte. Und die reißerischen Schlagzeilen, die folgten – »Bio-Lebensmittel sind nicht gesünder und kein bisschen ungefährlicher«, »Keine Hinweise auf gesundheitliche Vorteile von Bio-Lebensmitteln« und »Jetzt ist es offiziell: Bio-Lebensmittel sind Geldverschwendung« – waren der schlimmste Alptraum für die Bio-Branche.

Als ich ihn nach seiner Reaktion auf diesen Aufruhr fragte, seufzte Matt Holmes, zu der Zeit Geschäftsführer der Vereinigung der kanadischen Biowirtschaft (Canada Organic Trade Association, COTA), verzweifelt auf. Holmes ist im Allgemeinen Optimist. Nachdem er bei COTA angefangen hatte, führte Kanada zum allerersten Mal einen bundesweiten Standard und ein Siegel für Bio-Produkte ein und unterzeichnete wichtige Vereinbarungen mit der EU und den USA, um den Export kanadischer Bio-Lebensmittel zu erhöhen. Er räumte eine gewisse Enttäuschung ein. »Ich glaube nicht, dass es eine böse Verschwörung gegen Bio gibt«, sagte mir Holmes, während wir beide über einem Getränk saßen und auf die historischen Kriegsschiffe im Hafen von Baltimore blickten. (Wir waren beide in der Stadt, um an der Natural Products Expo East teilzunehmen, einer der größten jährlichen Zusammenkünfte und Messen der Bio-Branche.) »Ich glaube lediglich, dass die Menschen zu der Erwartung neigen, dass Bio alle Probleme löst, und das tut es nicht. Das kann es nicht. Aber insbesondere die Medien lieben die ›Erwischt!‹-Masche.«

Holmes erzählte mir von einem Erlebnis im Zusammenhang mit einem Fernsehbeitrag zu Pestizidrückständen in Bio-Äpfeln. Ganz gleich, wie oft Holmes zu erklären versuchte, dass Pestizide überall sind (und es daher keine Überraschung ist, dass auch Bio-Äpfel etwas davon auf ihrer Schale tragen): Der Journalist war entschlossen, die Geschichte als Enthüllungsstory zu inszenieren: »Aufgedeckt: Pestizide in Bio-Obst gefunden!« »Die gemessenen Konzentrationen entsprachen denen von ungeborenen Kindern und arktischem Meereis«, sagte Holmes. »Die Realität in der heutigen Welt ist, dass dieses Zeug absolut überall ist. Bio verspricht nicht, absolut pestizidfrei zu sein – es kann sich den zufälligen Pestiziden nicht entziehen, die im Umlauf sind. Es verspricht, ein alternatives System zu sein, das nicht zum Problem beiträgt.«

Holmes wies darauf hin, dass die Stanford-Studie ein Strohmann-Argument aufbaute, das durch die große mediale Aufmerksamkeit noch verstärkt wurde: dass Bio-Lebensmittel vor allem deswegen vorteilhaft seien, weil sie im Vergleich zu konventionellen Lebensmitteln einen höheren Nährstoffgehalt besäßen. »Sie ignorierte beziehungsweise spielte die anderen Vorzüge einer ökologischen Erzeugung herunter. Ich beschreibe Bio-Landwirtschaft gern als Hundert-Jahre-Ernährung. Es ist ein landwirtschaftliches System, das sich selbst erhält und ein gesundes Ökosystem schafft, das wiederum Pflanzen langfristig unterstützt, so dass man nicht in diesem Teufelskreis ist, Kurzzeit-Nährstoffe zusetzen zu müssen – die dann wiederum zu Schädlingsbefall beitragen können, der sofort durch chemische Kurzzeit-Pestizide bekämpft werden muss, die wiederum das Leben im Boden abtöten, so dass ein weiterer synthetischer Zusatz nötig wird.« Holmes unterstrich, dass sich in der Stanford-Studie trotz des Medienhypes laue Zugeständnisse an den Wert von Bio-Lebensmitteln verbergen: dass Bio-Erzeugnisse im Vergleich zu konventionellen Erzeugnissen ein 30 Prozent geringeres Risiko haben, Pestizide zu enthalten (Chuck Benbrook glaubt, dass diese Zahl eher bei 90 Prozent liegt[22]), und dass konventionelles Fleisch ein 33 Prozent höheres Risiko für eine Verunreinigung mit antibiotikaresistenten Bakterien aufweist als Bio-Fleisch (nach Benbrooks Berechnungen ist diese Zahl viel zu niedrig angesetzt).

Auch wenn man die Behauptung der Stanford-Studie gelten lässt, dass es keine Hinweise darauf gibt, dass Bio-Lebensmittel vom Nährstoffgehalt her überlegen sind (was, nebenbei gesagt, in krassem Widerspruch zu anderen, überzeugenderen Studien steht, die zu dem Schluss kommen, dass Bio-Lebensmittel mehr Nährstoffe enthalten[23] [24]), bekräftigt sie nachdrücklich das Argument, dass Bio-Lebensmittel im Hinblick auf Pestizidkonzentrationen und krankheitsverursachende Bakterien besser für den Verbraucher sind. Und das von einer Studie, die in den Medien weithin als Desaster für die Bio-Branche herumposaunt wurde.[25]

Post-Nische

»In Organic We Trust« – »Wir vertrauen auf Bio« – war in Anlehnung an den Wahlspruch der Vereinigten Staaten, »In God We Trust«, auf den Schildern der Menge zu lesen, die sich vor den Türen des Kongresszentrums in Baltimore hin- und herschob.

Als ich mich durch die Demonstranten schlängelte, um hineinzukommen, drückte mir jemand einen kleinen Umschlag in die Hand. Es war eine Packung Tee, auf der mich auf der einen Seite ein entschlossener Uncle Sam anstarrte und auf der anderen die »Plattform« der Bioteeparty prangte: »Die Bioteeparty ist eine unabhängige Feier von Menschen, dem Planeten und reinem Tee. Unser Ziel ist ein gesunder und glücklicher Planet, auf dem unsere Nahrungskette und unsere Teebauern frei von Pestiziden, Kunstdünger und genetisch veränderten Organismen sind. ... Erkläre deine Unabhängigkeit [»inTEApendence«] und wähle Bio!« Das augenzwinkernde Giveaway eines Teeherstellers spielte auf die Boston Tea Party aus dem Jahr 1773 an, einer Aktion Bostoner Bürger, die sich damit gegen die britische Kolonialpolitik auflehnten. Während der US-Präsidentschaftswahlen des Jahres 2012 war es das erste von vielen Anzeichen auf der Natural Products Expo East, dass die Bio-Branche ziemlich zufrieden mit sich war. Man könnte sogar sagen übermütig.

Während der Konferenz in Charm City hörte ich eine Grundsatzrede von Kathleen Merrigan, zu der Zeit stellvertretende US-Landwirtschaftsministerin; noch einmal zehn Jahre früher war sie eine der federführenden Autoren der Biosiegel-Bestimmungen des US-Landwirtschaftsministeriums gewesen. In ihren optimistischen Ausführungen sagte Merrigan an einer Stelle, dass sich das US-Landwirtschaftsministerium »als Ministerium zu Bio bekennt«, woraufhin sich die versammelten Bio-Branchengrößen gegenseitg anschauten und freudig murmelten – und bestimmt dachten, dass eine so deutliche Anerkennung durch einen leitenden Regierungsbeamten nur ein paar Jahre eher absolut undenkbar gewesen wäre. Eine weitere Überraschung, diesmal *made in Canada*, ereignete sich beim Galadinner des Bio-Handelsverbands Organic Trade Association (OTA; verbunden mit Matt Holmes' COTA), dem Lobbyarm der Bio-Branche. In einem Meer (charmanter) Amerikaner saß ich an einem Tisch mit einer Reihe anderer Kanadier, darunter einem Kerl von Export Development Canada, EDC. EDC ist die Exportkreditagentur der kanadischen Bundesregierung und als solche enorm wichtig: Sie unterstützt kanadische Exporteure und Investoren in mehr als zweihundert Märkten weltweit finanziell. Allein im Jahr 2009 stellte EDC über 54 Milliarden Euro für Investitionen, Export und nationale Fördermaßnahmen zur Verfügung. Alle paar Jahre wählt EDC ein neues Bündel strategischer Bereiche für seine Freigiebigkeit aus – Bereiche, die nach Ansicht der Agentur international erfolgreich sein werden. Und wissen Sie was? Ökologischer Landbau ist jetzt einer dieser Bereiche. Im Jahr 2017 erwirtschaftete der kanadische Bio-Sektor einen Jahresumsatz von 3,6 Milliarden Euro, und EDC stellt Unternehmen mit dem Schwerpunkt Bio immer wieder finanzielle Mittel als Teil einer umfassenderen Strategie zur Verfügung, »neue Märkte für Kanadas Agro-Lebensmittelunternehmen« zu erschließen.[26] [27]

Eine andere Bio-Expertin, mit der ich in Baltimore plauderte (über einer köstlichen Tasse Biotee) war Katherine DiMatteo. Die energische, grauhaarige DiMatteo war sechzehn Jahre lang Geschäftsführerin der OTA und hatte die Branche durch die entscheidenden Jahre geführt, die in der Einführung der ersten Standards für das US-weite Bio-Programm (National Organic Program, NOP) im Jahr 2002 gipfelten. DiMatteo erinnerte sich gut an die Begeisterung in dieser Zeit: »Es waren sehr vereinte Anstrengungen. Sie wurden von Umwelt- und Verbraucherschutzgruppen angestoßen, dann kamen die Anbauverbände hinzu und auch die OTA – zu der Zeit klitzeklein – mit unserer kleinen Gruppe verarbeitender Betriebe und Einzelhändler schloss sich an. Es war ein Multi-Stakeholder- und Multi-Interest-Ding und wir wussten, dass es *der* Moment war, um auf Bundesebene einen Durchbruch zu erzielen.« Die Ergebnisse des neuen Standards sind wirklich beeindruckend. Im Jahr 1990, dem Jahr, in dem DiMatteo zur »klitzekleinen« OTA stieß, belief sich der Umsatz für Bio-Lebensmittel in den USA für das gesamte Jahr auf 890 Millionen Euro. Im Jahr 2002, als die NOP-Standards eingeführt wurden, wuchs diese Zahl auf 7,6 Milliarden Euro an. Im Jahr 2017 lag der US-Umsatz bei 43,8 Milliarden Euro.[28]

Trotz dieses erstaunlichen Wachstums (das keine Anzeichen einer baldigen Abschwächung zeigt) und der allgemein positiven Stimmung im Kongresszentrum von Baltimore gestand DiMatteo, dass ihr ein paar Gewitterwolken am Horizont Sorgen bereiteten. Ich fragte sie nach einem Artikel, der vor kurzem in der *New York Times* erschienen war und der ausführlich über Machtkämpfe zwischen Bio-Befürwortern berichtete. Der Streit dreht sich um die Maßnahmen der Behörde für nationale Bio-Standards (National Organic Standards Board, NOSB), einige Lebensmittelzusätze in zertifizierten Bio-Produkten zu erlauben, zum Beispiel Carrageen, ein aus Algen gewonnenes Verdickungsmittel.[29] »Vollkommen harmlos und im Einklang mit Bio-Prinzipien«, sagt die Mehrheit in der NOSB. »Ein Ausverkauf an Big Business und ein Verrat«, antworten manche Bio-Puristen wie das Cornucopia Institute, das den provokanten Bericht *The Organic Watergate–Connecting the Dots: Corporate Influence at the USDA's National Organic Program* (»Bio-Watergate – Zusammenhänge herstellen: Der

Einfluss von Unternehmen auf das nationale Bio-Programm des US-Landwirtschaftsministeriums«) veröffentlicht hat.[30] Während sie mich über den Rand ihrer Brille hinweg anschaute und ihren dampfenden Tee in den Händen hielt, bemerkte DiMatteo, dass die Bio-Branche oft selbst ihr ärgster Feind sei. »Biozertifiziert bedeutet striktes Befolgen inzwischen bundesweit verbindlicher Standards«, erklärte sie. »Es ist teuer hinsichtlich Zertifizierung, Überprüfung, Papierkram und all der anderen Dinge und die Vorschriften werden ständig strenger. Unsere Bewegung will ständige Verbesserung, schnell – und wir sind nicht geduldig.«

DiMatteo macht sich nicht nur Sorgen, dass diese »ständige Verschärfung« der NOP-Standards potentielle neue Teilnehmer vom Markt für Bio-Produkte abschreckt, sondern auch, dass das ständige Streben danach, die Bedeutung von »Bio« zu erweitern, das Konzept zu unhandlich und unvermittelbar macht. »Es fängt jetzt an, dass mit den Bio-Vorschriften andere Ziele verfolgt werden«, sagte sie mir. »Zum Beispiel Allergien. In unseren Standards geht es nicht um Allergenität. Von uns wird erwartet, dass es uns um Umweltschutz und Artenvielfalt geht. Jetzt müssen wir plötzlich über Dinge reden wie ›Ist das ein Allergen?‹ Die Organisationen, die die Energie haben, diese Dinge voranzutreiben und daran zu arbeiten, nutzen jetzt Bio als eine Plattform, um sich in Richtung einer Agenda zu bewegen, die es für die, die bereits in der Bio-Branche sind, sehr schwierig macht, drinzubleiben, und für neue Leute, dazuzustoßen.« DiMatteo fragt sich, ob ein paar der Bio-Befürworter tatsächlich versuchen, verarbeitete Lebensmittel völlig aus dem Biozertifizierungssystem auszuschließen. Ihrer Meinung nach – und ich muss sagen, dass ich ihr zustimme – wäre das absolut kontraproduktiv. »Zumindest hier in den USA kaufen wir immer noch fürchterlich viele verarbeitete Lebensmittel. Diese Haltung wird sich nicht ändern«, sagte sie. »Wir erreichen den durchschnittlichen Verbraucher nicht, wenn wir ihm sagen, dass er *nur* frisches Obst, Gemüse und Vollkorn essen darf.«

Es fällt jetzt DiMatteos Nachfolgern bei OTA zu, sich durch diese komplizierten Themen zu arbeiten. Ganz klar haben sie alle Hände voll zu tun. Wie Laura Batcha, die gegenwärtige Geschäftsführerin von OTA es sieht, ist die Bio-Branche an einem aufregenden, aber verwundbaren Punkt angekommen. »Viele in der konventionellen Agrarindustrie sind verärgert, dass das US-Landwirtschaftsministerium quer durch die gesamte Behörde Bio unterstützt und anerkennt. Obwohl die Institutionen und Dollars und eine Menge des Wandels noch nicht realisiert sind, wollen sie einfach nichts davon hören«, sagte sie mir, während wir versuchten, ein ruhiges Eckchen auf dem lauten Messeparkett zu finden. »Die konventionelle Branche versucht viel koordinierter, uns zurückzudrängen, und wir sind an einem verwundbaren Punkt in unserem Wachstum angelangt, weil wir nicht länger unterhalb des Radars sind.«

»Also sind Sie nicht mehr Nische«, bot ich an.

»Wir sind nicht Nische. Wir sind Post-Nische! Und das ist ein ungeschützter Platz, weil wir dazwischen sind. Wir sind zunehmend Mainstream, aber wir handeln immer noch aus einer Minderheitenposition heraus.«

»Überall werden Lebensmittel verkauft«

Ganz gleich, ob Sie Apple sind oder ein kleiner Biomarkt: Wenn Ihr Unternehmen expandiert, ist es ist oft schwierig, mit den damit einhergehenden Spannungen und Komplikationen umzugehen. Da die Bio-Branche sehr rasch den Mainstream der Verbraucher erreicht hat, verwundert es vielleicht nicht, dass es ein paar Wachstumsschmerzen gibt. Viele Bio-Unternehmen erleben Jahr für Jahr zweistellige Umsatzzuwächse. Manche ihrer Geschichten sind ziemlich spektakulär.

Hier ist ein Beispiel. Als Nature's Path 1985 in Vancouver gegründet wurde, verkaufte es nur ein Produkt: Manna Bread, ein kompaktes und nahrhaftes Machwerk aus gekeimtem Getreide, das aus Bioläden bald nicht mehr wegzudenken war. Nature's Path, ein Familienunternehmen, das immer noch Arran und Ratana Stephens und ihren Kindern gehört und von ihnen geführt wird, ist inzwischen das größte Bio-Getreideunternehmen in Nordamerika mit einem Jahresumsatz jenseits von 130 Millionen Euro und einem Vertrieb in 42 Ländern.[31] Während ich mich durch den übervollen Korb mit Produktproben mampfte, den mir Maria Emmer-Aanes zugeschickt hatte, zu der Zeit Leiterin der Unternehmensabteilung Marketing und Kommunikation, verwunderte mich das nicht sonderlich. Ihr Getreide ist köstlich. Emmer-Aanes sagte mir, dass Nature's Path rund 1.200 Hektar Ackerland in Saskatchewan gekauft hat, um viel seines Vollkornbedarfs selbst zu decken, und dass es weiterhin in soziale Anliegen wie die Prop-37-Auseinandersetzung investiert. »Das Unternehmen ist leidenschaftlich unabhängig«, sagt sie. »Wir sind der Ansicht, dass es sozial verantwortlich ist, dafür zu sorgen, dass jeder – völlig unabhängig von seiner wirtschaftlichen Lage – Zugang zu chemiefreien Lebensmitteln hat. Es ist ein Unternehmen, das entscheidet, was seine Gewinnmargen sein sollen, das entscheidet, was es der Welt zurückgeben will, und das keine Angst davor hat, unkonventionelle Finanzentscheidungen zu treffen. Die Strategie hat sich ausgezahlt. Wenn Sie geben, kommt das zu Ihnen zurück!«

Eine andere Erfolgsgeschichte ist die des vielleicht überschwänglichsten Kämpfers für alle Bio-Dinge unter der Sonne: Gary Hirshberg, Vorstandsvorsitzender und früherer »CE-Jo« von Stonyfield, einem Biojoghurt-Produzenten aus Londonderry, New Hampshire. Ein Slogan auf Stonyfields Website lautet: »Von Umweltschützern zu Joghurtherstellern« – eine prägnante Zusammenfassung der Unternehmens-DNA. Hirshberg stieß 1983 zu dem winzigen Unternehmen in der Hoffnung, den handwerklich-bäuerlichen Betrieb profitabel zu machen und damit eine lokale Landwirtschaftsschule zu finanzieren, die sich der Vermittlung nachhaltiger landwirtschaftlicher Praktiken verschrieben hatte. In dem Jahr wurde die erste Charge Joghurt hergestellt, knapp 200 Liter, und der Jahresumsatz betrug knapp 50.000 Euro.[32] Die Nachfrage nach ihrem Joghurt war bald größer als die Milchmenge, die die neunzehn Kühe von Stonyfield gaben, und das Unternehmen begann, bei lokalen Milchbauern zuzukaufen. Im Jahr 1988 war das Unternehmen so sehr gewachsen, dass es in Londonderry eine großtechnische Anlage mit hochwertiger Technik zur Milchverarbeitung errichten konnte, um die wachsende Nachfrage zu bedienen. Im Jahr 2012 besaß Stonyfield Farm Produktionsgesellschaften in den USA und Kanada und Projekte in Frankreich und Irland – und sein Wert wurde auf 400 Millionen US-Dollar geschätzt.[33] Stonyfield wählte eine andere Wachstumsstrategie als Nature's Path und tat sich 2001 mit dem multinationalen Lebensmittelkonzern Danone zusammen; 2014 erwarb Danone eine Kontrollbeteiligung am Unternehmen.[34] Die Transaktion half dabei, das Unternehmen in seine gegenwärtige Position als größter Biojoghurt-Hersteller weltweit und drittgrößte Joghurtmarke in den Vereinigten Staaten zu katapultieren.[35] Im Juli 2017 verkaufte Danone Stonyfield für 776 Millionen Euro an Lactalis, größtenteils wegen kartellrechtlichen Drucks aus dem US-Justizministerium.[36]

Stonyfields Zusammenschluss mit einem größeren globalen Lebensmittelkonzern ist typisch für einen umfassenderen Konsolidierungstrend im Bio-Sektor. Multinationale Lebensmittelkonzerne haben damit begonnen, nicht, Bio zu *werden*, sondern Bio zu *bekommen*, indem sie erfolgreiche kleinere Bio-Unternehmen übernehmen. Diese köstlichen, 100 % natürlichen Naked-Fruchtsäfte und Smoothies? Werden Ihnen seit 2006 von PepsiCo geliefert. General Mills, zu dem unter anderem die in Deutschland bekannten Lebensmittelmarken Häagen-Dasz und Knack & Back gehören, ist 1999 mit dem Kauf von Small Planet Foods ziemlich früh ins Bio-Business eingestiegen und hat damit die kalifornische Firma Muir Glen mit ihren Biotomaten-Produkten in seinen bereits riesigen Artikelstamm aufgenommen. Und gibt es ein besseres Beispiel für Müsli, das Teil eines Konzerns wird, als den Aufkauf des kalifornischen Unternehmens Kashi durch Kellogg's im Jahr 2000?[37]

Für Hirshberg, einen drahtigen und energiegeladenen Kerl, der nach eigenen Angaben Pfefferminztee trinkt, weil ihn niemand auf Koffein ertragen könnte, ist keine Zeit zu verlieren. »Wir müssen Teil des Mainstreams werden. Das muss passieren. Wir sitzen als Art auf einer chemischen Zeitbombe.« Hirshbergs Standpunkt ist einfach: »Überall, wo Lebensmittel verkauft werden, sollte es Bio geben. Walmart, Fluglinien, Flughäfen. Ich habe sehr eng mit Walmart zusammengearbeitet – ich glaube, ich war das erste Bio-Mainstreamunternehmen, das es bei Walmart gab. Ich bin hingegangen und habe bei ihren berüchtigten Samstagmorgenversammlungen Reden gehalten. Ich habe die Leiter von Walmart in anderen Ländern getroffen. Ich glaube, eine Menge Aktivisten sind sehr beunruhigt wegen Orten wie Walmart, aber ich sage Ihnen, es war Walmart, das den künstlichen Wachstumshormonen den Rest gegeben hat.« In Hirshbergs Sicht war es Walmarts Weigerung, Produkte zu kaufen, die künstliche Wachstumshormone enthielten, die andere Unternehmen wie Danone und Yoplait zum Umdenken brachte (der Lebensmittelumsatz trägt mehr als die Hälfte zu Walmarts Gesamtumsatz bei; 2016 betrug er 177 Milliarden Euro).[38] »Ein Schwergewicht wie dieses kann Berge versetzen.«

Da Bruce und ich das vorrangige Ziel haben, die Mengen synthetischer Chemikalien in den Körpern der Menschen zu verringern – so vieler Menschen wie möglich so rasch wie möglich – neige ich dazu, mich Hirshbergs Logik anzuschließen. Nachdem ich mit ihm gesprochen hatte, rief ich Walmart an, um mehr über ihre Verkaufszahlen von Bio-Produkten zu erfahren. Allein aufgrund seiner enormen Größe (im Jahr 2017 verkaufte es ungefähr 26 Prozent aller Lebensmittel in den USA) bewegt Walmart mehr Bio-Lebensmittel als jeder andere Einzelhändler. Ich sprach mit Ron McCormick, zu der Zeit Abteilungsleiter für nachhaltige Landwirtschaft bei Walmart USA. Er erzählte mir, dass sich der Einzelhändler nach einer sehr öffentlichen Verpflichtung im Jahr 2006, die Verkäufe von Bio-Produkten zu verdoppeln, inzwischen auf die Gebiete konzentriert, in denen der Absatz von Bio-Produkten weiterhin wächst. »Wenn Sie sich anschauen, wo Bio-Produkte gut gehen, finden Sie eine Menge Dollars in Molkereiprodukten, eine Menge Dollars in Bio-Babynahrung und eine Menge Dollars in frischem Obst und Gemüse.«

Regional contra CO_2

Ich war überrascht, als McCormick mir sagte, dass Walmart zur Zeit regional produzierte Lebensmittel für bedeutsamer hält als Bio-Lebensmittel. Der Einzelhändler hatte sich dazu verpflichtet, den Anteil regionaler Produkte bis 2015 auf neun Prozent seines Gesamtumsatzes an landwirtschaftlichen Erzeugnissen zu steigern, und im Jahr 2018 entfielen zehn Prozent der gesamten Verkäufe in US-Filialen auf regionale Produkte.[39] McCormick erwartet weitere gute Gelegenheiten, den Anteil regionaler Produkte im ganzen Land zu erhöhen, und in dieser Hinsicht reagiert Walmart einfach auf einen allgemeinen Trend. Das Wörterbuch Oxford American Dictionary wählte den Begriff »Locavore« (»Regionalfresser«, in Anlehnung an »Fleischfresser«, »Pflanzenfresser« oder »Allesfresser«) zum Wort des Jahres 2007, und inzwischen stolpere ich in nahezu jeder Stadt, in der ich bin, über Bauernmärkte, die regionale Erzeugnisse verkaufen. Regionale Zutaten sind ein absolutes Muss auf allen Speisekarten, und die »100-Meilen-Ernährung« ist im Volksmund angekommen.

Der Aufstieg regionaler Lebensmittel ärgert offensichtlich manche Bio-Befürworter. Der kanadische Bio-Handelsverband COTA zum Beispiel hat eine knallharte Postkarte veröffentlicht, die die Vorteile von Bio-Lebensmitteln aufzählt: Sie unterliegen strengen, von der Regierung kontrollierten Etikettierungs- und Zertifizierungsregeln; sie sind garantiert ohne den Einsatz von Pestiziden, Kunstdünger, Wachstumshormonen oder Antibiotika produziert worden; sie enthalten keine künstlichen Konservierungsstoffe, Farben, Aromen oder chemische Zusatzstoffe; die Tiere, die Bio-Fleisch liefern, werden artgerecht gehalten. COTA gibt »regional« durchgehend die Note »Ungenügend«. Anders als der Begriff »Bio« auf Nahrungsmitteln, der inzwischen in vielen anderen Teilen der Welt gesetzlich geschützt ist, kann der Begriff »regional« hemmungslos irgendwelchen Lebensmitteln aufgeklatscht werden. Was bedeutet er? Wie regional ist regional? Wer kontrolliert, ob ein bestimmter Artikel tatsächlich regional hergestellt worden ist?

Ein potentieller vergleichsweiser Vorteil von regional im Vergleich zu Bio ist sein im Allgemeinen kleinerer CO_2-Fußabdruck. Es ist logisch, dass ein Produkt aus der Region beim Weg auf den eigenen Esstisch für den Ausstoß weniger Treibhausgase verantwortlich sein sollte als ein vergleichbarer Importartikel aus dem Ausland. Das wirft die Frage auf, ob Bio-Lebensmittel einfach eine Art Belastung gegen eine andere eintauschen: krebserregende Stoffe gegen Treibhausgase. Andre Leu, Präsident der Internationalen Vereinigung der ökologischen Landbaubewegungen (IFOAM, bis 2017), hat viel über dieses Thema nachgedacht, nicht nur, weil diese in Bonn ansässige weltweite Dachorganisation für den Bio-Sektor über 1.000 Mitglieder in 120 Ländern vertritt,[40] sondern auch, weil er Bio-Bauer für tropische Früchte in einem entlegenen Winkel von Queensland in Australien ist. Er verdient seinen Lebensunterhalt damit, Bio-Erzeugnisse um die halbe Welt zu ihren Käufern zu liefern. Ich traf Leu bei der Natural Products Expo East in Baltimore.

»Wenn es um Kohlendioxid geht, gibt es eigentlich zwei Themen«, begann Leu. »Wenn man sich die Menge anschaut, die während des Lebenszyklus einer landwirtschaftlichen angebauten Frucht in die Atmosphäre eingebracht wird, ist der Transport vom Bauernhof zum Markt im Vergleich zu anderen Quellen sehr gering. Es wird zum Beispiel wundervolle Arbeit in Neuseeland geleistet: Für die Umwelt wäre es tatsächlich besser, wenn England alle seine Bioprodukte täglich aus Neuseeland einfliegen ließe, anstatt sie wie zur Zeit konventionell zu produzieren, insbesondere im Winter mit all den beheizten Gewächshäusern.« Leu argumentiert, dass die Menge an Kohlendioxid und anderen Treibhausgasen wie Stickoxid, die von Kunstdünger freigesetzt werden, zusammen mit der Menge Kohlendioxid, die gebraucht wird, um die Pestizide herzustellen, bedeutet, dass Bio einen viel kleineren CO_2-Fußabdruck hat als konventionell produzierte »regionale« Lebensmittel.

Der zweite bedeutende Kohlenstoffvorteil von Bio ist laut Leu die Menge Kohlenstoff, die durch ökologische Landwirtschaft im Boden gebunden wird. »Das Wort ›Bio‹ rührt tatsächlich daher, dass wir Biomasse im Boden durch Kompostierung und ähnliches recyceln«, sagte Leu. »Es ist immer ein grundlegendes Prinzip unserer Bewirtschaftung gewesen, Biomasse im Boden aufzubauen – in anderen Worten, Bio-Bodenkohlenstoff. Und jetzt haben wir sehr gute Daten, die zeigen, dass eine ökologische Bewirtschaftung nicht nur weniger Kohlenstoff beim Wachstum freisetzt als konventionelle, sondern auch, dass wir, wenn wir die Menge Kohlendioxid einrechnen, die wir beim Biomasse-Aufbau im Boden der Atmosphäre entziehen und im Boden binden können, tatsächlich mehr als CO_2-neutral sind. Wir reduzieren mehr, als wir freisetzen.« Leu wurde lebhafter, als er von neuen Daten erzählte, die darauf hinwiesen, dass eine großflächigere Einführung ökologischer Landwirtschaft enorme Auswirkungen auf die Reduzierung von Treibhausgasen haben könnte. Leu ist der Ansicht, dass wir mit Bio bis zu 20 Prozent aller gegenwärtigen weltweiten Emissionen von Treibhausgasen beseitigen könnten. Nennen wir das »Atmosphären-Detox«.

Ich kann mir niemanden vorstellen, der sich leidenschaftlicher mit Lebensmittelthemen beschäftigt als Sarah Elton. Sarah ist eine Freundin, bekannte Journalistin und Autorin des Bestsellers *Locavore: From Farmers' Fields to Rooftop Gardens–How Canadians Are Changing the Way We Eat* (»Regionalfresser oder Von Äckern zu Dachgärten: Wie Kanadier verändern, wie wir essen«). Sie meidet verpackte Lebensmittel, bereitet stattdessen lieber alle Mahlzeiten für ihre Familie frisch zu und macht sich laut Sorgen darüber, dass sie es letzten Herbst nicht geschafft hat, so viel Gemüse einzumachen wie sonst. Wenn es jemanden gäbe, der bereit und in der Lage wäre, eloquent und offensiv die moralische Überlegenheit von regional über Bio zu verteidigen, dann, dachte ich, Sarah. Komplett falsch, wie sich herausstellte.

Erst einmal kauft sie für ihren persönlichen Bedarf und den ihres Mannes und ihrer zwei jungen Töchter regelmäßig in der Big Carrot ein und steht »einhundertprozentig hinter Bio. Wir müssen diese Richtung absolut weiter forcieren«, sagte sie mir mit Nachdruck. Ich erzählte ihr von der COTA-Postkarte und deren Kritik an regionalen Lebensmitteln wegen der mangelnden begrifflichen Genauigkeit und Definition, und sie stimmte komplett zu. »Ich habe mir heute früh eine Birne kleingeschnitten und ich musste an das Schild bei Brickworks [einem Bauernmarkt im Zentrum Torontos] denken, wo ich sie gekauft hatte, und auf dem von wenig gespritzten Pestiziden die Rede war. Was zum Kuckuck soll ›wenig gespritzt‹ bedeuten? Wer entscheidet, was wenig und was viel ist? Was passiert, wenn du in einem Jahr einen Schädlingsbefall hast? Sagst du mir dann, dass du viel gespritzt hast? Ich glaube nicht. Also stimme ich zu: Regional ist nicht das A und O. Es ist ein Teil eines nachhaltigen Lebensmittelsystems.«

Eltons Anliegen Nr. 1 sind in ihren Worten »nachhaltige Lebensmittel«, womit sie Lebensmittel meint, die gut für die Menschen und gut für den Planeten sind. »Es ist keine Frage, dass Bio besser für die Umwelt ist, weil ökologische Landwirtschaft die Böden pflegt. Falls du dir Sorgen wegen CO_2-Emissionen machst: Sie bindet mehr Kohlenstoff als konventionelle Landwirtschaft. Sie ist nicht auf giftige Chemikalien angewiesen, weil sie Landwirtschaft als Ökologie ansieht, nicht als Krieg gegen die Erde. Auf der anderen Seite ist eine regionale Lebensmittelwirtschaft für ländliche und städtische Gemeinwesen auf so vielen Ebenen so gut. Also ist regional plus Bio gleich Nachhaltigkeit: sozial, kulturell und aus der Perspektive des Umweltschutzes.«

Obwohl sie schätzt, dass sich ihre Familie zu 80 bis 90 Prozent Bio ernährt, kümmert es Elton kaum, dass regional zur Zeit Bio etwas Wasser abgräbt. »Ich sehe regional als einen ersten Schritt im Lernprozess und den ersten Schritt hin zu einem neuen, nachhaltigeren Lebensmittelsystem. Wenn wir feststellen, dass wir unsere regionalen Bauern brauchen, werden wir hoffentlich auch bald darüber sprechen können, warum Bio-regional besser ist als nur regional.«

Neun Kinder

Mit der Ausnahme von Alex Lus Studien zu Pestiziden und Nahrungsmitteln hat es wenig Anstrengungen gegeben, zu prüfen, ob Bio-Lebensmittel zu einer niedrigeren Konzentration von Giften in Ihrem Körper führen.[41] Also machten Bruce und ich uns daran, herauszufinden, ob wir Lus zu dem Zeitpunkt zehn

Jahre alte Arbeit reproduzieren konnten. Die Aufgabe, vor der wir für unser großes Experiment standen, war ziemlich kurios: Wir brauchten einen Haufen Kinder, die sich bereiterklärten, in ihren Sommerferien zwölf Tage lang jede Menge Gemüse zu essen *und* jeden Tag eine Urinprobe abzugeben. Um diese Kinder zu finden, taten wir das, was alle guten Forscher im 21. Jahrhundert tun: Wir nutzten Facebook. Unser Aufruf skizzierte Folgendes: Es heißt, dass eine Bio-Ernährung besser für die Umwelt und für unsere Körper sein könnte und dass der Verzehr von Bio-Lebensmitteln vielleicht zu einer geringeren Belastung mit den schädlichen Chemikalien aus konventionellen Lebensmitteln führt – etwas, das wir mit Hilfe der Kinder zeigen wollten. Nach ein paar Tagen voller Gespräche mit Familien aus dem Großraum Toronto hatten wir neun fantastische Kinder aus fünf Familien zusammen, die begeistert davon waren, bei unserem Experiment mitzumachen. Es waren fünf Mädchen und vier Jungen zwischen drei und zwölf Jahren. Die Familien waren alle auf wunderbare Weisen verschieden, aber zwei wichtige Dinge hatten sie gemeinsam: Sie aßen zur Zeit alle keinerlei Bio-Lebensmittel *und* sie waren dazu bereit, zwölf Tage ihrer Sommerferien bei unserem Experiment auszuhelfen.

So sahen die 12 Tage für die neun Kinder aus:

Phase 1: Tag 1–3

8 Uhr tägliche Abgabe einer Urinprobe, konventionelle Ernährung

Phase 2: Tag 4–8

8 Uhr tägliche Abgabe einer Urinprobe, ausschließlich ökologische Ernährung

Phase 3: Tag 9–12

8 Uhr tägliche Abgabe einer Urinprobe, konventionelle Ernährung

Wir hatten sehr viel Glück, dass dieser wunderbare Lebensmittelladen Big Carrot uns anbot, sämtliche Bio-Lebensmittel für den Bio-Teil des Experiments zur Verfügung zu stellen. Und ich spreche nicht nur von Äpfeln und Orangen. Ich spreche von Bio-Apfelmus, Bio-Zucchinibrot und allem, was dazwischen liegt: Olivenöl, Mehl, Dosentomaten und – einstimmig von allen Müttern und Vätern unserer Teilnehmer sehr geschätzt – Bio-Eis für diese heißen Sommertage. Also machten sich alle fünf Familien am Vorabend der Bio-Phase ihres Experiments mit dem Auto, der Straßenbahn oder dem Fahrrad auf den Weg zur Karotte an der Danforth Avenue, um ihre Vorräte für die nächsten fünf Tage abzuholen.

Ich wette, dass sich inzwischen viele von Ihnen fragen, was mit all dem Urin passierte. Die Familien lagerten die täglichen Proben bis zum Ende des Experiments in ihren Gefriertruhen. Dann sammelte unsere unerschrockene Forschungsassistentin Rachel die Proben aller Kinder ein – alle 108 Gläser. Die

Urinproben wurden zur Analyse an ein kalifornisches Labor geschickt und dann warteten wir auf die Ergebnisse. Einige gespannte Monate später erhielten wir die Ergebnistabelle: mehr als 1.800 einschüchternde Einzeldaten zu Pestizidwerten im Urin. Es war eine ziemlich dramatische Stunde, als wir für unsere Auswertung die Laborergebnisse extrem sorgfältig in eine Tabellenkalkulation eintrugen und es kaum erwarten konnten, die Ergebnisse für die Einträge zu sehen.

Unser Ziel war, die Konzentrationen der Abbauprodukte von Organophosphat-Pestiziden (OPPs) im Urin der Kinder zu vergleichen. Wir wählten OPPs aus, weil sie großflächig eingesetzt werden, immer wieder von Rückständen die Rede ist, die sie auf häufig von Kindern verzehrten Lebensmitteln zurücklassen, und wegen ihrer akuten Giftigkeit.[42] Schauen Sie sich Abbildung 20 mit dem Graphen der Ergebnisse an (und die Endnoten für eine Erklärung unserer Berechnungen).

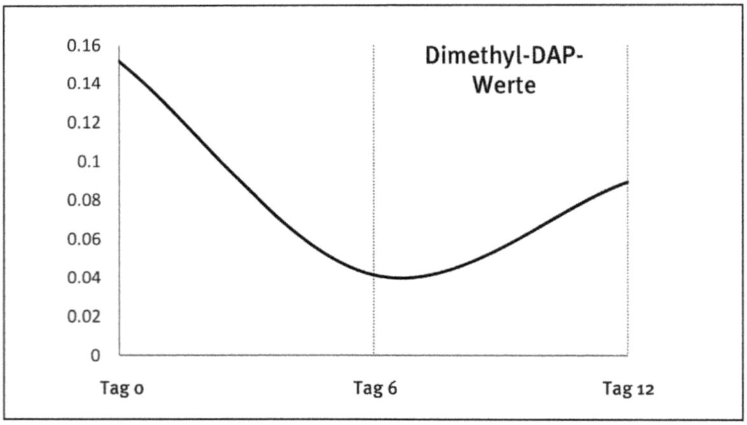

20 Durchschnittliche Dimethyl-Dialkylphosphat (DAP)-Werte für neun Kinder über die drei Phasen des Experiments hinweg (ng/l)

Wie Sie sehen, zeigt der Graph Durchschnittswerte für Dimethyl-Dialkylphosphat (DAP)-Abbauprodukte (typisch für OPPs) für alle Kinder gemeinsam über die drei Phasen des Experiments hinweg (konventionell, Bio, konventionell). Beachten Sie den deutlichen Abfall der Dimethyl-DAP-Werte in der 2. Phase (der Bio-Phase) und ihren erneuten Anstieg in Phase 3, in der die Kinder wieder konventionelle Lebensmittel aßen. In Wissenschaftlersprache sind die Bio- und konventionellen Ergebnisse »signifikant« unterschiedlich. Was bedeutet das für die Allgemeinheit? *Biolebensmittel zu essen kann Ihre Pestizidwerte deutlich verringern!* Eine Bemerkung aus den Gesprächen nach der Testphase blieb mir im Gedächtnis. Eine Mutter sagte mir, dass sie sich anfangs für die Studie interessiert hatte, weil ihr Vater aus gesundheitlichen Gründen ein »Bio-/Vegan-Verrückter« geworden sei, sie diesen Hype um Bio und ein chemikalienfreies Leben aber nicht so recht glaubte. Als Alleinerziehende schreckten sie außerdem die Kosten für Bio-Lebensmittel (obwohl der Preisunterschied zwischen Bio und nicht-Bio wegen des Wachstums der Bio-Branche inzwischen rapide schrumpft).[43] »Jetzt«, sagte sie, halb belustigt, halb seufzend, »habe ich ein paar harte Zahlen, die beweisen, dass mein Dad recht hat.« Sie sagte, dass sie nicht weiß, was sie ärgerlicher findet: zugeben zu müssen, dass ihr Vater recht hat, oder dass diese Chemikalien tatsächlich in ihrer Tochter sind.

Ich glaube, wir können uns alle denken, was sie wirklich glaubt.

NEUN |

Einmal spülen, bitte
Bruce entgiftet

IST DETOX EIN »MASSENWAHN«, wie es mindestens ein Arzt formuliert hat?[1] Es gibt doch sicherlich etwas, was wir tun können, um unsere Giftlast zu reduzieren und die diversen üblen Krankheiten, die dadurch entstehen können, dass wir uns unfreiwillig mit den Giften um uns herum belasten – ohne dass wir uns ihnen ganz bewusst aussetzen. Rick und ich sind oft gefragt worden: »Haben Sie besondere Entgiftungstherapien gemacht, um Ihre Chemikalienkonzentrationen nach den Experimenten in *Slow Death* zu reduzieren?« Die Antwort ist Nein, und hier ist unsere Gelegenheit, uns in das hineinzuknien, was wir hätten tun können.

Schritt eins ist, Entgiftung zu verstehen. Um das zu tun, nehmen wir in diesem Kapitel die Multimilliarden-Euro-Detox-Industrie[2] unter die Lupe und beurteilen sie anhand der Erfahrungen Einzelner und von Gesundheitsexperten, die sich über Jahre hinweg dem komplexen, häufig teuren und manchmal schmerzvollen Weg hin zur einer persönlichen Entgiftung verschrieben haben.

Mr. Detox

Ich traf Peter Sullivan zum ersten Mal nach einer Vortragsveranstaltung in Haight-Ashbury in San Francisco, dem Hippie-Treffpunkt der 1960er Jahre. Rick und ich waren auf Lesereise und hatten beim Abendessen nach unserer Lesung ein erstaunliches Gespräch mit Peter. Uns beiden fiel seine nüchterne Sicht auf seine intensive Fokussierung auf, sein Leben und das seiner Familienmitglieder zu entgiften. Peter wollte seine persönliche Geschichte erzählen, inklusive seiner passionierten Selbstexperimente mit praktisch jedem Entgiftungsverfahren, das es gibt.

Im Spätfrühling des Jahres 2012 reiste ich ins Silicon Valley, um Peter zu treffen. Ich dachte, dass Rick und ich gut darin wären, an uns selbst zu experimentieren, aber im Vergleich zu Peter sind wir bloße Amateure.

Peter ist in der Lage, die notwendige Zeit und die finanziellen Ressourcen dafür aufzubringen, hunderte von Detox-Strategien in einer Weise zu testen, wie das vermutlich bislang niemand sonst auf der Welt getan hat. Peter, Stanford-Absolvent der Informatik, entwarf und betrieb das Webinterface für Netscape. Das hört sich heute vielleicht altmodisch an, aber zu der Zeit war Netscape das zweitgrößte Internetportal der Welt. Peter ist ein authentischer, entspannter Typ, der sich trotz seines Erfolgs nicht von uns anderen unterscheidet. Der eigentliche Unterschied zwischen ihm und der allgemeinen Bevölkerung, die sich wegen der Auswirkungen synthetischer Chemikalien auf ihre Gesundheit Sorgen macht, ist, dass er als lebenslanger Allergiker – der den Anstieg von Erdnuss- und andern tödlichen Allergien in letzter Zeit aufmerksam verfolgt – fast zwanzig Jahre damit verbracht hat, Antworten auf die eine grundlegende Frage zu finden: »Was ist hier los?« Ihn zu besuchen, half mir nicht nur, die atemberaubende Bandbreite und Vielfalt von Detox-Techniken zu verstehen, die es gegenwärtig auf dem Markt gibt, sondern auch, die möglicherweise effektivsten herauszufiltern, falls Sie – so wie Rick und ich – nur bescheidenere Mittel zur Verfügung haben.

Zusätzlich zu den Allergien plagten Peter ab den späten 1990er Jahren akute Gesundheitsprobleme. Eines Nachts im Jahr 1998 wurde er ohnmächtig und wachte nur mit Mühe wieder auf. Später hatte er den Verdacht, dass dieser Vorfall etwas mit Lebensmitteln zu tun gehabt haben könnte, aber die Erfahrung glich in keinster Weise einer Lebensmittelvergiftung. Die Ohnmacht wurde der Auslöser für Peters Forschungen, was mit seinem Körper und mit seinem Leben los war.

Bei der Arbeit stand er unter immensem Druck und fühlte sich ausgebrannt; er war reizbar, sehr gestresst, unglücklich und fühlte sich allgemein unwohl.

Seltsame und unerfreuliche Dinge passierten auch seiner Familie: Einer seiner jungen Söhne bekam die Diagnose »sensorische Integrationsstörung« und zeigte Gefühlsausbrüche, nächtliches Zittern und autistische Verhaltensweisen einschließlich Headbanging. Peters anderer Sohn wurde im Alter von fünf Jahren wegen asozialen Verhaltens aus der Vorschule ausgeschlossen.

Peter wandte seinen scharfen analytischen Verstand den Problemen zu, mit denen seine Familie und er konfrontiert waren, und begann, ein paar Zusammenhänge herzustellen. Lebensmittel boten sich als Ausgangspunkt an. Litten seine Familie und er unter undiagnostizierten Lebensmittelallergien? Vielleicht Laktose- oder Glutenunverträglichkeiten? Er dachte auch an Quecksilber. Zu dem Zeitpunkt waren Peter die meisten Gesundheitsprobleme, die mit hohen Quecksilberkonzentrationen in Verbindung gebracht werden, nicht bekannt, aber er musste nicht lange suchen, bis er herausfand, dass Stress und Reizbarkeit zu den vielen Symptomen gehören. Falls Quecksilber ein Teil des Problems war, wo kam es her?

Fisch und Zahnfüllungen aus Amalgam (Quecksilber) sind die Hauptquellen für das Quecksilber in den meisten Menschen. Peter aß eine Menge Fisch und er hatte viele Amalgam-Füllungen. Außerdem hatte sein Zahnarzt ihn darüber informiert, dass er nachts mit den Zähnen knirschte, was viele Menschen tun. Bei dem Gedanken, dass er das Quecksilber in seinen Zähnen abschliff und dieses hochgiftige Nervengift in sich aufnahm (ein Gift, das das Gehirn angreift), wurde ihm wortwörtlich übel. Und was war mit seinen Kindern? Sie hatten keine Quecksilberfüllungen, aber sie aßen Fisch und erhielten vermutlich Impfungen mit Quecksilber im Impfstoff (Quecksilber wurde Impfstoffen als Konservierungsmittel beigemischt). Peter fing an, Gesundheitsexperten zu fragen, ob er sich wegen Quecksilber und dessen möglichem Zusammenhang mit seinen Gesundheitsproblemen und denen seiner Kinder Sorgen machen sollte, insbesondere den autistischen Verhaltensweisen. Ein Arzt konnte ihm keinen Rat geben, ein zweiter wies darauf hin, dass Zahnfüllungen kein Quecksilber enthielten, und ein dritter sagte, dass der Gedanke, Quecksilber mit den Problemen von Peters Familie in Verbindung zu bringen, »randständig« sei. Alle drei Antworten waren typisch für traditionelle Ärzte, insbesondere vor zwanzig Jahren. Heute sind Ärzte besser informiert.

Peter gab nicht auf. Als Suchmaschinen-Designer tat er das Offensichtliche und suchte online nach einem neuen Arzt. Er fand einen lokalen Arzt mit dem Spezialgebiet »integrierte Medizin«. Eins der ersten Dinge, die sein neuer Arzt tat, war, die Fehlinformation bezüglich der Quecksilberfüllungen zu korrigieren: Peters Mund war *voll* davon. Als er auf Quecksilber getestet wurde, waren die Ergebnisse schockierend. Sein Quecksilberwert betrug 23 Mikrogramm pro Milliliter: fast dreimal so viel wie die Menge, die als ungefährlich angesehen wird. Er entschied, auch seine Söhne und seine Frau testen zu lassen, und es stellte sich heraus, dass sie alle erhöhte Quecksilberwerte aufwiesen. So begann Peters erster entschlossener Vorstoß in die Entgiftung des eigenen Körpers.

Er folgte der inzwischen vertrauten Vorgehensweise bei der Entgiftung von Schwermetallen. Schritt 1: Er ließ seine Quecksilberfüllungen entfernen. Schritt 2: Er begann mit einer Chelat-Therapie. Eine Chelat-Therapie ist, einfach ausgedrückt, eine medizinische Behandlung, zu der gehört, dass der Patient spezialisierte Lösungen entweder oral oder intravenös verabreicht bekommt, die sich mit Schwermetallen verbinden und dafür sorgen, dass diese mit dem Urin aus dem Körper ausgeschieden werden.[3] Ich probierte diese Behandlung auch aus (wie Sie weiter unten lesen können).

Peter unterzog sich zweieinhalb Jahre lang einer intravenösen Chelat-Therapie mit DMPS (Dimercaptopropansulfonsäure), und er probierte auch Chelat-Therapie mit Hilfe von DMSA (Dimercaptobernsteinsäure, die orale Lösung) aus. Am Ende der Behandlungszeit waren Peters Quecksilberwerte zurückgegangen und er fühlte sich besser: Sein Verstand war klarer und er konnte schneller denken, er hatte aber immer noch Schlafprobleme.

Wir sprachen über die dutzenden Entschlackungs- und Ernährungskuren, die Peter als Teil seiner Detox-Mission ausprobierte. Rick achtete darauf, dass ich mich bei Peter zum Beispiel nach Darmspülungen erkundigte. Peter sagte, er habe sie drei oder viermal ausprobiert, das letzte Mal auf Hawaii, wo er sich danach ziemlich gut fühlte. Manche von uns fliegen nach Hawaii, um zu tauchen oder zu surfen, Peter wegen des Wassersports für den Darm. Er warnte mich aber, dass eine Darmspülung die Flora im Körper zerstören könne (es gelang mir, das Thema Fäkaltransplantationen zu vermeiden, ein bizarres, aber anscheinend wirksames Mittel zur Erneuerung von Körperflora).[4] Andere kritisieren die Wiederkehr von Darmspülungen viel schärfer und sagen, dass sie nicht nur Quacksalberei sind, sondern auch mit möglicherweise schweren Gesundheitsrisiken behaftet.[5] Wenn es ein Produkt, einen Trank oder ein Verfahren mit dem Anspruch gibt, entgiftend zu wirken, hat Peter es wahrscheinlich ausprobiert.

Elektromagnetische Persönlichkeiten

Nachdem wir uns früher am Tag ausführlich unterhalten hatten, trafen Peter und ich uns zum Abendessen in einem feinen Restaurant in Palo Alto, das regionale Bio-Gerichte serviert und eine eigene Filteranlage für Trinkwasser besitzt.

Wir genossen jeder ein Glas dieses Wassers wie einen edlen kalifornischen Primitivo und sprachen über verschiedene Themen, darunter Ionenbilanz, die Giftigkeit von Schwermetallen, die Auswirkungen elektromagnetischer Felder (EMFs) und seine Erfahrungen mit Chelat-Therapie.

Eine Sache, die Peter ganz besonders umtreibt, ist EMF-Strahlung. Elektrischer Strom erzeugt elektromagnetische Felder, also kann jedes elektrische Gerät in unseren Haushalten EMF-Strahlung abgeben, zum Beispiel die wachsende Zahl von Mobiltelefonen, Funkmodems, Mobilfunkmasten und, natürlich, Mikrowellen. Elektromagnetische Strahlung ist unsichtbar und die meisten Menschen merken während einer Belastung mit ihr oder danach nichts davon. Andere stellen dagegen fest, dass bestimmte EMFs nahezu lähmend wirken. Die Unsicherheit darüber, wie sich diese Art Strahlung auswirkt, wird noch dadurch verstärkt, dass es anscheinend ebenso viele Studien zur fehlenden Aussagekraft von EMF-Forschung gibt wie zu den EMFs selbst. Nach der festgelegten Definition für Risiko – dass ein Risiko für Schäden gleich der Gefahr mal der Belastung ist – müsste die Wahrscheinlichkeit für Schäden zunehmen, da die Belastung mit EMFs mit der wachsenden Zahl elektronischer Geräte exponentiell ansteigt. Ende des Jahres 2011 gab es sechs Milliarden Mobilfunkverträge weltweit.[6] Seitdem sind die Schätzungen seltsamerweise auf etwa fünf Milliarden zurückgegangen – aber immer noch: fünf Milliarden![7] Alle diese Mobiltelefone geben im Nahbereich EMF-Strahlung ab, so dass das Risiko aufgrund seiner Definition ansteigt.

Falls Sie Ihr Mobiltelefon rege nutzen, hat sich Ihr Kopf nach einem längeren Telefongespräch vielleicht schon einmal auf einer Seite warm angefühlt: Dafür ist Mikrowellenstrahlung verantwortlich, die sogar zu einer lokalen Erwärmung Ihres Gehirns führen kann. Im Jahr 2011 hat die Internationale Agentur für Krebsforschung Mobiltelefone als möglicherweise krebserregend für den Menschen eingestuft, trotz der Tatsache, dass zahlreiche Studien mit einer großen Zahl von Mobiltelefonnutzern keine ansteigenden Krebsraten festgestellt haben. Forschungseinrichtungen und Aufsichtsbehörden gehen nach dem Vorsorgeprinzip vor. Eine Abteilung des kalifornischen Gesundheitsministeriums, das California Department of Public Health, hat zum Beispiel vor kurzem Richtlinien veröffentlicht, die empfehlen, Telefone vom Kopf fernzuhalten (wo und wenn möglich) und sie in einem »Rucksack, einer Brieftasche oder einer Handtasche« bei sich zu tragen, nicht in einer »Hosentasche, dem BH oder einem Gürtelhalfter.«[8]

Nach dem Abendessen machten wir uns auf, um Peters EMF-sicheren Faraday-Käfig in Augenschein zu nehmen (benannt nach Michael Faraday, dem englischen Wissenschaftler aus dem 19. Jahrhundert, der die Funktionsweise elektromagnetischer Felder entschlüsselte). Ich stellte fest, dass der Weg zu Peters Haus bereits ein Erlebnis sein würde: Vor dem Restaurant parkte sein weißer E-Sportwagen von Tesla. Mit einiger Mühe quetschte ich meine zwei Meter in das winzige Wageninnere und los ging's: Wir sausten in der Abenddämmerung von Palo Alto in die nebligen Hügel von Los Altos. Peters Haus war ein moderner dreistöckiger Bau mit fantastischen Blicken über das Tal. Ein großer Teil des Gebäudes war ungenutzt oder im Bau, wegen der außergewöhnlichen Anstrengungen, die Peter unternimmt, um Kabel auszutauschen und damit »schmutzigen Strom« auszumerzen, Schimmel zu beseitigen, Luftfiltersysteme der Spitzenklasse einzubauen und giftige Materialien zu entfernen. (»Schmutziger Strom« ist unerwünschte elektromagnetische Energie, die von Dimmschaltern, Energiesparlampen – ein weiterer Grund, zu LEDs zu wechseln – oder schlechter Verkabelung ausgehen kann. Er wird in Graham-Stetzer-Einheiten [GS] gemessen.)

Ich war gekommen, um den Faraday-Käfig zu sehen, und Peter führte mich in ein Schlafzimmer in den oberen Stockwerken, damit ich ihn ausprobieren konnte. Es stellte sich heraus, dass das Schlafzimmer der Faraday-Käfig *war*. Ich hatte mir irgendwie vorgestellt, dass Stahlgeflecht dazugehören würde und dass es ein einzelner Käfig in der Mitte eines dunklen Raums sein würde, vielleicht im Batman-Stil von der Decke hängend, idealerweise in einem feuchten, fensterlosen Keller. Aber nein, er war ein ziemlich normal aussehendes Schlafzimmer mit einer kleinen Matratze auf dem Boden, einem Schreibtisch und einem Tisch.

Peter nahm mich mit in sein Büro, einen Raum auf demselben Flur. Dort stand ein bizarres Messinstrument auf seinem Schreibtisch, das aussah, als ob es der Fantasie von Jules Verne entsprungen war. Es ähnelte einem viktorianischen Wetterinstrument aus Glas und Messing, hatte verschiedene Schalter und Bildschirme und war mit einem Metallkasten verbunden. Auf einem Bildschirm tauchte in regelmäßigen Abständen ein kurzes Leuchtzeichen auf und ich fragte Peter, was das Instrument maß. EMF-Strahlung vom rotierenden Militärradar in Tal, etwa acht Kilometer von uns entfernt, sagte er. »Und das ist schlecht?«, fragte ich und wusste die Antwort schon. »Sehr schlecht«, sagte Peter. Deswegen der Faraday-Käfig.

Peter, der sein Leben lang im Softwaredesign und mit Elektronik gearbeitet hat, ist inzwischen überzeugt davon, dass elektrische Geräte die Ursache dafür sind, dass er, seine Familie und Millionen anderer Menschen enorm leiden. Wir gingen ins Faraday-Schlafzimmer, wobei Peter das EMF-Gerät trug, und das Radarsignal rief keine Leuchtzeichen mehr hervor. Der Käfig funktionierte.

Es war fast Zeit, schlafen zu gehen und aus erster Hand eine Nacht im Faraday-Käfig zu erleben. Bevor er ging, wollte Peter rasch noch das Haus prüfen, um sicherzugehen, dass mich keine EMF-Belastung stören würde. Er schnappte sich das Stetzerizer Microsurge Meter und schaltete es an. Dieses Gerät misst »schmutzigen Strom«, und zu Peters Bestürzung leuchtete auf der Anzeige ein Messergebnis von mehr als 100 GS auf. Während ich das Messgerät hielt, rannte Peter durchs Haus, machte Lichtschalter an und aus und versuchte, den Schuldigen für den schmutzigen Strom zu finden. »Das ist es!«, rief ich Peter zu, als ich sah, dass die Anzeige plötzlich absackte. Die Einbauleuchten in der Küche ganz in der Nähe des Faraday-Zimmers waren die Übeltäter. Peter war glücklich, dass wir die Quelle gefunden hatten, aber entsetzt, dass die Verkabelung an dieser Stelle immer noch schlecht war, nach all der Zeit und dem Geld, die er in den Versuch investiert hatte, seinen Strom zu säubern.

In Palo Alto zu schlafen war sehr viel angenehmer, als in einem Raum in Toronto eingesperrt zu sein und schmutzabweisende per- und polyfluorierte Chemikalien einzuatmen, wie Rick und ich das getan hatten. Ich lag im Faraday-Käfig im Bett und schrieb mein Erlebnis mit der Hand auf, frei vom elektromagnetischen Feld, das mein Computer erzeugt hätte. Der Anstrich auf den Oberflächen des Zimmers verbarg eine Schicht dunkler Graphitfarbe, eins der Hauptmerkmale des Käfigs. Weil Graphit ein Weichmetall ist, schirmte es die Strahlung von außen ab, genau wie der Metallfilm, der die Fenster bedeckte. Der ganze Raum war außerdem geerdet. Und als ob das noch nicht genug gewesen wäre, lag unter der Matratze eine besondere Matte mit eingebauter Erdung und einem Kabel, das zu einem der Erdungspunkte im Zimmer führte. Ich begann, »Good Vibrations« zu summen. Anhand der verschiedenen Instrumente um mich herum wusste ich, dass ich mich 235 Meter über Normalnull befand, der Luftdruck 94,1 Millibar betrug, die Temperatur 21,8 °C, dass die Luftfeuchtigkeit bei 55,3 Prozent lag, schmutziger Strom bei 40 GS und EMF bei 5 Hz nahezu nicht vorhanden. Kein Grund, sich Sorgen zu machen.

Ich befestigte ein Messgerät an meinem Handgelenk, um die Qualität meines Schlafs aufzuzeichnen und die Daten auf Peters iPhone zu übertragen – am Morgen wollte er sie sich anschauen. Ich war bereit zum Schlafen.

Peters Reinigungstränke

Gut ausgeruht und frei von jeglicher elektromagnetischer Belastung unterhielten Peter und ich uns am nächsten Morgen in seinem großen, spärlich möblierten Wohnzimmer. Wir vertieften uns in die verschiedenen Entschlackungskuren, Ergänzungsmittel, Wasser und Elektrolytgetränke, die er über die Jahre ausprobiert hatte. Wir teilten uns eine (natürlich Glas-)Flasche Wasser, das »Zeta Aid«-Kristalle enthielt. »Hilft dem Gehirn, Zusammenhänge herzustellen«, sagte Peter.

Dann gab er mir einen antioxidativen Zusatz, den ich mit dem Wasser einnehmen sollte. Ich schluckte eine Kapsel Phyto 5000, deklariert als »wirkungsvolles Antioxidationsmittel« mit »unglaublichen 42.000 Einheiten antioxidativer Kraft (bzw. ORAC-Wert) pro Kapsel.« »Schützt vor Schäden durch freie Radikale«, erklärte Peter. Freie Radikale sind diese üblen Moleküle, denen die Mehrheit der Zellschäden zur Last gelegt wird, die zum Altern führen.

Ich war neugierig darauf, ein paar der Detox-Tränke auszuprobieren, von denen Peter mir erzählt hatte, insbesondere, nachdem ich gehört hatte, wie sich sein Gesundheitszustand und der seiner Söhne nach ihrer Entgiftungskur so dramatisch verbessert hatte. Peter sagte mir, dass sein ältester Sohn – der, der aus der Vorschule ausgeschlossen worden war – inzwischen in der Schule glänzte und kein asoziales Verhalten mehr zeigte. Er wühlte in seinen Küchenschränken, sammelte Dutzende Schachteln, Päckchen und Messinstrumente zusammen und erklärte ihre Verwendung. Peter wünschte mir viel Erfolg, sagte, dass er am Abend wieder zurück sein würde, und schoss mit seinem Tesla davon. Ich nutzte das praktische Lackmuspapierset, um den pH-Wert meines Speichels zu messen. Er lag bei 6,3 oder leicht sauer – ich wusste nicht, ob das gut war oder nicht (ich fand es heraus – siehe unten).

Es war beinahe Mittag. Ich hatte vor, bis zum Abendessen zu fasten, und begann, mich deswegen etwas träge zu fühlen. Außerdem hatte ich Kopf- und Nackenschmerzen. Bevor er davongebraust war, hatte Peter mir gesagt, dass ich bei beginnenden Kopfschmerzen (ich hatte ihm von meiner Neigung zu Kopfschmerzen erzählt), einen kräftigen Schluck sauerstoffangereichertes Wasser trinken sollte, und »Zap!«, erklärte er mit einer Zorro-artigen Geste, wären sie weg. Ich war nicht wirklich in der Stimmung für noch mehr Wasser – ich suchte sowieso schon alle fünfzehn Minuten die Toilette auf. Aber ich öffnete eine Flasche des regional produzierten O2Cool und trank in großen Schlucken etwa ein Drittel davon. Dann machte ich eine Pause und prüfte den Zustand meines Kopfs. Er fühlte sich erstaunlicherweise besser an!

Bis zum frühen Nachmittag hatte ich beinahe drei Liter Wasser getrunken (destilliertes oder Osmosewasser und etwas mit Zeta Aid). Mein Energiepegel sank, weil ich das Mittagessen ausließ, aber ich fand einen Energiebooster namens Vision Present auf der Theke, mit »nano-geclusterten Elektrolyten«. Der

Beipackzettel forderte, ein Achtel Teelöffel des feinen weißen Pulvers in 240 ml Wasser einzurühren – das fehlte mir noch! Allein der Gedanke daran ließ mich ein weiteres Mal zur Toilette sprinten.

Nach einer Weile testete ich den pH-Wert meines Speichels erneut und, Wunder über Wunder, ich war basisch geworden. Der Wert hatte fünf Stufen übersprungen und lag nun bei 7,6. *Was passiert hier?*, fragte ich mich. Ich recherchierte etwas und entdeckte, dass basisch zu sein (einen pH-Wert von über 7 zu haben) eine gute Sache ist. Und dass ein pH-Wert von 7,6 in der optimalen Spanne (7,2 bis 7,6) für eine gute Gesundheit liegt. Ein Krebspatient hat manchmal einen pH-Wert von 3,5 oder niedriger. Normalerweise sinkt der pH-Wert mit ansteigendem Alter, wegen der Schäden durch freie Radikale, die mit einer nachlassenden Gesundheit in Zusammenhang gebracht werden. War es möglich, dass mich mein ganztägiger Konsum von Zeta Aid und anderen Ergänzungsmitteln in eine gesündere pH-Zone gebracht hatte?

Peter holte mich am Abend ab und brachte mich nach einem weiteren köstlichen – und dringend benötigten – Abendessen zurück in mein Hotel in Palo Alto. Nach einem weiteren herausragenden Schlaf wachte ich am nächsten Morgen in meinem sicherlich EMF-reichen Hotelzimmer auf. Ich wünschte, ich hätte das Schlafmessgerät getragen. Ich schaute in den grünen, palmenbestandenen Innenhof des Hotels und dachte über meine zwei Tage mit Peter nach. Er hatte das Bild eines Kompasses gebraucht, um zu verdeutlichen, dass es im Endeffekt um Gleichgewicht ging und dass ein paar der Detox-Produkte und -Programme bei ihm zu wirken schienen – vor allem Chelat-Therapie, Trinken, EMF-Vermeidung und eine Ernährung mit Bio-Lebensmitteln – andere jedoch nicht.

Seien wir ehrlich: Wissenschaftlich nachzuweisen, dass diese Mittel uns gesünder machen, ist ausgesprochen schwierig. Trotzdem scheint klar, dass eine zweckmäßige Ernährung, Wasserzufuhr, Sport und eine ungiftige Lebensweise das Rückgrat für eine gute Gesundheit sind. Aber konnte exakte Wissenschaft beweisen, was Anekdoten (und unsere Körper) uns anscheinend vom Erreichen des Gleichgewichts erzählten, von dem Peter sprach? Ich war dabei, es herauszufinden.

Detox-Docs: Von »Quacksalberei« zu Konferenzen

Ausgestattet mit einem ganz guten Verständnis von Entgiftung fand ich es jetzt an der Zeit, mit ein paar medizinischen Experten zu sprechen. Es gab keinen Mangel an persönlichen Zeugnissen unglaublicher Heilungen Einzelner, auch keinen Mangel an »Gesundheitsexperten«, deren Forschungen diese

Behauptungen stützten, aber es schien nicht viele statistische Studien von Ärzten zur Einschätzung von Entgiftungstherapien zu geben.

Mein erstes ernsthaftes Gespräch zu medizinischer Entgiftung führte ich mit Dr. Stephen Genuis aus Edmonton, Alberta, einer bekannten Autorität auf diesem Gebiet. Ich wollte mehr über sein Fachwissen in der Anwendung verschiedener Detox-Verfahren lernen. Detox-Medizin, sagte Dr. Genuis, steckt »in den Kinderschuhen.« Er erklärte, dass medizinische Nachweise für Entgiftungen unüblich und teuer sind und dass es schwierig ist, Chemikalien zu messen, weil sie sich so schnell in den Körper hinein- und wieder herausbewegen. Er betonte außerdem die Tatsache, dass jeder Mensch eine andere genetische Ausstattung besitzt mit einer jeweils individuellen Biochemie. Alle diese Faktoren machen toxikologische Forschungen und Diagnosen zu einer Herausforderung. Er sagte außerdem, dass sich nicht nur die Menschen voneinander unterscheiden, sondern auch die Chemikalien, denen wir ausgesetzt sind, und von denen jede ihre individuellen Eigenarten hat.

Wie eine bestimmte Chemikalie sich verhält, ist von vielen Variablen abhängig, auch von der individuellen Biochemie des Einzelnen. »Wenn ich Patienten vor mir habe«, sagte Dr. Genuis, »versuche ich herauszufinden, welche Gifte sie meiner Meinung nach in sich tragen. Dann schlage ich eine Strategie oder einen Plan zur Entgiftung vor, der auf das zugeschnitten ist, was sie meiner Meinung nach haben.« Dr. Genuis' Ansatz geht damit auf einen Hauptkritikpunkt gegen Entgiftungen ein: die Tatsache, dass sie oft nicht spezifisch genug sind. Exakt welche Gifte sollen gezielt reduziert oder beseitigt werden, und wie werden die Vorher- und Nachher-Werte gemessen?

Dr. Genuis sagte, dass zehntausende Chemikalien im Umlauf sind, und je mehr giftige Verbindungen ein Mensch anreichert, umso stärker stören diese Verbindungen die Biochemie seines Körpers. Er empfiehlt Patienten als erstes herauszufinden, wo und wie sie Giften ausgesetzt sind, so dass sie ihre Gewohnheiten, Produkte oder ihre Lebenssituation entsprechend anpassen können. Er betonte: »Um Zeug aus Leuten herauszubekommen, muss man aufhören, es hineinzutun« (ein grundlegendes Konzept für unsere eigenen Experimente). Um die Gifte zu identifizieren, die in die Körper seiner Patienten gelangen, macht Dr. Genius mit seinen Patienten eine Bestandsaufnahme der möglichen Belastungsquellen. Er geht alles durch, was sie in ihrem Leben tun, und ermittelt dann, wo sie diese Belastung reduzieren oder ganz beseitigen können.

»Wenn Sie das entfernen, was *in* den Eimer soll«, sagt Dr. Genuis, »dann ist ihr Körper in der Lage, sich auf das zu konzentrieren, was noch im Eimer *ist.*« Der Gedanke, dass Chemikalien nicht nur unsere Körper schädigen, sondern dass sie auch unsere Körper daran hindern, angemessen zu entgiften, ist der entscheidende Punkt. Wenn giftige Chemikalien unser Immunsystem schwächen, kämpfen unsere Körper die ganze Zeit nur darum, gesund zu bleiben, und unsere Haupt-Entgiftungsorgane – zum Beispiel die Leber und die Nieren – können sich nicht auf ihren eigentlichen Job konzentrieren, Gifte zu entfernen. Also führt Dr. Genuis bei seinen Patienten üblicherweise eine ganze Reihe von Tests durch. »Ich erhalte die individuelle molekulare Ausstattung ihres Körpers, so dass ich sehe, was sie haben und was sie nicht haben [z.B. die Werte für essentielle Vitamine, Nährstoffe, Schwermetalle und Gifte], so dass ich ihre Biochemie dazu bringen kann, wieder gut zu funktionieren.« Giftige Chemikalien können unsere Biochemie stören, und je mehr Gifte jemand bioakkumuliert, umso größer ist die Wahrscheinlichkeit, dass diese Gifte seine Körperfunktionen stören.

Dr. Genuis ist einer der wenigen Ärzte, der in medizinischen Zeitschriften über klinische Entgiftungserfahrungen schreibt. Er hat außerdem verschiedene Entgiftungstherapien detailliert geprüft und eine praktische Tabelle erstellt, die ich aus Gründen der Vereinfachung leicht angepasst habe (siehe Abbildung 21).

Therapie	Angenommene Wirkungsweise	Wirksamkeit
Fasten	Abbau von Körperfettzellen und in ihnen eingelagerten Chemikalien, die dann frei zirkulieren und so ausgeschieden werden können	*Eingeschränkt* Hinweise darauf, dass eine Kalorieneinschränkung zirkulierende Konzentrationen einiger Giftstoffe erhöhen kann[10]
Chelat-Therapie	Verwendung von Chelatbildnern [bestimmten Molekülen und Ionen], die bekanntermaßen bestimmte giftige Schwermetalle chemisch binden, so dass giftige Verbindungen ausgeschieden werden können	*Erwiesen* Anerkannte Therapie für einige Arten von Schwermetallvergiftung[11]
Elektrolyse-Fußbäder	Füße werden in ein Bad gestellt, das eine Spannung in den Körper schickt und positive Ionen erzeugt. Diese Ionen verbinden sich mit negativ geladenen Giften, die durch die Fußporen ausgeschieden werden.	*Keine* Keine Hinweise in der wissenschaftlichen Literatur. Klinische Studien haben bestätigt, dass keine Gifte freigesetzt werden.[12]
Darmspülungen	Spülen verkrustetes Material aus dem Darm, was die Aufnahme von Giften reduziert und eine verbesserte Ausscheidung der Abfälle im Körper ermöglicht	*Keine* Etwas Forschung über positive Wirkungen,[13] aber keine empirischen Belege in der wissenschaftlichen Literatur

Therapie	Angenommene Wirkungsweise	Wirksamkeit
Sport	Abbau von Fettzellen und in ihnen eingelagerten Giften, die dann durch die Lungen, Schwitzen und/oder eine verbesserte Enzymaktivität auf den Entgiftungswegen ausgeschieden werden	*Eingeschränkt* Hinweise bestätigen eine verbesserte Ausscheidung mancher giftigen Verbindungen durch Sport[14] [wegen positiver Auswirkungen auf das Allgemeinbefinden ist Sport wichtig für den Allgemeinzustand].
Präbiotika und Probiotika	Mit dem Essen aufgenommen, stellen sie geschädigtes Keimmilieu im Darm wieder her, was bei der Beseitigung bestimmter giftiger Verbindungen im Magen-Darm-Trakt hilft	*Eingeschränkt* Spärliche Forschung stellt Prä- und Probiotika in einen Zusammenhang mit dem Ausscheiden einiger giftiger Verbindungen.[15]
Saunatherapie	Das Auslösen von Schwitzen führt zur Ausscheidung von Giften im Schweiß.	*Erwiesen* Einige klinische Studien haben die Freisetzung ausgewählter Gifte gezeigt.[16]
Ernährungskuren	Bestimmte Eingriffe in die Ernährung oder Einschränkungen der Ernährung stimulieren die Ausscheidung von im Körper eingelagerten Giften.	*Keine* Keine eindeutige Bestätigung in der wissenschaftlichen Literatur
Blutegeltherapie	Blutegel saugen Gifte aus dem Blut.	*Keine* Keine Bestätigung in der wissenschaftlichen Literatur
Pflanzliche Präparate	Bestimmte Präparate fördern die Ausscheidung, indem sie natürliche Entgiftungsprozesse im Körper verstärken.	*Eingeschränkt* Hinweise, dass ausgewählte Präparate wirksam sein könnten;[17] die Mehrzahl ist in der wissenschaftlichen Literatur aber nicht bestätigt
Heiße Quellen	Den Körper in natürliche heiße Quellen einzutauchen, erleichtert die Aufnahme natürlicher Verbindungen, die die Ausscheidung von Giften verstärken können.	*Keine* Keine Bestätigung einer verbesserten Ausscheidung durch diese Methode in der wissenschaftlichen Literatur

21 Beurteilung von Entgiftungstherapien[9]

Chemikalien bleiben in uns stecken

Nicht alle Chemikalien werden rasch oder vollständig aus unseren Körpern gespült. Eine der Eigenschaften, die einige dieser Chemikalien besonders gefährlich macht, ist ihre Fähigkeit, sich in Organen, Fettgewebe oder Zellen abzulagern – oder sogar in unseren Knochen. Diese Idee fasziniert mich, macht mir aber auch Angst. Rick und ich zeigten in unseren Experimenten, dass wir die Konzentrationen synthetischer Chemikalien in unseren Körpern rasch ändern konnten, aber ich mache mir Sorgen, dass wir vielleicht zu leichtfertig davon ausgegangen sind, dass alle von uns aufgenommenen Chemikalien unsere Körper so schnell wieder verließen, wie sie hineingekommen waren.

Schwermetalle verbinden sich mit Proteinen und haben den Hang, sich in unsere wichtigsten Organe zu bewegen, etwa ins Gehirn, in die Leber, das Herz und die Nieren. Zu diesen Schwermetallen gehören Quecksilber und Blei, die mit Herz- und Leberkrankheiten in Verbindung gebracht werden, und Kadmium, das ein starkes Nervengift ist. Blei lagert sich außerdem in unseren Knochen ab.

Als ob das noch nicht genug wäre, sagte Dr. Genuis, dass Gifte in uns herumwandern und sich von Organ zu Organ bewegen können, dank des internen Recyclingverfahrens unseres Körpers namens enterohepatischer Kreislauf. Der enterohepatische (Darm-Leber-)Kreislauf beschreibt im Kern den Fluss der Galle (und der Gallensalze und Gallensäuren) von unserer Leber in unseren Darm. Er ist ein effizienter Mechanismus, um Galle wiederzuverwenden und zu recyceln.

Unsere Leber kann giftige Substanzen aus unserem Blut entfernen und sie mit Hilfe der Galle in den Darm und in die Nieren entsorgen. Diese Organe entfernen diese Gifte dann aus dem Körper. Aber weil die Galle durch den Körper rezirkuliert und weil sie Hormone und lipophile (wörtlich: »fettliebende«) Chemikalien transportiert, ist sie eins der Mittel, mit denen schädliche Chemikalien wieder im Blut und dann in der Leber zirkulieren und wieder in Fett oder von Organen aufgenommen werden können. Dr. Genuis ist der Meinung, dass dieser Kreislauf unserer Gesundheit schaden kann, weil die unerquicklichen Chemikalien nicht in einem Teil des Körpers bleiben; sie wandern von Organ zu Organ und finden einen Ort, an dem sie am liebsten herumhängen. Eine dieser Chemikalien macht es sich vielleicht in einer Fettzelle in Ihrem Gehirn gemütlich oder sie wird in Zellen in Ihrem Dünndarm eingelagert – und es lässt sich unmöglich feststellen, welche Schäden sie anrichten kann, wenn sie sich einmal in diesen Regionen niedergelassen hat.

Die Neigung giftiger Chemikalien, sich zu bewegen, erklärt auch, warum die Messung ihrer Konzentrationen in unseren Körpern nicht immer einfach ist. Ärzte nehmen Blut-, Urin-, Haar- oder Stuhlproben, in seltenen Fällen auch Schweißproben. Je nach Tageszeit, unseren Ess- und Trinkgewohnheiten und anderen Stoffwechselfaktoren, auf die wir keinen Einfluss haben, könnte eine giftige Substanz, die wir zu messen versuchen, eher im Blut, in der Leber, in der Galle, im Urin, im Darm oder in den Nieren konzentriert sein – oder sie könnte in einer Fettzelle feststecken, wo wir sie nicht messen können. Das weist darauf hin, dass einfache »Einmal«-Testergebnisse nicht unbedingt ein zutreffendes Bild für Toxizität liefern, und es erklärt auch, warum Dr. Genuis bei seinen Patienten eine Vielzahl von Entgiftungsverfahren einsetzt, um die Gifte zu mobilisieren und sie unter Verwendung möglichst aller natürlichen Entgiftungswege des Körpers zu entfernen.

Dr. Genuis hat eine Studie durchgeführt, vielleicht die erste ihrer Art, die sich die Konzentrationen giftiger Chemikalien zur gleichen Zeit im Blut, im Schweiß und im Urin derselben Person anschaut. Seine Forschung zeigt, dass wir bestimmte Gifte, insbesondere Kadmium und Blei, in Konzentrationen ausschwitzen, die viel höher sind als die, die in unserem Blut oder Urin gemessen werden. Die individuelle Biochemie eines Körpers, sein Versorgungszustand mit Wasser und die Speicherorte für Gifte in unserem Körper tragen möglicherweise zu den unterschiedlichen Ausscheidungsraten für Gifte bei.

Eine umfassende Entgiftungstherapie muss die Lebensweise des Betroffenen berücksichtigen, seine Arbeitsgeschichte, seine Ernährung, die Konzentrationen giftiger Chemikalien in seinem Körper und eine individuelle Analyse seiner Körperchemie. Dr. Genuis glaubt, dass die Berücksichtung all dieser Faktoren besonders für die Menschen wichtig ist, die an einer oder mehreren Krankheiten leiden und darauf hoffen, eine Entgiftung als medizinische Therapie verschrieben zu bekommen.

Synthetische Chemikalien sind oft lipophil (»fettliebend«, wie gerade erwähnt), und zu ihnen gehören hunderte krebserregende Stoffe wie einige Pestizide, PCBs und Verbindungen in Haushaltsgegenständen wie Antihaftpfannen. Sie sind nicht nur deswegen berüchtigt, weil sie von Fettzellen aufgenommen werden, sondern auch, weil sie sich in Fettgewebe anreichern. Deswegen ist neben einer individuellen Entgiftung eine Gewichtsabnahme essentiell für eine Beseitigung giftiger Chemikalien. Solange wir ein chemisches Fettdepot mit uns herumschleppen, werden wir nie ausreichend entgiften können; Fett zu reduzieren, schränkt die Lagerkapazität für Gifte in unserem Körper ein. »[Diese Chemikalien] verlassen unsere Körper nicht einfach«, sagte Dr. Genuis. »Sie lagern sich in fettliebenden Organen wie der Schilddrüse, den Nebennieren oder dem Gehirn ab.« Unterschiedliche Chemikalien bevorzugen nicht nur unterschiedliche Organe, sagte Dr. Genuis, bestimmte Gifte hängen vielleicht gern in Ihrem schwabbeligen Bauchfett herum, während andere das Fett in Ihrem Allerwertesten vorziehen.

Brüste zählen zu den fettreichsten Körperteilen und sind eine Lagerstätte allererster Güte für giftige Chemikalien – daher die Verbindung zwischen synthetischen Chemikalien und Brustkrebs. Sie »saugen Schadstoffe auf wie ein Paar weiche Schwämme«, sagt Florence Williams, Autorin von *Der Busen: Meisterwerk der Evolution.*[18] Unsere Körper tun alles, um unerwünschte Gifte zu isolieren und zu beseitigen, und in diesem Fall setzt der Körper die Gifte in Muttermilch frei. Also werden durch den allernatürlichsten Akt des Stillens Gifte an unsere neugeborenen Kinder weitergegeben, was, wie Rick festgestellt hat, auch für Phthalate gilt.

Semper Fi: Always Faithful, ein Dokumentarfilm über männlichen Brustkrebs, ist eine aufschlussreiche Enthüllungsgeschichte über die direkte, kausale Verbindung zwischen verunreinigtem Wasser, einer Belastung in der Kindheit und Brustkrebs. In Camp Lejeune, einer Marinebasis der US-Armee in North Carolina, waren Mitglieder der Marine und ihre Familien dreißig Jahre lang flüchtigen organischen Verbindungen (VOCs) in ihrem Trinkwasser ausgesetzt, was zu enorm erhöhten Raten von männlichem Brustkrebs führte, zu Fehlgeburten bei Frauen, die das Wasser tranken, und zu vielen anderen Krankheiten, darunter Krebserkrankungen.[19] Camp Lejeune ist inzwischen berüchtigt dafür, Schauplatz des schlimmsten Falls von Trinkwasserverseuchung in der amerikanischen Geschichte und seiner vermeintlichen Vertuschung gewesen zu sein.[20]

Ich hatte die Gelegenheit, Mike Partain zu treffen, einen Überlebenden derjenigen, die durch Camp Lejeune an Brustkrebs erkrankten, und ein Vertreter der betroffenen Familien. Mike war kein typischer Brustkrebskandidat. Er trank und rauchte nicht und es gab keine Krebsfälle in seiner Familie. Er war noch nicht einmal Marineangehöriger und hatte sehr wenig Zeit in Camp Lejeune verbracht. Als Sohn eines Marineangehörigen war er aber auf dem Stützpunkt geboren und hatte die ersten paar entscheidenden Jahre seines Lebens dort verbracht. Das Wasser, das Mike als Kind trank, löste mehr als dreißig Jahre später bei ihm Brustkrebs aus.

Mike hat sich den erklärten Fürsprechern und Überlebenden angeschlossen, die es leid waren, von verschiedenen Behörden ignoriert zu werden, die so taten, als ob chemische Verseuchung kein Problem sei.[21] Im August 2012 errangen sie einen kleinen Sieg, als Präsident Obama das Gesetz *Janey Ensminger Act* unterzeichnete, benannt nach der Tochter eines Marineangehörigen aus Camp Lejeune, die im Alter von neun Jahren an Krebs starb. Dieses Gesetz stellt den Marineangehörigen und ihren Familien, die in Camp Lejeune vergiftet wurden, medizinische Versorgung zur Verfügung. Aber es schuf nur etwas Abhilfe und kam reichlich spät.

Die Angst vor Krebs ist eine der treibenden Kräfte hinter dem exponentiellen Wachstum von Programmen für ein gesundes Leben und für eine Entgiftung.

Über 40 Prozent der Kinder, die heute in den Vereinigten Staaten geboren werden, werden irgendwann in ihrem Leben die Diagnose Krebs erhalten[22] – kurz: Bei beinahe jedem zweiten Kind, das heute geboren wird, wird später Krebs diagnostiziert werden. Falls uns das keinen gewaltigen Schrecken einjagt, was dann? Vielleicht die Tatsache, dass über 550.000 Amerikaner,[23] 75.000 Kanadier[24] und 40.000 Australier[25] jedes Jahr an Krebs sterben; über 220.000 Deutsche,[26] 20.000 Österreicher,[27] 17.000 Schweizer[28] und beinahe 1,3 Millionen Europäer[29]? Das sind in Deutschland, Österreich und der Schweiz zusammen mehr als 700 Menschen, die täglich an Krebs sterben, und europaweit mehr als 3.500 Krebstote täglich. Zugegeben, Krebs ist immer noch hauptsächlich eine Krankheit, die ältere Menschen betrifft, aber wenn die Hälfte von uns irgendwann an Krebs erkranken wird, lohnt es sich dann nicht, jeden möglichen Weg ausfindig zu machen, um das zu verhindern? Wir wissen, dass die Aufnahme von tierischem Fett, eine falsche Ernährung, Rauchen und zu wenig Bewegung zu Krebs beitragen können, genauso wie zu Fettleibigkeit und Herzinfarkten. Und wir wissen, dass viele synthetische Chemikalien Krebs verursachen. Das Halifax Projekt, eine internationale Zusammenarbeit von über 350 Krebsforschern und Ärzten aus 31 Ländern, hat vor kurzem die Auffassung bekräftigt, dass die Entstehung von Krebs wahrscheinlich auf das Gemisch von Chemikalien im menschlichen Körper zurückzuführen ist – viele davon in sehr geringen Konzentrationen –, und die Dringlichkeit betont, das giftige Chemikalienproblem ein für allemal anzugehen.[30]

Wie genau entledigen sich unsere Körper giftiger Chemikalien? Es gibt sieben Hauptwege der Entgiftung: Lunge, Leber, Darm, Nieren, Haut, Blut und das Lymphsystem. In manchen Fällen sind das schlicht die umgekehrten Wege der Vergiftung. Zum Beispiel atmen wir giftige Chemikalien durch unsere Lunge genauso aus, wie wir sie einatmen. Wir nehmen giftige Chemikalien im Essen und im Wasser auf und stoßen sie als feste und flüssige Ausscheidungen wieder aus. Und unser größtes Organ, unsere Haut, kann eine hilfreiche Rolle dabei spielen, Gifte zu beseitigen, während sie gleichzeitig die synthetischen Chemikalien aus Lotionen und Cremes aufnimmt.

Der wichtigste Teil einer Entgiftung besteht darin, dem Körper die Werkzeuge zur Verfügung zu stellen, die er braucht, um sich selbst zu entgiften.

Leber, Nieren und Lunge

Praktisch alle Detox-Experten konzentrieren sich auf unsere beiden primären Entgiftungsorgane: die Leber und die Nieren. Das liegt daran, dass der erste Entgiftungsvorgang, den unser Körper durchführt, die Verbindung

Leber-Nieren-Blase ist. In der Leber produziertes Blut wird durch die Nieren gefiltert. Dort werden ihm seine Unreinheiten und überschüssigen Mineralien entzogen und vom Urin abtransportiert, der von den Nieren hergestellt wird. Auf diesen hochwirksamen Ausscheidungsprozess für Giftmüll stützen Rick und ich uns, wenn wir die Konzentrationen giftiger Stoffe im Urin messen.

Der zweite Entsorgungsweg ist die Verbindung Leber-Galle-Gallenblase-Darm. Man könnte sie auch die »Fett-Autobahn« nennen. Falls Sie sich je gefragt haben, wo all das Öl und Fett dieser leckeren Pommes landet – hier ist die Antwort: Es wandert in die Leber, die es in die Galle weiterleitet, wo es aufgespalten und dann durch die Gallenblase in den Darm transportiert wird. Dort wird es im Dünndarm weiter verdaut, bevor es vom Dickdarm ausgeschieden wird.

Das Wissen um diesen Vorgang bietet plötzlich Erklärungsmöglichkeiten für ein paar der vielen Gesundheitsprobleme, mit denen sich die Bevölkerungen in Industrieländern herumschlagen. Wir konsumieren so viel Fett, dass unsere Leber und Gallenblase nicht mithalten können und Fettrückstände in unserem Dickdarm landen, die unser Körper nur ungenügend verarbeitet hat. Die Ernährung in den meisten westlichen Ländern enthält außerdem zu wenig Ballaststoffe, was die Fähigkeiten unserer Organe, Fett und Abfallprodukte zu verdauen, zu verarbeiten und zu beseitigen, noch weiter beeinträchtigt. Wir wissen außerdem, dass sehr viele der giftigen Substanzen, die wir vermeiden müssen, fettlöslich sind – und deswegen in dem Fett eingelagert werden, das unser Körper nicht mehr effektiv verarbeiten kann. Und als ob das noch nicht reichen würde, hat unsere Leber aufgrund der dreifachen Bedrohung durch eine schlechte Ernährung (viel zu viel Fett und ein Mangel an Ballaststoffen), allgegenwärtige giftige Chemikalien und einen Mangel an Bewegung *noch* mehr Schwierigkeiten, ihre Hauptaufgabe zu erfüllen, nämlich Gifte aus dem Körper zu entfernen. Je mehr giftige Chemikalien wir in uns aufnehmen, umso mehr schränken wir die Selbstreinigungskräfte unseres Körpers ein. Ist es ein Wunder, dass es eine alptraumhafte Krankheitswelle von Fettlebern, hohen Cholesterinwerten, Diabetes, Gallensteinen, Leberkrebs, Blasenkrebs, Darmkrebs und einem allgemein schlechten Gesundheitszustand gibt? Die Wichtigkeit eines gut funktionierenden Abfallbeseitigungssystems kann nicht oft genug betont werden. Darmkrebs ist in Nordamerika der zweithäufigste Krebs mit Todesfolge.[31]

Wie kann es sein, dass Atmen zur Schädigung unseres Herzens, unserer Leber oder eines sich entwickelnden Fötus führen kann? Wenn wir belastete Luft einatmen – etwa Luft, die durch ausdünstendes Plastik in Ricks Auto belastet wird oder durch einen phthalatgefüllten Lufterfrischer in unserem Haushalt –, transportiert die Lunge nicht nur Sauerstoff in unser Blut (ihre Hauptaufgabe), sondern auch die giftigen Chemikalien, die wir einatmen. Immer, wenn wir einen starken chemischen Geruch feststellen – zum Beispiel Terpentin oder Benzin – inhalieren wir die giftigen Chemikalien aus diesen Produkten.

Es ist allgemein bekannt, dass die Lunge Partikel herausfiltert, bevor diese in den Blutkreislauf gelangen können. Ihre weiteren Entgiftungsfunktionen sind eher unklar. Es gibt allerdings eine bekannte organische Verbindung, die unsere Lunge mit Leichtigkeit ausstößt: Alkohol. Wir können den Alkoholgehalt in unserer Atemluft sogar dafür nutzen, um genau zu ermitteln, wie viel davon in unserem Blut ist. Es ist mir ein Rätsel, warum wir die gerichtsfeste, präzise Messung des Alkoholgehalts im Blut durch einen Atemtest bereitwillig und ohne Weiteres akzeptieren, während Industrie und Behörden weiterhin eine Aussagekraft in Frage stellen, wenn giftige Chemikalien direkt in unserem Blut oder in unserem Urin gemessen werden. Hätten Rick und ich bei unseren Selbstexperimenten auch einfach in irgendein Gerät pusten können, um die Konzentrationen giftiger Chemikalien in unseren Körpern zu messen , statt Blut-, Schweiß- und Urinproben auf unangenehme und invasive Weisen zu sammeln?

Unseren Atem für eine Analyse unserer Gesundheit zu nutzen, ist keine so weit hergeholte Idee. Atemtests werden zur Krebserkennung eingesetzt. Forscher haben außerdem herausgefunden, dass von unserer Haut aufgenommene Chemikalien in unserem Atem nachweisbar sind, und dass sich in manchen Fällen Chemikalien oder Medikamente, die in der Vergangenheit gebraucht wurden, noch viele Wochen später im Atem nachweisen lassen. Im Rahmen von Umweltprüfungen führen Ärzte bereits Atemmessungen auf Gifte durch. Dabei können sie nicht nur Gifte nachweisen, sondern auch Medikamente zur Empfängnisverhütung für Frauen im Atem von ... Männern. Eine Substanz, die als Pille hergestellt, von einer Frau eingenommen, in ihrem Urin ausgeschieden, in einer Kläranlage behandelt, in einen See oder in ein Meer geleitet, in einer Wasseraufbereitungsanlage erneut behandelt und dann in Trinkwasser zu sich genommen wird, kann sich im Atem von einem jeden zeigen, der dieses Wasser trinkt.[32]

Atmen, schwitzen, pinkeln und koten sind die natürlichen Prozesse, die Gifte aus unseren Körpern ausleiten. In den meisten Fällen leisten diese Mechanismen gute Arbeit. Also wären wir gut beraten, sie gesund und in optimaler Funktionsfähigkeit zu erhalten, ganz besonders angesichts der wachsenden Zahl an Chemikalien, die wir täglich in uns aufnehmen.

Bilde ein Chelat

Es war Zeit, eine der nach Dr. Genuis »erwiesenermaßen wirksamen« Entgiftungstherapien selbst auszuprobieren. Ich nahm ein Flugzeug nach Houston, Texas, um mich mit meinem Cousin Dr. Peter Erickson zu treffen, einem etablierten Umweltmediziner und Spezialisten für Chelat-Therapie. Ich freute mich nicht darauf, mit einer Nadel im Arm drei Stunden lang herumzuliegen, während eine intravenöse Chemikalienlösung durch meine Adern zirkulierte. Aber darum geht es bei der Chelat-Therapie, und es ist das spezifischste und am besten erforschte Entgiftungsverfahren, das es gibt – und das mit der am eindeutigsten bewiesenen Wirksamkeit, insbesondere für Entgiftungen von Schwermetallen.

Ärzte nutzen Chelat-Therapie, um eine ganze Bandbreite an Leiden zu behandeln, darunter Arthritis, Arteriosklerose (eine Verhärtung der Arterien), Fibromyalgie (chronische Schmerzen und Müdigkeit aus einem unbekannten Grund), Parkinson und Autismus, der mit Quecksilber in Verbindung gebracht wird (ein Zusammenhang, den manche Ärzte bezweifeln, so dass die Behandlung mit Hilfe einer Chelat-Therapie umstritten ist). Eine Studie mit mehr als eintausend registrierten Teilnehmern wurde 2012 beendet; ihre Ergebnisse zeigten, dass eine Chelat-Therapie (im Vergleich mit einem Placebo) geringfügige Vorteile für Herzpatienten in der Rekonvaleszenz hat.[33]

Die Kontroversen um die Chelat-Therapie haben nicht nur mit Autismus zu tun. Es hat Fälle gegeben, in denen die Chelatbildner Mineralstoffe zu aggressiv entfernt haben, insbesondere Kalzium, so dass es in den Vereinigten Staaten eine Anzahl von Todesfällen durch Herzversagen gab (Kalzium im Blut spielt eine entscheidende Rolle bei der Aufrechterhaltung des Herzschlags).

Da die Chelat-Therapie eine invasive medizinische Behandlung ist und Komplikationsrisiken bestehen, sollten nur ausgebildete Mediziner Chelate intravenös verabreichen. Das ist in verschiedenen Rechtsprechungen eine Voraussetzung, aber nicht in allen. Die Chelat-Therapie ist im Grunde angewandte Chemie, so dass ich zusätzlich deswegen erleichtert war, weil Dr. Erickson nicht nur einen medizinischen Abschluss hat, sondern auch einen als Chemieingenieur.

Faule Jungs und Hunde

Die Chelat-Therapie, die ich erhielt, kann man am besten als »Demonstrationsprojekt« beschreiben. Meine frühere Erfahrung beim Verzehr von Thunfisch hatte ziemlich eindringlich gezeigt, dass sich das Quecksilber aus dem Thunfisch in meinem Blut rasch anhäufte und in achtundvierzig Stunden nahezu verdreifachte. Das Ziel der Chelat-Therapie war ein »umgekehrtes Thunfisch-Experiment«: Ich wollte herausfinden, ob die Chelat-Therapie Quecksilber aus meinem Körper entfernen konnte und ob ich die Menge an Quecksilber messen konnte, die entfernt wurde. Ich war nicht sicher, dass eine Sitzung dafür ausreichen würde.

Das Experiment teilte sich in zwei Teile. Tag 1 nannte sich »Prä-Provokation«: An diesem Tag sollte ermittelt werden, wie viel Quecksilber ich als Grundwert an einem normalen Tag auspinkelte. Tag 2 war Behandlungstag: Die Chelat-Chemikalien würden meinen Körper nach Schwermetallen durchforsten, sich die giftigen Moleküle buchstäblich greifen und sie mittels meiner Nieren und meines Urins entfernen. Der Begriff »Chelat« kommt vom griechischen Wort für eine Hummerschere (*chela*) und bezieht sich auf die zangenartige Reaktion der Chelate.

Als der große Tag da war, war ich mehr als nur ein bisschen nervös. Nachdem ich eine Schale Bio-Obst gegessen hatte, steuerten Dr. Erickson und ich seine medizinische Klinik im kleinen, staubigen Städtchen Boling an. Er sagte mir, dass die leicht abgesackte Klinik aus Schindeln zu den ältesten Gebäuden in Boling gehört und einst die erste Arztpraxis und die Apotheke des Städtchens beherbergt hatte.

Eine Chelat-Therapie ist das Gegenteil der meisten medizinischen Erfahrungen. Es ist eine friedliche, entspannte, unauffällige Prozedur (bis auf das Einführen der Kanüle – ich mag einfach keine Nadeln), während der man hauptsächlich mit hochgelegten Füßen in einem bequemen Sessel sitzt und liest, Musik hört und die kleinen Chelat-Hummer in seinem Blutkreislauf herumlaufen und ihre giftige Metallbeute fangen lässt. Einer von Dr. Ericksons Yorkshireterriern beschloss, mir Gesellschaft zu leisten, und lag die meiste Zeit, die die Nadel in meinem Arm war, auf meinem Schoß. Sowohl an Tag 1 als auch an Tag 2 nahm ich massenhaft Wasser zu mir, was innerhalb der zweimal sechsstündigen Urinsammelphase die Abgabe von jeweils fast vier Litern Urin ermöglichte.

Zurück in Toronto erhielt ich ein paar Wochen später per Kurier einen dicken Umschlag. Sehr gespannt auf meine Testergebnisse, riss ich die Sendung von Doctors Data Inc. auf (einem Labor in St. Charles, Illinois) und konnte sonnenklar erkennen, dass die Chelat-Therapie ganze Arbeit geleistet hatte. Der Graph zeigte einen markanten Kontrast zwischen den Mengen Aluminium, Blei, Quecksilber und Zinn, die während der Chelat-Therapie aus meinem Körper entfernt worden waren, und den Mengen derselben giftigen Schwermetalle, die in meinem Prä-Provokations-Urin nachgewiesen worden waren (mein Normalzustand; siehe Abbildung 22). Meinem Körper wurde während der Chelat-Therapie mehr als viermal so viel Aluminium entzogen, mehr als fünfmal so viel Blei und Quecksilber und zwanzigmal so viel Zinn. Die ersten drei Metalle sind hochgiftig und es ist schädlich, *irgendeine* Menge von Blei oder Quecksilber in seinem Körper zu haben.

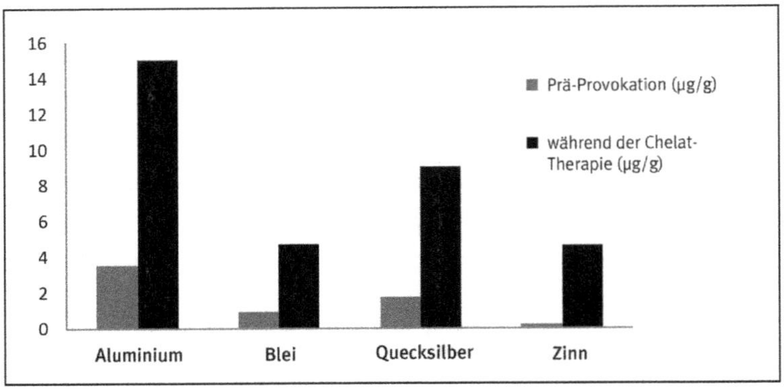

22 Bruces Schwermetalle im Urin: Ausscheidungswerte vor und während der Chelat-Therapie (µg/g)

Die Chelatprozedur hatte eine ähnliche Wirkung auf grundlegende (und essentielle) Mineralstoffe in meinem Körper, zum Beispiel Natrium, Kalzium und Magnesium, und entzog während der intravenösen Behandlung Mengen, die zwischen zwei- und fünfzehnmal denjenigen entsprachen, die mein Körper normalerweise ausschied (siehe Diagramm 12). Das zeigt nicht nur die Wirksamkeit der Chelat-Therapie, sondern weist auch auf eines ihrer Risiken hin, das im Blick behalten und mit dem umgegangen werden muss.

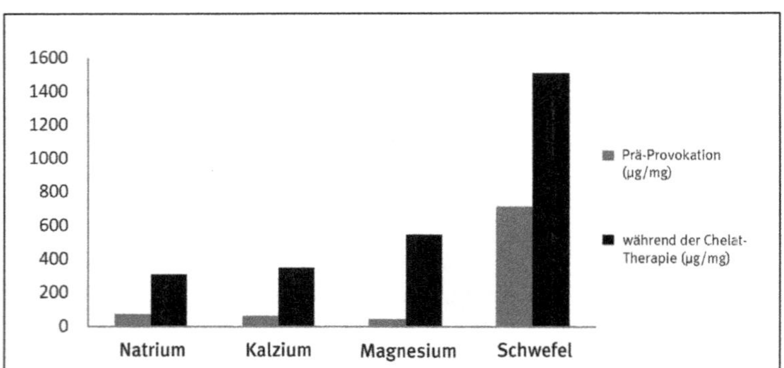

23 Bruces Mineralstoffe im Urin: entzogene Mengen vor und während der Chelat-Therapie (µg/mg)

Detox entlarvt

Manche Entgiftungsmaßnahmen sind hilfreich, manche sind Humbug und gewisse Teile der Multimilliarden-Euro-Detoxindustrie sind dahintergekommen, wie sie Menschen ausnehmen können, denen es nicht gut geht und die verletzlich sind. Um sich vor zweifelhaften oder absolut nutzlosen Behandlungen zu schützen, holen Sie noch einmal Dr. Genuis' Rat ein, zusammengefasst in Abbildung 21. Es gibt keinen Grund, Behandlungen zu bezahlen, die nicht wirken, und spezialisierte Verfahren wie Chelat-Therapien richten sich an Menschen, die ärztlich diagnostiziert ernsthaft vergiftet sind.

Auf der anderen Seite sind Schulmediziner oft zu schnell damit, mögliche Vorteile verschiedener Entgiftungsverfahren links liegen zu lassen, und die Ärzte, die am skeptischsten sind, treiben ihre Patienten dadurch schließlich sowieso in die Welt alternativer Medizin. Wir müssen einen gesunden Mittelweg finden. Das bedeutet, den Schwerpunkt in den Ausgaben für Gesundheit und Krebsforschung so zu verschieben, dass die medizinische und ethische Wichtigkeit nicht nur der Heilung, sondern auch der Vorbeugung von Krankheiten berücksichtigt wird. Alternative Medizin und personalisierte Entgiftungstherapien können bei dieser Verschiebung eine wesentliche Rolle spielen.

Wir stecken alle voller Gifte. Daran besteht kein Zweifel. Die Frage ist, wie wir für jeden Einzelnen anhand seiner konkreten gesundheitlichen Umstände die effektivste Vorgehensweise ermitteln können. Zuallererst müssen wir giftige Chemikalien in unserem Essen, in unserem Zuhause, bei der Arbeit und in unserem Leben im Allgemeinen vermeiden. Wenn es keine Gifte gibt, brauchen wir auch keine Entgiftungen!

Die meisten von uns werden nicht viel Zeit darauf verwenden, darüber nachzugrübeln, wie wir entgiften können, noch werden wir Faraday-Käfige bauen oder uns einer Chelat-Therapie unterziehen. Was ist also mit den einfacheren und billigeren Entgiftungsmethoden? Den Kräutermischungen, Nahrungsergänzungsmitteln und all den anderen Entschlackungskuren von der Stange? Das ist das Thema des nächsten Kapitels.

ZEHN |

Schön ins Schwitzen kommen
Bruce ist schweissgebadet

Ohne Schweiß kein Preis.

VOLKSMUND

ICH BIN SELTEN KRANK. Ich treibe in Maßen Sport (ich sollte mehr tun) und ich ernähre mich gesund (ich sollte weniger essen). Also ist mein Zugang zur Detox-Welt ein sehr anderer als der der vielen, die an schweren, manchmal lähmenden Symptomen leiden und in der Schulmedizin keine Heilung finden.

Ich fragte meinen Freund Bryce Wylde, Homöopath und Autor, nach seiner Meinung zur Detox-Branche. »Verrückt«, sagte er. »Die Leute laufen los und schlucken Sachen, weil es die Kardashians tun.« Im Blick auf die Naturprodukte auf dem Markt ist er der Meinung, dass »50 Prozent Schrott sind und 50 Prozent verborgene Schätze, die weitere Forschung lohnen.« Zwei der Schätze sind Fettsäuren und natürliche Vitamin-D–Zusätze mit fantastischen, gut erforschten, nachgewiesenen und medizinisch anerkannten positiven Wirkungen. »Da draußen gibt es noch viel mehr davon«, sagte er. Wir müssen nur damit weitermachen, sie zu entdecken und zu erforschen.

Die Eingabe von »detox diet« in meine Internet-Suchmaschine brachte über 5,8 Millionen Ergebnisse, von verhältnismäßig vernünftigen Ansätzen zur Ernährung und zum Lebensstil bis hin zu tausenden zweifelhafter Entschlackungskuren und Ernährungsweisen. Wenn Sie ein lustiges Spiel spielen wollen, geben Sie in Ihre Suchmaschine »detox diet« in Anführungszeichen ein und dazu den englischen Namen Ihrer Lieblingsfrucht. Schauen Sie sich an, was dann passiert: die Zitronen-Detox-Kur, die Grapefruit-Detox-Kur, die Avocado-Detox-Kur, die Detox-Kur mit afrikanischen Mangos, Kiwi-Detox-Rezepte – um nur einige zu nennen.

Ernährungsmoden scheinen so zu funktionieren, dass jemand eine elementare Idee nimmt – »Essen Sie mehr Obst!« – und sie zu einer Masche macht, von der er oder sie dann profitiert. Anstatt frisches Obst in eine gesunde Lebensweise einzubauen, landen wir dann bei »Setzen Sie hier Ihre Lieblingsfrucht ein«-Detox-Kuren.

Einer der Nachteile des Internet-Zeitalters ist ganz klar, dass jeder, der Zugang zu einem Computer hat, einen Ernährungsplan aufstellen, eine Internetseite aufziehen und dort irgendetwas einstellen kann. Nehmen wir das Beispiel »Lipid-Detox-Kur«: Zu den dafür vorgeschlagenen Rezepten gehören unter anderem Eierlikör, Bratkartoffeln mit Speck (»Essen Sie so viel des Fetts wie möglich«) und geschlagene Sahne. Das Rezept für eine Ofenkartoffel schlägt vor, sie »mit mindestens 100 g Butter und 60 ml saurer Sahne« zu verzehren. Wow! Das ist doch mal eine Detox-Kur, mit der ich leben könnte. – Oder vielleicht sterben. Dem unaufhörlich wachsenden Leibesumfang der Nordamerikaner nach zu urteilen, haben vielleicht ein paar Menschen zu viel die Lipid-Detox-Kur für sich entdeckt, ob sie sich dessen bewusst sind oder nicht. Mein Rat, falls Sie zufällig zu diesen Menschen gehören: Es ist Zeit für eine Veränderung!

Mit der zunehmenden Zahl von Detox-Produkten und -Programmen wächst die Zahl der Kritiker, die darauf hinweisen, dass es keinen wissenschaftlichen Nachweis für die Wirksamkeit dieser Methoden gibt. Die australische Gruppe Choice, die Konsumgüter unter die Lupe nimmt, testete sieben Detox-Sets aus Drogerien und Naturkostläden. Ein Expertengremium prüfte die Sets und die Gruppe kam zu dem Schluss, dass die meisten Detox-Programme (typischerweise zehn bis fünfzehn Tage eine besondere Ernährung) wenig oder gar nichts taugten – eine der getesteten Detox-Kuren wurde sogar als gefährlich eingestuft, weil die Anwender während der Kur nur wenig Proteine und Nährstoffe zu sich nehmen sollten.[1] Auch andere Studien bestätigen, dass wissenschaftliche Nachweise für den Nutzen von Detox- und Entschlackungskuren fehlen.[2]

Es gibt drei Hauptgründe, warum die meisten Detox-Sets wenig taugen:

1. Sie geben den Anwendern das falsche Gefühl, dass der Verzehr von Säften oder von verschiedenen Kräutern über einen Zeitraum von zehn Tagen irgendwie die Gifte beseitigen kann, die sich über einen viel längeren Zeitraum angesammelt haben. Sie ignorieren damit eine

Grundvoraussetzung für einen Entgiftungsprozess: Entgiftung bedeutet eine dauerhafte Veränderung der Lebensweise, keine Kurzzeit-Kur.
2. Sie empfehlen oft eine flankierende Ernährung, die die Aufnahme von Eiweiß und anderen Nährstoffen in einem Ausmaß einschränkt, das Menschen Schäden zufügen kann, die mit den Grundlagen einer gesunden Ernährung nicht vertraut sind.
3. Die strengsten Diäten können zu rapidem, aber nur kurzzeitigem Gewichtsverlust führen; das Gewicht wird nach der Diät wieder zugenommen. Das kann zu ungesundem »Jojo«-Abnehmen führen.

Detox-Sets haben aber auch ein paar positive Aspekte. Erstens können sie Menschen, die mit einer gesunden Lebensweise beginnen wollen, Appetit darauf machen. Wir alle brauchen Unterstützung und Instrumente, die uns weiterhelfen. Ein Detox-Set zu verwenden, kann für jemanden ein erster Schritt auf einem längeren Weg hin zu einer nachhaltig entgiftenden Lebensweise sein. Zweitens empfehlen nahezu alle Entschlackungskuren, Fast Food, Koffein, Tabak und Alkohol zu meiden – Schwelgereien, die nur in Maßen genossen werden sollten, wenn überhaupt.

Ein Mensch, der typischerweise vier Becher Kaffee am Tag trinkt, morgens einen Donut isst, mittags einen Burger, Pommes und eine Cola und abends Dosenspaghetti, wird sich nach zwei Wochen Wasser, Gemüse, Hülsenfrüchten und einer ballaststoffreichen Ernährung fast garantiert besser fühlen. Aber für so eine Ernährung braucht niemand eine Detox-Kur.

Ich fragte Wylde nach der Zukunft der Detox-Medizin, und wieder erhielt ich wie aus der Pistole geschossen eine sehr genaue Antwort: »Genomdiagnostik«. Hä? »Um persönliche Beeinträchtigungen zu ermitteln und unsere Fähigkeiten, auf natürliche Weise zu entgiften, benutzen Wissenschaftler die Genomik«, erklärte er. Die Genomik vermisst das Genom und wertet es aus, und das Genom ist die komplette DNA-Sequenz, die bestimmt, wer wir sind. Genomik unterscheidet sich von Genforschung, die sich auf einzelne Gene konzentriert und nicht das gesamte Genom in den Blick nimmt. Genomische Diagnosewerkzeuge kombinieren, was Forscher und Ärzte über Genom- und klinische Daten wissen, um so die Grundlagen von Krankheiten besser zu verstehen und Behandlung und Prävention zu unterstützen.[3]

Genforschung zu einzelnen Genen hat bei der Identifizierung derjenigen Gene geholfen, die mit Krankheiten wie Brust- oder Eierstockkrebs in Zusammenhang stehen. Im Frühjahr 2013 machte Hollywood-Star Angelina Jolie mit ihrer Entscheidung Schlagzeilen, sich zur Senkung ihres Brustkrebsrisikos beide Brüste entfernen zu lassen. Jolie hat eine Mutation des Brustkrebs 1- bzw. BRCA1-Gens – dieselbe Mutation, die ihre Mutter und Tante hatten. Jolies Mutter starb im Alter von sechsundfünfzig Jahren an Eierstockkrebs. Ihre Tante starb zwei Wochen nach Jolies Operation an Brustkrebs. Sie wurde einundsechzig Jahre alt.

Das BRCA1-Gen spielt bei der Krebsbekämpfung eine entscheidende Rolle. Wenn das Gen geschädigt ist, schützt es die Person, die es trägt, nicht, so dass diese ein Risiko von 65 Prozent hat, im Laufe ihres Lebens an Brustkrebs zu erkranken.[4] Indem sie sich für eine vorbeugende Entfernung beider Brüste entschied, hat Jolie ihr Brustkrebsrisiko auf weniger als 5 Prozent gesenkt.[5] Angesichts ihrer genetischen Veranlagung für die Krankheit war ihre Entscheidung wichtig.

90 bis 95 Prozent aller Brustkrebsfälle können aber nicht BRCA1 oder anderen vererbten Genmutationen zugeschrieben werden.[6]

Wir brauchen mehr Forschung zu den Umweltbelastungen, die zu Krebs beitragen, und das neu entstehende Feld der Epigenetik tut genau das. Epigenetik erforscht »Genexpression« – wie Gene durch externe, nicht-genetische Einflüsse an- oder ausgeschaltet werden können – und ist das Herzstück der Forschung zu hormonaktiven Substanzen. Studien zeigen zum Beispiel die epigenetischen Auswirkungen von Bisphenol A (BPA) auf die Fruchtbarkeit. Männliche Ratten, die in den ersten fünf Tagen nach ihrer Geburt BPA ausgesetzt waren, hatten als Erwachsene eine beeinträchtigte Fortpflanzungsfähigkeit.[7] Die Forschung zeigt, wie eine Belastung mit hormonaktiven Chemikalien während der Entwicklung eines Organismus seine genetischen Funktionen viel später im Leben verändern kann.

Es geht darum, dass unsere Gene selbst vielleicht nicht die entscheidenden Faktoren für Krebs oder andere gesundheitliche Probleme sind. Die Art und Weise, wie unsere Gene exprimiert (an- oder ausgeschaltet) werden, und das Ausmaß, in dem synthetische Gifte eine Rolle beim An- und Ausschalten von Genfunktionen spielen, könnten genetische Störungen oder eine Krankheit wie Krebs auslösen.

Jetzt zurück zur Genomdiagnostik, dem Werkzeug, das Bryce Wylde beschrieb. »Mit Hilfe der Genomik«, sagte er mir, »können wir Einzelpersonen identifizieren, die aufgrund von SNP-Faktoren eine höhere Wahrscheinlichkeit dafür haben, negativ auf Gifte zu reagieren.« SNPs sind Einzelnukleotid-Polymorphismen (»single nucleotide polymorphisms«, kurz »Snips«) in unserer DNA, die uns zum Beispiel für Krankheit anfällig machen oder unsere Reaktion auf ein Medikament beeinflussen. Bryce nannte als Beispiel bestimmte

Patienten, die auf eine Chemotherapie möglicherweise mit schwerwiegenden unerwünschten Nebenwirkungen reagieren, weil ihre Körper nicht gut dafür geeignet sind, harte krebsbekämpfende Chemikalien zu entgiften. Andere wiederum können beim Entgiften so gut sein, dass die Standarddosis einer Chemotherapie in der Behandlung ihrer Krebserkrankung womöglich wirkungslos bleibt.

Genomik und SNPs können uns aus diesem Grund vielleicht sagen, welche Menschen eine Veranlagung zum Entgiften haben und welche nicht, so dass eine geeignete Therapie durchgeführt werden kann. Falls die Genomik wirklich liefert, werden wir mit Lasergenauigkeit erkennen können, welche Menschen untersucht und welche behandelt werden müssen, und welche Therapien auf die individuelle genetische Konstitution jedes Einzelnen am besten zugeschnitten sind. An diesem Punkt sind wir aber noch nicht, und deswegen müssen wir im Moment mit Hilfe wirksamer Methoden aus der gegenwärtigen Detox-Medizin unser Bestes tun.

Freie Radikale und antioxidative Rebellen

Dr. Stephen Genuis, der medizinische Detox-Experte aus Edmonton, Alberta (mein Interview mit ihm steht in Kapitel 9), sprach über ein Entgiftungsverfahren, das einen gewissen Wert hat: Nahrungsergänzungsmittel.

Die Welt der Vitamine und pflanzlichen Nahrungsergänzungsmittel ist riesig; der globale Umsatz wird auf über 60 Milliarden Euro geschätzt. Als ich jung war, veröffentlichte Linus Pauling, der Vater der orthomolekularen Medizin (einer alternativen Heilmethode, die im Kern versucht, Gesundheit durch Nahrungsergänzungsmittel zu erreichen, indem sie einen Nährstoffmangel ausgleicht, der aufgrund einer unzureichenden Ernährung entsteht) und vielleicht der bekannteste Chemiker des 20. Jahrhunderts, eine Reihe kontroverser Bücher über die Vorteile der Einnahme hochdosierten Vitamin Cs. Pauling nahm täglich 10.000 mg Vitamin C zu sich und bis zu 40.000 mg, wenn er sich unwohl fühlte. Letzteres ist vierhundertmal mehr als die übliche Empfehlung für eine Tagesdosis.

Inzwischen gilt alles über 250 mg als fragwürdig, weil Vitamin C wasserlöslich ist und hohe Konzentrationen leicht im Urin beseitigt werden können. Pauling lag bei den Dosierungen vielleicht nicht ganz richtig, aber eine wachsende Zahl von Schulmedizinern ist der Ansicht, dass Pauling etwas auf der Spur war. Orthomolekulare Medizin erlebt einen Wiederaufschwung.[8]

Auch die Vitamine A, D, E und K sind wichtig fürs Entgiften, aber sie müssen mit größerer Vorsicht eingenommen werden, weil sie fettlöslich sind und hohe Dosen, genau wie bei giftigen Chemikalien, zu gefährlichen Konzentrationen dieser Vitamine in Fettgewebe führen können. Wenn es ein einfaches Nahrungsergänzungsmittel gibt, von dem praktisch alle Menschen profitieren könnten, dann ist das Vitamin D. Überall auf der Welt haben Menschen einen Vitamin-D-Mangel, insbesondere die, die viel Zeit drinnen oder in nördlichen Regionen verbringen, wo sie nicht genügend natürliches Vitamin D aus Sonnenlicht erhalten.

Wir sollten den täglichen Mindestbedarf der meisten Mineralien und Vitamine (außer Vitamin D) durch den Verzehr einer hinreichenden Menge Bio-Obst, -Gemüse und -Vollkornprodukten decken können; praktisch ist es aber eine Herausforderung, die Zufuhr zu messen und so sicherzugehen, dass wir unseren täglichen Bedarf decken. Deswegen ist es schlau, täglich ein Multivitaminpräparat einzunehmen, das uns Mindestmengen für die meisten essentiellen Nährstoffe liefert.

Als ich ihn fragte, was für ihn im Moment das wichtigste Gesundheitsthema ist, mit dem wir konfrontiert sind, sagte Bryce Wylde ohne zu zögern »freie Radikale«. Freie Radikale sind keine Freiwilligen bei Greenpeace, es sind Atome oder Moleküle, die ungepaarte Elektronen enthalten. Freie Radikale sind im Wesentlichen instabile, wandernde Atome, die durch unsere Körper streifen, sich mit ungepaarten Molekülen verbinden und wahllos Schäden in unseren Zellen anrichten. »Sie sind zweifellos die krassesten und gefährlichsten Gifte in uns«, erklärte Wylde, als ob er einen persönlichen Groll gegen sie hegte.

Freie Radikale sind sehr reaktionsfreudige geladene Atome. Sie stehlen Elektronen aus anderen Molekülen in unseren Zellen: ein Vorgang, der Oxidation genannt wird und Kettenreaktionen auslösen kann, die zu rapider und ausgedehnter Zellschädigung führen können – sogar in unserer DNA. Freie Radikale werden für chronische Krankheiten infolge des Alterns verantwortlich gemacht. Die wichtigsten davon sind Herzkrankheiten, Alzheimer und Krebs.

Das Ziel, freie Radikale unschädlich zu machen, hat den Hype um Antioxidantien beflügelt, darunter Blaubeersmothies, Granatapfelsaft und Brokkolidrinks. Glücklicherweise ist es vergleichsweise einfach, Antioxidantien in einen gesunden Detox-Lebensstil einzubauen. Die allgemeine Regel ist, mehr dunkle Beeren und Früchte zu essen (Brombeeren, Himbeeren, Pflaumen, Trockenpflaumen usw.), mehr bunte Bohnen (schwarze Bohnen, Kidneybohnen, Pintobohnen, rote Bohnen), Kreuzblütler-Gemüse (Grünkohl, Brokkoli) und Vollkornprodukte. Auch Knoblauch und Tomaten enthalten viele Antioxidantien – großartige Nachrichten für Freunde der italienischen Küche wie mich. Eine Ernährung, die reich an antioxidativen Lebensmitteln ist, hilft uns beim Entgiften, beim Schutz vor Krebs und bei der Verbesserung unserer Herz-Kreislauf-Gesundheit.

Wo gesundes Obst und Gemüse schwierig zu bekommen ist, ist Melatonin, hauptsächlich als schlaffördernd bekannt, eine wichtiges antioxidatives Ergänzungsmittel.[9] Und alle Gesundheitsexperten, mit denen ich sprach, empfahlen die Einnahme von N-Acetylcystein (NAC) als Ergänzungsmittel. NAC wirkt, indem es unseren Körpern hilft, Glutathion zu produzieren, ein wirkungsvolles Antioxidans, das freie Radikale neutralisiert. Unsere Leber produziert Glutathion (GSH) als natürliches Entgiftungsmittel. Zu niedrige Konzentrationen können dazu führen, dass wir nicht wirkungsvoll entgiften können. In ausreichenden Konzentrationen schützt Glutathion unsere Zellen sogar vor Schäden durch Quecksilber.[10]

Der Einsatz eigens hergestellter Arzneimittel ist in der Medizin ein relativ neues Phänomen. Der Wirkstoff im allgegenwärtigen Aspirin (Salicylsäure) kommt in der Natur in Weidenbäumen vor; Codein und Morphium stammen aus Mohnpflanzen; der Schmerzmittel-Wirkstoff Capsaicin findet sich in Chilischoten. Etwa 40 bis 60 Prozent der modernen Arzneimittel beruhen auf Pflanzen und/oder synthetisierten Pflanzenderivaten. Deswegen bin ich immer überrascht, wenn Schulmediziner Pflanzenheilkunde rundheraus als Hokuspokus diskreditieren.

Detox und Ground Zero

Eine der ältesten Formen pflanzlicher Medizin ist Ayurveda, entstanden auf dem indischen Subkontinent. Im Jahr 2012 hörte ich, dass Ayurveda als Entgiftungstherapie für 9/11-Ersthelfer in New York eingesetzt wurde, und ich schaute kurz in New York vorbei, um mehr darüber zu erfahren. Ich traf dort zwei Mitbegründer von Serving Those Who Serve (STWS), einer Freiwilligenorganisation zur Unterstützung der Ersthelfer beim Terroranschlag auf das World Trade Center am 11. September 2001. (Seit ihrer Gründung hat STWS unter anderem auch Irakveteranen geholfen und anderen, die vom Hurrikan Sandy oder der BP-Ölkatastrophe im Golf von Mexiko betroffen waren.)

In einem hellen, lauten Fast-Food-Restaurant auf der Columbus Avenue traf ich José Mestre, Sohn kubanischer politischer Gefangener, der als Kind nach Miami geflohen war, und Marshall Stackman, einen fröhlichen New Yorker mit massiger Statur, grau meliertem Pferdeschwanz und starkem Brooklyner Akzent. Wir tranken grünen Tee und unterhielten uns fast zwei Stunden lang.

José und Marshall erzählten, wie STWS nach dem Horror und Chaos von 9/11 enstand, und sie beschrieben den zweieinhalb Zentimeter dicken Staub, der auf den Autos in ihrem Wohngebiet in Brooklyn lag. Sie baten mich, mir auszumalen, was in diesem Staub und Rauch alles gewesen sein mochte. »Wie viele giftige Chemikalien?«, fragten sie. »Hunderte? Tausende?« Der Angriff auf die Zwillingstürme wird zu den geschichtlichen Ereignissen mit der höchsten chemischen Belastung gezählt.

Bei einem modernen Brand besteht die Hauptgefahr nicht darin, zu verbrennen. Zwischen 50 und 80 Prozent der feuerbedingten Todesfälle werden durch Rauchgasvergiftungen verursacht. Wenn ein Haus Feuer fängt oder wenn ein Auto in Flammen aufgeht, gilt eine der Hauptsorgen den dadurch freigesetzten giftigen Chemikalien. Die nationale Brandschutzvereinigung in den USA (National Fire Protection Association) berichtet, dass es auf US-Autobahnen jedes Jahr fast 200.000 Autobrände gibt (das sind täglich mehr als 500!) und dass fast eine halbe Million Gebäude jährlich Feuer fangen.[11]

Jedes Mal, wenn ein Auto oder ein modernes Haus brennt, landet eine hochgiftige Mischung aus Farben, Vinyl, Plastik, Klebstoffen, Schaum, Lösungsmitteln und wer weiß was noch im Rauch. Schauen Sie sich in Ihrem Zuhause um und versuchen Sie sich Fernseher, Computer, Sofa, Teppichböden, Schränke, Matratzen, Kinderspielzeug, Reinigungsmittel, Farben, Verkabelung, Isolation und Dachpfannen in Flammen vorzustellen. So schrecklich, wie das aus der Perspektive des persönlichen Verlusts wäre, stellen Sie sich die Mischung giftiger Dämpfe vor: Das ist es, womit Feuerwehrleute heute täglich konfrontiert sind. Ein Hauptbestandteil des giftigen Rauchs sind flüchtige organische Verbindungen (VOCs), darunter so wohlbekannte krebserregende Stoffe wie Benzol, Toluol oder Naphthalin.[12]

Wenn sich irgendeine Gruppe Sorgen wegen einer chemischen Belastung machen sollte, dann Feuerwehrleute – insbesondere die Ersthelfer, die am 11. September 2001 im Einsatz waren. Bei den Terroranschlägen an diesem Tag kamen 2.997 Menschen ums Leben,[13] und die Langzeiteffekte der daraus hervorgegangenen giftigen Trümmer könnten sich als noch tödlicher erweisen. Als wir uns 2012 unterhielten, sagte José, dass in den elf Jahren seit dem Anschlag weitere 2.500 Menschen an den gesundheitlichen Folgen gestorben seien. Menschen, die am Ground Zero im Einsatz waren, werden ständig untersucht. Eine Studie fand heraus, dass Feuerwehrleute, die länger beim World Trade Center im Einsatz waren, ein signifikant erhöhtes Risiko für Symptome von Atemwegserkrankungen und gastroösophagealer Refluxkrankheit aufwiesen.[14] Studien zu den Personen, die den Anschlag miterlebten, haben innerhalb von sieben Jahren nach der Belastung erhöhte Risiken für Prostatakrebs, Schilddrüsenkrebs und Myelome ergeben.[15]

Die US-Gesundheitsbehörden Centers for Disease Control betreiben das World-Trade-Center-Gesundheitsprogramm, in dessen Rahmen betroffene

Ersthelfer und Überlebende aus Lower Manhattan medizinische Hilfe erhalten können. Im März 2018 waren 70.825 Einsatzkräfte und 15.499 Überlebende im Programm, bei 7.041 Einsatzkräften und 1.629 Überlebenden war mindestens eine Krebserkrankung diagnostiziert worden.[16] Dass sich langfristig Krebs entwickelt, gehört zu den größten Schrecken, und die Feuerwehrleute wissen, dass in ihren Körpern eine »Zeitbombe tickt«. Das wurde Marshall sehr bewusst, als er erfuhr, dass neunzehn der dreißig Rettungshunde, die am World Trade Center im Einsatz waren, innerhalb von etwas mehr als einem Jahr nach dem Terroranschlag an Krebs gestorben waren. Marshall wusste auch, dass Krebserkrankungen beim Menschen erst nach zehn oder mehr Jahren auftreten können. Die meisten Krebserkrankungen haben eine Latenzzeit (die Zeitspanne zwischen einer Belastung und dem Ausbruch der Krebserkrankung) von fünfzehn bis dreißig Jahren.[17] Ein beängstigender Gedanke für jeden, der vom giftigen Fallout am Ground Zero betroffen war.

Nach dem Anschlag vermuteten verschiedene lokale Organisationen rasch, dass die giftigen Belastungen am Ground Zero bei den Ersthelfern zu ernsthaften Gesundheitsproblemen führen würden. Das widersprach dem offiziellen Wortlaut der Zeit, nach dem die lokale Luftqualität nicht giftig war, erinnerte sich José. Lokale Kirchengemeinden und Freiwillige am Ground Zero wussten, dass dies ein ernstes Problem war, und begannen sofort damit, Behandlungszentren für die geschwächten Rettungshelfer einzurichten. Im Laufe der Zeit wurden ein paar dieser Einrichtungen formal anerkannt, darunter Serving Those Who Serve mit ihrem einzigartigen Ansatz einer Entgiftungstherapie auf ayurvedischer Grundlage. Der Kern von Serving Those Who Serve sind pflanzliche Anwendungen, und sie werden mit Yoga, Atemübungen und Meditation kombiniert, um denen zu helfen, die an einer großen Bandbreite von Gesundheitsproblemen leiden, darunter posttraumatischen Belastungsstörungen.

Ich hakte bei José und Marshall nach. Sie erzählten von ihrer frühen Begegnung mit dem Arzt, der ihren Behandlungsplan mit pflanzlichen Nahrungsergänzungsmitteln entwickelte, dem renommierten ayurvedischen Arzt Dr. Pankaj Naram. Laut seiner Website »gründet sich die ursprüngliche und authentische Form von Ayurveda auf ein Leitprinzip: Geh die Wurzel eines Leidens an, nicht seine Symptome.«[18] Das scheint sehr auf einer Linie mit der gesamten alternativen Medizin zu liegen und unterstreicht einmal mehr den Unterschied zwischen naturheilkundlicher und antiker Medizin auf der einen Seite und westlicher Medizin auf der anderen mit ihrem Fokus darauf, Symptome zu isolieren und Heilmittel zu verschreiben, letztere meist in Form von Medikamenten.

Marshall und José erzählten aus erster Hand Geschichten über Geschichten von Ersthelfern, deren Gesundheit sich nach den pflanzlichen Therapien dramatisch verbesserte. José ist der Meinung, dass die Kräuter »das Immunsystem stärken und die natürlichen Entgiftungsprozesse im Körper verbessern«. Wie bei so vielen dieser »alternativen« Programme ist es immer noch schwierig, wissenschaftliche Studien zu finden, die eindeutig zeigen, dass Entgiftungstherapien auf pflanzlicher Basis giftige Chemikalien entfernen.

Ich fragte Marshall und José, ob irgendetwas über ihr Programm veröffentlicht worden war, und José verwies auf eine Peer-Review-Studie von Einsatzkräften nach dem Terroranschlag am 11. September 2001 und lokal betroffenen Arbeitern, die am ayurvedischen STWS-Programm mit pflanzlichen Nahrungsergänzungsmitteln teilgenommen hatten.[19] Es ist keine toxikologische Studie, die die Entfernung giftiger Verbindungen zeigt, sondern eine Peer-Review-Umfrage unter den Teilnehmern zu »Symptomfolgen der Behandlung«, d.h.: Berichteten die Einsatzkräfte, dass sie sich nach der Einnahme der pflanzlichen Medikamente besser fühlten?[20]

Auf der Likert-Skala von 1 bis 6, ob etwas hilfreich ist (6 ist am hilfreichsten), gaben die fünfzig Teilnehmer an, dass die pflanzliche Behandlung durchschnittlich 50 % wirkungsvoller war als die Schulmedizin.[21] José beschrieb, was für eine Herausforderung es für diese Kerle war, pflanzliche Nahrungsergänzungsmittel einzunehmen und sich den Ayurveda-Behandlungen zu unterziehen: »Das ist normalerweise nicht der Lebensstil [ihrer Wahl].« Sie sind »harte Kerle«, sagte er, »aus Staten Island, dem Nährboden der Republikaner in New York.« Marshall fügte hinzu: »Sie ernähren sich schlecht, rauchen, trinken, nehmen häufig dauerhaft verschreibungspflichtige Medikamente ein.« Weil Feuerwehrleute sich traditionell als Helfer für andere sehen, fällt es ihnen schwer, ihre eigene Verletzlichkeit einzugestehen, und sie sorgen nur selten für sich selbst. Seit STWS seine Arbeit aufgenommen hat, sind 1.300 der 2.700 Menschen, die an ihren pflanzenbasierten Entgiftungsprogrammen teilgenommen haben, Feuerwehrleute gewesen, und STWS ist die einzige im Zuge von Ground Zero entstandene Detox-Organisation, die immer noch existiert und arbeitet.

Kanarienvogel im Schwitzkasten

Ausgestattet mit mehr Informationen zu komplementärer Alternativmedizin, Körperchemie und Leberfunktionen als ich je gedacht hätte, dass es sie überhaupt gibt, und fühlte mich bereit für ein paar eigene Detox-Experimente. Ich war verblüfft gewesen, dass wir bei unseren eigenen Tests unsere Aufnahmemengen giftiger Chemikalien so einfach manipulieren und die, die in unsere

Körper gelangten, tatsächlich messen konnten. Die große Frage war, ob auch das Gegenteil galt. Würde ich messen können, wie viele giftige Chemikalien meinen Körper *verließen*, wenn ich mich speziellen Entgiftungstherapien unterzog? Mein Verdacht war, dass das schwierig werden und Tests auf Vergiftungen besser messbar sein könnten als Tests auf Entgiftungen. Aber von Herausforderungen dieser Art hatten wir uns noch nie abschrecken lassen.

Die Wirkungen der vielen Detox-Strategien, mit denen ich mich beschäftigt hatte, lassen sich nicht so einfach messen. Die meisten Kuren aus dem Regal sind nicht spezifisch genug, um ihre Auswirkung messen zu können, und es gibt auch keine Hinweise darauf, dass sie tatsächlich wirken. Änderungen der Ernährung sind zu sanft und haben zu allmähliche Folgen. Auch pflanzenbasierte Entgiftungstherapien erlauben keine Beobachtung, ob Gifte ausgeschieden werden. Und es gibt das Problem, eine ungewollte Chemikalienbelastung unter Kontrolle zu halten, ein Problem, mit dem Rick und ich immer konfrontiert sind, ganz gleich, wie achtsam wir sind. Eine einzige flüchtige Berührung einer intensiv parfümierten Person kann leicht zu einem wahrnehmbaren Anstieg von Phthalatwerten führen, der wiederum die Ergebnisse jedes Experiments verzerren würde.

Eine Detox-Strategie bot sich jedoch an: Saunieren. In die Sauna zu gehen, wäre eine halbwegs erschwingliche und bewährte Therapie zur Beschleunigung einer Entgiftung, und bei ihr waren Tests möglich. Und wie unangenehm konnte dieses Experiment sein?

Aber der Reihe nach. Zuerst brauchte ich eine Sauna. Ich kontaktierte Rodney Palmer, einen Hersteller von Infrarot-Saunen, den ich bei einer Gesundheitssendung kennengelernt hatte. Er lieh mir freundlicherweise eine Infrarot-Sauna für die Experimente und lieferte mir außerdem eine Fülle von Informationen zum Thema Sauna-Detoxtherapie. Darüber hinaus hatte Rodney, wie so viele Menschen im Bereich der alternativen Medizin, seine eigene Geschichte zu erzählen.

Ich lud Rodney zu mir nach Hause ein, wo wir auf der Gartenterrasse saßen und Granatapfelschorle mit gefiltertem und gesprudeltem Leitungswasser tranken.

Rodney nahm mich mit zurück ins Jahr 2003 zur SARS-Epidemie (Epidemie des schweren akuten Atemwegssyndroms). Während des Ausbruchs lebte er mit seiner jungen Familie in Peking, wo er als kanadischer Journalist für eine große Fernsehgesellschaft über die Geschichte berichtete. Eins der ersten Dinge, die ihm im Land auffielen, war die horrende Luftverschmutzung. Seine Familie bekam rasch gesundheitliche Probleme.

»Meine Frau verlor rapide an Gewicht, und da war dieses schuppige Zeug auf ihren Fingern«, erinnert sich Rodney. Auch sein Sohn war betroffen. »Mein Sohn wuchs nicht richtig. Er hatte Probleme mit seinen Beingelenken und er konnte sein eigenes Gewicht nicht tragen.« Sie waren außer sich und versuchten herauszufinden, was los war. Seine Frau hatte achtzehn Kilo Gewicht verloren und konnte nicht länger arbeiten. Sie machten sich beide große Sorgen um ihren Sohn.

An diesem Punkt begann die Geschichte auf merkwürdige Weise Peter Sullivans Erfahrungen mit den extremen gesundheitlichen Problemen in seiner Familie zu gleichen. Auch Rodney beschrieb, wie seine Frau auf Sherry Rogers' Buch *Detoxify or Die* stieß, was sie dazu brachte, die Familie auf giftige Belastungen zu testen. Es stellte sich heraus, dass sie alle enorm erhöhte Bleiwerte hatten. Blei ist ein Nervengift, das eine Vielzahl geistiger Schäden verursacht, und es wird auch mit Dutzenden anderer ernster Leiden in Verbindung gebracht, darunter Magen-Darm-Problemen, Nierenleiden, Anämie und sogar Todesfällen. Die Ärzte, die sie in Nordamerika konsultierten, hatten den Verdacht, dass das Blei in den wachsenden Knochen ihres Sohnes das Kalzium ersetzt hatte, so dass sie weicher wurden – daher seine Schwierigkeiten beim Laufen. Sie schrieben auch den Gewichtsverlust seiner Frau, ihre Anämie und ihren verzweifelten Gemütszustand erhöhten Bleiwerten zu. Rodney wies trotz seiner erhöhten Bleiwerte keinerlei Symptome auf, was deutlich macht, dass wir alle sehr unterschiedlich auf Gifte reagieren.

Rodneys Familie wurde Dr. William Rae vorgestellt, einem Herzchirurgen, der als ein Vater der Umweltmedizin gilt. Als er erfuhr, dass Rodneys Frau erhöhte Bleiwerte aufwies, verschrieb er eine intensive Saunatherapie. Innerhalb von drei Wochen besserte sich ihr Gesundheitszustand deutlich.

Da sie keinen einfachen Zugang zu einer Sauna hatten, hatte Rodney einen Bausatz für eine Infrarot-Sauna gekauft, um sie bei ihnen zu Hause aufzustellen, war aber entsetzt, als er sie in Betrieb nahm und feststellte, dass sie nach Flugzeugkleber roch. Nach intensiven Recherchen fand er heraus, dass die meisten Bausätze für Infrarot-Saunen schlecht konstruiert waren und giftige Kleber und elektrische Komponenten mit hohen EMF-Emissionen enthielten.

Rodney beschloss, seine eigene Infrarot-Sauna zu entwerfen und zu bauen, ohne jegliche Klebstoffe (nur Schrauben als Verbindungen), aus Holz und mit elektrischen Komponenten, die er persönlich beschaffte und testete. So entstand sein Unternehmen SaunaRay. Es dauerte nicht lange, bis Umweltmediziner sich bei ihm nach seinen »sauberen« Infrarot-Saunen erkundigten, und inzwischen verkauft er seine Bausätze in die ganze Welt.

Rodney war so überzeugt davon, dass eine Saunatherapie eine der wirkungsvollsten Möglichkeiten ist, Gifte aus unserem Körper zu entfernen, dass er einer der Thesen widersprach, die Rick und ich im Zuge der Veröffentlichung von *Slow Death* aufgestellt hatten: dass unsere Körper Gifte auf natürliche Weise beseitigen würden, sobald wir keine giftigen Produkte mehr benutzten, und dass die Pegel dieser Stoffe auf ihren ursprünglichen Stand zurückkehren würden. Rodney war überzeugt davon, dass giftige Chemikalien in unseren Körpern »steckenbleiben«, und als Beweis dafür führte er an, dass die Konzentrationen von Giften in Schweiß manchmal viel höher sind als die Werte im Blut oder im Urin. Eine Studie von Dr. Genuis, dem Detox-Experten, den ich bereits mehrfach erwähnt habe, drückt das gleiche Konzept in Fachbegriffen aus: »Konzentrationen im [Blut-]Serum verschiedener Xenobiotika [Chemikalien, die in Lebewesen nicht vorkommen] spiegeln nicht notwendigerweise die gesamte Körperlast dieser Verbindungen wider, weil angesammelte Toxika in Gewebe eingelagert sein können und die Konzentrationen im Serum über den tatsächlichen Stellenwert des Toxikums hinwegtäuschen können.«[22]

Dr. Genuis half mir auch dabei, das Sauna-Experiment zu konzipieren, das weiter unten beschrieben ist, und war von unschätzbarem Wert, als es darum ging, mir die Grundlagen einer Entgiftung durch Saunieren beizubringen, und wie ich eine Versuchsanordnung zum Testen und Messen meines Schweißes entwerfen könnte. Zur Versuchsanordnung meines Experiments sollten Laufen, Saunatherapie und die Einnahme von Vitaminen, Flohsamenschalen und Elektrolyten gehören (Flohsamenschalen helfen dabei, Gifte zu absorbieren und zu binden und dadurch, sie zu beseitigen, während Elektrolyte wie Natrium und Magnesium entscheidend für unsere Gesundheit sind und durch starkes Schwitzen auf gefährlich niedrige Werte reduziert werden können).

Für dieses Experiment führte ich fast zwei Monate lang langwierige und detaillierte Diskussionen über Testabläufe und Analyseparameter mit verschiedenen Labors, bevor ich eins fand, das bereit war, die Schweißanalyse für uns durchzuführen. Mit 600 Euro das Stück für ein paar der Proben und den komplizierten Gesprächen mit den Labors über die Chemie hinter den Analysen ist diese Art Tests weit davon entfernt, Routine oder der allgemeinen Öffentlichkeit zugänglich zu sein.[23]

Das große Schwitzen

Die schrankartige Sauna stand in meinem Keller, meine Probengläser und -fläschchen waren ordentlich aufgereiht (keine leichte Aufgabe): Ich war bereit, die erste Saunaschweißprobe zu nehmen. Der Versuchsablauf sah drei Wochen lang zwei einstündige Schwitzgänge pro Tag vor und eine wöchentliche Probenabgabe. Das wurde aus Gründen, die ich weiter unten schildere, zu einem Maximum von einmal Schwitzen pro Tag über fünf Wochen abgeändert. Ich sammelte auch Urinproben, um Giftkonzentrationen vor und nach den Saunagängen für die Dauer der Saunabehandlung zu vergleichen. Und außerdem war der Plan, Blutproben zu nehmen, um die Konzentrationen darin mit denen in meinem Urin und in meinem Schweiß zu vergleichen. Ich versuchte, die Studien nachzuahmen, die Dr. Genuis durchgeführt hatte.[24]

Bevor ich die Sauna betrat, trank ich ein großes Glas Wasser (etwa 500 ml), in das ich einen Löffel Elektrolytpulver eingerührt hatte. Dann gab ich eine 100-ml-Urinprobe ab und wog mich: 89,8 Kilogramm. Um meinen Blutkreislauf vor dem Saunagang auf Touren zu bringen, war ich zwanzig Minuten Laufen gewesen, und innerhalb von Minuten nach dem Betreten der kleinen Holzkabine erschien jede Menge Schweiß auf meinem Körper. Die Temperatur lag bei 40 °C und nach etwa fünf Minuten tropften Schweißperlen von meiner Stirn auf den Boden. Mein Lauf vor der Sauna hatte dabei geholfen, meine innere Körpertemperatur zu erhöhen, und das sorgte dafür, dass sich kleine Tröpfchen auf meiner Stirn bildeten – das erste Anzeichen für gutes Schwitzen.

Medizinische Forscher haben seit 1934 Schweißproben im Unterarmbereich genommen, weil sie sich für den Zusammenhang zwischen der Aktivität der Schweißdrüsen in diesem Teil des Körpers und der Durchblutung interessierten. Forschung, die ich gelesen habe, deutet darauf hin, dass zuerst das Schwitzen einsetzt und sich danach die Adern erweitern – nie andersherum –, und wenn sich die Adern erweitern, erhöht sich die Durchblutung. Also stellt die Hitze eines Saunagangs nicht nur einen Mechanismus zur Verfügung, um bestimmte synthetische Chemikalien durch den Schweiß auszuscheiden: Die erhöhte Durchblutung hilft außerdem unserer Leber, eine größere Menge Blut zu verarbeiten und zu entgiften. Saunatherapie schlägt also zwei Detox-Fliegen mit einer Klappe.

Nach zehn Minuten bei 46 °C floss der Schweiß in Strömen an mir hinunter. Ich war mit dem Ergebnis (auf der Grundlage meiner Schweißmenge) zufrieden und fühlte mich großartig. Ich schabte mit dem Rand des Glases an meiner Haut entlang und hoffte, dass die Schweißtropfen ihren Weg in das Behältnis finden würden. Rasch hatte ich eine ansehnliche Menge zusammen. Als das 250-ml-Glas halb voll mit Schweiß war, fragte ich mich, wie viel ich wohl insgesamt ausschwitzte.

Ich verließ die Sauna, wog mich, duschte und trank mehr mit Elektrolyten angereichertes Wasser. Laut meiner Badezimmerwaage wog ich jetzt 88,4

Kilogramm. Mein einstündiger Saunaaufenthalt hatte mir bemerkenswerte anderthalb Kilo Schweiß entzogen.[25]

Einer Stunde Saunatherapie an Tag 1 ließ ich eine zweite Stunde an Tag 2 folgen. Ich fühlte mich nicht so gut. Ich war den größten Teil von Tag 1 schläfrig gewesen, obwohl ich große Mengen Wasser, Elektrolyt-Ergänzungsmittel und Flohsamenpulver zu mir genommen hatte. Tag 2 war noch schlimmer: Ich konnte mich praktisch nicht bewegen und war mehrere Stunden lang handlungsunfähig. Ich begann mich zu fragen, ob ich eine Art Heilungskrise erlebte und ob Saunieren überhaupt eine gute Idee war.

An Tag 3 war es Zeit für eine Blutprobe. Ich bin kein großer Fan davon, Blut abgenommen zu bekommen. Als der Krankenpfleger eintraf, fing er an, die Prozedur der Blutabnahme sehr plastisch und bis ins Detail zu schildern. Darauf war ich nicht vorbereitet. Ich setzte mich, der Pfleger zog das Stauband um meinen Arm fester und begann, Adern auf meinem Handrücken anzustechen. Pieks, pieks, pieks und immer noch kein Blut. Nach ein paar weiteren Versuchen begann ich mich sehr flau zu fühlen. »Ich weiß nicht, was los ist, aber Ihr Blut ist sehr langsam«, bemerkte der Pfleger. Ich fühlte, wie Übelkeit und Benommenheit in mir aufstiegen. Mir war klar, was passierte, und ich sagte dem Pfleger, dass ich gleich in Ohnmacht fallen würde. Ich legte meinen Kopf aufs Sofa zurück und verlor das Bewusstsein.

Als die 112-Truppe eintraf – erst die Feuerwehrleute, dann die Sanitäter –, war ich wieder bei Bewusstsein. Ich schwitzte stark. Das fehlte mir gerade noch – noch mehr Schweiß. Die Batterie an Tests begann. Da ich inzwischen ein Mann über fünfzig bin, kümmerten sie sich als erstes um mein Herz. Sie maßen meinen Blutdruck: 127 zu 82. »Ausgezeichnet«, wurde mir gesagt. Dann zeichneten sie ein volles 12-Kanal-EKG auf und testeten gleichzeitig mein Blut auf Diabetes. »Kein Diabetes«, sagte einer der Sanitäter. Mein Hund, der an mich gelehnt auf dem Sofa lag, fühlte, dass etwas nicht stimmte, und wich nicht von meiner Seite. »Herz sieht gut aus, Herzschlag normal und kräftig«, sagte der Typ, der den Ausdruck ablas, den das tragbaren EKG-Gerät auf winzigem Millimeterpapier auf den Boden meines Wohnzimmers ausspuckte. Ich bedankte mich bei ihnen und lehnte eine Mitfahrgelegenheit ins Krankenhaus ab.

Ich sprach mit Rodney darüber, dass ich mich nach meinen zwei langen Saunagängen ziemlich schlecht gefühlt hatte. »Ich frage mich, ob ich es vielleicht übertrieben habe«, sagte ich und dachte an die einstündigen Saunagänge bei bis zu 49 °C. »Ja, natürlich übertreiben Sie es«, antwortete er sofort. Rodney wies mich an, die Temperatur niedriger zu halten, das Schiebeglasfenster in der Kabine zu öffnen, um frische Luft hineinzulassen, auf dreißig Minuten zurückzugehen und mich allmählich auf eine Stunde hochzuarbeiten. Er schärfte mir auch ein, immer genügend zu trinken und ausreichend Elektrolyte und Vitamine zu mir zu nehmen.

Diese Erfahrung erinnerte mich daran, dass wir trotz der unglaublichen Widerstandsfähigkeit unserer Körper in bemerkenswert schmalen Toleranzbereichen leben, was Körpertemperatur, Flüssigkeitsgehalt, Salzwerte, Blutdruck und viele andere Parameter angeht. Es ist leichter, als wir oft denken, uns aus dem Gleichgewicht zu bringen – jenseits der abgesteckten Bereiche, in denen unser Leben möglich ist –, und das kann ernsthafte gesundheitliche Folgen haben. Detox-Verfahren müssen vorsichtig und unter Anleitung einer zuverlässigen Gesundheitsfachkraft durchgeführt werden.

Was war in meinem Schweiß?

Um die Details meines Blut-und-Schweiß-Saunaexperiments überschaubar zu halten, beschlossen Rick und ich, uns auf zwei Chemikalien zu konzentrieren, die wir intensiv erforscht hatten: Phthalate und BPA. Wie wir bereits erwähnt haben, sind Phthalate in Körperpflegeprodukten und künstlichen Lufterfrischern weit verbreitet, und BPA ist eine Zutat im Plastik von Tausenden von Produkten, von CDs und DVDs bis hin zur Beschichtung in Konservendosen.

BPA (siehe Abbildung 24) wurde sowohl in meinem Schweiß als auch in meinem Urin in der ersten Probe bei 1,7 ng/ml gemessen, was ungefähr dem Durchschnitt bei amerikanischen Männern entspricht.[26] In den ersten drei Wochen blieben meine BPA-Messungen sowohl im Schweiß als auch im Urin relativ stabil, dabei gingen sie leicht zurück. Mein Alltag muss ziemlich gleichförmig gewesen sein. Die Werte in Woche 4 waren dagegen schockierend. Mein BPA-Urinwert von 4 ng/ml brachte mich auf die 90. Perzentile der Amerikaner. Es gibt keine Statistiken für BPA in Schweiß, aber seine Konzentrationen in meinem Woche-4-Schweiß waren sprunghaft angestiegen, auf 14 ng/ml. Eine Schwachstelle unserer Forschung wurde offensichtlich: Ich hatte während des Experiments kein Protokoll über meine Ernährung oder meine Körperpflege geführt. Im Allgemeinen vermeide ich eine Belastung mit BPA und Phthalaten, so weit ich sie kontrollieren kann, mit einer Schwäche: Ich liebe es, mit San-Marzano-Dosentomaten zu kochen, und diese Dosen enthalten mit an Sicherheit grenzender Wahrscheinlichkeit BPA in ihrer Beschichtung. Ich wette, dass ich am Abend vor der BPA-Spitze eine große Portion Tomatenpasta mit diesen Dosentomaten aß.

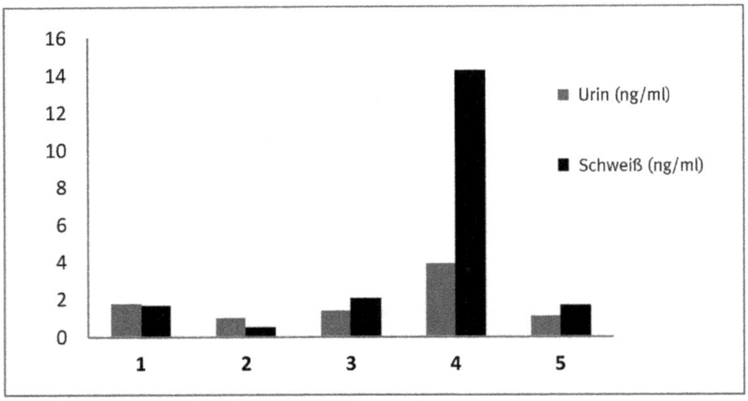

24 BPA-Konzentrationen in Bruces Schweiß und Urin über einen Zeitraum von fünf Wochen (ng/ml)

Die Ergebnisse der Phthalattests ähnelten denen der BPA-Tests insofern, als dass es keine Stringenz über die fünf Wochen lange Studiendauer gab. Das ist nicht ganz überraschend, da die Proben nur jeweils einen Schnappschuss zu einem einzigen Zeitpunkt darstellen. MEP und MBP, die Abbauprodukte von Diethylphthalat (DEP) und Dibutylphthalat (DBP) im Urin, sind in Körperpflegeprodukten und Kosmetik weit verbreitet. Trotz meiner Standhaftigkeit im Vermeiden parfümierter Seifen zeigen die Abbildungen 25 und 26, dass diese Chemikalien in meinem Körper immer noch in signifikanten Mengen vorhanden waren. Meine Konzentrationen von MBP im Urin entsprachen dem amerikanischen Durchschnitt von 33,4 ng/ml, abgesehen von der Spitze in der letzten Woche, die mich weit jenseits der 95. Perzentile brachte. (Griff ich an einem Tag zum falschen Shampoo?) Meine MEP-Konzentrationen lagen weit unterhalb des Durchschnitts von 1.017,5 ng/ml, sogar inklusive der deutlichen Spitze in Woche 3 (siehe Diagramm 14).[27] Ich schreibe diese niedrigen MEP-Werte meiner erfolgreichen Strategie der Vermeidung parfümierter Seifen zu.

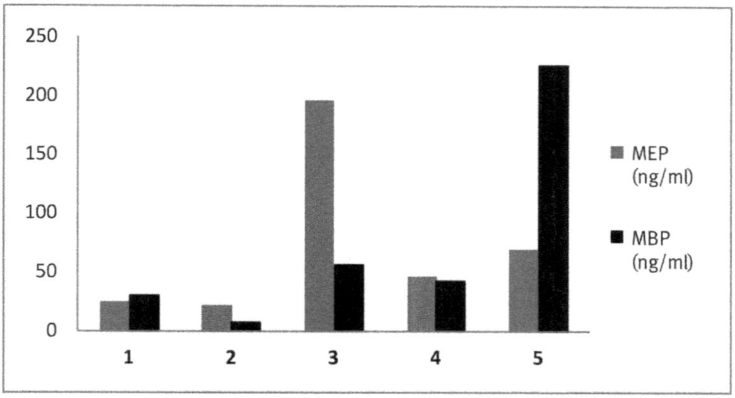

25 Konzentrationen von Phthalat-Abbauprodukten (MEP und MBP) in Bruces Urin über einen Zeitraum von fünf Wochen (ng/ml)

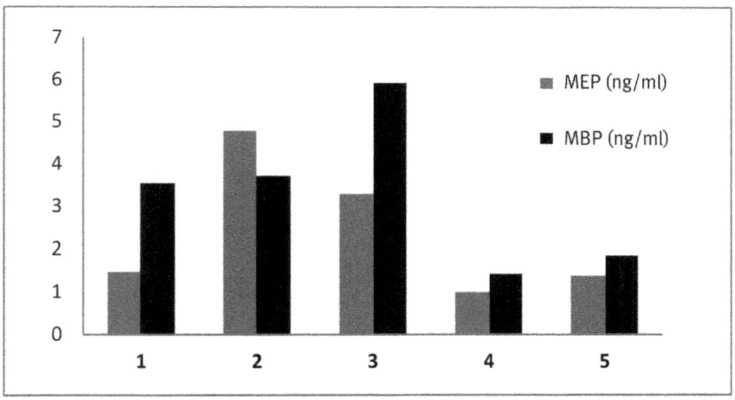

26 Konzentrationen von Phthalat-Abbauprodukten (MEP und MBP) in Bruces Schweiß über einen Zeitraum von fünf Wochen (ng/ml)

Die Konzentrationen von BPA und Phthalaten in meinem Schweiß und in meinem Urin folgten ähnlichen Kurven und legten damit nahe, dass sowohl Urin- als auch Schweißtests korrekte Hinweise auf entsprechende Pegel innerhalb eines bestimmten Zeitraums liefern. Die wichtigste Information, die das Experiment offenbarte, war jedoch, dass die Konzentrationen sowohl von MEP als auch von MBP in meinem Schweiß deutlich niedriger waren als in meinem Urin. Das impliziert, dass die Nieren der bevorzugte Weg für die Beseitigung von Phthalat-Nebenprodukten sind, während angesichts der Tatsache, dass die BPA-Werte in meinem Schweiß fast fünfmal höher waren als die in meinem Urin, Schweiß der bevorzugte Entgiftungsweg für BPA zu sein scheint.

Dr. Genuis' Blut-, Urin- und Schweiß-Beobachtungsstudien[28] haben die Konzentrationen ausgewählter giftiger Chemikalien in Saunaschweiß zum Biomonitoring von Körperlast-Werten genutzt. Es ist schwierig, über einen längeren Zeitraum hinweg eine direkte Korrelation zwischen der Menge an Chemikalien in unserem Schweiß und den allgemeinen Konzentrationen in unseren Körpern zu finden. Versehentliche Alltagsbelastungen können zu Pegeln führen, die den sonstigen Wertekorridor in den Tabellen sprengen, wie die Ergebnisse meines Experiments zeigten. Gifte in Schweiß zu messen bestätigt, dass wir bestimmte Chemikalien in unseren Körpern haben, und dass wir etwas dafür tun können, sie loszuwerden – manche mehr als andere –, indem wir sie ausschwitzen. Und das ist eine gute Sache.

Trotz der kleinen Studien-Problemchen fühle ich mich nach Saunagängen (richtig durchgeführt) großartig. Ich verlasse eine Sauna und fühle mich sauber, entspannt und gelassen. Und meine Haut fühlt sich immer phänomenal an. Nach meinem intensiven Saunaprogramm sprachen mich Leute auf meine Haut an, die ich kaum kannte. Angesichts der unfassbaren Mengen Geld, die Menschen für Haut- und Gesichtslotionen und -cremes ausgeben, habe ich den Verdacht, dass eine Investition in eine Infrarotsauna und ihr zweimaliger Gebrauch pro Woche Geld sparen, langfristig zu besseren Ergebnissen führen und außerdem sicherer und gesünder sein könnte, als mit schädlichen synthetischen Chemikalien versetzte Körperpflegeprodukte zu benutzen.

Detox fühlt sich super an

Mit den Ergebnissen meiner erfolgreichen Chelat-Therapie aus dem vorangegangenen Kapitel in der Tasche, Belegen dafür, dass Schwitzen ein großartiger Weg ist, um unsere Körper von synthetischen Giften zu befreien, und einem höheren Wasserkonsum in den zurückliegenden sechs Monaten als in den gesamten fünfzig Jahren davor (so fühlte es sich an!), begann ich, das Prinzip »Entgiftung« zu verstehen. Ich sah, dass zumindest in meinem Fall Chelat-Therapie und Schwitzen in einer Sauna generell wirksame Methoden waren, um synthetische Chemikalien aus meinem Körper zu bekommen. Zugegeben, die Chelat-Therapie entzog auch Natrium, Kalzium, Magnesium und Schwefel – Elemente, die der Körper benötigt. Und das Saunaprogramm hatte seine Höhen und Tiefen. Insgesamt waren sie aber beide überaus nützlich.

Und jetzt ein letztes Wort zu Schweiß.

Menschen gäben nicht 16 Milliarden Euro pro Jahr für Deodorants und Antitranspirants aus, wenn wir Schweiß schätzten. Hat Schwitzen zu Unrecht einen schlechten Ruf? Anstatt Schweiß ekelhaft zu finden, sollten wir es ekelhaft finden, *nicht* zu schwitzen. Schwitzen hilft, unsere Flüssigkeits- und Elektrolytwerte zu regulieren und Gifte zu entfernen, indem es unserem Blut Abfallstoffe entzieht und sie ausscheidet. Denken Sie an unsere Poren, wie ich sie in der Sauna wahrnahm: kleine Quellen, die Tröpfchen von Wasser, Salz und unerwünschten Giften freisetzen. Und wir tun mehr, als durch unsere Haut zu schwitzen. Unser Körper setzt auch Öle durch die Talgdrüsen frei, und diese Öle transportieren fettlösliche Gifte weg. Wenn alle diese Drüsen und Poren mit Makeup, Cremes oder, noch schlimmer, aluminiumbasierten Antitranspirants verstopft sind – Produkte, die zur Blockierung dieser Organe entwickelt wurden –, bleibt kein Raum mehr für die Ausscheidung von irgendetwas, und alle Gifte und Öle bleiben in unseren Körpern. Die Folgen: gereizte oder entzündete Haut, verstopfte Poren, Akne und andere dermatologische Probleme – nicht zu reden davon, dass unsere Körper daran gehindert werden, das volle Potential dieses wichtigen Entgiftungswegs auszuschöpfen.

Jede Minute jedes Tages scheiden wir natürliche und synthetische Gifte aus, ob wir etwas dazu tun oder nicht. Das Schöne an Detox-Therapien ist, dass sie unserem Körper etwas Extrahilfe leisten, so dass mehr der ekelhaften Sachen ausgespült werden können, als das von Natur aus der Fall wäre.

Der entscheidende Teil der Aussage ist »täglich«. Das bedeutet, *täglich* Bio-Obst und -Gemüse zu essen, tierische Fette zu reduzieren, eine Menge frisches, gefiltertes Wasser zu trinken, die relevanten Nahrungsergänzungsmittel zu sich zu nehmen und Sport zu treiben. Wenn Sie eine Sauna in ihren Alltag einbauen können, um so besser! Detox ist keine einmalige Kur, Entschlackung oder Fußbadmode, es ist eine Lebensweise, der wir uns verschreiben müssen. Also sparen Sie Geld und machen Sie einen Bogen um die Kursets.

Wir müssen den Resetknopf für unsere giftige Lebensweise drücken, damit wir unsere Entgiftungs-Fitness hochhalten.

Eine stationäre Autofahrt
Rick atmet tief ein

In der Werbung geht es um eine Sache: Glück.
Wissen Sie, was Glück ist? Glück ist der Geruch eines Neuwagens.
Es ist Freiheit von Angst. Es ist eine Werbetafel an der Straße,
die voller Beruhigung schreit, dass alles, was Sie tun, o.k. ist.

DON DRAPER, *Mad Men*[1]

VERSTEHEN SIE MICH NICHT FALSCH: Jeff Gearhart ist ein wunderbarer Mensch.

Ich möchte ihn nur niemals wiedersehen.

Das passiert, wenn Sie einen ganzen Tag lang mit jemandem in einem Auto sitzen, das mit geschlossenen Fenstern in einem heißen Raum steht, und giftige Dämpfe einatmen.

Zum Glück war das stickige Fahrzeug, von dem ich spreche, drei Meter breit, fünf Meter fünfzig lang und wog satte 3.220 kg. Der Chevy Tahoe LT war nachtschwarz und absolut brandneu: Sein Kilometerstand zeigte nur 440 Kilometer und das Schild in seiner Tür informierte uns darüber, dass er vor ungefähr einem Monat gebaut worden war. Alles in allem hatte er alles, was wir für unseren seltsamen Tag brauchten: einen riesigen Innenraum, in dem wir uns ausstrecken konnten, und, am wichtigsten, einen überwältigenden, in der Nase juckenden »Neuwagengeruch«.

Ahhh … der Neuwagengeruch.

So berauschend und so flüchtig. Zieht Ihre alte Klapperkiste Sie runter? Kein Problem! Für den umgehenden Fahrzeug-Kick gibt es inzwischen eine ganze Latte verschiedener »Neuwagen«-parfümierter Lufterfrischer.[2] An jenem Tag in Ann Arbor brauchte der beißend riechende Innenraum des Tahoe keinen Verstärker; er stank von ganz allein bis zum Himmel.

Wir hatten eine Hypothese: Dass Neuwagengeruch zu einem messbaren Anstieg von Chemikalienpegeln in unseren Körpern führen würde. Wir hatten ein Experiment ausgetüftelt. Und – sehr wichtig, falls jemand unsere Ergebnisse replizieren möchte: Wir haben genügend Details genannt, damit das klappt. Würde das Suhlen in der penetrant riechenden Umarmung des SUV unsere Körper mit Schadstoffen füllen? Wir waren dabei, das herauszufinden.

Raumstation

Der Coolness-Faktor des schicken Büros des Ecology Center – dessen Forschungsleiter Jeff ist – in der oberen Etage eines fahrstuhllosen Gebäudes wird ernsthaft vom Laden darunter unterminiert, der »hässliche Weihnachtspullover im Sonderangebot« verkauft. Zum Glück blieben wir nicht lange. Mit einem bis zum Bersten mit Essen vollgestopften Rucksack stiegen wir in den gemieteten Tahoe und machten uns auf den Weg ins 40 Minuten entfernte Petersburg, Michigan. Jeff hatte beim dortigen Lagerraumvermieter Space Station (»Raumstation«) den nächstliegenden Raum ausfindig gemacht, der für unser Experiment »Neuwagengeruch« geeignet war.

»Was haben Sie denn schon wieder vor?«, fragte die Inhaberin Leanne, bei der wir die Tagesnutzung ihrer großen beheizten Garage bezahlten.

»Wir messen die Luftqualität in Autos«, sagte Jeff. »Wir wollen die Innenraumtemperatur an einem heißen, sonnigen Tag simulieren, also wundern Sie sich nicht, wenn Sie in die Garage kommen und es ist etwas wärmer.«

»Ooooo. k.«, sagte sie und musterte uns mit hochgezogenen Augenbrauen von oben bis unten, während sie Jeffs Kreditkarte einlas.

Jeff und ich fuhren den Tahoe in die Mitte von Leannes Garage und drehten das Thermostat an der Wand auf 30 °C (eine übliche Temperatur an einem Sommertag in der Gegend von Ann Arbor). Wir fuhren die Fenster hoch, machten das Auto aus, stellten im Radio den nichtkommerziellen Sender NPR ein und saßen die nächsten acht Stunden da, während wir die penetranten Ausdünstungen der brandneuen Inneneinrichtung einatmeten.

Gerüche können starke Erinnerungen auslösen. Und ich gebe zu, dass mich der Neuwagengeruch in wunderbare Familienferien in Bar Harbor in Maine zurückversetzte: die Seeluft, das von den rosa Granitbergen im Acadia-Nationalpark reflektierte Sonnenlicht und der Blick durch die Fenster des neuen babyblauen 1972er Dodge Dart Swinger meines Vaters, hinter denen die Welt vorbeizog. Auf einer molekularen Ebene ist Neuwagengeruch aber alles andere als zauberhaft. Er setzt sich aus üblen flüchtigen organischen Verbindungen (VOCs) wie Formaldehyd, Toluol, Xylolen und anderen chemischen Leckerbissen zusammen, die sich aus den Klebstoffen, Dichtungsmitteln und Plastikteilen im Autoinneren verflüchtigen.

Der Aufbau unseres Experiments hätte nicht einfacher sein können. Bevor wir Jeffs Büro verließen, legte jeder von uns eine Urinprobe auf die hohe Kante. Als wir am frühen Abend wieder aus dem Tahoe kletterten, gaben wir jeder eine zweite Probe ab. Dann schickten wir die vier kleinen Gläser an EAG Life Sciences, ein Labor in Maryland Heights, Missouri, um zu analysieren, ob die acht Stunden Einatmen des Neuwagengeruchs zu einem nennenswerten Anstieg der Konzentrationen bestimmter VOCs in unseren Körpern geführt hatten.

Falls jemand von Ihnen schon einmal acht Stunden am Stück mit jemand anderem in einem heißen Auto verbracht hat, werden Sie wissen, dass eine Unterhaltung sehr leicht vom sprichwörtlichen Weg abkommen kann. Jeff und mir gelang es, uns eine ganze Weile über seine Arbeit beim Ecology Center zu unterhalten und über den Grund, warum wir überhaupt in diesem Auto saßen. Die Arbeit des Ecology Center zu Autos und Chemikalien begann im südöstlichen Michigan auf der Graswurzelebene, in den Gemeinden, die negativ von industriellen Produktionsanlagen betroffen waren. Das Ecology Center begriff, dass es eine breitere öffentliche Unterstützung erreichen konnte, wenn es das »ikonische Produkt« dieser Produktion – das Auto – mit seinen Anliegen verband. Also begann es in den späten 1990er Jahren mit der Veröffentlichung von Testberichten, die den Ablauf der Autoherstellung untersuchten und bewerteten. Diese Berichte beurteilten anhand von Umweltfaktoren und dem Unternehmensmanagement, welche Betriebe besser arbeiteten als andere. Nach dem sie diese Berichte ein paar Jahre lang erstellt hatten, beschlossen sie, den Leuten das Thema noch näher zu bringen. Also veröffentlichte das Ecology Center 2006 auf HealthyStuff.org einen Verbraucherratgeber zum Thema Neuwagen. Das Interesse war so groß, dass die Website am ersten Tag zusammenbrach.

Der Ratgeber testete über zweihundert der beliebtesten Automodelle des Jahres auf giftige Chemikalien, die aus dem Wageninneren ausdünsteten. Der Healthy-Stuff-Autoratgeber konzentrierte sich auf Chemikalien wie Flammschutzmittel, Weichmacher (z.B. Phthalate), Schwermetalle und VOCs. Um aus dem Wageninneren Proben zur Analyse dieser Chemikalien zu erhalten, entwickelten Jeff und sein Team eine Methode unter Zuhilfenahme eines mobilen

Röntgenfluoreszenzgeräts (XRF), einer beeindruckenden Maschine, die entfernt einem klobigen Phaser der USS Enterprise aus den *Star-Trek*-Filmen ähnelt. Wenn man das XRF an einen Gegenstand hält, identifiziert es in weniger als sechzig Sekunden die Elemente, aus denen dieser Gegenstand besteht. Jedes Auto wird nach den Ergebnissen dieser Materialanalyse eingestuft, wobei die schlechtesten Autos wegen ihres hohen Chemikaliengehalts die höchsten Punktzahlen erhalten.

Zwischen 2006 und 2012 veröffentlichte das Ecology Center vier dieser ehrgeizigen Verbraucherratgeber, die regelmäßig einen alarmierenden Cocktail giftiger Chemikalien im Wageninneren der Autos aufdeckten. Sie haben über eintausend Fahrzeuge in ihrer Datenbank und, schätzt Jeff, Daten zu etwa 90 Prozent der zwischen 2006 und 2012 in Nordamerika verkauften Autos. Die jahrelange Veröffentlichung der Ergebnisse unter namentlicher Nennung der betroffenen Unternehmen bewirkte allmählich einen merklichen Wandel: Industrieweit begannen sich die Testergebnisse zu verbessern, wobei die besten Autos einige der gefährlichen Chemikalien ganz vermieden. Im Jahr 2012 hatten zum Beispiel 17 Prozent der vom Ecology Center getesteten Neuwagen PVC-freie Innenräume, und 60 Prozent wurden ohne bromierte Flammschutzmittel gefertigt.[3] Jeff erzählte mir, dass Autounternehmen wie Ford inzwischen eine ansehnliche Stange Geld in die Sauberkeit ihrer Herstellung investieren, und Honda war so erfreut über die Ernennung seines Civic zur »besten Wahl« des Ecology Center für das Jahr 2012 – in Anerkennung der Anstrengungen des Unternehmens, das Wageninnere seiner Autos so ungiftig wie möglich zu machen –, dass es diesen Erfolg immer noch regelmäßig in den sozialen Medien herumposaunt.

Als ich Jeff für diese Jubiläumsausgabe von *Slow Death* interviewte, sagte er mir, dass sich die Schlacht inzwischen sehr stark darauf verlagert hat, die Luftqualität in Fahrzeuginnenräumen weltweit zu regulieren. In China und Südostasien hat eine Explosion öffentlichen Interesses an Luftqualität die Entwicklung neuer Vorschriften vorangetrieben und Ford dazu gebracht, ein Spezialistenteam aus »Goldnasen« zusammenzustellen, um Chemikalien aufzuspüren, die diese Vorschriften verletzen. Der Auftrag des Teams? Die Ausmerzung des Neuwagengeruchs. Die achtzehn »Goldnasen« arbeiten in einer Forschungseinrichtung des Unternehmens in Nanjing in China und riechen an jedem Teil jedes Fahrzeugs von Ford, das in einem asiatischen Land verkauft wird. Falls eine Armlehne oder eine Belüftungsöffnung der Klimaanlage den Riechtest nicht besteht, werden die Teile an den Hersteller zurückgeschickt. Dabei treffen die

Riechasse extreme Vorkehrungen, um die Teile nicht selbst zu belasten: Laut Reuters rauchen sie nicht und verzichten sogar auf Nagellack.

Leider betraf keine dieser guten Nachrichten den Tahoe. In einem Test, der zum Zeitpunkt unseres Experiments erschien, stufte das Ecology Center das Auto als »durchschnittlich bedenklich« ein und fand messbare Konzentrationen von Brom, Chlor und anderen unschönen Chemikalien in seinem Inneren.

In den acht Stunden, die Jeff und ich eingeschlossen im geräumigen Innenraum des Tahoe saßen, las ich dies und viel, viel mehr über den Tahoe. Zwischendurch nahmen ein paar Studenten der Universität Michigan Luftproben aus dem Wageninneren, aber sie kamen und gingen im Nu und ließen Jeff und mich wieder allein. Wir starrten weiter an die Wand des Lagerraums.

In Stunde 8 klammerten Jeff und ich uns an jede Minute, die die Uhr im Amaturenbrett bis zum Ende unseres Experiments hinunterzählte. Dann rollten wir wie ein geölter Blitz aus der Garage und rasten schneller zurück nach Ann Arbor, als es das Tempolimit erlaubte, so übermächtig war unser Wunsch, unser Fahrzeuggefängnis endlich zu verlassen. Der Reiz des Neuwagengeruchs war verflogen.

Schnuppertest

Ja, es gibt eine Menge Studien zu Raumluftqualität, und der Grund liegt in unserem Stubenhocker-Zeitalter vermutlich auf der Hand: Der durchschnittliche Bewohner eines Industrielands verbringt mehr als 90 Prozent seiner Zeit in geschlossenen Räumen. Um noch genauer zu sein: Es hat sich herausgestellt, dass Amerikaner fast 87 Prozent ihrer Zeit drinnen verbringen und unglaubliche 5,5 Prozent ihres Lebens in geschlossenen Fahrzeugen. Für die von Ihnen, die keine Freunde der Mathematik sind: Damit bleiben nur etwa 8 Prozent unseres Lebens übrig für Skifahren, Laubharken im Herbst, Sonnenbaden auf Stegen, die Kinder zu Fuß zur Schule bringen, Golf, Picknicks und alle anderen Draußenaktivitäten zusammen (vgl. Abbildung 27).

Wissenschaftler haben ihre Aufmerksamkeit mehr und mehr der Belastung von Raumluft zugewandt, ganz einfach deswegen, weil das der Ort ist, an dem ein Großteil der Welt sein Leben verbringt.

Raumluftschadstoffe sind ein unglaublich vielfältiger Haufen, und praktisch alle Amerikaner (und, lässt sich vernünftigerweise annehmen, Einwohner anderer Industriestaaten) haben messbare Konzentrationen von VOCs und anderen belastenden Stoffen in ihren Körpern.[5] Wenig überraschend ist, dass die An- oder Abwesenheit von Tabakrauch einen Riesenunterschied für die Qualität der Raumluft macht. Ebenso wie die Garage Ihres Hauses, falls Sie eine haben

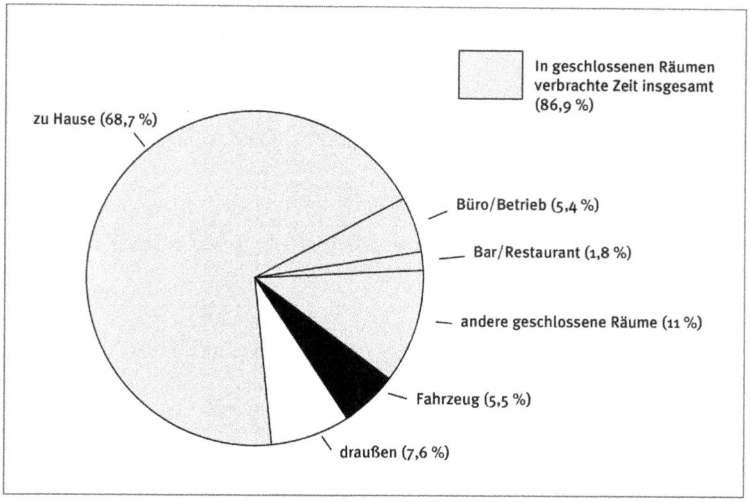

27 Wo Amerikaner ihr Leben verbringen[4]

(wegen der unvermeidlich geruchsintensiven Ansammlung von Kanistern, Rasenmähern, kaputten Autos und diversen Farbresten). Falls Sie in letzter Zeit der Verbrennung fossiler Kraftstoffe ausgesetzt gewesen sind (zum Beispiel am Straßenverkehr teilgenommen haben) oder mit Klebstoffen und Lösungsmitteln hantiert (zum Beispiel zu Hause renoviert) haben, werden Ihre Körperwerte für VOCs durch die Decke gegangen sein.

Manchmal sind es aber auch harmlose Aktivitäten, die zu unserer giftigen Chemielast beitragen, zum Beispiel einfach in einem Auto zu sitzen. Forscher haben herausgefunden, dass wir in einem durchschnittlichen Wageninneren über 275 dort herumschwebenden Schadstoffen ausgesetzt sind. An warmen Sommertagen scheinen mehr dieser Chemikalien aus dem Autoinneren freigesetzt zu werden. Autos, die jünger als drei Jahre sind, und Luxusautos (vielleicht wollen Sie so viel »Neuwagengeruch« wie möglich, wenn Sie eine Stange Geld für ein Auto bezahlt haben) stinken mehr als der Durchschnitt. Studien haben die Aufmerksamkeit auf die Tatsache gelenkt, dass die Luftqualität im Wageninneren vieler Fahrzeuge deutlich schlechter ist als für Innenräume als ungefährlich gilt. Es ist bislang aber überhaupt nicht klar, ob diese Umgebungswerte zu messbaren Anstiegen im menschlichen Körper führen.[6]

Von allen Chemikalien, nach denen wir hätten suchen können, nahmen wir die aufs Korn, die bekanntermaßen gesundheitlich bedenklich sind.[7] Wir suchten nach den Metaboliten oder Abbauprodukten von Hexan (2,5-Hexandion),

Heptan (2,5-Heptandion), Benzol (Phenylmercaptursäure), Toluol (Benzylmercaptursäure) und Xylolen (Methylbenzylmercaptursäure). Hexan gehört zu den gebräuchlichsten VOCs in vielen Klebstoffen; eine Dauerbelastung mit diesem Stoff kann zu neurologischen Schäden führen. Heptan ist üblicherweise in bestimmten Farben, Lacken und Montageklebern enthalten. Benzol ist eine bekanntermaßen für Menschen krebserregende Substanz, und eine Belastung mit Toluol und Xylol kann Veränderungen im zentralen Nervensystem und andere neurologische Schäden bewirken.

Die Ergebnisse unseres Experiments waren erstaunlich (siehe Abbildung 28). Hinsichtlich aller Chemikalien, um die es ging (darunter Benzol und Xylole, die hier nicht abgebildet sind), stiegen sowohl bei Jeff als auch bei mir nach acht Stunden Einatmen der Ausdünstungen die Konzentrationen in unseren Körpern signifikant an. Schauen Sie sich die Verläufe an: In allen Fällen stiegen unsere VOC-Werte an – teils vervierfachten sie sich. Die Folgen davon sind bedeutsam, weil der durchschnittliche Bürger eines Industrielands fünf Prozent seines oder ihres *Lebens* (!) in einem geschlossenen Fahrzeug verbringt. Die kanadische Regierung sagt mir, dass ich als durchschnittlicher kanadischer Kerl eine Lebenserwartung von etwa achtzig Jahren habe: Das bedeutet ganze vier Jahre meines Lebens, die ich in einem Auto verbringe. Manchen meiner Mit-Torontoer, die drei Stunden pro Tag mit dem Pendeln zur und von der Arbeit verbringen, garantiere ich eine noch viel höhere Zahl. Natürlich werden nicht alle Autos die Luftqualitätsprobleme eines neuen Chevy Tahoe haben. Aber viele.

Kurz gesagt ergab unser Experiment, dass Millionen Menschen überall auf der Welt ihre Körper jeden Tag und mit jedem Atemzug allmählich mit Benzol und anderen unaussprechlichen giftigen Stoffen füllen, während sie auf dem Weg zum Supermarkt sind, die Kinder für die Fahrt zum Fussballtraining ins Auto setzen oder in die Sommerferien fahren. Wir haben im letzten Kapitel dieses Buchs ein paar konkrete Schlussfolgerungen gezogen, was man dagegen tun kann. An dieser Stelle schon einmal folgendes: Wenn Sie einen Neuwagen haben, fahren Sie als ersten Schritt seine Fenster herunter und lassen Sie ihn auslüften!

»Giftige Suppe«

Um herauszufinden, wie diese Schadstoffe auf uns wirken, kann man zum Beispiel ihre Wirkungen auf Menschen untersuchen, die täglich mit dem Zeug arbeiten.

Wir wissen noch nicht viel über berufsbedingte Belastungen mit Chemikalien und die daraus resultierenden gesundheitlichen Folgen, aber eine Studie

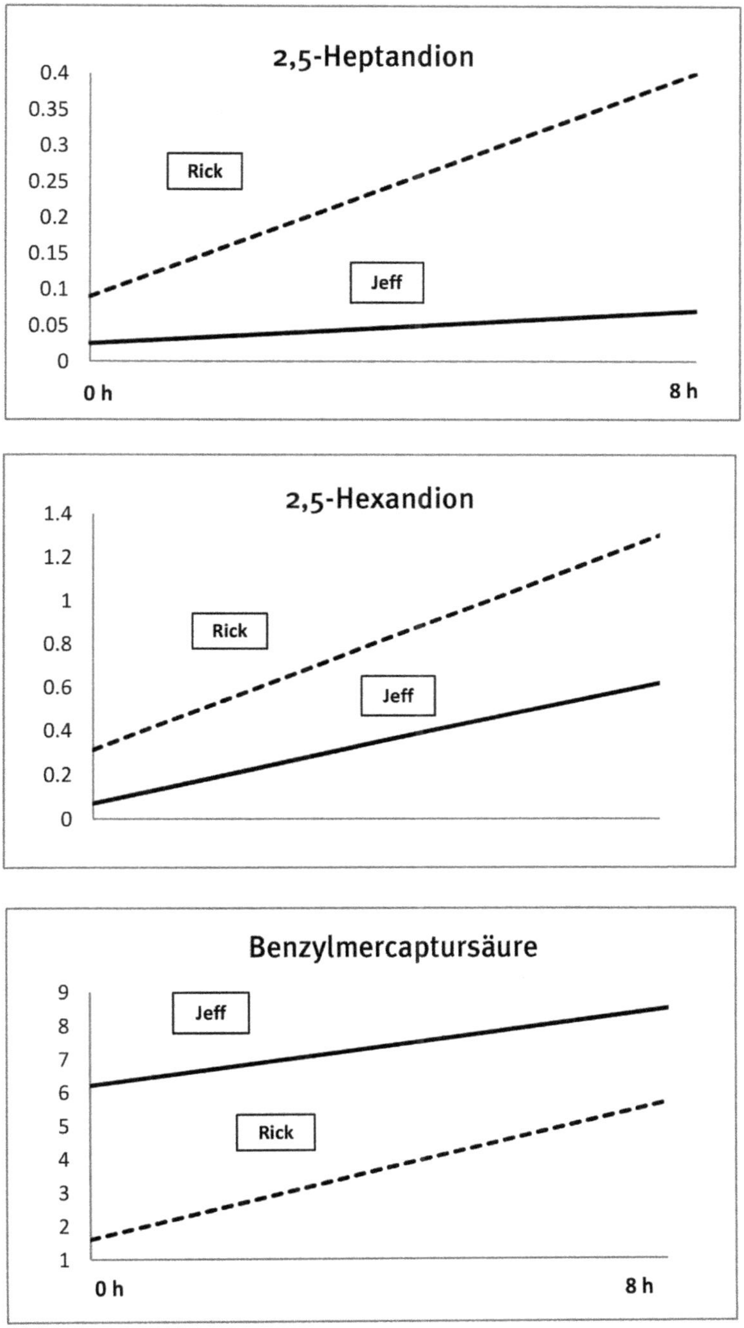

28 VOC-Anstiege in Jeff und Rick nach acht Stunden in einem warmen Neuwagen (alle Einheiten mg/l)

ist wegen ihrer Verbindung zu Autos besonders erwähnenswert. Unterstützt von der kanadischen Brustkrebsstiftung Canadian Breast Cancer Foundation (CBCF) untersuchte ein Forscherteam unter Leitung von Professor Dr. Jim Brophy von der Universität Windsor, ob bestimmte Arten von Arbeit ein berufsbedingt erhöhtes Brustkrebsrisiko bedeuten.[8]

Brophy und sein Team führten eine Fall-Kontroll-Studie mit über 2.000 Frauen in den Countys Essex und Kent im Südwesten Ontarios durch – einem Industrieraum, der für seine flache Landschaft, Autozulieferfabriken und Kunststoffproduktionsanlagen bekannt ist. Die Gruppe von 1.005 Frauen mit Brustkrebs und die Kontrollgruppe von 1.146 zufällig ausgewählten Mitgliedern aus denselben Gemeinden wurden detailliert zur ihrem beruflichen Werdegang und ihrer Reproduktionsgeschichte befragt. Die einfache, aber eindringliche Antwort: In Branchen, in denen eine hochgradige berufsbedingte Belastung mit Chemikalien herrscht, ist das Brustkrebsrisiko erhöht.

Die Ergebnisse von Brophys Studie sind besonders besorgniserregend für Frauen, die in Fabriken von Autozulieferern arbeiten, in denen Kunststoffteile hergestellt werden. In der Kunststoffindustrie ist der Anteil der weiblichen Belegschaft sehr hoch: In Kanada sind zum Beispiel 37 Prozent der Arbeitskräfte im Kunststoffsektor weiblich – das ist eine höherer Anteil als in allen anderen Branchen des Produktionssektors.[9] Im geographischen Gebiet von Brophys Studie, dem County Windsor-Essex, in dem die Mehrzahl der Kunststoffprodukte für die Automobilindustrie hergestellt wird, stellen Frauen mehr als die Hälfte der Arbeitskräfte im Kunststoffsektor.[10] Ähnliche Verhältnisse herrschen in den Vereinigten Staaten in Branchen, die mit Kunststoff zu tun haben.

Die Arbeiten in der Kunststoffherstellung, die die Frauen in Brophys Studie ausführten, betrafen größtenteils Spritzgussverfahren. Nach dem Entwurf eines Produkts – jedes möglichen Produkts, aber sagen wir im Fall der Automobilindustrie zum Beispiel eines Armaturenbretts oder der Mittelkonsole zwischen den Sitzen mit diesen praktischen Getränkehaltern für Becher –, wird eine Gussform für dieses Kunststoffteil angefertigt. Das Einspritzmaterial für die Form wird in eine erhitzte Trommel gegeben, vermischt und in die Vertiefung der Form gepresst, wo es auskühlt und aushärtet.[11]

Was bedeutet das für die Belastung der Arbeiterinnen mit Chemikalien? Das geschmolzene Gemisch, das zum Endprodukt wird, besteht aus Kunstharz, vielen Zusatzstoffen und manchmal Kaschierfolie. Das Erhitzen führt zu Dämpfen und Dünsten in der Fabrik, die unter anderem Weichmacher, UV-Schutzmittel, Pigmente, Farben, Flammschutzmittel und unreagierte Harzkomponenten enthalten.[12] Viele Kunststoffe setzen östrogene Chemikalien frei, und die geschmolzenen Mischungen enthalten Zusätze wie Phthalate und Flammschutzmittel, die bekannte hormonaktive Chemikalien sind. Manche Inhaltsstoffe in der Herstellung von Polymeren (wie zum Beispiel BPA und Vinylchlorid) sind zudem erwiesenermaßen krebserregend.[13] Also ist es kein Wunder, dass Brophy und sein Team herausfanden, dass das Brustkrebsrisiko von Frauen in der Kunststoffindustrie im Vergleich zur Kontrollgruppe doppelt so hoch war.

Als ich Brophy zu dieser Studie befragte, interessierte mich, wie diese Chemikalien ganz praktisch in die Körper der Arbeiterinnen gelangen. Werden sie eingeatmet, durch die Haut aufgenommen oder wie? »Diese Menschen werden auf jede nur vorstellbare Weise belastet«, antwortete er. »Es ist sehr wichtig zu betonen, dass sie nicht nur einem giftigen Stoff ausgesetzt sind. Sie sind der unglaublichsten Mischung von Stoffen ausgesetzt, von denen jeder einzelne bekanntermaßen ein potentielles Gesundheitsrisiko für sie darstellt. Gleichzeitig wissen wir, dass eine Belastung mit diesen Mischungen noch viel stärker wirkt als eine Belastung mit nur einem einzigen Stoff.« Er erzählte mir, dass seinem Team während seiner Interviews wiederholt Beschwerden wegen unzureichender Belüftung zu Ohren kamen, und eine der Frauen, die mit Autokunststoffen arbeitete, verglich ihren Arbeitsplatz mit dem Aufenthalt »in einer giftigen Suppe«.

Studien wie die von Brophy zeigen, dass Menschen, die es jeden Tag mit hohen Konzentrationen dieser Chemikalien zu tun haben, ein *erhebliches* Risiko für wirklich schreckliche gesundheitliche Folgen tragen. Sie sind »Kanarienvögel im Kohlebergwerk«, die vor möglichen Auswirkungen auf uns alle auch bei deutlich niedrigeren Belastungen warnen. Ihre Geschichten und ihre Krankheiten sollten uns auch über die ganz konkreten Folgen nachdenken lassen, die unser Konsumverhalten als Gesellschaft für die Arbeitskräfte hat, die es erst ermöglichen – im Südwesten Ontarios und überall dort, wo Arbeitskräfte giftigen Chemikalien ausgesetzt sind.

Seltsame Symptome

In diesem Kapitel haben wir uns auf VOCs konzentriert, aber auch andere Chemikalien sind sehr problematisch im Blick auf eine Raumluftbelastung: die, die auf anderen Wegen in unsere Körper gelangen können als durch Einatmen. Flammschutzmittel, die in einem breiten Spektrum von Haushaltsprodukten, Baumaterial, Elektronik, Einrichtungsgegenständen, Autos, Flugzeugen und Polstermöbeln vorkommen, sind ein sehr gutes Beispiel dafür.

Unsere Freundin Miriam Diamond, eine äußerst dynamische Professorin und Wissenschaftlerin am Fachbereich Chemie der Universität Toronto, hat beeindruckende Forschungen zu Flammschutzmitteln in Alltagsumgebungen durchgeführt. Im Jahr 2004 nahmen sie und ihre Kollegen in Privathaushalten in Toronto und Umgebung Dreckproben auf den Innen- und Außenseiten von Fenstern und maßen ihre PBDE-Belastung. Die Ergebnisse zeigten deutlich höhere PBDE-Werte auf den Innenseiten, insbesondere in städtischeren Umgebungen.[14] Dieses Ergebnis stieß weitere Forschungen an, nach denen Miriam und ihr Team eine bahnbrechende Studie veröffentlichten: die erste Expositionsbewertung für PBDEs, die darauf hindeutete, dass der Hauptbelastungsweg für Menschen mit hohen Werten der Chemikalie in ihren Körpern vermutlich Hausstaub ist.[15] Miriams Forschung brachte ihr den Titel »Wissenschaftler des Jahres« der Zeitschrift *Canadian Geographic* ein und den Ehrentitel »Dust Doctor« von ihren Studenten. Ich rief die gute Doktorin an, um ihr ein paar weitere Fragen zu Flammschutzmitteln, Staub und Raumluftqualität zu stellen.

»Wenn Flammschutzmittel in scheinbar unbeweglichen Dingen wie Schaum in Sitzpolstern stecken«, fragte ich, »wie gelangen sie in unsere Körper? Zerbröseln mit der Zeit die Stoffe und Schäume, die Flammschutzmittel enthalten, und werden zu Staub, den wir dann einatmen?« Das konnte für ältere, zerschlissene Möbelstücke zutreffen. Miriam erklärte aber, dass die Sache komplizierter ist. Sie glaubt, dass es zwei Hauptwege für die Flammschutzmittel in den Staub gibt. Den ersten verglich sie damit, eine heiße Dusche zu nehmen und zuzuschauen, wie das Wasser verdunstet und sich am kalten Fenster niederschlägt. »Ein Produkt – wie dein Computer oder Fernseher – heizt sich auf, wenn du es benutzt. Infolge der Erwärmung werden die Flammschutzmittel gasförmig, sie bewegen sich aus dem Plastik in die Luft. Aber Flammschutzmittel wollen nicht in der Luft bleiben, wegen des niedrigen Dampfdrucks und auch, weil die Luft kälter ist als das elektronische Gerät. Also spalten sie sich in Zeug auf, Zeug wie den schmierigen Film an Wänden, auf Fußböden und auf Pflanzenoberflächen.«

Eine weitere Hauptverkehrsstraße für Flammschutzmittel in den Hausstaub hängt mit Menschen zusammen. Neuere Forschungen von Miriams Kollegen zeigten höhere Konzentrationen von Flammschutzmitteln auf Handinnenflächen als auf Handrücken, was darauf hindeutet, dass die Chemikalien auf unsere Handflächen geraten, wenn wir sie berühren. »Wir wissen, dass kleine Teilchen der Chemikalien sich von den Oberflächen der Gegenstände lösen, die sie enthalten«, erklärte Miriam. »Und wir wissen das, weil du, um Flammschutzmittel auf die Hand zu bekommen, nur etwas berühren musst, das ein Flammschutzmittel enthält, zum Beispiel einen Computer. Ein kleines bisschen des Plastiks oder des Gewebes scheint sich einfach durch Mikroabrieb zu lösen.« Sie fuhr fort: »Oder diese Situation: Du hast Staub auf deinem Sofa, und wenn du dich hinsetzt, schwebt etwas von diesem Staub hoch und hängt erneut in der Luft. Solange der Staub auf dem Sofa liegt, hat er die Gelegenheit, die Flammschutzmittel vom Sofa aufzunehmen, und wenn er wieder in der Luft hängt, bewegt er sich in den Raum.«

Eine im Frühjahr 2013 veröffentlichte Studie erinnert uns daran, dass wir uns nicht nur im Hinblick auf Staub im Haus Sorgen machen sollten. Forscher an der Duke-Universität schauten sich ein neues, als »V6« vermarktetes Flammschutzmittel und seine Konzentrationen in Schaumstoffprodukten für Babys, in Haus- und Autostaub an.[16] Aufgrund des allmählichen Ausstiegs aus PBDEs ist V6 als eine Alternative entwickelt worden, also überrascht es nicht, dass das neuere Flammschutzmittel in hohen Konzentrationen in den untersuchten Babyprodukten und im untersuchten Staub gefunden wurde. Außerdem stellte die Studie fest, dass die Konzentration von V6 in Autostaub deutlich höher war als in Hausstaub.[17]

Wenn ich an Staub denke, fallen mir Wollmäuse ein. Aber giftiger Staub scheint zu Hause oder im Auto eher an Orten vorzukommen, an denen man ihn eigentlich nicht erwarten würde. »Wollmäuse sind das, was wir den Speicherstaub nennen«, sagte Miriam. »Es ist der *aktive* Staub – das Zeug mitten im Raum, das wieder in der Luft hängt –, der uns Sorgen macht.« Stellen Sie sich die Wollmäuse als Staubleichen vor: tote Geschöpfe, die auf dem Boden zerfallen und nie mehr irgendjemanden belästigen werden. Im Gegensatz dazu bewegt sich der lebendige Staub: die richtig kleinen, fiesen Partikel, die wir einatmen und oft essen, aktiv umher. (Durch Ihre Fenster hereinfallendes Sonnenlicht macht diese Staubkörnchen in der Raumluft sichtbar.)

So wie Biologen Tiere mit Funkempfängern verfolgen, verfolgt Miriam Diamond Staub – und mit der gleichen Begeisterung. Ihre Arbeit hat viel darüber zutage gefördert, wie sich diese Chemikalien von ihrem anfänglichen Ort im Sitzpolster unter Ihrem Allerwertesten aufmachen und schließlich zu einem invasiven Schadstoff in Ihrem Blutkreislauf werden. Und wenn Flammschutzmittel einmal in uns sind, passieren unschöne Dinge. Miriam verwies auf eine neuere epidemologische Studie, die vorgeburtlich mit PBDE belastete Kinder im Alter von ein bis sechs Jahren darauf untersucht hatte, wie sich diese PBDE-Belastung auf ihre Indikatoren für die Entwicklung des Nervensystems auswirkte.[18] An der Studie nahmen 210 Frauen aus Manhattan teil, die während der Terroranschläge im September 2001 schwanger gewesen waren und ihre Kinder danach in einem der drei innerstädtischen Krankenhäuser zur Welt gebracht hatten. Von jedem Baby wurde bei der Geburt Nabelschnurblut abgenommen und auf giftige Chemikalien untersucht. Im Alter von 12, 24, 36 und 72 Monaten wurden verschiedene Entwicklungstests durchgeführt und die Ergebnisse mit bekannten Entwicklungsrichtwerten verglichen. Das Forscherteam hatte die Hypothese aufgestellt, dass eine pränatale Belastung mit Giften, insbesondere mit PBDEs, die vom World Trade Center nach dem Terroranschlag freigesetzt wurden, die Entwicklung des Nervensystems bei Kindern beeinflusst. Es hatte recht: Die Kohortenstudie zeigte niedrigere Werte für geistige und körperliche Entwicklung und einen niedrigeren IQ bei Säuglingen und Kleinkindern, insbesondere bei den Kindern mit den höchsten PBDE-Konzentrationen im Nabelschnurblut.

»Es ist eigenartig«, sagte Miriam. »Als ich als Mutter über die Folgeschäden las, fühlte sich das unangenehm nah an meiner eigenen Situation an. Ich dachte an all die Jahre, die ich vor und während einer Schwangerschaft vor einem Computer gesessen hatte.« Sie hat ihre Kinder zum Spielen immer nach draußen geschickt und glaubt, dass wir alle vielleicht mehr draußen spielen sollten.

Allergische Generation

Forscher, die die Raumluftqualität untersuchen, haben sich auch einer anderen Familie von Chemikalien zugewandt: unseren alten Freunden, den Phthalaten.

Es reicht ihnen nicht, durch die Körperpflegeprodukte, in denen sie enthalten sind, in unsere Körper zu gelangen. Phthalate machen auch einen erheblichen Teil des Staubs in unseren Haushalten aus. Eine besonders überzeugende Serie von Studien hat eine Phthalatbelastung mit Asthma und, vielleicht überraschenderweise, mit der Entwicklung von Allergien in Verbindung gebracht.[19] Einer der wichtigsten Forscher auf diesem Gebiet, Carl-Gustaf Bornehag von der Universität Karlstad in Schweden, sagte mir, dass er gar nicht an Phthalate dachte, als er mit seiner bahnbrechenden Forschung begann. »In den 1990er Jahren sammelten wir in Schweden wissenschaftliche Daten zu Umweltproblemen, die etwas mit Asthma und Allergien zu tun hatten, und wir konzentrierten uns auf Feuchtigkeitsprobleme in Gebäuden.« Bornehag hatte bemerkt, dass etwas in feuchten Gebäuden passierte – was zu höheren Fallzahlen von Asthma und Allergien bei Kindern führte –, und er wollte wissen, warum.

Also begann er eine der größten Studien der Welt: »Dampness in Buildings and Health« (»Feuchtigkeit in Gebäuden und die Gesundheit«). Seit dem Jahr 2000 zeichnet sie in Fünfjahresschritten das Leben und den Gesundheitszustand von vierzigtausend Kindern auf. Als Bornehag und seine Kollegen damit begannen, ihren Berg von Daten zusammenzufügen, stießen sie auf ein Problem: Ganz gleich, wie stark sie filterten, sie konnten keinen Zusammenhang zwischen einer feuchtigkeitsbezogenen Belastung und Asthma und Allergien finden. Eine

Weile waren sie ratlos. Es war klar, dass sie die falschen Dinge maßen, also analysierten sie die Luft- und Staubproben wieder und wieder auf andere Entwicklungen hin. Im Jahr 2004 fanden sie schließlich den roten Faden: Es waren die Phthalate. Je mehr Phthalate im Hausstaub vorlagen, umso höher waren die Fallzahlen für Asthma und Ekzeme bei Kindern. Da ein Großteil der Fußböden in Schweden Polyvinylchlorid (PVC) enthält, das sehr phthalatreich ist, war die Konzentration dieser Chemikalie im Hausstaub in vielen Fällen extrem erhöht. »Wir suchten nach etwas«, sagte Bornehag. »Wir konnten es nicht finden, aber wir fanden etwas anderes.«

Bornehag dehnte seine Studie auf acht Länder in aller Welt und auf sage und schreibe einhunderttausend Kinder aus. Es ist eine mühsame Arbeit, aber ähnliche Ergebnisse, die Phthalate sowohl mit Atemwegs- und Hautproblemen als auch mit allergischen Reaktionen bei Kindern in Verbindung bringen, tauchen mit zunehmender Häufigkeit auf.[20]

Bornehag beendete unser Gespräch mit einer faszinierenden Beobachtung: »Es besteht kein Zweifel daran, dass die Anzahl von Allergien beim Menschen in den letzten fünf oder sechs Jahrzehnten signifikant zugenommen hat. Und wenn Sie sich nicht nur Phthalate anschauen, sondern eine ganze Reihe dieser hormonaktiven Chemikalien: Sie sind alle in exakt demselben Zeitraum eingeführt worden.« Das Kinderkrankenhaus von Boston startete einen Versuch, an diesen lockeren Zusammenhang heranzukommen.

Die Ärzte stellten fest, dass es eine ungewöhnlich hohe Zahl von Asthmapatienten aus bestimmten Gegenden mit niedrigem Einkommen gab.[21] Sie wussten, dass Asthmaanfälle von Dingen wie Staub, Schimmel, belasteter Luft und anderen Umweltbeeinträchtigungen ausgelöst werden können, die in Gegenden mit niedrigem Einkommen üblich sind, und sie wollten etwas dagegen tun. Das war die Geburtsstunde der Community Asthma Initiative, einer Initiative der kommunalen Gemeinde gegen Asthma.

Das Programm identifiziert Kinder, die wiederholt wegen Asthmaanfällen in die Notaufnahme des Krankenhauses kommen. Eltern dieser Kinder, die dazu bereit sind, werden von einem Gesundheitshelfer der Gemeinde besucht. Er klärt die Familien darüber auf, welche problematischen Bedingungen und Produkte in Innenräumen Asthmaanfälle auslösen können, und hilft dabei, sie zu identifizieren.[22] Ein Besuch vom Gesundheitshelfer der Gemeinde bedeutet, eine Checkliste von Auslösern für Asthma und Indikatoren für problematische Umgebungen durchzugehen – Dinge wie Schimmel, Kakerlaken und Mäuse.

Das Programm ist ein Erfolg. Ein Bericht notiert »einen Rückgang von 56 Prozent bei Patienten in der Notaufnahme und einen Rückgang von 80 Prozent bei Patienten in irgendeiner stationären Behandlung.«[23] All das ist durch einfache und kostengünstige Änderungen erreicht worden, zum Beispiel dadurch, öfter Staub zu wischen und zu saugen, chemielastige Reinigungsmittel zu vermeiden und die Benutzung parfümierter Produkte wie Raumerfrischer zu minimieren, die alle Asthma verschlimmern können. Wer hätte gedacht, dass ein einfacher Frühjahrsputz einen so greifbaren Detox-Nutzen haben kann?

Gute Nachrichten, schlechte Nachrichten

Ich hatte mich durch eine Tonne Studien zu hunderten verschiedener, die Raumluft belastender Schadstoffe gepflügt und mein Kopf schmerzte. Ich brauchte jemanden, der mir eine Zusammenfassung lieferte, einen Überblick, was im Hinblick auf die Raumluftqualität besser geworden war und was schlechter. Ich wandte mich an einen von Bornehags gelegentlichen Mitautoren: Dr. Charles Weschler, Wissenschaftler am Institut für Umwelt- und Arbeitsmedizin der Rutgers-Universität. Weschler hatte eine erfrischend deutliche Abhandlung der Sorte »Alles, was Sie schon immer wissen wollten, aber nicht zu fragen wagten«, mit dem Titel »Raumluftschadstoffe seit den 1950er Jahren im Wandel« verfasst.[24]

»Im Blick auf viele Stoffe, die erwiesenermaßen krebserregend sind oder in diesem Verdacht stehen, haben sich zumindest in den USA und Kanada die Dinge deutlich zum Besseren entwickelt«, sagte Weschler. Was Benzol, Formaldehyd, Asbest und Radon angeht, sind die Konzentrationen in durchschnittlichen Haushalten und Büros heute viel niedriger als in den 1960er und 1970er Jahren. Er zitierte zwei große Überblicksstudien zu VOCs in der Raumluft von US-Haushalten, eine für die Jahre 1981 bis 1984, eine zweite für die Jahre 1999 bis 2001. »Der durchschnittliche Benzolwert ist von etwa 14 Mikrogramm pro Kubikmeter auf etwa 2 Mikrogramm pro Kubikmeter gesunken. Und wir sehen ähnliche Rückgänge bei anderen aromatischen Lösungsmitteln: Toluol, Xylolen und Ethylbenzol. Das sind gute Nachrichten.«

Weschlers Beurteilung der »klassischen giftigen Gase« wie Kohlenmonoxid (CO), Schwefeldioxid (SO_2) und Stickoxiden (NO_x) fallen ähnlich positiv aus. »Es sterben heute weniger Menschen pro Jahr an einer Kohlenmonoxidvergiftung als noch vor vierzig oder fünfzig Jahren«, sagte er. »Wir haben Kohlenmonoxid-Sensoren in Haushalten, aber vor allem sind die Kohlenmonoxid-Emissionen einer ganzen Reihe von Verbrennungsgeräten viel niedriger als früher.« Auch Autos gehören zu den Haushaltsgegenständen, deren Kohlenmonoxid-Emissionen enorm gesunken sind. Ähnlich niedrig sind die Schwefeldioxidwerte, weil die Verwendung schwefelhaltiger Brenn- und

Treibstoffe und Kohle zurückgegangen ist. Und Stickoxide in der Raumluft sind als Folge eines ganz unscheinbaren Wandels stark zurückgegangen. »Haben Gasherde in Kanada immer noch Zündflammen?«, erkundigte er sich. Kaum noch, sagte ich ihm. »Genau!«, fuhr er fort. »Die Zündflammen waren eine ständige Stickoxidquelle und konnten in einem stark abgedichteten Gebäude zu erhöhten Konzentrationen führen. Das ist vorbei.«

Schwermetalle sind eine weitere Erfolgsgeschichte. »Blei, Quecksilber, Kadmium: Die Werte dieser Stoffe sind in Haushalten heutzutage viel niedriger. Wenn Sie heute Staubproben sammeln und die darin vorhandenen Konzentrationen mit denen vergleichen, die Sie vor zwanzig oder dreißig Jahren gemessen hätten, sehen Sie ebenfalls einen Rückgang in ganzen Größenordnungen. Blei und Quecksilber waren früher Farben beigemischt, zur Verhinderung von Schimmel und Mehltau, ebenso Kadmium. Sie sind, wie Sie wissen, nicht länger in Innenraumfarben erlaubt. Das sind gute Nachrichten.« Die letzte rosige Nachricht, auf die Weschler hinwies, war der Wandel bei Pestiziden und die Tatsache, dass viele der giftigsten in ihrem Einsatz eingeschränkt worden sind. »DDT, Chlordan, Chlorpyrifos oder Mirex werden nicht mehr in Innenräumen verwendet.«

Weschler interessiert sich besonders dafür, in welchem Ausmaß unser Körper seine Chemielast in geschlossenen Räumen durch den dermalen Weg (das heißt, durch unsere Haut) aufnimmt. In seinem Zeitschriftenartikel »SVOC-Belastung in Innenräumen: Ein frischer Blick auf dermale Wege« aus dem Jahr 2012 untersucht Weschler die Konzentrationen verschiedener teilweise flüchtiger organischer Verbindungen (SVOCs) – einer Klasse, zu der verschiedene gängige Chemikalien wie BPA, Phthalate, Pestizide und Flammschutzmittel gehören – in der Luft und auf den Oberflächen von Innenräumen. Diese Werte nutzte er dann für die Entwicklung von Gleichungen, um die Mengen an SVOCs zu schätzen, die durch die Haut von Studienteilnehmern aufgenommen wurden.[25] Er fand heraus, dass viele SVOCs, die zur Zeit aktuell oder potentiell in Raumluft von Interesse sind, aus dieser Luft von der Haut in vergleichbaren oder sogar höheren Konzentrationen aufgenommen werden als durch Einatmen.[26] Seine Ergebnisse deuten darauf hin, dass die Belastung mit diesen Raumluftchemikalien durch die Haut bislang unterschätzt worden ist und diesem Weg von Belastungswissenschaftlern und Gesundheitsbehörden mehr Aufmerksamkeit geschenkt werden sollte, wenn sie SVOC-Belastungen in geschlossenen Räumen untersuchen.

Warum ist diese Art der Übertragung von SVOCs so besorgniserregend? Weil die Aufnahme auf dermalem Weg bedeutet, dass die Dosis der Chemikalie, die auf diese Weise in den Körper gelangt, möglicherweise viel höher ist, als wenn eine vergleichbare Menge der Chemikalie eingeatmet oder verzehrt wird. Während eingeatmete oder verzehrte SVOCs durch verschiedene (Atem- und Verdauungs-)Systeme geschleust werden, in denen ihr Auftreten Abwehrmechanismen auslösen kann, gelangen über die Haut aufgenommene SVOCs unter Umständen *direkt* ins Blut und Organgewebe. Es ist also kein Wunder, dass die Belastung von Menschen mit diesen Chemikalien in Innenräumen ein ernsthafter Grund zur Sorge ist. Weschler plädiert für ein verbessertes Biomonitoring dieser Raumluftschadstoffe – also kontinuierliche Messungen dieser Chemikalien im menschlichen Körper. Das wird sicherlich dabei helfen, die Dimensionen des Problems der Ausdünstungen deutlich zu machen, aber wie immer müssen wir uns auch selbst anstrengen, um unser Zuhause und andere Innenraumumgebungen gesünder zu machen.

Die Industrie reagiert

Ich erinnere mich noch gut daran, was meine hartgesottene Neufundländer Großmutter zu Latex-Farbe zu sagen pflegte: »Pah!« (wegwerfende Handbewegung). »Das Zeug hält einfach nicht, Jungchen. Du brauchst Öl!« Aber was sie in den 1980er Jahren dachte, gilt heute nicht mehr. Carl Minchew, Leiter für Umwelt, Gesundheit und Sicherheit bei Benjamin Moore Paints, sagte mir, dass man heute praktisch nichts mehr außer Latexfarben findet. Und das ist gut so.

Minchew sagte, dass die älteren Ölfarben in Wirklichkeit Lösungsmittelfarben waren: 50 Prozent der Farbmenge bestand aus einer Mischung von Lösungsmitteln, die beim Trocknen der Farbe verdunsteten. Da Latexfarbe schneller trocknet, kein Augenbrennen verursacht und sich mit Wasser und Seife anstatt mit einem Farbverdünner von den Händen entfernen lässt, ist es kein Wunder, dass der Marktanteil von Latex rapide ansteigt. Der Unterschied zwischen den VOC-Konzentrationen in der Ölfarbe, die meine Großmutter immer zur Hand hatte, und modernen VOC-freien Farben wie Benjamin Moores Marke Natura ist laut Minchew »nahezu unendlich«. Die frühen Latexfarben enthielten etwa 10 Prozent der VOCs in Ölfarben; dank der sich verbessernden Farbtechnologie ist dieser Anteil inzwischen auf praktisch null gesunken. Natura ist laut Minchew schlicht »eine Farbe mit besseren Eigenschaften. Sie lässt sich besser auftragen, trocknet besser, deckt besser und ist in der Benutzung haltbarer.« Und sie belastet Ihr Zuhause nicht mit giftigen Schadstoffen. Was soll daran schlecht sein?

Die Marktwende von Öl- zu Latexfarben ist nur ein Beispiel für den Umbruch, der gerade in der Herstellung von Baumaterialien stattfindet. Ob Ihre Anstrichfarbe riecht oder nicht, ist eine ziemlich greifbare und offensichtliche

Sache. Viele neuere Fortschritte sind viel unauffälliger, deswegen aber nicht weniger wichtig.

In Nordamerika markiert die Einführung des Zertifizierungssystems LEED (Leadership in Energy and Environmental Design – »Führend in Energie- und Umweltdesign«) die Wende zu besseren Baumaterialien. LEED ist ein unabhängiges Zertifizierungsprogramm für den Entwurf, Bau und Betrieb leistungsstarker grüner Gebäude.[27] Es stellt Immobilienbesitzern und -betreibern einen definierten Rahmen zur Verfügung, in dem sie praktikable und messbare Lösungen für den Entwurf, Bau, Betrieb und die Instandhaltung grüner Gebäude identifizieren und messbar umsetzen können, die zu einer insgesamt gesünderen Umwelt beitragen.

Ich sprach mit Thomas Mueller, Präsident des Canada Green Building Council (»kanadischer Rat für grünes Bauen« – der Gruppe, die sich für die Verbreitung von LEED in Kanada engagiert), über das Ausmaß, in dem LEED inzwischen die Raumluftqualität im Blick hat. Er erklärte mir, dass es innerhalb des LEED-Punktesystems fünf Hauptkategorien gibt, und eine von diesen betrifft die Raumluftqualität. Der Kern dieser Kategorie bezieht sich ausdrücklich auf die Produkte, die in einem Gebäude verwendet werden. »Sie sind das, was wir üblicherweise Veredelungsmaterialien nennen«, sagte mir Mueller und meinte damit Dinge wie Farben, Lacke und Versiegelungen. »Sie neigen dazu, während ihrer Lebensdauer im Gebäude Schadstoffe auszudünsten.«

Müller sagte, dass es die 2000er-Fassung von LEED war (die zweite Fassung in den Vereinigten Staaten, die erste in Kanada), die auf dem Markt erfolgreich war und populär wurde. »Die 2000er-Fassung nahm sich konsequenter des Problems an, dass ein paar dieser Produkte und Chemikalien vermieden werden müssen, wenn die Gesundheit der Bewohner eines Gebäudes verbessert werden soll«, erklärte er. Müller wies am Beispiel von Farben auf die Wirkkraft hin, die LEED entfaltet hat. »Als Farben zum ersten Mal in LEED berücksichtigt wurden, gab es für sie einen bestimmten VOC-Grenzwert. Falls Sie diese Punkte [die Punkte in der Kategorie Raumluftqualität] haben wollen, dürfen Sie keine Farben mit einem Grenzwert über soundsoviel Milligramm VOCs pro Liter Farbe verwenden.« Diese LEED-Standards machten das Konzept VOC-/emissionsarmer Farben zum ersten Mal breiteren Marktkreisen bekannt; seitdem ist die Qualität und Verfügbarkeit VOC-/emissionsarmer Farben im Bausektor angestiegen. Inzwischen kann auch Teppichboden nach den Punkten der Kategorie Raumluftqualität bewertet werden, und Mueller erklärte mir, dass dieses Bewertungssystem zur Zeit auf weitere Produktgruppen ausgedehnt wird.

Mueller sagte offen, dass Verbesserungen bei Baumaterialien nicht alle LEED zugeschrieben werden können, wies aber darauf hin, dass es die Stärke seines Bewertungssystems zu einem Marktmechanismus gemacht hat. »Das Interessante ist, dass diese Produkte – Farben, Teppichböden – kommerziell vermarktet und zu einem Preis verkauft werden, der sie auf dem Markt konkurrenzfähig macht. Alle Farbenhersteller, alle Teppichfliesenhersteller müssen diese VOC-/emissionsarmen Produkte im Sortiment haben. Und das macht Schluss mit dem Aufpreis. Die Leute sagen schlicht ›Ich benutze dieses alte Zeug nicht mehr‹, und sie kaufen es nicht.«

Seit seiner Einführung im Jahr 1998 und seiner Neuauflage im Jahr 2002 ist LEEDs Wirkung exponentiell angestiegen. Laut dem U.S. Green Building Council (»US-Rat für grünes Bauen«) wächst die Gesamtgröße LEED-zertifizierter Gebäude zur Zeit um über 200.000 Quadratmeter pro Tag.[28] Außerdem übernehmen täglich etwa 92.000 neue Projekte in über 165 Ländern und Gebieten rund um die Welt das Bewertungssystem von LEED.[29] Allein in den Vereinigten Staaten beträgt die Gebäudefläche LEED-zertifizierter und -registrierter Projekte inzwischen insgesamt über 975 Millionen Quadratmeter.[30] Das LEED-Zertifizierungsprogramm für bestehende Gebäude ist seit seinem Start im Jahr 2004 ebenfalls explosiv gewachsen. Im Jahr 2011 übertrafen die Quadratmeter in LEED-zertifizierten bestehenden Immobilien die in Neubauten um knapp 1,4 Millionen Quadratmeter.[31] Durch solche Initiativen haben wir jetzt die Gelegenheit, ein paar unserer früheren Fehler zu korrigieren und dafür zu sorgen, dass zukünftige Gebäude sicherer und im Blick auf die Umwelt nachhaltiger sein werden als je zuvor.

Zu Beginn wurde LEED in Hinsicht auf einen ökologischen Wandel in der Bauindustrie »ehrgeizig« genannt. Heute gilt es als vernünftiger Maßstab. Ein neueres Zertifizierungssystem, die Living Building Challenge (LBC, »Herausforderung lebendiges Bauen«) möchte die Baubranche weiter verändern, mit Hilfe von »Nährwerttabellen« für Baumaterialien und erhöhter Transparenz rund um die Inhaltsstoffe der Produkte, die wir verwenden. Ich sprach mit Jason McLennan, dem Urheber des Klassifizierungssystems von LBC und Geschäftsführer des International Living Future Institute (ILFI), einer Nichtregierungsorganisation, die auf das Ziel einer sozial gerechten, kulturell reichen und ökologisch regenerativen Welt hinarbeitet.[32]

Jason gilt heute als eine der einflussreichsten Personen in der Bewegung für grünes Bauen; im Jahr 2012 erhielt er den renommierten Buckminster Fuller Prize. Seine bescheidenen Anfänge in Sudbury – einer Bergwerksstadt in Ontario, die bekannt ist für ihre Erfahrungen sowohl mit Giften als auch mit

Renaturierung – wiesen ihm den Weg. »Meine Gemeinde und ihr Umwelterbe haben mich inspiriert«, sagte er mir, »und auch ihr Erbe, zu versuchen, die Landschaft zu heilen und zu regenerieren, was wir so verdorben hatten. Als kleines Kind nahm ich an der Renaturierung teil und war mit den Veränderungen in der Umwelt verbunden, die geschahen. Ich bin in die Architektur gegangen, um genau das ganz bewusst zu meinem Schwerpunkt zu machen.«

Die Philosophie der »Living Building Challenge« entstand in den 1990er Jahren aus Jasons akademischer Arbeit und seiner USA- und europaweiten Zusammenarbeit mit »grünen« Architekten. Das Bewertungssystem der LBC wurde aber erst 2006 eingeführt. Ganz ähnlich wie LEED ist es ein Zertifizierungsprogramm, das Entwicklung auf allen Ebenen erfasst. Es besteht aus sieben »Leistungsbereichen«: Standort, Wasser, Energie, Gesundheit, Materialien, Gerechtigkeit und Schönheit. Diese sind in insgesamt zwanzig »Gebote« unterteilt, von denen jedes ein konkretes Ziel im Blick hat.[33] Ein wichtiger Aspekt der LBC ist das Konzept von Transparenz und Giftvermeidung in der Bauindustrie. Mittels der LBC haben Jason und seine Kollegen eine »Rote Liste« von Materialien und Chemikalien erstellt, die in einem von der LBC zertifizierten Projekt verboten sind. Diese Rote Liste gibt auch Materialien an, aus deren Herstellung wegen Gesundheitsbedenken und bekannten Giftigkeitsproblemen ausgestiegen werden sollte.

Die LBC steckt im Hinblick auf ihre Größenordnung und ihre Wirkung auf Hersteller noch in den Kinderschuhen, aber Jason glaubt, dass die Baubranche sie wahrzunehmen beginnt. Im Mai 2011 kündigte Google an, dass es sich an die Rote Liste der LBC halten und seine Zusammenarbeit mit allen auf dieser Liste genannten Herstellern beenden wolle. Da das Unternehmen um ungefähr 3.500 Quadratmeter Bürofläche pro Woche wächst (und es vor kurzem einen Zukauf von mehr als 27.000 Quadratmetern tätigte[34]), ist Googles Entscheidung ein starkes Signal an den Markt.[35] Andere Organisationen haben sich als »Gemeinschaften« auf die LBC verpflichtet. Das renommierte Williams College in Massachusetts zum Beispiel hat 2016 für sein Umweltzentrum den LBC-Status erhalten und sich seither verpflichtet, ähnliche Einstufungen für so viele Campusgebäude wie möglich zu erreichen.[36]

Als ich Jason darum bat, das grüne Bauuniversum seiner Wahl zu skizzieren, nannte er selbstbewusst das von ihm entwickelte System als Ziel, dass wir erreichen müssen. »Alle Gebäude sollten lebendige Gebäude sein: netto null Energie, netto null Müll, netto null Wasser, CO_2-neutral und frei von Giften. Wir brauchen eine vollständig von erneuerbaren Energien versorgte Welt, ohne noch mehr Kohle zu verbrauchen.« Jasons grundlegender Punkt ist, dass es nicht mehr nötig sein sollte, über diese Dinge lange und aufwendig nachzudenken. Es sollte leicht sein, das Gute zu tun, nicht das Schlechte. »Alles, was ich gesagt habe, klingt verrückt«, gab er zu. »Aber es ist inzwischen alles möglich. Der einzige Grund, warum es verrückt klingt, ist, weil wir in einem Paradigma leben, in dem die Annahme herrscht, dass die Art und Weise, wie wir zur Zeit entwerfen und bauen, ›normal‹ ist. Das ist sie aber nicht.«

Groschengrab-Gedanken

Ich schrieb einen Großteil dieses Kapitels, während ich in meinem Wohnzimmer auf dem Sofa saß und dem Hämmern und Bohren der Renovierungsarbeiten unter meinen Füßen lauschte. Unser Haus im Osten Torontos ist einhundert Jahre alt und unserem Keller sah man sein Alter an: Schimmel saß auf der Holzimitat-Wandvertäfelung aus den 1970er Jahren, Wasser kam durch die Betonplatte hoch. Die Zeitungsausgabe des *Toronto Star*, die wir in der Wand fanden, war vom 29. November 1941 (mit der Schlagzeile »Versenkt die Nazis in der Arktis«).

Während ich über Raumluftqualität schrieb, trafen wir damit in Zusammenhang stehende Entscheidungen zu neuen Fenstern, Teppichböden, Farben und Möbeln. Die meisten unserer Entscheidungen bedeuteten in der einen oder anderen Weise Kompromisse. Um Fenster mit Fiberglas- statt mit PVC-Rahmen einzubauen, verschoben wir die Bauarbeiten eigens um einen weiteren Monat. Anstatt bei glatten Böden zu bleiben, wie das die staubkritikische Miriam Diamond empfohlen hatte, entschlossen wir uns, die kalte (jetzt wasserdichte) Betonplatte mit Teppichboden auszulegen. Wir verlegten aber VOC-freie Teppichfliesen aus Recyclingmaterialien und Treppenläufer aus Naturwolle. Wir achteten darauf, VOC-/emissionsarme Farben und Teppichunterlagen zu verwenden, und trotz kürzlich publik gewordener Spuren problematischer Dinge in Ikea-Sofas entschied ich mich dafür, dem Unternehmen seine abermalige Selbstverpflichtung zu glauben, alle schädlichen Flammschutzmittel aus seinen Produkten zu verbannen.[37] (Laut einer Online-Stellungnahme aus dem Jahr 2017 bemüht sich Ikea, »auf chemische Flammschutzmittel komplett zu verzichten«, bis auf die Fälle, in denen eine Verwendung gesetzlich vorgeschrieben ist.[38]) Das Månstad-Schlafsofa in einem wunderbaren Gobo-Blaugrau fügt sich sehr schön ein.

In der realen Welt sind solche Kompromisse die Regel. Aber als ein Ergebnis des Experiments »Neuwagengeruch«, das Jeff und ich unternahmen, werde ich nie wieder die Luftqualität in Räumen für selbstverständlich halten, in denen ich 90 Prozent meines Lebens verbringe. Wenn im Sommer der Schneematsch und der Schneeregen von den Straßen Torontos verschwunden sind, wollen wir unsere Kellerfenster und die neue energieeffiziente Hintertür so oft wie möglich offenlassen.

Bruce sagt gern, dass Entgiftung keine einmalige Veranstaltung ist, sondern eine Philosophie und eine Lebensweise – das gilt genauso und absolut auch, wenn es um die Sicherung der Luftqualität geht.

ZWÖLF |

Sauber, grün, rund: läuft
Bruce stellt sich eine neue Wirtschaft vor

Die wichtigsten Einträge in meinem Arzneibuch sind Wasser, Luft und Sauberkeit.

NAPOLEON I.[1]

AUF EINE SORTE FRAGEN, die Rick und ich oft hören, wusste ich nie eine Antwort: »Was soll ich mit meiner alten Teflonpfanne machen, und was passiert mit der giftigen Beschichtung, wenn ich sie in den Müll werfe?«

Ich musste zugeben, dass ich keine Ahnung hatte.

Unsere Leser sagen uns so oft, dass sie »unseretwegen« ihre Teflonpfannen, BPA-Plastikbehälter, triclosanhaltigen Körperpflegeprodukte und zahllose andere giftige Gegenstände weggeworfen haben, dass ich mich dazu verpflichtet fühlte, herauszufinden, was mit all diesem Zeug passiert, nachdem es im Müll gelandet ist.

Wir haben in den vorherigen Kapiteln darüber gesprochen, warum es wichtig ist, eine Belastung mit giftigen Chemikalien zu vermeiden, und was man tun kann, um unseren Körpern dabei zu helfen, diese Chemikalien wieder zu beseitigen, wenn sie einmal ihren Weg in uns hinein gefunden haben. In diesem Kapitel beschäftige ich mich damit, wie wichtig es ist, synthetische Gifte verantwortungsvoll zu entsorgen – wobei es natürlich der beste Ansatz wäre, diese Chemikalien gar nicht erst herzustellen.

Warum setzen wir Ihnen dieses Kapitel über Müll und Industriepolitik vor? Wegen des engen Zusammenhangs zwischen Müll, giftigen Chemikalien und

Ihnen (schauen Sie sich Abbildung 29 für eine einfache Erklärung dieses Kreislaufs an). Der Müll, den wir produzieren, landet letztendlich auf Mülldeponien, und Chemikalien in diesem Müll (zum Beispiel BPA, Triclosan oder Flammschutzmittel) sickern in die dortige Umwelt.[2] Medikamente und Körperpflegeprodukte, die in den Abfluss geworfen oder die Toilette hinuntergespült werden, können in Klärschlamm und dem Abwasser aus Kläranlagen landen.[3] Sie gelangen auch in die Wasserreservoire, deren Wasser seinen Weg in unsere Wasserhähne und zurück in unsere Körper findet.[4] Bevölkerungsdruck, Wassermangel und sich mehrende Hinweise auf Medikamente und andere Chemikalien in Trinkwasser haben dieses Thema auf der Liste weltweiter Gesundheitsrisiken ganz nach oben geschoben.[5] In den Great Lakes in Nordamerika, dem Trinkwasserreservoir für vierzig Millionen Menschen, haben sich zum Beispiel die Konzentrationen einiger Flammschutzmittel in den letzten fünf Jahren verdoppelt.[6]

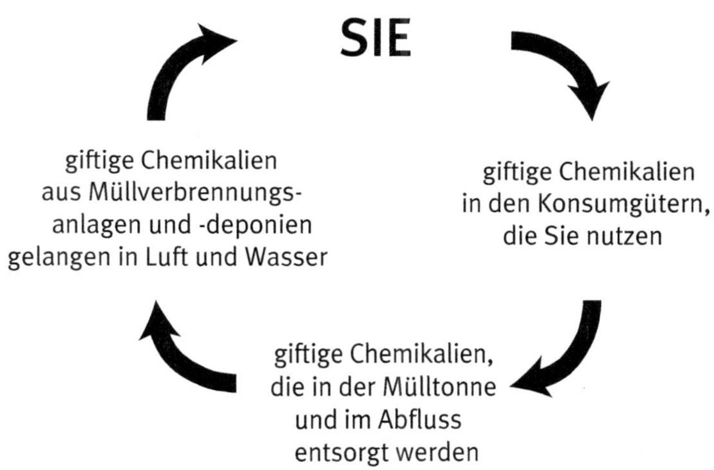
SIE
giftige Chemikalien in den Konsumgütern, die Sie nutzen
giftige Chemikalien, die in der Mülltonne und im Abfluss entsorgt werden
giftige Chemikalien aus Müllverbrennungsanlagen und -deponien gelangen in Luft und Wasser

29 Der Kreislauf giftiger Chemikalien

Wenn wir unseren Müll entgiften, entgiften wir also auch uns.

Die Weltwirtschaft basiert darauf, dass Produkte hergestellt werden, die nach dem Wegwerfen giftige Chemikalien freisetzen. Sie braucht eine Detox-Kur – eine richtig große. Die Wirtschaft grüner zu machen, erfordert ein drastisches Umdenken im Blick darauf, was wir produzieren und was wir konsumieren, bis hinunter zur chemischen Zusammensetzung dieser Dinge. Das bedeutet auch, einen ernsthaften Blick dorthin zu werfen, wo unser giftiger Abfall landet und wie wir es überhaupt schaffen, so viel Müll zu produzieren mit so wenigen

Gedanken daran, wo das alles einmal landet. Wenn wir die Menge giftiger Chemikalien, die täglich in die Umwelt freigesetzt werden, ernsthaft reduzieren wollen, müssen wir die Frage beantworten, wo diese alten Teflonpfannen zum Sterben hingehen.

Müll der Sterne

Ich stand auf der Mülldeponie Puente Hills, der größten Mülldeponie der Vereinigten Staaten: einem Müllberg von über zweihundert Metern Höhe, der fast zwei Quadratkilometer Land bedeckt. Es schien passend, dass meine investigative Umweltarbeit mich zurück nach Kalifornien gebracht hatte, wo unübersehbarer Konsum frontal auf Nordamerikas strengste Umweltstandards und das weltweite Hauptquartier von Personal Trainern, Gesundheitsfreaks und Detox-Ernährungsmoden prallt.

Mein Reiseführer war Sam Pedroza, Umweltplaner im gemeinsamen Verwaltungsbüro der Betriebe für Abwasser- und Abfallwirtschaft im Kreis Los Angeles (eine unabhängige Behörde, kein Teil der Regierung des Kreises Los Angeles, wie Sam sofort betonte). Die Betriebe wurden in den 1920er Jahren gegründet, um sich um das Abwasser im Becken von Los Angeles zu kümmern. Seitdem haben sie sich zu einem der größten Abwasser- und Abfallwirtschaftsbetriebe der Welt entwickelt. In den 1920er Jahren war Los Angeles die zehntgrößte Stadt in den Vereinigten Staaten, seine Bevölkerung betrug etwas mehr als eine halbe Million Menschen. Bis 1930 hatte sie sich mehr als verdoppelt: Öl und der amerikanische Traum befeuerten ein gewaltiges, bis heute anhaltendes Wachstum. Abwasser- und Abfallwirtschaftsbetriebe wurden eingerichtet, um die überall im Kreis aus dem Boden schießenden privat betriebenen Müllhalden besser zu verwalten und zu betreiben. Die meisten der Halden lagen in den zahlreichen Tälern von Los Angeles, die zufällig auch Quellen für lokales Trinkwasser waren.

Die Antwort von Los Angeles auf Müll steht stellvertretend für die allgemeine Geschichte des Abfalls überall in der industrialisierten Welt. Vor hundert Jahren produzierten Menschen nicht viel Müll. Sie bauten ihr eigenes Gemüse an und hielten Tiere oder kauften ihre Lebensmittel von lokalen Bauern, und sie hatten kein elektronisches Spielzeug und Geräte, die kaputtgingen oder nach einem Jahr veraltet waren. Müll zu verbrennen war keine schlechte Sache, weil Bauern und Viehzüchter in den 1920er Jahren kein Plastik, quecksilberhaltige Batterien oder teflonbeschichtete Pfannen verbrannten.

Während der industriellen Revolution begannen die Menschen, in die Städte zu ziehen, wo sie sehr rasch Müll produzierten. Sie warfen Abfall in Flüsse,

Brunnen oder auf die Straße, was zu ernsthaften Gesundheitsproblemen führte. Im Laufe des 20. Jahrhunderts verzehnfachte sich die Müllproduktion von umgerechnet 42 Kilogramm pro Kopf auf 565 Kilogramm pro Person und Jahr.[7]

Sam erklärte mir, dass wir erst ab den 1950er Jahren damit begannen, Müllentsorgung Aufmerksamkeit zu schenken: als wir uns zum ersten Mal einem »Müllproblem« gegenübersahen. Den Abfall in Hinterhöfen zu verbrennen, produzierte so viel Smog wie die Autos, und die Wasserverschmutzung aus hunderten wilder Müllkippen in den Tälern Südkaliforniens nahm zu. Sam sagte, dass das »Müllproblem« Los Angeles in den 1970er Jahren besonders hart traf. Damit spiegelte die Stadt, was an den meisten anderen Orten weltweit geschah. Ich schreibe dieses Problem der Plastifizierung der Wirtschaft zu. Innerhalb der zwei Jahrzehnte von etwa 1950 bis 1970 wurden Papiertüten, Holzspielzeug, Holzmöbel und Baumwoll- oder Wollstoffe durch Plastik und andere synthetische Stoffe ersetzt. Mit dem Beginn der Plastifizierung kam die Wegwerfgesellschaft: Viele Plastikprodukte gingen leicht kaputt und konnten nicht repariert werden, während andere Dinge (zum Beispiel Plastikverpackungen) dafür konzipiert waren, nur einmal benutzt und dann weggeworfen zu werden. Für Sam ist es die Denkweise von »Leuten, die alles wegschmeißen, was sie wollen«, die zu übervollen Müllhalden und der Notwendigkeit geführt hat, mehr und größere Mülldeponien einzurichten. Fast fünfzig Jahre später müssen sich diese Dinge mit Hilfe all unserer Kompostierungsprogramme und Recyclinganstrengungen aber allmählich bessern, nicht wahr? Nein. Die Menge persönlichen Mülls, die Stadtbewohner heute produzieren, ist fast das Doppelte dessen, was sie *vor nur fünfzehn Jahren* betrug: Sie ist von 0,64 Kilogramm festem Müll pro Person und Tag im Jahr 2002 auf 1,2 Kilogramm pro Person und Tag im Jahr 2012 angestiegen und wächst weiter.[8] Die globalen Trends der Verstädterung und Plastifizierung machen es uns schwer, mit dem gigantischen Scheitern unserer Müllsysteme fertig zu werden.

Im Jahr 2004 hat China die Vereinigten Staaten als größter Müllproduzent der Welt abgelöst, und es wird vorhergesagt, dass es 2030 doppelt so viel Abfall wie die Vereinigten Staaten produzieren wird.[9] Die meisten Leute hier in Kanada sind überzeugt davon, dass wir angesichts unserer weltweit führenden Recyclingprogramme weniger Müll und mehr nützliche Recyclinggüter produzieren. Leider nicht. Plastikgeschirr beim Schnellimbiss, Wasserflaschen, Nahrungsmittelverpackungen und Plastiktüten könnten recycelt werden, die meisten werden es aber nicht. Noch schlimmer: Viel von diesem Plastik landet gar nicht erst im Müll, oder wenn, dann entkommt es wieder, bläst von Müllschiffen davon oder wird einfach in den Straßengraben geworfen.

Plastik bedeutet schlechte Nachrichten. Und diese Nachrichten werden immer schlimmer. 8,3 Milliarden Tonnen Plastik wurden seit 1950 produziert, die Hälfte davon in den letzten dreizehn Jahren, und nur 9 Prozent davon wurden recycelt.[10] Seit wir *Slow Death* geschrieben haben, sind ein paar Milliarden Tonnen Plastik in die Welt gekommen. Und einiges davon treibt als Teil einer Insel aus Abfall, dem Großen pazifischen Müllteppich (»Great Pacific Garbage Patch«), im Pazifik. Der Teppich hat einen Durchmesser von mehreren hundert Kilometern und enthält mehr Abfall als jede Mülldeponie auf der ganzen Welt. Neunzig Prozent dieser strudelnden Schweinerei sind Plastik. Marine Müllteilchen bedrohen nicht nur Ozeane und Seen, sondern auch unser Essen und unser Wasser.[11] Im Jahr 2012 fanden Wissenschaftler in Wasserproben aus den Großen Seen an der Grenze zwischen den USA und Kanada bis zu 600.000 Plastikteile pro Quadratkilometer, fast zweimal so viel wie die höchste Menge, die bislang im Großen pazifischen Müllteppich gemessen wurde. Plastik ist außer Kontrolle geraten. Regierungen müssen endlich damit anfangen, Plastik zu verbieten, sonst enden wir vielleicht wie Meeresschildkröten, Vögel und Fische und ersticken an giftigen Plastikteilen.

Japanische Forscher haben ein weiteres Problem all dieses Mülls entdeckt: Im Meer herumschwimmende Plastikpellets ziehen schädliche, nicht in Wasser lösliche Chemikalien an und konzentrieren sie, zum Beispiel PCBs, DDE bzw. Dichlordiphenyldichlorethen (ein Abbauprodukt von DDT) und Nonylphenole (Abbauprodukte aus Wasch- und Reinigungsmitteln).[12] Neben dem Problem, dass das Plastik auslaugt, wirkt es also außerdem als Magnet für hochgiftige Schadstoffe, und diese angereicherten Plastikpartikel werden dann von Meerestieren aufgenommen.

Wissenschaftler des Fachbereichs Zoologie an der Universität von British Columbia haben siebenundsechzig Nordatlantische Eissturmvögel an der Nordwestküste British Columbias untersucht und festgestellt, dass 93 Prozent der Vögel Plastik in ihren Mägen hatten, darunter Garne, Bonbonpapiere und Styropor.[13] Einer der Vögel hatte 454 Plastikteile in seinem Magen.

Möwen *lieben* Müll. Das war nur zu offensichtlich, als Sam mich zum offenen Teil des Deponiekörpers fuhr, wo riesige Bulldozer den Müll, der von einem Laster nach dem anderen abgeladen wird, hin- und herschieben und ausbreiten. Hunderte von Möwen kreisten über dem frisch ausgebreiteten Müll. In den fünfzehn Minuten, die ich dem Schauspiel gebannt zusah, werden es etwa vierzig riesige Laster gewesen sein, die heranfuhren, ihre Ladung abkippten und wieder davonfuhren.

Es sah alles so einfach aus: Müll abkippen, herumschieben, verdichten, indem Maschinen mit riesigen gezähnten Stahlrädern darüberfahren, etwas Erde darüber scharren, und voilà – ein angehendes Erholungsgebiet! Ich machte eine Bemerkung zur üppigen Vegetation, die an den steilen Hängen der Deponie ganz offensichtlich angepflanzt worden war – sicher gut versorgt von den organischen Nährstoffen im Abfallstrom. Sam freute sich, dass ich sie bemerkt hatte.

Ich fragte Sam nach den größten Abfallproblemen, vor denen Los Angeles heute steht. »Die Veränderung des Abfalls«, antwortete er und erklärte mir, dass Plastikverpackungen inzwischen einen viel größeren Prozentsatz des Abfalls ausmachen als die leichter zu recycelnden und wertvolleren Materialien wie Glas, Gartenabfälle, Papier, Pappe und Aluminium, die getrennt gesammelt werden. Genau wie ich gedacht hatte. Wenn man die Plastiktüten und -verpackungen sah, die Laster für Laster abgekippt wurden, war das offensichtlich. Sam erwähnte das 3R-Mantra der Abfallwirtschaft: »reduce« (reduzieren), »reuse« (wiederverwenden), »recycle« (recyceln) und musste zugeben, dass wir beim ersten »R« nicht wirklich Fortschritte machen.

Während wir diese Jubiläumsausgabe von *Slow Death by Rubber Duck* schrieben, begann das Thema Plastikverschmutzung endlich die Aufmerksamkeit zu bekommen, die es verdient. Der G7-Gipfel 2018 in Charlevoix, Quebec beinhaltete eine Selbstverpflichtung, die Verwendung von Plastik in den nächsten paar Jahrzehnten drastisch zurückzufahren. Ein kleiner Fortschritt, aber immerhin. Angesichts der neusten Studien, die Mikroplastik in vielen verschiedenen Nahrungsmitteln und Trinkwasser überall in der Welt nachweisen (es ist nur eine Frage der Zeit, bis es auch im menschlichen Körper nachgewiesen wird), haben wir keine Sekunde zu verlieren.[14]

E-Müll

Im Abfallwirtschaftshof, der weitgehend ein Depot für Elektroschrott ist, gingen Sam und ich an einem Haufen alter Fernseher und Computermonitore vorbei. »E-Schrott«, sagte Sam, »ist eine große Herausforderung.«

Im ABC demonstrativen Konsums steht A für Apple. Apples allgegenwärtige i-Geräte sind der Inbegriff von Modebewusstsein und Stil. Jedes Mal, wenn das Unternehmen ein neues Gerät auf den Markt bringt, wachsen dessen Verkaufszahlen schneller als die des Produkts, das es ersetzt. Innerhalb von zwei Jahren nach seiner Einführung waren weltweit mehr als 55 Millionen iPads verkauft. Apples Geschäftsführer Tim Cook fasst die Entwicklung so zusammen: »Diese 55 [Millionen] sind etwas, das niemand erwartet hätte. Auch wir nicht. Um die Relation deutlich zu machen: Wir haben 22 Jahre gebraucht, um 55 Millionen

Macs zu verkaufen. Wir haben etwa 5 Jahre gebraucht, um 22 Millionen iPods zu verkaufen, und wir brauchten etwa 3 Jahre, um so viele iPhones zu verkaufen. ... Also, dieses Ding ist ... auf einer Kurve, die das Koordinatensystem sprengt.«[15]

Das ist nicht die einzige Kurve, die ein Koordinatensystem sprengt. Entwicklungsländer stehen vor einer Flutwelle von E-Schrott, während wir nach billigen Wegen suchen, kaputte Elektrogeräte zu entsorgen, die noch wertvolle Metalle fürs Recycling enthalten. Ungefähr 70 Prozent der jährlich 50 Millionen Tonnen E-Schrott landen beispielsweise in China.[16] Die weggeworfenen Fernseher, die Sam mir zeigte, standen neben Ballen von Plastikflaschen. Sam erzählt Schulkindern, dass diese recycelten Plastikflaschen »eure neuen Spielsachen aus China werden.« Plastik, Papier, Aluminium, Stahl und E-Schrott – aus manchen Städten sogar unsortierter Abfall – ist für China bestimmt, wo ein großes Reservoir billiger Arbeitskräfte eine Handsortierung möglich macht.

Ein Smartphone wird durchschnittlich alle 18 Monate ersetzt;[17] allein im Jahr 2017 wurden über 1,5 Milliarden Smartphones weltweit verkauft.[18] Sie verkaufen sich nicht von selbst: Im Jahr 2012 gaben Samsung und Apple über 660 Millionen Euro für Werbekampagnen aus, um uns zum Kauf neuer Geräte zu bewegen. Wie viel geben sie dafür aus, sich um den E-Schrott der Telefone zu kümmern, zu deren Wegwerfen sie die Leute animieren? Wir wissen es immer noch nicht. Was wir wissen, ist, dass der globale E-Schrott 2016 die Marke von 45 Millionen Tonnen erreichte, ein neuer Rekord.

Die geplante Obsoleszenz – die Praxis, die Lebensdauer eines Produkts bewusst zu begrenzen – ist eine der Hauptschuldigen für den Überkonsum. Ein Telefon für den Privatgebrauch hielt früher etwa zwanzig Jahre. Meine Eltern haben immer noch einen funktionierenden Kühlschrank, der 1952 gebaut wurde (ein ökologischer Erfolg, abgesehen von der Energieineffizienz). Aber heutzutage erwarten wir tendenziell, dass Produkte innerhalb von wenigen Jahren oder sogar Monaten entweder nicht mehr funktionieren oder technisch veraltet sind. Viele Drucker haben einen eingebauten »Notausschalter«, der eine »Auszeit« auslöst, sobald eine vorgegebene Anzahl von Seiten erreicht ist – nicht, wenn die Tinte alle ist.

Ich sah keine weggeworfenen Smartphones, iPads oder Plasmafernseher auf der Mülldeponie, aber Sam versicherte mir, dass es sie gibt und dass wir welche fänden, wenn wir uns die Mühe machten, nach ihnen zu graben. Wir waren nicht weit weg von einigen der wohlhabendsten Adressen der Welt entlang der Küstenlinie von Newport Beach und Laguna Beach. Ich stellte mir ein paar Gespräche in dieser Gegend vor, ungefähr so: »Es ist nur ein iPad 2, um

Himmels willen. Schmeiß es weg.« oder »Das ist ja wohl nicht dein Ernst – ein 42-Zoll-Plasmafernseher? So ein Ding käme mir nicht ins Haus!«

Chinasyndrom

Die Großgemeinde Guiyu in China gilt in den Medien seit Mitte der Nullerjahre als die E-Schrott-Müllkippe der Welt. Das Gebiet ist »das Tschernobyl des Elektronikmülls« genannt worden. In Guiyu durchkämmen schätzungsweise 5.000 Kleinunternehmen und 150.000 Arbeiter, darunter viele Frauen und Kinder, unseren Elektronikmüll und trennen die Bauteile.[19] Laut Studien, die von der nahegelegenen Shantou-Universität durchgeführt wurden, haben die dort lebenden Frauen eine erhöhte Anzahl Fehlgeburten, die Körper von Kindern enthalten tödliche Mengen Blei und der Boden weist die weltweit höchsten Konzentrationen krebserregender Dioxine auf. Professor Huo Xia von der Shantou-Universität misst seit 2004 die Bleikonzentrationen im Blut der einheimischen Kinder. Die Testergebnisse aus dem Jahr 2010 zeigten die höchsten Konzentrationen, die je gemessen wurden, wobei 88 Prozent der Kinder[20] den von den US-Gesundheitsbehörden Centers of Disease Control festgelegten Schwellenwert für eine Bleivergiftung überschritten. Neuere Studien zeigen, dass die Vergiftung mit den wachsenden Mengen E-Schrott weiter ansteigt.[21] Nachdem China 2018 den Import von E-Schrott verboten hat, wird sich Guiyus Zukunft irgendwann bessern, aber das giftige Erbe wird noch Jahrzehnte vorhanden sein.

Cindy Coutts ist die Präsidentin von Sims Recycling Solutions Canada, einem erstklassigen Recyclingunternehmen für E-Schrott, das Bleiglas, Metall und Plastik aus E-Schrott extrahiert und sortiert. Damit maximiert es das Recycling und minimiert die Notwendigkeit, den Rest zu verbrennen oder auf eine Mülldeponie zu bringen. Mit über fünfzig Einrichtungen weltweit ist es einer der größten Anbieter solcher Dienste.

Cindy erzählte, dass E-Schrott ständig mehr wird, als Mischgut seine Zusammensetzung ändert und was diese Mischung alles enthält: bromierte Flammschutzmittel und Schwermetalle wie Quecksilber, Bleiglas, Kadmium, Lithium, Kobalt und radioaktive Materialien – nicht zu reden von hunderten verschiedener Plastikverbindungen. Auch ihr Unternehmen verschiffte ihn, wie es mit dem meisten E-Schrott passiert, nach China – bevor das neue chinesische Importverbot für Abfall in Kraft trat. Zweimal im Jahr reiste sie dorthin, um die Anlagen für Plastikrecycling im Land persönlich in Augenschein zu nehmen. Sie beschrieb die Szenerie, die sich ihr Anfang des Jahres 2013 bot: riesige schwarz-weiß gesprenkelte Hügel, die die Straßen und Wege in allen Dörfern wie Schneewehen säumten und bis an die Haustüren der Menschen reichten.

»Plastik ist überall. Es ist Teil der Landschaft«, sagte sie. In einer Stadt erkundigte sich Cindy nach den verschiedenen Verfahren zur Abfallentsorgung; ihr wurde gesagt, dass es (unglaublicherweise) keine gäbe. Auf ihrem Weg aus der Stadt sah sie selbst Anzeichen davon: Ein Bulldozer schob Plastikmüll vom Land direkt in einen Fluss.

An einem anderen Ort, an dem Chemikalien dafür genutzt wurden, Plastik zu sortieren, bat Cindy darum, die Abwasseraufbereitungsanlage zu sehen. Funktionäre deuteten auf eine Reihe von Betonbecken voller dickflüssigem, schwarzen Wasser, in dem Plastikteile herumschwammen. Ihr wurde gesagt, dass alles verdunste, aber das konnte sie kaum glauben. Also untersuchte sie die Becken genauer und entdeckte einen kleinen Schlauch am Boden jedes Beckens. Sie folgte den Schläuchen bis hinunter zum Fluss, wo unbehandelte Chemikalien ausliefen.

In wieder einer anderen Stadt wurde Cindy bei ihrer Ankunft in einem Recyclingbetrieb von den Arbeitern begrüßt, die sich zu Ehren des besonderen kanadischen Gasts alle herausgeputzt hatten. Cindy beobachtete sorgfältig, wie die Arbeiter das Plastik von Hand sortierten. Einer, in diesem Fall ein junger Mann, hielt eine Flamme an ein Plastikteil, um herauszufinden, ob es Feuer fing. Das Plastik, das nicht brannte, wurde auf einen Haufen mit der Kennzeichnung »bromierte Flammschutzmittel« geworfen. Bei allen, die brannten, wartete er ein paar Sekunden, blies dann die Flamme aus und hielt sich das rauchende Plastik unter die Nase. Er identifizierte die Plastiksorte anhand des Geruchs der giftigen Gase und sortierte sie entsprechend.

Cindy war nicht in China, um mangelhafte Recyclingmethoden bloßzustellen oder die Giftmüllentsorgung anzuprangern. Sie wollte einfach Recyclingunternehmen für E-Schrott finden, denen sie vertrauen konnte. Von den siebzig Recyclingbetrieben, die sie besuchte, hielt sie acht für geeignet, um Sims' E-Schrott-Plastik zu erhalten. Warum übernehmen die meisten Hersteller keine Verantwortung dafür, wie oder wo ihre Produkte hergestellt oder entsorgt werden, geschweige denn für die giftigen Materialien, die sie verwenden? Hersteller beginnen damit, sich Programmen zur erweiterten Herstellerverantwortung (EPR) anzuschließen, und damit tut sich etwas auf diesem Gebiet. Aber wie gut funktioniert dieses neue Müllmantra?

Übertriebene Herstellerverantwortung

Sam Pedroza sagte mir, dass er die Zukunft der Abfallwirtschaft in der erweiterten Herstellerverantwortung sieht. Andere sind sich da nicht so sicher. Zum Beispiel meine enge Kollegin und globale EPR-Expertin Clarissa Morawski. »In der Theorie ist es eine Superidee. Im Kern macht es die Unternehmen am Lebensdauerende ihrer Produkte für diese verantwortlich. Regierungen mögen EPR auch sehr gern«, sagte Clarissa. »Wenn sie nicht mehr die Verantwortung für das Sammeln und die weitere Verarbeitung des Mülls tragen, müssen sie auch nicht mehr die Kosten dafür aufbringen. An diesem Punkt scheitern die Programme aber meistens. Die überwältigende Mehrheit der EPR-Programme wird von Industriekonsortien betrieben, die sich zusammentun, um im Rahmen der geltenden Gesetze die billigste Recyclingmöglichkeit einzuführen.« Ein Bericht aus dem Jahr 2017 kam zu dem Schluss, dass EPR-Programme in Kanada bescheidene Erfolge erzielten. Ohne Deponieverbote, Entsorgungsgebühren oder andere flankierende Maßnahmen werden sie ihr Potential vermutlich nicht entfalten können.

Batteriehersteller sind ein typisches Beispiel dafür. Batterien können eine ganze Latte von Schwermetallen wie Kadmium, Kobalt, Blei, Lithium und Quecksilber enthalten; ihre Verwendung wächst exponentiell. Die allermeisten von ihnen werden weggeworfen und landen letztendlich auf kommunalen Mülldeponien oder in Müllverbrennungsanlagen. In Quebec lief jahrelang ein freiwilliges Sammelprogramm für Batterien, das eine Recyclingquote von 85 Prozent erzielte; es schickte die Batterien an einen mechanischen Recyclingbetrieb in Ontario. Nachdem die Regierung von Quebec 2012 entschied, das Sammeln von Batterien gesetzlich zu regeln, organisierten sich die Hersteller selbst[22] und senden jetzt alle von ihnen gesammelten Batterien an einen Verhüttungsbetrieb in Pennsylvania, der nur 25 Prozent der Materialien zurückgewinnt. Der Rest wird zu einem steinartigen Nebenprodukt namens Schlacke verarbeitet und im Straßenbau verwendet. Das ist deutlich billiger als das mechanische Recycling, aber mit drei Vierteln der Materialien, die zu Schlacke werden, lässt sich das kaum ein erfolgreiches Recycling nennen.

Um mehr über die Luft- und Wasserqualität in Puente Hills zu erfahren, sprach ich mit Sams Kollegen Mario Iacoboni, Ingenieur und Bauleiter für die Abwasser- und Abfallwirtschaftsbetriebe des Kreises Los Angeles. Ich wollte wissen, ob irgendjemand dort je maß (oder sich überhaupt Gedanken machte), was mit BPA-Plastik passierte, mit Phthalaten in weggeworfenem Vinyl und, natürlich, per- und polyfluorierten Chemikalien (PFCs), den Chemikalien, die in der Herstellung von Teflonpfannen und schmutzabweisenden Teppichböden eingesetzt werden. Mario sagte mir, dass sie sich an die gesetzlichen Bestimmungen hielten und es für keine dieser Substanzen gesetzliche Regelungen gibt, so dass sie nicht auf diese Stoffe testen – eine einfache Lektion, warum es unbedingt nötig ist, giftige Chemikalien gesetzlich zu regulieren.

Die Umweltschutzbehörde von Minnesota hat auf jeder von ihr getesteten Mülldeponie in ihrem Bundesstaat per- und polyfluorierte Chemikalien gefunden: im Sickerwasser der Deponie und im Gas, das von ihr in die Atmosphäre entweicht.[23] PFCs gehören zu den haltbarsten Chemikalien, die je erfunden wurden, was bedeutet, dass sie sich in der Umwelt nur schwer abbauen und sich in unseren Körpern anreichern können. Die Wissenschaftler, die die gesundheitlichen Auswirkungen von PFC-belastetem Wasser in Parkersburg, West Virginia untersuchten (beschrieben in Kapitel 2), haben seitdem herausgefunden, dass ein Zusammenhang besteht zwischen PFCs in Trinkwasser und verschiedenen Krebsarten, hohem Blutdruck bei Schwangeren, Darmerkrankungen, Schilddrüsenproblemen und Fettleibigkeit bei Kindern.[24]

Die Teflonpfannenfrage machte mir immer noch zu schaffen, also fragte ich ein paar Abfallchemiker, was man mit ausrangierten Teflonprodukten machen sollte. Diese Chemiker arbeiten in einer kanadischen Versuchsanlage für synthetisches Gas, wo Abfall durch Erhitzen auf extreme Temperaturen direkt in inerte Schlacke und nutzbares Gas umgewandelt wird. Sie nutzen Plasmatechnologie, die – einfach ausgedrückt – ein Verfahren ermöglich, das Abfall wie mit einer Art Blitz vernichtet. Sie dachten länger über meine Frage nach, bevor sie antworteten. Mülldeponien, sagten sie, seien wahrscheinlich die beste Wahl, weil bei ihnen die Wahrscheinlichkeit am niedrigsten ist, dass sich die Antihaft-PFC-Chemikalien zu noch giftigeren Nebenprodukten abbauen und in die Umwelt gelangen. Wie ich mir schon gedacht hatte, war Müllverbrennung die schlechteste Wahl für PFCs und eine, die wegen der Temperaturen bei der Verbrennung und den hochgiftigen Gasen, die brennendes Teflon freisetzt, unbedingt vermieden werden sollte. Plasmatechnologie sollte sicher sein, nahmen sie an, weil Plasmabrenner die Molekülstruktur der Chemikalien in einfachere Formen aufbrechen, die ungiftig sind. Also:

Schritt 1: Kaufen Sie keine Antihaftpfannen, wegen der damit verbundenen Gesundheitsgefahren.

Schritt 2: Hoffen Sie, dass Ihre Stadt keinen Abfall verbrennt. Falls sie es tut, fahren Sie zur nächstgelegenen Stadt, die ihren Müll auf einer Deponie entsorgt, passen Sie einen Tag ab, an dem der Restmüll abgeholt wird, und schmuggeln Sie Ihre alten Pfannen in irgendeine Mülltonne, wenn gerade niemand hinschaut.

Ich verließ das gemeinsame Verwaltungsbüro der Abwasser- und Abfallwirtschaftsbetriebe des Kreises Los Angeles mit gemischten Gefühlen. Ich war ehrlich beeindruckt von der technischen Meisterleistung, die ich in Puente Hills gesehen hatte. Aber was war mit den Antihaftpfannen, all dem E-Schrott, dem nach China verschifften Plastik und dem Großen pazifischen Müllteppich?

Oder der Tatsache, dass auch die fortschrittlichsten Programme zur erweiterten Herstellerverantwortung im besten Fall schlechte Ergebnisse liefern und im schlimmsten Fall den Eindruck eines Umweltfortschritts vorgaukeln, während Industriekonsortien sich für die billigsten Recyclingmethoden entscheiden? Mich bildlich gesprochen in Müll hineinzuknien, gab mir das »Houston, wir haben ein Problem«-Gefühl. Solange wir uns nur auf die kläglichen Ergebnisse der Detox-Wirtschaft verlassen, fehlen ausreichend Hinweise darauf, dass es uns gelingen kann, unsere Luft und unser Wasser sauberzuhalten.

Detox-Kur oder Grünfärberei?

Auf der Suche nach Hinweisschildern zur sechzehnten Green Chemistry and Engineering Conference (»Jahrestagung für grüne Chemie und Technik«) schlenderte ich durch die schicke Lobby eines Hotels in Washington, D.C. Ich war hergekommen um herauszufinden, ob wir am Vorabend einer Revolution stehen, die uns eine grüne Chemie bringt, oder ob dieses Detox-Programm für die Wirtschaft im Grunde Greenwashing, Grünfärberei ist. Über einem Aufzug in den zweiten Stock hing ein Banner mit einem großen roten Diamanten und dem Namen »Dow« darin.

Es gab Veranstaltungen zum »rekombinanten zellulolytischen Bacillus subtilis«, zu »methacrylierten Lignin-Modellverbindungen als Monomeren« und zur »Synthese von 4-Methyl-6-[(1-Alkyl-1H-1,2,3,-Triazol-4-yl)Methoxy]-2H-Chromen-2-Eins«. Ich ging zur Information. »Gibt es eine Veranstaltung ›Grüne Chemie für Dummies‹?«, erkundigte ich mich hoffnungsvoll. Eine nette Dame lächelte und reichte mir ein Tagungsprogramm und eine mehrfach ausfaltbare Pocket Card mit den zwölf Prinzipien grüner Chemie (mehr dazu weiter unten). Als ich mir das Programm genauer anschaute, freute ich mich über ein paar bekannte Namen bei den Vortragenden: meinen engen Kollegen Pete Myers, Umweltwissenschaftler und einer der führenden Experten für Umweltmedizin in Amerika, und Terry Collins, einen der weltweiten Gurus für grüne Chemie.

Terry Collins ist Teresa-Heinz-Professor für grüne Chemie und Leiter des Instituts für grüne Chemie an der Carnegie-Mellon-Universität. Nachdem er die Zerstörung und die Gesundheitsprobleme gesehen hatte, die Pestizide und Papiermühlen in seiner Heimat Neuseeland anrichteten, entwickelte Terry einen sauerstoffbasierten Katalysator, um Chlor in der Herstellung von Zellstoff und Papier zu ersetzen. Seine leise Stimme, sein weicher neuseeländischer Tonfall und sein freundliches Lächeln täuschen darüber hinweg, dass er einer der gefragtesten Chemiker weltweit ist und der erste Professor für grüne Chemie. Wir trafen uns zum Abendessen und ich hatte Terry zwei Stunden lang für mich.

Im Verlauf der Tagung fragte ich ein paar Leute, auch Terry, ob grüne Chemie tatsächlich »echt« ist oder nur ein Farbtopf für die Wirtschaft, um Grünfärberei zu betreiben. Alle gaben dieselbe Antwort: »Das kommt darauf an.«

Terry glaubt, dass das philosophische Fundament der grünen Chemie echt ist. Aber er warnte vor dem enormen Risiko einer Vereinnahmung durch die konventionelle Chemieindustrie. »Dow [der Sponsor der Konferenz] zum Beispiel. Sie dehnen den Einsatz von Chlor aus, produzieren deswegen mehr PVC und häufen Dioxine an«, sagte er. »Oder denken Sie an das Ethan aus Methan in Fracking-Gas, aus dem PVC gemacht wird. Die Leute übersehen die Verbindung Ethan-zu-Ethylen-zu-PVC-Plastik.« Er bezog sich auf die aus Umweltsicht umstrittene Technik des sogenannten »Hydrofracking«, die eingesetzt wird, um Methan (Erdgas) aus Schiefergestein zu gewinnen, aus diesem wiederum Ethan, gefolgt von Ethylen – einem Primärrohstoff für die PVC-Herstellung.

Das ist das klassische Umwelt-Dilemma. Wir können die Chemie nur dann erfolgreich auf eine saubere Grundlage stellen, wenn sich die großen Unternehmen ändern, aber deren ureigenstes Interesse ist es oft, den Status quo zu verteidigen und einen Wandel zu bremsen. Die Dows dieser Welt müssen die grüne Chemie voranbringen und sollten diese Konferenzen sponsern, solange ihre Ziele legitim sind.

Die zwölf Prinzipien grüner Chemie

Nach dem Besuch mehrerer Veranstaltungen begann ich am nächsten Tag, die Grundidee der grünen Chemie zu verstehen. In allen Veranstaltungen prägten die zwölf Prinzipien grüner Chemie die Diskussion. Hier sind sie:

1. *Vermeidung.* Es ist besser, Müll zu vermeiden als ihn nach seiner Schaffung aufzubereiten oder zu entsorgen.
2. *Atomökonomie.* Syntheseverfahren sollten die Aufnahme aller im Herstellungsprozess verwendeten Materialien ins Endprodukt maximieren.
3. *Ungefährlichere chemische Syntheseverfahren.* Syntheseverfahren sollten nach Möglichkeit keine Substanzen verwenden oder herstellen, die für den Menschen und/oder die Umwelt giftig sind.
4. *Ungefährlichere Chemikalien entwickeln.* Chemische Produkte sollten mit dem Ziel entwickelt werden, ihre gewünschte Aufgabe zu erfüllen, und gleichzeitig so ungiftig wie möglich sein.

5. *Ungefährlichere Lösungsmittel und Zusatzstoffe.* Zusatzstoffe sollten nach Möglichkeit ganz vermieden werden und, wo das nicht möglich ist, so ungefährlich wie möglich sein.
6. *Energieeffizient entwickeln.* Der Energieverbrauch sollte minimiert werden; Prozesse sollten nach Möglichkeit bei Umgebungstemperatur und -druck ablaufen.
7. *Nutzung nachwachsender Rohstoffe.* Nachwachsende Rohstoffe oder Rohmaterialien sind nicht nachwachsenden nach Möglichkeit vorzuziehen.
8. *Derivate reduzieren.* Eine unnötige Herstellung von Derivaten – zum Beispiel die Verwendung von Schutzgruppen – sollte nach Möglichkeit minimiert oder vermieden werden; solche Schritte erfordern zusätzliche Reagenzien und können zusätzlichen Abfall erzeugen.
9. *Katalyse.* Katalysatorenstoffe, die in geringen Mengen immer wieder zum Auslösen einer Reaktion genutzt werden können, sind besser als stöichometrische Wirkstoffe (solche, die in einer Reaktion verbraucht werden).
10. *Für den Zerfall entwerfen.* Chemische Produkte sollen so konstruiert sein, dass sie die Umwelt nicht belasten. Wenn sie ihren Zweck erfüllt haben, sollen sie in ungefährliche Produkte zerfallen.
11. *Echtzeitanalysen zur Schadstoffvermeidung.* Analytische Verfahren müssen weiterentwickelt werden, um Prozesse in Echtzeit beobachten und steuern zu können, bevor sich gefährliche Stoffe bilden.
12. *Eine grundsätzlich ungefährlichere Chemie zur Unfallvermeidung.* Die Substanzen in einem Prozess und die Formen dieser Substanzen sollten immer so gewählt werden, dass die Risiken zum Beispiel für Explosionen, Feuer oder eine unbeabsichtigte Freisetzung von Stoffen so gering wie möglich sind.[25]

Ein Redner sagte es so: »Grüne Chemie muss zu einer Einstellung werden, nicht zu einem Werbespruch.«

Das Ruder in der Chemie herumreißen

John Warners Name war auf der Tagung zur grünen Chemie allgegenwärtig. Kein Wunder, ist er doch Mitautor der »Bibel« der grünen Chemie (mit dem wenig überraschenden Titel »Grüne Chemie: Theorie und Praxis«), in der die

»zwölf Prinzipien grüner Chemie« zum ersten Mal veröffentlicht wurden.[26] Warner hat einen Doktortitel in Chemie der Universität Princeton, war zehn Jahre als Chemiker bei Polaroid und zehn Jahre im akademischen Betrieb tätig, seine Patente und wissenschaftlichen Studien summieren sich auf insgesamt 250 und er leitet inzwischen sein eigenes privates Forschungsinstitut.

Ich war beeindruckt von Johns Referenzen. Sie stellen die derjenigen Chemiker weit in den Schatten, die damit Karriere machen, die Sorgen von Umweltschützern und Akteuren im Gesundheitswesen im Blick auf Schadstoffbelastungen zu zerstreuen und die Verwendung giftiger Chemikalien zu verteidigen. Ich erkundigte mich bei ihm, warum manche Chemiker die Gesundheitsrisiken ignorieren, die von niedrigen Konzentrationen synthetischer Chemikalien ausgehen, und warum sie grüne Chemie anscheinend ablehnen. »In den letzten vierzig Jahren haben die Universitäten ihren Chemiestudenten nichts über Toxizität beigebracht – bis Terry Collins bei Carnegie Mellon damit angefangen hat«, sagte er.

Während seines eigenen Chemiestudiums an Spitzenuniversitäten hatte John keinen einzigen Kurs in Toxikologie und er musste nie lernen, was ein Molekül giftig macht. Deswegen, sagt er, verstehen so viele konventionelle Chemiker – die absolut unkontrolliert arbeiten – Toxizität nicht. »Jeder kann ein Molekül herstellen, das es nie zuvor auf der Welt gegeben hat. Auch wenn das der krebserregendste Stoff aller Zeiten wäre: An keinem Punkt ihrer Ausbildung müssen sie wissen, wie sie auf ein Molekül schauen und sagen können: ›Holla Leute, das könnte ein krebserregender Stoff sein. Vielleicht sollte ich ihn lieber nicht herstellen.‹« Für John ist es elementar wichtig, die Studieninhalte des Chemiestudiums zu ändern. Um den Wandel zu beschleunigen, hat er die »Verpflichtung auf grüne Chemie« (»Green Chemistry Commitment«) ins Leben gerufen. Sein Ziel ist, dass sich alle sechshundert Universitäten in den Vereinigten Staaten mit einem Fachbereich Chemie dazu verpflichten, Toxikologie und grüne Chemie durch Beyond Benign zu unterrichten, eine Organisation, die er mitgegründet hat. Diese Gruppe arbeitet auch mit Lehrern von der Vorschule bis zum Abitur zusammen und hat zweihundert Unterrichtspläne entwickelt, um beim Unterrichten grüner Chemie zu helfen.

John hat die »zwölf Prinzipien grüner Chemie« auf fünf Prinzipien reduziert, die den zwölf Prinzipien zugrunde liegen und die befolgt werden müssen, wenn grüne Chemie ihr Ziel erreichen soll:

1. Die Standardisierung von Toxizitätsprüfungsprotokollen
2. Die Prüfung von Produkten, nicht von Molekülen

3. Die Kennzeichnung von Produkten, nicht von Inhaltsstoffen
4. Die Vorgabe von Zeitplänen für Unternehmen, um aus giftigen Produkten auszusteigen
5. Der Aufbau eines Netzwerks von Toxizitätsprüfungszentren und die Ausbildung dort einzusetzender Prüftechniker

Priorität Nr. 1, sagte John, ist, sich auf Toxizitätsprüfungen zu konzentrieren, nicht auf die Prüfung einzelner Chemikalien. Hersteller von Chemikalien und Konsumgütern absolvieren erfolgreich alle Sicherheitstests, bevor ein Produkt auf den Markt kommt, aber verschiedene Organisationen führen unterschiedliche Sicherheitstests durch und gelangen zu unterschiedlichen Ergebnissen. Die Prüfungen müssen in der gesamten Industrie einheitlich sein. Priorität Nr. 2: Wir müssen davon wegkommen, Moleküle zu prüfen, und stattdessen dahin, Produkte zu prüfen. Das könnte zum Beispiel bedeuten, ein Smartphone zu zermahlen und dann zu prüfen. Auf diese Weise können wir das Smartphone als »enthält einen krebserregenden Stoff« oder »enthält einen hormonaktiven Stoff« kennzeichnen, nicht nur ein Molekül. Priorität Nr. 3 ist die Kennzeichnung. Unternehmen verstecken sich hinter Geschäftsgeheimnissen, um Inhaltsstoffe nicht deklarieren zu müssen. Eine Kennzeichnungspflicht erledigt dieses Problem (erinnern wir uns an die versteckten Chemikalien in Haarprodukten). Durch den Hinweis, dass *etwas* im Produkt krebserregend ist, gibt die Kennzeichnung den Verbrauchern die Wahl, es zu kaufen oder nicht. Priorität Nr. 4 setzt Unternehmen einen festen Zeitrahmen, um ungiftige Alternativen für giftige Inhaltsstoffe zu finden, die sie zur Zeit in ihren Produkten verwenden. Und Priorität Nr. 5 ist die Schaffung einer Infrastruktur für Toxizitätsprüfungen. Die Europäische Umweltagentur schätzt, dass nur für 25 Prozent der Industriechemikalien, die weltweit verwendet werden, toxikologische Daten vorliegen.[27] Zusammen mit der Ausbildung von Arbeitskräften und Weiterbildungsprogrammen könnte das ein politisch attraktives Programm werden, das sich um die Kompetenzentwicklung im Biotech-Sektor kümmert und gleichzeitig die Fähigkeiten von Schülern berufsbildender Programme und von freigesetzten Arbeitskräften verbessert. Arbeitskräfte würden nicht nur für den Eintritt (oder Wiedereintritt) in den Arbeitsmarkt ausgebildet, sie würden auch eine unmittelbare und nützliche Rolle in der Unterstützung einer stabilen, grüneren Wirtschaft übernehmen.

Johns Ansprüche sind eindeutig hoch. Aber er ist auch pragmatisch. »Wir müssen mit Dow, 3M und DuPont *zusammen*arbeiten«, sagte er mir, »nicht *gegen* sie. Wir müssen ihnen eine molekulare Wiedergutmachung ermöglichen und sie einen Weg nach vorn finden lassen, der sie nicht verteufelt.«

John war frustriert, dass zu viele Leute ihr Augenmerk nur auf die Probleme richten. »Ich kann unendlich viel Geld auftreiben, um Schwangeren Angst zu machen, Häschen etwas zu injizieren oder die Gefahren irgendeiner giftigen Chemikalie publik zu machen. Aber versuchen Sie mal, Geld für die Erfindung einer ungefährlichen Alternative einzuwerben. Dieselben Leute sagen Ihnen: ›So etwas machen wir nicht.‹« Er wirft bestimmte Umweltgruppen und Stiftungen in einen Topf, die »romantische« Ideen hätten und deswegen wenig Aussicht auf Erfolg. »Wir brauchen umsetzbare Lösungen für Menschen, die an giftigen Chemikalien erkranken und sterben, nicht Leute, die versuchen, den Kapitalismus zu stürzen.«

Die Natur kopieren

John und Terry sind in der grünen Chemie zwei Teile einer Triade. Der dritte Teil ist Janine Benyus, Gründerin des Biomimikry-Instituts und Autorin von *Biomimicry: Innovation Inspired by Nature.*[28]

Biomimikry ist das sich gerade herausbildende Gebiet, Chemie- und Industriedesign an Entwürfen aus der Natur zu orientieren. Janine beschreibt es poetischer: »Wir bitten die Natur um Inspiration.« Wir sind die Schüler, die Natur ist der Lehrer. Und hier sind ein paar Beispiele für Biomimikry in Aktion: die aerodynamische Nase eines Hochgeschwindigkeitszugs, die den Schnabel eines Eisvogels nachahmt, der superschlüpfrige Stoff eines olympischen Schwimmanzugs, der Haihaut imitiert, und Netze zur Wassergewinnung (die Wasser aus Nebel ziehen können), die dem Panzer eines Wüstenkäfers nachempfunden sind.

Als ich sie bat, grüne Chemie aus der Perspektive der Biomimikry zu erklären, nutzte Janine für ihre Antwort das Medium, das die Natur für chemische Experimente verwendet. »Das Leben hat sich für Wasser entschieden, nicht für Lösungsmittel«, sagte sie. In der natürlichen Welt basiert Chemie auf Wasser, aber Industriechemie stützt sich auf hohe Temperaturen, hohen Druck und giftige Inhaltsstoffe auf Erdölbasis. »Die Natur setzt Dingen zum Beispiel keine Schwefelsäure zu«, sagte Janine. Der heilige Gral für grüne Chemiker besteht darin, in Produktionsprozessen Chemikalien auf Erdölbasis durch Chemikalien auf Wasserbasis zu ersetzen.

Janine erklärte, dass sich in der Natur Atome von ganz allein aufreihen und zu Molekülen verbinden. Der Vorgang ist ein bisschen so, wie eine Kiste Legosteine zu schütteln, die Steine auf den Boden auszukippen und dann dabei zuzusehen, wie sie sich von selbst zu einer Burg zusammenfügen. Die Natur sorgt dafür, dass sich die »Steine« (die Atome) in irgendeinem Medium zusammenfinden (während sie zum Beispiel in einem Teich mit lauwarmem Wasser herumwirbeln). Die Chemie der Natur beruht darauf, dass sich negativ und positiv geladene Atome gegenseitig anziehen und dadurch stabile Chemikalien formen, und auch darauf, dass Formen sich gegenseitig anziehen, sagt Janine. In der modernen Kunststoffchemie geht es vielmehr darum, Atome zu *zwingen*. In der Natur gibt es das Prinzip der »Atomeffizienz«: Es bedeutet, dass Atome nicht verschwendet werden, und es ist dieses Phänomen, das im zweiten der »zwölf Prinzipien grüner Chemie« »Atomökonomie« genannt wird. Den meisten industriechemischen Herstellungsverfahren müssen viel mehr Chemikalien zugesetzt werden, als das Endprodukt schließlich enthält. Das führt zu Unmengen verschwendeter Chemikalien, die danach womöglich entsorgt oder in Abwasser eingeleitet werden. In der Natur gibt es keine Verschwendung und keinen Abfall. Die Inhaltsstoffe, die für die Schaffung einer natürlich vorkommenden Chemikalie benötigt werden, bleiben in dieser Chemikalie. Nichts wird freigesetzt, also gibt es keine Nebenprodukte und damit auch keine giftigen Nebenprodukte. Außerdem setzt die Natur keine Lösungsmittel, Katalysatoren oder andere chemische Wirkstoffe zu. Biomimikry folgt der Natur und hilft, Gifte im Herstellungsprozess zu vermeiden.

Das Leben hat sich für Wasser entschieden

Unsere zukünftigen Prioriäten als Art können wir am einfachsten anhand des Prinzips entwickeln, das Janine beschrieben hat: Das Leben hat sich für Wasser entschieden. Weil sich das Leben für Wasser entschieden hat, müssen wir uns für Wasser entscheiden und es schützen, um unser Leben und das unserer Kinder und Kindeskinder zu erhalten. Genügend Wasser zu uns zu nehmen, ist eins der wichtigsten Dinge, die wir tun können, um unsere Körper zu entgiften – aber nur, wenn wir Zugang zu sauberem, frischen Wasser haben. Luft ist natürlich genauso wichtig zum Leben wie Wasser, und wenn wir nicht für saubere Luft und klares Wasser sorgen können, haben wir keine Chance, gesund zu bleiben – ganz gleich, welchen Detox-Kuren wir uns unterziehen. Viele fragen mich, ob ich zu Hause einen Wasserfilter benutzte. Das tue ich – obwohl ich weiß, dass das Trinkwasser in Toronto zu den besten kommunalen Wassern der Welt gehört. Zum Beispiel führt das akkreditierte Labor der Wasserwerke von Toronto jedes Jahr über fünfzehntausend bakteriologische Tests an meinem Trinkwasser durch, und es beobachtet über dreihundert potentielle chemische Schadstoffe:[29] gefährliche Metalle wie Aluminium und Zink und

Dutzende giftiger organischer Verbindungen von Ammoniak bis Xylolen. Aber es gibt eine Ausnahme: hormonaktive, das heißt, den Hormonhaushalt störende synthetische Chemikalien (EDCs), die selten von Trinkwassertests abgedeckt werden. Sie werden vor allem deswegen selten abgedeckt, weil die Testverfahren sehr teuer sind und es noch an Analysetechniken und Infrastruktur mangelt, die nötig wären, um ein breites Spektrum von hormonaktiven Chemikalien und ihre vielen Abbauprodukte nachweisen zu können. Deswegen stammen die meisten Daten zu EDCs in Trinkwasser aus gezielten Forschungsprojekten, und wir wissen nichts über die tatsächlichen Konzentrationen dieser Chemikalien in unserem Wasser.

Ich halte die Qualität meines Leitungswassers für selbstverständlich. Aber das taten die Menschen in Milwaukee, Wisconsin, im Jahr 1993 auch, und die Einwohner von Walkerton, Ontario, im Jahr 2000. Milwaukee ist eine mittelgroße amerikanische Stadt an der Küste des Michigansees, etwa 160 Kilometer nördlich von Chicago. Walkerton ist eine kleine, landwirtschaftlich geprägte kanadische Stadt nahe des Huronsees, etwa 160 Kilometer nördlich von Toronto. Die beiden sind etwa 500 Kilometer Luftlinie und zwei Große Seen voneinander entfernt. In Milwaukee ereignete sich die größte einmalige, in der Geschichte Amerikas bislang bekannte Wasserverschmutzung: Mehr als 400.000 Menschen erkrankten an einer Belastung mit Kryptosporidien, über hundert Menschen starben.[30]

Kryptosporidien sind üble Parasiten, die in den Verdauungstrakten vieler Tiere leben, auch in denen von Kühen und Menschen.[31] Es ist immer noch nicht geklärt, wie sie in das Trinkwasser von Milwaukee gelangten – vielleicht durch menschliche Ausscheidungen oder weil Kühe in einen lokalen Fluss gerieten. Abflusswasser aus Kuhdung war erwiesenermaßen Teil des Problems in Walkerton und verursachte einen der tödlichsten Trinkwasserzwischenfälle in der Geschichte Kanadas. Im Mai 2000 geriet ein hochansteckender Stamm Escherichia coli (Koli-Bakterien) aus Bauernhof-Abwasser in die Trinkwasserversorgung der Stadt. In unmittelbarer Folge erkrankten etwa 2.500 Bewohner, sieben Menschen starben, eine deutlich höhere Zahl erlitt dauerhafte Nierenschäden. Eine Analyse der Tragödie, als Walkerton-Untersuchung bekanntgeworden, gab den örtlichen Stadtwerken von Walkerton die meiste Schuld, wegen ungeeigneter Betriebsführung und fahrlässigen Verhaltens. Der Provinzregierung in Ontario warf die Untersuchung Einschnitte beim Umweltmonitoring, schlechte gesetzliche Bestimmungen zur Wasserqualität und eine mangelhafte Durchsetzung der bestehenden Richtlinien zur Wasserqualität vor.[32] Der Untersuchungsbericht führte zu tiefgreifenden Reformen der Standards für Wasseranalysen in Ontario.

Diese tragischen Ereignisse haben auch zu einem zunehmenden Interesse an Wasserfiltern für Privathaushalte beigetragen. Die Verkaufszahlen für Wasserfiltersysteme schossen in Kanada nach dem Jahr 2000 in die Höhe, genauso wie die für abgefülltes Wasser. Im Jahr 1999 lag der Verbrauch von abgefülltem Wasser in Kanada bei ungefähr 24 Litern pro Person. Im Jahr 2005 war die Zahl auf sechzig Liter pro Person angestiegen, und der Umsatz mit abgefülltem Wasser lag jenseits von 431 Millionen Euro.[33] Im Jahr 2017 überstieg der Jahresumsatz für abgefülltes Wasser in Kanada unglaubliche 1,66 Milliarden Euro.[34] Die Ereignisse in Milwaukee und Walkerton sensibilisierten nordamerikanische Familien für die Qualität ihres Trinkwassers. Vielen anderen kamen Bedenken, ob die Wassersysteme ausreichend geschützt waren.

Wie funktioniert der Wasserkreislauf? Meere, Seen und Flüsse speichern Wasser. Das Wasser verdunstet und kondensiert wieder, bildet Wolken und fällt als Niederschlag zu Boden. Das Verdunsten/Kondensieren und die Wanderung durch Flüsse, Böden und Gesteinsformationen reinigt das Wasser und klärt es. Außer, wenn dieser Vorgang gestört wird. Menschliche Aktivitäten stören den natürlichen Wasserkreislauf erheblich: Wir spritzen Pestizide und Herbizide und wir betreiben Fabriken, Produktionsbetriebe, Kohlekraftwerke, Müllverbrennungsanlagen und Kläranlagen. In Nordamerika teilen sich verschiedene Regierungsebenen die Zuständigkeit für die Wasserqualität und -sicherheit: Bundesstaaten und Provinzen sind für die Trinkwasserrichtlinien verantwortlich; die Kommunen haben die Aufsicht über die Kläranlagen und übernehmen das Tagesgeschäft und das Monitoring.[35] Regierungen legen Grenzwerte für Wasserqualität fest, stellen Normen auf und/oder erteilen Genehmigungen, aber viele der Grenzwerte wurden vor Jahrzehnten festgelegt, als die Bevölkerung noch kleiner war, Wasser nicht so umkämpft und die Chemikalien, die wir benutzten, nicht annähernd so komplex wie heute.

Mein Leitungswasser stammt aus dem Ontariosee und riecht trotz aller beruhigenden Arbeit meiner Stadt im Spätsommer etwas moorig. Das ist der Hauptgrund, warum ich mein Wasser filtere. Das Filtern entfernt den Geruch und hilft, andere vielleicht vorhandene Schadstoffe zu entfernen. Richtlinien für Wasserqualität sind dagegen darauf ausgelegt, sicherzustellen, dass Menschen durch das Wasser nicht krank werden. Über die Grenzwerte für Schwermetalle, Pestizide, Arzneimittel und allerlei mehr lässt sich dabei streiten.

Lassen Sie uns als ein Beispiel für belastende Stoffe, die Menschen durch ihr Leitungswasser in sich aufnehmen, Spuren von Medikamenten anschauen.

Ein Bericht der Weltgesundheitsorganisation aus dem Jahr 2012 stellt fest, dass im Verlauf des letzten Jahrzehnts deutlich mehr Studien zu Medikamenten in Trinkwasser erschienen sind. Sorgen wegen potentieller Gesundheitsrisiken für Menschen, die mit niedrigen Konzentrationen dieser Stoffe belastet werden, nehmen zu.[36] In den 1970er Jahren berichteten frühe Studien in den Vereinigten Staaten als erste darüber, dass Wirkstoffe aus Herzmedikamenten, Schmerzmitteln und der Pille im Abwasser vorlagen. Seitdem haben Peer-Review-Studien weltweit zwischen fünfzehn und fünfundzwanzig verschiedene Arzneimittel in aufbereitetem Trinkwasser gefunden.[37] Aus Mülldeponien (Sickerwasser) und kommunalen Abwässern können synthetische, hormonaktive Chemikalien wie BPA und Phthalate im Leitungswasser landen.[38] Diese Chemikalien werden Plastik zugesetzt und entweichen aus den Produkten, wenn diese im Laufe der Zeit auf Mülldeponien zerfallen. BPA und Phthalate gehen in das Sickerwasser über und gelangen insbesondere von Mülldeponien ohne Sickerwasser-Aufbereitungsanlagen in die umliegenden Flüsse und ins Grundwasser: in mögliche Trinkwasserquellen.

Manche Menschen haben keine Wasserfilter, misstrauen aber dem Leitungswasser, so dass sie sich nach anderen Quellen für reines, sauberes Wasser umschauen – auch nach abgefülltem Wasser. Aber nur wenige halten kurz inne und fragen sich, ob abgefülltes Wasser tatsächlich eine ungefährlichere Wahl ist.

Fragwürdige Flaschen

Auf den Etiketten abgedruckte Bilder schneebedeckter Berggipfel erwecken den Eindruck, dass sich abgefülltes Wasser aus einem Bergbach in den Schweizer Alpen direkt in kleine Plastikbehälter ergießt, die dann irgendwie ihren Weg in die Regale unserer Supermärkte finden. Viel von diesem abgefüllten Wasser ist aber »gereinigtes Wasser« – nichts anderes als verpacktes kommunales Wasser –, das gleiche Wasser, das aus Ihrem Hahn käme, nur durch ein Filtersystem geleitet und Ihnen zu einem hohen Preis verkauft. In Kanada gilt abgefülltes Wasser gesetzlich als Nahrungsmittel.[39] Es werden mikrobiologische Tests daran durchgeführt, aber nur einige Details dieser Analysen werden veröffentlicht.[40] Hersteller müssen nicht auf Belastungen durch giftige Schadstoffe testen, wie das Kommunen bei Leitungswasser tun, und sie müssen Behörden auch keinerlei Testergebnisse melden.

Im Jahr 2011 kauften Amerikaner über vierunddreißig Milliarden Liter abgefülltes Wasser; das bedeutet Ausgaben im Wert von 19,4 Milliarden Euro.[41] Allein die Herstellung der Plastikflaschen verbrauchte 2,7 Milliarden Liter Rohöl.[42]

In den USA war abgefülltes Wasser 2016 zum ersten Mal das meistverkaufte Getränk.[43] Nur 30 Prozent dieser Plastikflaschen werden recycelt, und von diesen 30 Prozent wird nur ein Fünftel für Zwecke der Lebensmittel- und Getränkeindustrie genutzt.[44] Diese Flaschen brauchen Jahrhunderte, bis sie zerfallen, und wenn sie verbrannt werden, setzen sie giftige Nebenprodukte in die Atmosphäre frei. Leitungswasser kostet eine Stadt mit einer Million Einwohnern etwa 70 Eurocent pro 1.000 Liter. Abgefülltes Wasser kostet durchschnittlich 465 Euro pro 1.000 Liter, und darin sind die enormen Umweltkosten noch nicht enthalten.[45]

Wenn es eine einfache Sache gibt, die jeder Mensch tun kann, um den Zustand der Umwelt zu verbessern, dann ist das, *kein abgefülltes Wasser mehr zu kaufen.*

Das Negative herausfiltern

Unerwünschte Schadstoffe aus Ihrem Trinkwasser zu filtern, ist eine der einfachsten Möglichkeiten, um Ihre persönliche Umgebung zu entgiften. Wasserfilter für den Privathaushalt gibt es in zwei Grundvarianten: als Geräte für den Hausanschluss und als Geräte für die einzelnen Zapfstellen. Geräte für den Hausanschluss behandeln das Wasser, bevor es im Haus verteilt wird. Zapfstellengeräte – zu denen Tischfilter, Filter für den Wasserhahn und Unterbaugeräte gehören – sind in sich geschlossen und im Allgemeinen beweglich.[46] Erledigen beide Arten ihren Job?

Viele Filter nutzen mehr als eine Filtriertechnik. NSF International ist eine weithin anerkannte, unabhängige gemeinnützige Organisation, die weltweit die Entwicklung von Normen und die Zertifizierung von Nahrungsmitteln, Wasser, Gesundheits- und Konsumgütern anbietet.[47] Filter, die der NSF-Norm 53 entsprechen, sind im Allgemeinen dafür zertifiziert, bedenkliche Stoffe aus Ihrem Leitungswasser zu entfernen. Norm 53 ist für Zapfstellen- und Hausanschluss-Anlagen entwickelt worden, die bestimmte gesundheitsrelevante Belastungen reduzieren sollen, die in öffentlichem oder privatem Trinkwasser vorliegen können, zum Beispiel Kryptosporidien, Giardien, Blei, VOCs und MTBE (Methyltertiärbutylether).[48] Im Allgemeinen sind Filter, die der NSF-Norm 53 entsprechen, darauf ausgerichtet, Wasser nach gesundheitlichen und nicht nur nach ästhetischen Kriterien aufzubereiten. Die NSF-Zertifizierung ist nicht fehlerlos – und deckt absolut nicht alle Substanzen ab –, aber sie liefert eine Bestätigung, unabhängige Überprüfung und Verifizierung zumindest einiger Angaben der Hersteller.

Die Ergebnisse für bestimmte Filtertypen finden Sie in Abbildung 30, und die Internetseiten von NSF International stellen eine nützliche Produktdatenbank zur Verfügung, die Ihnen helfen kann, einen Filter für Ihre Bedürfnisse zu finden.[49]

Filtertyp	Wie er funktioniert	Einsatzort	Was er filtert
Aktivkohlefilter	Positiv geladener und saugfähiger Kohlenstoff im Filter zieht Unreinheiten an und bindet sie.	Tischfilter, Wasserhahnfilter und Unterbaugeräte	• Geschmack und Gerüche • Schwermetalle, z. B. Kupfer, Blei und Quecksilber • Abbauprodukte von Desinfizierungen • Parasiten, z. B. Giardien und Kryptosporidien • Pestizide • Radon • VOCs, z. B. Dichlorbenzol und Trichlorethylen (TCE)
Ionentauscher	Macht hartes Wasser »weich«, indem er Mineralstoffe mit einer starken positiven Ladung durch solche mit einer schwächeren Ladung austauscht	Hausanschlussgeräte	• Kalzium und Magnesium • Barium und andere ähnliche Ionen, die gesundheitsschädlich sind
Destilliergerät	Kocht Wasser auf und kondensiert den gereinigten Dampf wieder	Tischfilter oder Hausanschlussgeräte für das gesamte Haus	• Schwermetalle, z. B. Kadmium, Chrom, Kupfer, Blei und Quecksilber • Arsen, Barium, Fluor, Selen und Natrium
Umkehrosmose	Eine semipermeable Membran trennt Unreinheiten vom Wasser (der Vorgang verschwendet erhebliche Mengen Wasser).	Unterbaugeräte	• Parasiten, z. B. Kryptosporidien und Giardien • Schwermetalle, z. B. Kadmium, Kupfer, Blei und Quecksilber •Arsen, Barium, Perchlorat, Nitrat/Nitrit und Selen
UV-Desinfektion	Ultraviolettes Licht tötet Bakterien und andere Mikroorganismen ab.	Unterbaugeräte (mit Kohlefilter)	• Bakterien und Parasiten • Anlagen der Klasse A schützen gegen schädliche Bakterien und Viren. • Anlagen der Klasse B sind dafür ausgelegt, Bakterien, die keine Krankheiten auslösen, zu deaktivieren.

30 Filtertypen, ihr Einsatzort und was sie filtern[50]

Die falschen Regeln

Zurück in den Kreis Los Angeles und seiner Mülldeponie Puente Hills. In vielerlei Hinsicht ist unser modernes Abfallwirtschaftssystem ein Wunderwerk. Morgens werfen Sie zu Hause ein paar Blechdosen, das alte Radio und eine Menge Plastikverpackungen weg, und innerhalb von Stunden ist alles dank eines nahezu reibungs- und geruchlosen Meisterwerks der Technik und Logistik eingesammelt, abgefahren, zur Mülldeponie gebracht, abgeladen, verteilt, verdichtet und vergraben worden. Aber was ist mit dem giftigen Sickerwasser und den giftigen Gasemissionen? Wir haben nicht besonders gut im Griff, wie viel von diesem Abfall (und dem Abfall auf jeder anderen Mülldeponie) unsere Luft und unser Wasser belastet. Und hat sich irgendjemand je gefragt, warum wir all diesen Abfall überhaupt produzieren?

Ja, das hat jemand: Sie heißt Annie Leonard, ist Geschäftsführerin von Greenpeace USA und die Schöpferin eines Projekts namens »The Story of Stuff« (»Zeug: Seine Geschichte«). Sie hat nicht nur eine Menge über dieses Thema nachgedacht, sie hat es auch zu ihrer Lebensaufgabe gemacht. Sie nahm es anfangs als Möglichkeit, der Welt zu zeigen, wie dumm es ist, so viel zu verschwenden wie wir. Sie hielt viele Vorträge zu diesem Thema, bis ihr klar wurde, dass es für sie nicht sonderlich sinnvoll war, in Amerika herumzufliegen und Treibstoff zu verschwenden. Also verwandelte sie ihren Vortrag in einen wundervollen Animationsfilm. Er verbreitete sich wie ein Lauffeuer auf YouTube und ist bis jetzt mehr als fünf Millionen Mal angeschaut worden. Stellen Sie sich vor, wieviel Kerosin Annie eingespart hat, indem sie nicht an verschiedene Orte geflogen ist und ihn dort persönlich vorgestellt hat. Aus dieser einfachen Idee wurde die »Story of Stuff« zu einer Bewegung von Leuten, die sich fragten: »Warum haben wir das geschehen lassen?« *Das* meint die Entstehung der verschwenderischsten Gesellschaft in der Geschichte der Menschheit.

Annie ist der Meinung, dass wir Teil des Problems sind, wenn wir uns als »Verbraucher« beschreiben: Dann definieren wir uns selbst als – in meinen Worten – »die, die Zeug kaufen.« Bürger haben ein Recht darauf, zu arbeiten, zu leben und in einem bestimmten Land politisch aktiv zu sein. Verbraucher sind politisch unbeteiligte weltweite Käufer von Gütern. Warum, fragte sich Annie, sollten wir uns je als Verbraucher definieren wollen? Ich hielt ein kleines bisschen dagegen und wies darauf hin, dass wir Verbraucher nicht einfach ignorieren können. Abfall ist ein gigantisches Problem, das immer schlimmer wird. Wir haben gesehen, was aus all dem Zeug wird: Müll, der tausende giftige Chemikalien enthält – unbekannte, ungetestete, unkontrollierte und ungesunde. Wir müssen an allen Fronten arbeiten, um Verschwendung bei der

Herstellung und beim Verbrauch zu stoppen. Und Verbraucher sind ein Teil der Gleichung. Ich stimmte ihr zu, dass das große Thema letztendlich nicht ist, welches Zeug wir kaufen sollten; es ist die Tatsache, dass wir weitaus weniger Zeug kaufen müssen. Punkt. Außerdem müssen Regierungen für dieses Zeug – egal ob Autos, Softdrinks oder Smartphones – Vorschriften erlassen und nicht Unternehmen, die einzig und allein an einem endlosen Umsatzwachstum interessiert sind. Diese Vorschriften müssen abdecken, was die Produkte enthalten und wie sie entsorgt werden. Auch die Kosten für fachgerechtes Recycling und Entsorgung müssen in die Produkte eingepreist werden, damit knappe natürliche Ressourcen nicht vergraben oder verbrannt werden.

Es ist ja nicht so, dass uns Ökonomen und Ökologen nicht schon mindestens seit dem ersten Tag der Erde (»Earth Day«) vor mehr als fünfundvierzig Jahren vor dem Wahnwitz der Wegwerfprodukte gewarnt hätten. Ein paar der allerersten Plakate für den Tag der Erde trugen den Slogan »Saubere Luft, klares Wasser«. Wir scheinen die Herausforderung in dieser einfachen Botschaft bloß leider nicht zu verstehen, unter anderem, weil wir als Gesellschaft nach den falschen Regeln spielen. Die Spielregeln, die derzeit gelten, fasst die Maxime von Malcom Forbes am besten zusammen: »Der, der mit dem meisten Spielzeug stirbt, gewinnt.« Wir brauchen ein anderes Spiel mit anderen Regeln – vielleicht »Die mit dem wenigsten Zeug gewinnen.« Und unsere Wirtschafts- und Regulierungssysteme müssen dieses Motto mit einem zweiten flankieren – einem wie diesem: Je mehr man verbraucht, verschwendet oder wegwirft, desto mehr verliert man finanziell.

Die Wirtschaft grüner machen

Schadstoffbelastung ist ein großes wirtschaftliches und gesellschaftliches Problem, nicht nur eine ökologische Herausforderung. Die Menschen scheinen durchaus eine Ahnung davon zu haben, dass wir ohne Luft, Wasser und Nahrung nicht überleben können. Ein Bewusstsein für die Tatsache, dass wir diese Bedürfnisse auch in Zukunft haben werden, scheint jedoch deutlich weniger ausgeprägt. Wir sind uns der Notwendigkeit sehr bewusst, täglich und Woche für Woche auf Nahrung und Wasser angewiesen zu sein. Auf die langfristigen Voraussetzungen dafür achten wir hingegen nicht so sehr. Ohne gezielte ökonomische Instrumente (zum Beispiel Gebühren, Abgaben, Steuern oder Emissionshandelssysteme), die die langfristigen Umweltschäden unter Kontrolle bringen, die wir durch unseren Konsum anrichten, werden wir die Zunahme giftigen Abfalls und giftiger Schadstoffbelastung nicht stoppen können. Deswegen müssen wir die Wirtschaft »grüner machen«. Auf das Verbot einer Chemikalie hinzuarbeiten, die bekanntermaßen das Krebsrisiko erhöht, lohnt sich und ist manchmal ziemlich unkompliziert. So vorzugehen reicht aber bei weitem nicht aus. Den Übergang zu einer grünen Wirtschaft zu schaffen – einer, in der giftige Chemikalien gar nicht erst hergestellt oder in Babyspielzeug gesteckt werden –, ist eine entmutigendere Herausforderung, aber viel effektiver. Werden wir bald eine grünere Welt sehen, in der unsere Chemie auch grün ist? Können wir das Versagen unserer Wirtschaft überwinden, sich in geeigneter Weise mit den Gesundheits- und Umweltkosten zu beschäftigen, die mit einer schrankenlosen wirtschaftlichen Expansion einhergehen? Die Antworten auf diese Fragen sind noch offen. Grüne Chemie ist ein spannendes Konzept, aber ich bin mir nicht sicher, dass es sich etablieren wird, wenn wir nicht eine breitere soziale, kulturelle und wirtschaftliche Nachfrage nach dem schaffen, was es zu erreichen versucht.

Ich kehrte zu meiner Teflonpfannenfrage zurück, laut John Warner ein hervorragendes Beispiel für die komplizierten Herausforderungen, vor denen die grüne Chemie steht. Warner hat eine alternative Technologie für Antihaftbeschichtungen entwickelt, die schmutzabweisend, wasserabweisend und frei von giftigen per- und polyfluorierten Chemikalien ist. Sie ist in einer frühen, vorkommerziellen Phase ihrer Entwicklung und er benötigt ein paar der in dieser Phase rar gesäten Forschungsdollars, die unser Wirtschaftssystem anscheinend nicht ausspuckt. Bis auf weiteres bleiben die altmodischen Pfannen aus Gusseisen, emailliertem Gusseisen und Edelstahl die besten Optionen für umweltbewusste Köche.

Ohne wirtschaftliche Anreize oder Strafen werden Unternehmen weiterhin giftige Produkte herstellen, Verbraucher werden sie in dem Glauben kaufen, dass sie ungefährlich sind, Mülldeponien und Müllverbrennungsanlagen werden sie zusammen mit anderem Weggeworfenen, das langlebige Schadstoffe enthält, akzeptieren, unser Trinkwasser wird belastet werden und Menschen werden erkranken. Ungefährlichere Alternativen werden nie produziert werden. Und so führt mich meine Recherche danach, was mit einer Teflonpfanne passiert, zur Entdeckung, dass die globalen Abfallwirtschaftssysteme versagen, zu Plänen, das Fach Chemie neu aufzustellen, und zur Notwendigkeit, die Wirtschaft zu reformieren. Stand 2018 gibt es nirgendwo Recyclingprogramme für Antihaftpfannen.

Wir brauchen eine wirklich grüne Wirtschaft, eine, die weit über die bescheidenen Anstrengungen gegenwärtiger Programme unternehmerischer Gesellschaftsverantwortung (CSR) multinationaler Konzerne hinausgeht. Die einzige wirkliche Antwort darauf, von giftigen Chemikalien loszukommen, ist der Wechsel von einem linearen Wirtschaftsmodell mit einer einmaligen

Materialgewinnung, Verarbeitung und Entsorgung zu einer Kreislaufwirtschaft, die die Natur imitiert und so geschlossene Kreise schafft, in denen Ressourcen und Nährstoffe zirkulieren und es keinen Abfall mehr gibt (siehe Abbildung 31).[51] Anstatt im Nachhinein festzustellen, dass Chemikalien in unseren Lebensmitteln und in unserer Körperpflege Schaden anrichten, müssen außerdem Prüfprotokolle befolgt werden, die sicherstellen, dass krebserregende und hormonaktive Chemikalien gar nicht erst hergestellt werden. *Ein* solches Prüfprotokoll existiert bereits. Es wurde von einem wissenschaftlichen Gremium von Chemie- und Gesundheitsexperten entwickelt, dem Terry Collins und John Warner angehören. Es heißt »gestaffeltes Protokoll für Störungen des Hormonhaushalts« (»tiered protocol for endocrine disruption«, TiPED) und ist ein Beispiel für das neue gemeinschaftliche Denken, das uns einer gesünderen, grüneren Chemie ein Stückchen näher bringen könnte.[52] TiPED ist ein Designwerkzeug, das feststellt, ob eine Chemikalie hormonaktiv ist oder nicht. Es besteht aus fünf Prüfstufen, von denen jede einzelne dafür entwickelt wurde, die mögliche Wirkung einer Chemikalie auf das Hormonsystem verschiedener Spezies »breit gefächert abzufragen«.[53]

Am Horizont gibt es weitere Anzeichen für eine neue Wirtschaft: Wie in den vorangegangenen Kapiteln dieses Buchs beschrieben, stellen Unternehmen eine Vielzahl grüner Produkte her, unter anderem Körperpflege- und Reinigungsprodukte. Aufregende Durchbrüche in grüner Chemie gibt es in Forschungslaboren in aller Welt. Derzeit scheinen deutsche Forscher führend zu sein: Sie stellen biologisch abbaubare Plastikpolymere aus Milch her, nutzen Algen oder Stroh als chemische Rohstoffe in einem wirtschaftlich praktikablen Maßstab und entwickeln farbenfrohe Pigmente auf der Basis von Eisenoxid, alias Rost.[55] Sogar die berühmte kleine blaue Pille, Viagra, profitiert von grüner Chemie: Chemiker im Dienst des Viagra-Herstellers Pfizer haben einen chemischen Reaktionsprozess entwickelt, der drastisch weniger giftige Lösungsmittel braucht, Zinnchlorid (einen Umweltschadstoff) überflüssig macht und nur einen Bruchteil des Abfalls produziert, der beim ursprünglichen Produktionsverfahren anfiel.[56]

Weit über die Vorhersagen von vor zehn Jahren hinaus haben sich die beiden globalen grünen Trends erneuerbare Energien und Elektroautos entwickelt. Die Verkaufszahlen für Elektroautos sind im dritten Quartal des Jahres 2017 im Vergleich zum selben Quartal 2016 um 63 Prozent gestiegen. In der Erstausgabe von *Toxin Toxout* zitierten wir Schätzungen, dass bis 2020 weltweit 670.000 Elektroautos verkauft sein sollten. Wir waren nicht optimistisch genug: Bereits im Jahr 2017 wurden weltweit über 1,2 Millionen elektrische und Hybridautos

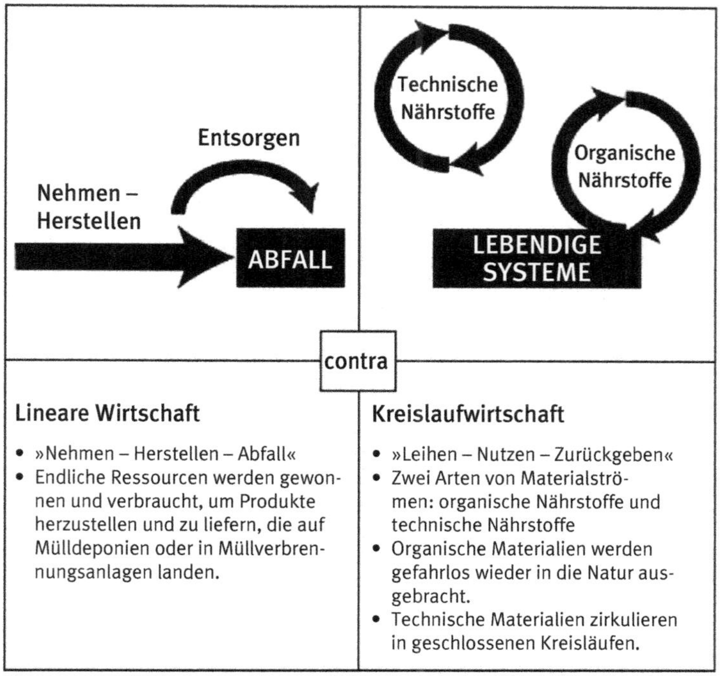

31 Lineare contra Kreislaufwirtschaft[54]

verkauft. Und hinter dieser Geschichte steckt mehr als der Medienliebling Tesla und der US-Markt. China ist der Markt, in dem die Zahl von Elektroautos rapide zunimmt.

Die gleiche Art von Kurve, die das Koordinatensystem sprengt, zeigt sich im Bereich erneuerbare Energien. Solarenergie ist in Deutschland und in den USA inzwischen konkurrenzfähiger als neue konventionelle Kraftwerke und wird in China und Indien bis 2021 wettbewerbsfähiger sein als Kohle.[57] Die 2016 weltweit neu geschaffenen Kapazitäten für Strom aus erneuerbaren Energien können fast ganz Westeuropa mit Strom versorgen.[58] Energieeffizienz kommt ebenfalls mächtig in Fahrt. Jeder Euro, der in Energieeffizienz investiert wird, spart zwei Euro in der Herstellung und Verteilung von Energie ein.[59] Länder rund um den Globus beginnen, Energieeffizienz zur ersten Wahl in ihrem Energieversorgungsmix zu machen. In anderen Worten: Die Nachrichten im Jahr

2012 waren gut und die Nachrichten heute sind sogar noch besser. Der Wandel, den wir vorhersagten, ist in vollem Gange.

Aber nicht so sehr, was Abfall angeht. Monsterhohe Müllberge wachsen weiterhin überall auf der Welt in den Himmel. Ein Berg von Arbeit liegt vor uns, wollen wir unsere Wirtschaftssysteme entgiften, bevor wir irreparable Schäden an uns oder unserer Umwelt anrichten.

DREIZEHN

Unsere Top Ten
Quietschlebendig mit weniger Giften

Seien Sie vorsichtig, wenn Sie Gesundheitsratgeber lesen.
Sie könnten an einem Druckfehler sterben.

MARK TWAIN

DIÄTRATGEBER UNTERSCHEIDEN SICH in einem entscheidenden Punkt von Detox-Ratgebern: Richten Sie sich nach Diätratgebern, sind die Ergebnisse offensichtlich. Richten Sie sich nach Detox-Ratgebern, muss das nicht unbedingt so sein. Wenn Sie eine Diät machen und keine Pfunde purzeln, werden Sie die Diät vermutlich sein lassen. Diese Art eingebauter Qualitätskontrolle gibt es nicht für die Fülle von Artikeln und Ratgebern zum Thema Detox, die Rezepte für Getränke, Pillen und seltsame Mahlzeiten liefern, sich oft gegenseitig widersprechen und dabei behaupten, Gifte »GARANTIERT ZU 100 %!« aus Ihrem Körper zu entfernen. Wer weiß, ob diese Empfehlungen wirklich wirken? Es wäre schön, wenn Sie in Ihrer örtlichen Apotheke ein »Toxometer« kaufen, sich unter die Zunge klemmen und dann auf einer Anzeige ganz einfach ablesen könnten, was für Gifte Sie im Ihrem Körper haben. Leider gibt es so etwas nicht.

An dieser Stelle kommt dieses Buch ins Spiel. Mit Hilfe von viel Versuch und Irrtum, kostspieligen Selbsttests und zahlreichen unangenehmen Situationen haben wir Ihre Hausaufgaben für Sie gemacht. Es bringt nichts, wenn Sie sich wegen der etwa 80.000 heute im Umlauf befindlichen Chemikalien so viele Sorgen machen, dass Sie wie gelähmt sind und gar nichts tun. Also haben wir versucht, uns auf die Chemikalien zu konzentrieren, die folgende zwei Eigenschaften besitzen: (1) Die besten wissenschaftlichen Belege deuten darauf hin, dass sie der menschlichen Gesundheit schaden, und (2) neuste Studien und unsere Selbsttests zeigen, dass Sie die Konzentrationen dieser Stoffe in Ihrem Körper messbar verringern können, wenn Sie bestimmte Dinge tun.

Wir haben die verschiedenen Ergebnisse unserer Experimente in Abbildung 32 dieses Kapitels zusammengefasst. Wie Sie sehen, können Sie die Konzentrationen bestimmter Schadstoffe in Ihrem Körper drastisch – und manchmal sehr rasch – dadurch senken, dass Sie ein paar ganz normale, alltägliche Dinge ein bisschen anders machen.

Dieses letzte Kapitel liefert eine – wie wir hoffen, nützliche – Zusammenfassung, wie Sie diese Gifte reduzieren können. Wir haben die umfangreichen Informationen in diesem Buch auf den Punkt gebracht, um eine leicht lesbare Liste zu schaffen, die Sie herausreißen und an Ihren Kühlschrank pinnen können. Es ist die Top Ten »Quietschlebendig mit weniger Giften« am Ende dieses Kapitels.

Lesen Sie sie, befolgen Sie ihre Ratschläge … und Sie werden eine ganze Menge Gifte ruckzuck aus Ihrem Körper entfernen.

Experiment	Änderungen der Chemikalienspiegel
Einleitung	
BPA- und BPS-Werte nach dem Hantieren mit Kassenbons (Rick, Bruce, Sarah und Muhannad)	BPA-Wert 42-mal höher (vgl. Abb. 4) BPS-Wert 115-mal höher (vgl. Abb. 4)
Kapitel 1	
Phthalatwerte nach dem Gebrauch üblicher Körperpflegeprodukte (Rick)	MEP-Wert 22-mal höher (vgl. Abb. 6)
Phthalat- und Parabenwerte nach dem Gebrauch grüner und nicht so grüner Körperpflegeprodukte (Jessa und Ray)	MEP-Wert bei Verwendung grüner Produkte durchschnittlich* 10-mal niedriger (vgl. Abb. 7) Methylparabenwert bei Verwendung grüner Produkte durchschnittlich* 77-mal niedriger (vgl. Abb. 7)
Kapitel 4	
Quecksilberwerte nach dem Verzehr von Thunfisch (Bruce)	Quecksilberwert 2,5-mal höher (vgl. Abb. 11)

Experiment	Änderungen der Chemikalienspiegel
Kapitel 5 *Triclosanwerte nach dem Gebrauch üblicher Körperpflegeprodukte (Rick)*	Triclosanwert 2.907-mal höher (vgl. Abb. 13)
Kapitel 7 *BPA-Werte nach Verwendung BPA-haltiger Behälter und Verzehr BPA-haltigen Essens (Rick)*	BPA-Werte 7-mal höher (vgl. Abb. 17)
Kapitel 8 *Konzentrationen von Organophosphat-Pestiziden nach dem Verzehr von Bio-Lebensmitteln (neun Kinder)*	Werte durchschnittlich 3-mal niedriger (vgl. Abb. 20)
Kapitel 9 *Schwermetall-Werte während einer Chelat-Therapie (Bruce)*	Werte der aus dem Körper entfernten Stoffe zwischen 4- und 23-mal höher (vgl. Abb. 22)
Kapitel 10 *Werte für BPA und Phthalate (MEP und MBP) während Saunagängen (Bruce)*	BPA in allen 5 Wochen im Schweiß freigesetzt (vgl. Abb. 24) MEP und MBP in allen 5 Wochen im Schweiß freigesetzt (vgl. Abb. 25 und 26)
Kapitel 11 *VOC-Werte nach Aufenthalt in einem Neuwagen (Rick)*	Werte zwischen 1,2- und 5-mal erhöht (vgl. Abb. 28)
NBC-Experiment** *Werte für BPA und Triclosan nach einem Stopp der Verwendung üblicher Körperpflegeprodukte (Andrea Canning)*	BPA-Werte 88-mal niedriger Triclosanwerte 99-mal niedriger

* Zunahmen und Abnahmen errechnet durch Teilen des höchsten durch den niedrigsten Wert. Die hier dokumentierten Zahlen sind der Durchschnitt von Rays bzw. Jessas Änderungen der Chemikalienspiegel.

** Während wir *Toxin Toxout* schrieben, führten wir Ende 2012 ein Experiment mit der Journalistin Andrea Canning für die NBC-Sendung *Dateline* durch, das sich um BPA-, Triclosan- und Phthalatwerte drehte. Dieses Experiment, das Jessas und Rays in Kapitel 1 dieses Buches ähnelt, bestand aus drei Phasen: Ausschwemmen, intensiver Gebrauch konventioneller Produkte, erneutes Ausschwemmen unter Vermeidung aller Produkte, die die fraglichen Chemikalien enthielten. Die hier genannten Ergebnisse sind die des BPA- und Triclosan-Teils. *Dateline* sendete den Beitrag am 24. März 2013.

32 Durch unsere Experimente erreichte Veränderungen bei Giften, in Größenordnungen

Die wichtigste »To Do«-Liste Ihres Lebens

Im Griff zu haben, was wir absorbieren, atmen, essen und trinken, ist die erste Verteidigungslinie gegen Gifte wie Phthalate, Parabene, Pestizide und flüchtige organische Verbindungen. Wenn die Chemikalien bereits in unserem Körper sind, hat Bruce ein paar klare Vorstellungen davon, welche Detox-Methoden wirksam sind und welche moderne Quacksalberei. Letztlich müssen wir natürlich synthetische Gifte aus unserer Wirtschaft und aus unserer Welt beseitigen, aber in der Zwischenzeit werden diese zehn einfachen Schritte (zusammengefasst in der Top Ten »Quietschlebendig mit weniger Giften«) zu einem gesünderen Leben für alle führen:

1. **Verwenden Sie natürliche Körperpflegeprodukte, die keine Chemikalien wie Phthalate oder Parabene enthalten.**
   In einer 2012 veröffentlichten Studie untersuchte Shanna Swan Verbindungen zwischen dem Gebrauch verschiedener Körperpflegeprodukte, von dem Frauen berichteten, und den Werten für Phthalat-Abbauprodukte in ihrem Urin, der innerhalb von vierundzwanzig Stunden nach den Interviews getestet wurde (siehe Kapitel 1).[1] Swan stellte fest, dass die Konzentrationen von MEP (dem hauptsächlichen Abbauprodukt von Diethylphthalat) bei den Frauen mit der Anzahl der Produkte zunahm, die die Frauen benutzten. Allgemeiner fand Swan heraus, dass ein häufigerer Gebrauch dieser Produkte durch die Frauen, insbesondere von Parfüms und parfümierten Produkten, mit höheren Konzentrationen verschiedener Phthalat-Abbauprodukte in ihrem Urin verbunden war.

   Hier sind ein paar wichtige Tipps und Werkzeuge – und Dinge, die zu tun sind –, um giftige Chemikalien in Ihren Körperpflegeprodukten zu verringern:
   - Weniger ist weniger. Schränken Sie Ihren Gebrauch von Körperpflegeprodukten nach Möglichkeit ein.
   - Verwenden Sie natürliche und/oder Bio-Kosmetik und -Körperpflegeprodukte.
   - Informieren Sie sich in der Skin-Deep-Datenbank der Environmental Working Group darüber, wie die Produkte bewertet sind, die Sie verwenden (die Datenbank enthält Bewertungen für natürliche und Bio-Produkte), oder nutzen Sie zum Beispiel den deutschen ToxFox.[2]

- Vermeiden Sie nach Möglichkeit Körperpflegeprodukte mit komplizierten chemischen Namen auf den Etiketten (insbesondere Produkte mit »Fragrance« oder »Parfum« in ihren Deklarationen).
- Vermeiden Sie problematische Produkte wie zum Beispiel chemische Haarglätter.
- Vermeiden Sie antibakterielle Produkte, insbesondere die mit Triclosan in ihrer Deklaration. Waschen Sie sich stattdessen regelmäßig und gründlich die Hände.

2. **Essen Sie mehr Bio-Lebensmittel, um Pestizide zu vermeiden.**
Wir sind tatsächlich, was wir essen. In Kapitel 8 hat Rick gesehen, wie wirkungsvoll eine Bio-Ernährung ist, um Pestizidwerte in den Körpern junger Kinder zu senken. Aber warum sollten wir diese Pestizide überhaupt vermeiden? Pestizidbelastung ist mit einigen sehr ernsten negativen gesundheitlichen Folgen in Verbindung gebracht worden. Hier sind nur ein paar davon: allgemeine Entwicklungsprobleme und kognitive Defizite bei Kindern, Störungen des Hormonhaushalts, Non-Hodgkin-Lymphom, geringes Geburtsgewicht, Fruchtbarkeitsprobleme, Asthma, Risiko für Fettleibigkeit, Diabetes und Unfruchtbarkeit.[3] Eine 2017 im renommierten *Journal of the American Medical Association* veröffentlichte Studie zeigte, dass Frauen, die schwanger werden wollten, die Wahrscheinlichkeit dafür deutlich erhöhen konnten, wenn sie konventionell angebaute Produkte mit weniger Pestizidrückständen aßen oder, noch besser, Bio-Produkte.[4] Einfach ausgedrückt: Eine Bio-Ernährung kann die Pestizidwerte in Ihrem Körper senken. Folgendes können Sie tun, um die Pestizide in Ihrem Leben zu verringern:
- Essen Sie regional und ökologisch angebautes Obst und Gemüse, wann immer Sie können.
- Wählen Sie bei konventionellen Früchten die mit den niedrigsten Pestizidwerten (üblicherweise die dickschaligen, zum Beispiel Zwiebeln, Mais, Avocados oder Ananas).
- Waschen Sie die Früchte gut, bevor Sie sie essen.
- Seien Sie stolz auf Ihren pestizidfreien Rasen, pestizidfreien Garten und eine pestizidfreie Nachbarschaft.

3. **Trinken Sie das Wasser aus Ihrer Leitung. Viel davon!**
Wir können unsere Giftlast dadurch senken, dass wir kontrollieren, was wir essen. Aber was ist mit dem wirklichen »Grundnahrungsmittel«: dem Wasser, das wir trinken? Durchschnittlich bestehen wir gewichtsmäßig zu zwei Dritteln aus Wasser. Addieren Sie die entscheidende Rolle hinzu, die Wasser in den Entgiftungsmechanismen unseres Körpers spielt: Dann sollten wir besser sicherstellen, dass wir unser Trinkwasser schützen. Wasser ist elementar für Entgiftung – für eine persönliche und für die der Umwelt.

   Überall arbeiten Beamte im Gesundheitswesen und die Kommunen daran, unsere Trinkwasserreservoirs streng auf hunderte möglicher chemischer Schadstoffe zu testen. Und das tun sie jeden Tag. Falls Ihnen das nicht sicher genug ist, können Sie einen erschwinglichen und wirksamen Filter bei sich zu Hause aufstellen. Es gibt viele davon auf dem Markt. Schauen Sie sich die praktische Abbildung 30 in Kapitel 12 noch einmal an, die ein paar der gebräuchlichen Filter für zu Hause vergleicht. Für viele der Chemikalien, die uns Sorgen machen, sind Aktivkohlefilter die beste Wahl, und sie sind erschwinglich. Es ist viel einfacher, einen Wasserhahnfilter an einer Zapfstelle zu installieren oder den Tischfilter wieder aufzufüllen, als ständig Wasserkisten aus dem Supermarkt zu schleppen. Und es ist viel besser für die Umwelt und für Sie. Also trinken und entgiften Sie: sechs Gläser Flüssigkeit pro Tag für Frauen und neun Gläser pro Tag für Männer (das schließt alle Sorten Flüssigkeit ein).

4. **Verwenden Sie natürliche Materialien und grüne Produkte wie VOC-/emissionsarme Farben in Ihrem Zuhause und vermeiden Sie Produkte, die ausdünsten können.**
Viele von uns verbringen sehr viel Zeit drinnen, wo wir von sehr vielen geruchsintensiven Produkten umgeben sind, die ausdünsten. Daher gibt die Raumluftqualität im Hinblick auf die Umwelt und die menschliche Gesundheit zunehmend Anlass zur Sorge. Wie in Kapitel 11 erwähnt, verbringt der Durchschnittsmensch in einem Industrieland derzeit über 90 Prozent seines Lebens in Innenräumen, davon etwa fünf Prozent

in geschlossenen Fahrzeugen.[5] Mit diesen Informationen im Hinterkopf ist die Raumluftqualität wichtiger als die Luftqualität draußen.

Im Blick auf Ihre Belastung mit Ausdünstungen in Fahrzeuginnenräumen sind Chemikalien wie Benzol, Phthalate und Flammschutzmittel ein Problem, wie Rick herausgefunden hat. Aber Hersteller beginnen, auf sie zu verzichten. Fragen Sie Ihren Autobauer danach, was er zur Verringerung von »Neuwagengeruch« tut.

Wie bei den Autos gibt es auch bei den Gebäuden, in denen Menschen so viel ihrer Zeit verbringen, ein paar schlechte Nachrichten und ein paar gute. Die schlechten zuerst: Chemikalien wie Flammschutzmittel und Phthalate gelangen in den Staub, der sich in unseren Wohnungen und Büros sammelt, und sie werden mit ein paar ernsthaften Gesundheitsfolgen in Verbindung gebracht, zum Beispiel mit Asthma und einer erhöhten Allergenität.[6] Auf der positiven Seite: Sie können vorbeugende Maßnahmen ergreifen, um Ihre Belastung zu senken:

- Öffnen Sie Ihre Fenster und gehen Sie raus!
- Machen Sie Möbel und Stoffe aus Naturmaterialien zu einem Teil Ihres Lebens. Vermeiden Sie Möbel aus Polyurethanschaum und beziehen Sie Ihre Polstermöbel neu, wenn sie anfangen durchzuscheuern.
- Reinigen Sie alle Oberflächen in Innenräumen häufig und stauben Sie sie ab (insbesondere die, die in Kontakt mit Lebensmitteln kommen). Nutzen Sie einen Staubsauger mit HEPA-Filter (einem üblicherweise aus zufällig angeordneten Fiberglasfasern bestehenden Hochleistungs-Luftfilter: Er ist dafür entworfen worden, ultrafeine Partikel zurückzuhalten).
- Suchen Sie nach Möbelhäusern und Elektronikhändlern, die Produkte ohne giftige Flammschutzmittel im Sortiment haben.
- Vermeiden Sie PVC-Produkte.
- Verwenden Sie nach Möglichkeit grüne Baumaterialien wie VOC-/emissionsarme Farben.
- Wenn Sie eine Wohnung oder ein Büro mieten, wählen Sie nach Möglichkeit LEED-zertifizierte Räumlichkeiten.

5. **Essen Sie mehr Gemüse und weniger Fleisch, um den Giftmagnet tierisches Fett zu vermeiden.**
Giftige Chemikalien sind wie ein übler Hautausschlag: Sie kommen immer wieder, und sie tauchen dort auf, wo Sie sie am wenigsten vermuten oder sich wünschen würden. Das gilt für Gifte wie DDT und PCBs, Chemikalien, die bereits vor vierzig Jahren verboten wurden. Ein paar der neueren giftigen Chemikalien, die heute auf dem Markt sind – Flammschutzmittel und großflächig eingesetzte Pestizide – reichern sich außerdem in Lebewesen an. Diese Gifte, die in der Luft und im Wasser transportiert werden, sind lipophil (fettliebend) und finden so ihren Weg in die Fettzellen von Wildtieren, wie zum Beispiel Fischen, und gelangen über die Nahrungskette in Menschen.
Was ist die Lösung, um diese hartnäckig langlebigen, lästigen Chemikalien in der Nahrungskette zu vermeiden? Nun, das unterscheidet sich nicht so sehr von dem, was Ärzte und Ernährungsberater (und viele Mütter) bereits empfehlen: Essen Sie Ihr Gemüse und lassen Sie die Finger von fettigen Nahrungsmitteln!

6. **Schwitzen Sie mehr: Giftige Chemikalien wie BPA und Phthalate verlassen Ihren Körper durch Ihren Schweiß.**
Während er seine Kapitel recherchierte, lernte Bruce aus erster Hand die Unmengen an Ressourcen (nützlichen und anderen) kennen, die es zum Thema ernährungs- und bewegungsbasierte Detoxprogramme gibt. Probieren Sie ein paar der Möglichkeiten aus, die wir am Ende des Buchs empfehlen. Saunas sind sowohl für spirituelle als auch für therapeutische Zwecke in vielen Kulturen seit Jahrhunderten in Gebrauch. Das Sauna-Detox-Experiment, das Bruce unternahm, war neuartig. Es war nicht möglich, die Konzentrationen synthetischer Chemikalien wie BPA im Körper vor und nach der Sauna zu ermitteln, aber das Experiment zeigte unmissverständlich, dass diese Stoffe durch Schwitzen entfernt werden – eine der grundlegendsten natürlichen Entgiftungsmethoden unseres Körpers.

7. **Treiben Sie Sport!**
Die Detox-Wissenschaft steckt in den Kinderschuhen. Es ist bereits klar, dass manche Methoden funktionieren: Das belegt die Forschung von Stephen Genuis.[7] Manche Methoden funktionieren aber auch nicht. Die Wirksamkeit einer bestimmten Detox-Methode hängt oft von der giftigen Chemikalie ab, um die es geht. Ein paar der weit verbreiteten Chemikalien, die wir in diesem Buch erwähnt haben (zum Beispiel Phthalate und Parabene) werden im Zuge der natürlichen Abläufe im Körper abgebaut und rasch ausgeschieden. Andere finden ihren Weg in Fettzellen und reichern sich auf diese Weise an. Treiben Sie viel und oft Sport, um diese lipophilen Chemikalien so weit wie möglich loszuwerden. Sport baut Fettzellen ab, so dass die eingelagerten Gifte freigesetzt werden und durch Ausatmen und Schweiß ausgeschieden werden können.[8]

   Eine neuere Studie, die an der Universität Montreal durchgeführte wurde, testete die Wirkung körperlicher Anstrengung auf die Belastung von Menschen mit den flüchtigen organischen Verbindungen (VOCs) Toluol und N-Hexan. Die Forscher setzten die Probanden Toluol und N-Hexan in gleichen Mengen aus. Sie fanden heraus, dass nach körperlicher Anstrengung mehr Toluol und N-Hexan ausgeatmet wurde.[9]

8. **Vermeiden Sie fragwürdige Detox-Sofortprogramme und optimieren Sie die natürlichen Detox-Mechanismen Ihres Körpers durch eine entgiftende Lebensweise.**
Täglich dringen Chemikalien in unsere Körper ein. Sollten wir dann nicht dafür sorgen, dass sie unsere Körper auch täglich wieder verlassen? Und sollten wir unsere Körper nicht darauf trainieren, in der bestmöglichen Verfassung dafür zu sein? Den Körper von Schadstoffen zu befreien, die sich nicht aktiv vermeiden lassen, bedarf einer gewissen Lebensweise, die, ehrlich gesagt, etwas Überwindung kosten kann. Erinnern Sie sich an die Abbildung 21 aus Kapitel 9, die mit Legenden über die Wirksamkeit verschiedener Detox-Behandlungen aufräumte?

Als Bruce in die Tiefen der Detox-Branche vorstieß, entlarvte er ein paar der faulen Verfahren, die heute auf dem Markt sind. Er lernte auch, dass wir die Idee schneller, auf Moden basierender Kuren und Entschlackungen verwerfen müssen, wenn wir giftige Chemikalien erfolgreich beseitigen wollen. Konzentrieren Sie sich stattdessen auf unsere Empfehlungen für eine gesunde, entgiftende Lebensweise.

9. **Kaufen Sie weniger und kaufen Sie grün.**
Als Verbraucher müssen wir uns selbst und unsere Familien schützen, indem wir informierte Entscheidungen treffen – vielen Unternehmen scheint wenig an unserer Gesundheit zu liegen. Zum Glück gibt es aber auch einen wachsenden Trend kleinerer und größerer Firmen, sich uns gegenüber besser zu verhalten. Johnson & Johnson hat freiwillig auf Formaldehyd freisetzende Konservierungsstoffe in seinem Babyshampoo verzichtet, das in Kanada, den USA, China, Australien und Indonesien auf dem Markt ist. Im September 2013 kündigte Procter & Gamble an, Phthalate und Triclosan bis 2014 aus seinen Produkten zu streichen, und Walmart USA sagte 2016, dass es Lieferanten »dazu drängen« wolle, die Verwendung acht schädlicher Chemikalien in Haushaltsreinigern, Körperpflege und Schönheitsprodukten »zu unterbinden oder zu beschränken«.[10] All das waren direkte Reaktionen auf Aktionen von Verbrauchern (viele von ihnen Leser der ersten Ausgabe von *Slow Death by Rubber Duck*) und Gruppen wie der Campaign for Safe Cosmetics und Environmental Defence Canada.
Die Dinge haben sich geändert. Als wir für eine Medienstory in New York recherchierten, gingen wir kurz in einen lokalen Supermarkt, um ein paar BPA-haltige, für Nahrungsmittel zugelassene Behälter für die Mikrowelle zu kaufen. Zu unserer Überraschung (und unserem Entsetzen, was die Vorbereitung unseres Experiments anging) konnten wir keine finden. Alle Marken-Plastikbehälter waren BPA-frei. Das ist ein klares Signal, dass trotz des Jammerns von Chemieunternehmen die Tage vieler synthetischer Gifte gezählt sind, dank aktiver und lautstarker Verbraucher wie Sie.

Diese Schritte mögen klein aussehen, aber sie sind eine große Erinnerung daran, dass Verbraucher die Macht haben, gesündere Produkte zu verlangen und eine Auseinandersetzung zu gewinnen.

Während wir als Einzelne geübter und versierter bei der Umsetzung der Top Ten »Quietschlebendig mit weniger Giften« werden, dürfen wir nicht aus den Augen verlieren, dass wir dieselben Schritte auch gemeinsam gehen müssen: Wir müssen als Gesellschaft die Kurve kriegen, um eine grünere, weniger giftige Wirtschaft zu schaffen.

In unserer Rolle als Verbraucher machen wir genau das ziemlich gut: Wir verbrauchen und produzieren jeden Tag mehr Abfall als je zuvor. Müll an sich ist kein Problem, aber zu viel dieses Mülls ist giftig und wir stellen viel zu viel her und verbrauchen viel zu viel. Wir brauchen mehr – viel mehr – Initiativen wie die von Ikea: Das Unternehmen hat vor kurzem angekündigt, sämtliche Styroporverpackungen durch Material aus Pilzresten zu ersetzen. Menschen wie Terry Collins, John Warner und Janine Benyus sind im Bereich grüner Chemie führend und arbeiten daran, Materialien und Entwürfe für das Zeug verfügbar zu machen, das wir bereits herstellen. Es werden Softwareprogramme entwickelt, um die Giftigkeit von Chemikalien besser voraussagen zu können, damit wir die Verwendung all derjenigen vermeiden können, die der menschlichen Gesundheit schaden. Chemiker kümmern sich außerdem um eine Abkehr von erdölbasierten chemischen Herstellungsverfahren. Aber bedeutet das, dass wir gerade anfangen zu lernen, mehr Zeug weniger schädlich herzustellen? Grüne Chemie mag an Boden gewinnen, aber sie löst nur einen Teil des Problems.

10. Unterstützen Sie Politiker, die an eine grünere Wirtschaft glauben, und Organisationen, die für eine sauberere Umwelt arbeiten.

Verbraucher haben Macht, und wenn wir andere Entscheidungen treffen, können wir einen Wandel bei den Produkten unterstützen, die auf dem Markt sind. Aber nur, indem wir unsere Macht als Verbraucher *und als Bürger* mobilisieren, können wir eine moderne grüne Wirtschaft schaffen. Wenn wir uns nur als Verbraucher sehen, bleiben wir Teil des Problems. Wir brauchen nicht mehr Verbraucher, wir brauchen aktive Bürger, daran hat uns Annie Leonard erinnert.

Damit wir als Bürger die Herausforderung meistern können, unsere Wirtschaft zu entgiften, müssen wir informiert und engagiert sein. Außerdem brauchen wir Regierungen, die Gesundheit vor Unternehmensgewinne stellen. Regierungen entscheiden, welche Chemikalien verkauft werden dürfen, wo unser Abfall landet und welche Giftkonzentrationen in unserem Essen, unserem Wasser und unserer Luft erlaubt sein sollen. Deswegen müssen wir Politiker wählen, die verstehen, wie wichtig es ist, giftige Chemikalien aus unserem Leben herauszuhalten. Wir reagieren alle auf ökonomische Signale, und wir brauchen Regierungen, die eine wirksame Preisgestaltung entwickeln, die die vollen Kosten von Verschmutzungen und Belastungen einrechnet, auch die Belastung unserer Körper durch giftige Chemikalien.

Fangen Sie irgendwo an

Ist das Vorangegangene ein perfektes Rezept dafür, giftfrei zu sein? Natürlich nicht. Aber wenn Sie diesen Ratschlägen folgen, werden Sie enorm viel für die Schaffung einer saubereren, gesünderen Lebensweise tun. Diese Ratschläge sind das verlässlichste evidenzbasierte Rezept, das wir kennen, um Chemikalien aus Ihrer Umwelt und aus Ihrem Körper zu entfernen. Wissenschaftler haben beobachtet, dass manche von uns empfindlicher auf giftige Chemikalien reagieren als andere. Aber woher wissen wir das? Nun, dieses Thema gleicht der Debatte ums Rauchen.

Ricks geliebte Großmutter Marjorie Braive wäre ein Aushängeschild für die Tabakindustrie gewesen. Ab den 1930er Jahren rauchte sie täglich mindestens ein Päckchen Du Maurier Regulars. In den frühen 1970er Jahren wurde ihr eine Brust amputiert, aber sie rauchte unbeirrt weiter, bis ins hohe Alter von fünfundachtzig Jahren. Eine von Ricks bleibenden Kindheitserinnerungen ist, wie sie vom Steg ihres Ferienhauses in den Adirondacks losschwimmt, einen Strohhut mit labberiger Krempe auf dem Kopf und eine Zigarette im Mundwinkel. Ihre Familie streute ein paar Zigaretten auf ihren Sargdeckel, um sie gut ins Jenseits zu bringen.

Wie viele von uns kennen auf der anderen Seite Menschen, deren Leben eindeutig von den Folgen des Rauchens verkürzt wurde? Ricks Großvater väterlicherseits, ein starker Raucher, starb mit Mitte vierzig an einem schweren Herzinfarkt.

Die Folgen von Schadstoffbelastungen sind ähnlich. Einige von uns bleiben von den Auswirkungen giftiger synthetischer Chemikalien relativ verschont. Andere können durch vermeintlich unbedeutende Belastungen geschädigt werden. Wir alle profitieren davon, wenn die Belastung durch Zigarettenrauch eingeschränkt wird, und das gleiche gilt für die Belastung durch synthetische Chemikalien.

Der Schlüssel ist, anzufangen. Fangen Sie irgendwo an.

Reißen Sie die nächste Seite heraus, pinnen Sie sie an Ihren Kühlschrank und legen Sie los!

Quietschlebendig mit weniger Giften

TOP TEN

1. Verwenden Sie natürliche Körperpflegeprodukte, die keine Chemikalien wie Phthalate oder Parabene enthalten.
2. Essen Sie mehr Bio-Lebensmittel, um Pestizide zu vermeiden.
3. Trinken Sie das Wasser aus Ihrer Leitung. Viel davon!
4. Verwenden Sie natürliche Materialien und grüne Produkte wie VOC-/emissionsarme Farben in Ihrem Zuhause und vermeiden Sie Produkte, die ausdünsten können.
5. Essen Sie mehr Gemüse und weniger Fleisch, um den Giftmagnet tierisches Fett zu vermeiden.
6. Schwitzen Sie mehr: Giftige Chemikalien wie BPA und Phthalate verlassen Ihren Körper durch Ihren Schweiß.
7. Treiben Sie Sport!
8. Vermeiden Sie fragwürdige Detox-Sofortprogramme und optimieren Sie die natürlichen Detox-Mechanismen Ihres Körpers durch eine entgiftende Lebensweise.
9. Kaufen Sie weniger und kaufen Sie grün.
10. Unterstützen Sie Politiker, die an eine grünere Wirtschaft glauben, und Organisationen, die für eine sauberere Umwelt arbeiten.

www.slowdeathbyrubberduck.org

ANMERKUNGEN

Einleitung

1 E. Zander, »Human Exposure to Preventable Environmental Chemicals Is Resulting in Health Costs of 10% of Global GDP«, Health and Environment Alliance, 05.12.2017 (www.env-health.org/resources/press-releases/article/human-exposure-to-preventable, 18.04.2018).

2 Aktuellere Studien haben ebenfalls giftige Chemikalien in Nabelschnurblut gefunden. Vgl. A. Dursun, K. Yurdakok, S. S. Yalcin, G. Tekinalp, O. Aykut, G. Orhan und G. K. Morgil, »Maternal Risk Factors Associated with Lead, Mercury and Cadmium Levels in Umbilical Cord Blood, Breast Milk and Newborn Hair«, *Journal of Maternal-Fetal and Neonatal Medicine* 29/6 (2016), S. 954–961. doi: 10.3109/14767058.2015.1026255.

3 M. Warhurst, »It's a No Brainer! Action Needed to Stop Children Being Exposed to Chemicals That Harm Their Brain Development!«, ChemTrust, 07.03.2017 (www.chemtrust.org/brain/, 18.04.2018).

4 L. Glodman und N. Tran, »Toxics and Poverty: The Impact of Toxic Substances on the Poor in Developing Countries«, *World Bank*, August 2002 (http://documents.worldbank.org/curated/en/689811468315541722/pdf/445580WP0BOX0327404B01PUBLIC1.pdf, 29.03.2018).

5 A. Westervelt, »Phthalates Are Everywhere and the Health Risks Are Worrying. How Bad Are They Really?«, *The Guardian*, 10.02.2015 (https://www.theguardian.com/lifeandstyle/2015/feb/10/phthalates-plastics-chemicals-research-analysis, 30.03.2018).

6 R. J. Bertelsen, M. P. Longnecker, M. Løvik, A. M. Calafat, K.-H. Carlsen, S. J. London und K. C. Lødrup Carlsen, »Triclosan Exposure and Allergic Sensitization in Norwegian Children«, *Allergy* 68/1 (Januar 2013), S. 84–91 (https://www.ncbi.nlm.nih.gov/pmc/articles/PMC3515701/, 29.03.2018).

7 K. M. Rice, E. M. Walker Jr., M. Wu, C. Gillette und E. R. Blough, »Environmental Mercury and Its Toxic Effects«, *Journal of Preventive Medicine and Public Health*, 47/2 (März 2014), S. 74–83 (https://www.ncbi.nlm.nih.gov/pmc/articles/PMC3988285, 29.03.2018).

8 Vgl. I. Andersen, O. Voie, F. Fonnum und E. Mariussen, »Effects of Methyl Mercury in Combination with Polychlorinated Biphenyls and Brominated Flame Retardants on the Uptake of Glutamate in Rat Brain Synaptosomes: A Mathematical Approach for the Study of Mixtures«, *Toxicological Sciences* 112 (2009), S. 175–184.

9 H. Willer und J. Lernoud, »The World of Organic Agriculture: Statistics and Emerging Trends 2017«, Research Institute of Organic Agriculture and International Federation of Organic Agriculture Movements, Februar 2017 (https://shop.fibl.org/CHen/mwdownloads/download/link/id/785/?ref=1, 30.03.2018).

10 Agriculture and Agri-Food Canada, »Market Trends: Organics«, Marktanalyse, 2010 (http://publications.gc.ca/collections/collection_2015/aac-aafc/A74-2-2010-11-eng.pdf, 29.03.2018).

11 »Sustainability Nears a Tipping Point«, *MIT Sloan Management Review* 53 (Winter 2012), S. 69–74.

12 Ebd.

13 L. Tan, N. Neilsen, D. Young und Z. Trizna, »Use of Antimicrobial Agents in Consumer Products«, *Archives of Dermatology* 138 (2002), S. 1082–1086; Environmental Defence Canada, *The Trouble with Triclosan* (Toronto, November 2012); Health Canada, »Canada Concludes Preliminary Assessment of Triclosan«, Pressemitteilung, 30.03.2012 (https://www.canada.ca/en/news/archive/2012/03/canada-concludes-preliminary-assessment-triclosan.html, 29.03.2018).

14 M. L. Wind, »Response to Petition HP 99-1: Request to Ban PVC in Toys and Other Products Intended for Children Five Years of Age and Under«, August 2002, zitiert in *Trouble in Toyland*, NYPIRG 2002 Toy Safety Report (https://slidex.tips/download/trouble-in-toyland-table-of-contents, 21.03.2018).

15 I. Colón, D. Caro, C. J. Bourdony und O. Rosario, »Identification of Phthalate Esters in the Serum of Young Puerto Rican Girls with Premature Breast Development«, *Environmental Health Perspectives* 108 (2000), S. 895–900; R. Moral, R. Wang, I. H. Russo, D. A. Mailo, C. A. Lamartinière und J. Russo, »The Plasticizer Butyl Benzyl Phthalate Induces Genomic Changes in Rat Mammary Gland after Neonatal/Prepubertal Exposure«, *BMC Genomics* 8 (2007), S. 453.

16 D. Smith, »Worldwide Trends in DDT Levels in Human Milk«, *International Journal of Epidemiology* 28 (1999), S. 184; P. Pinsky und M. Lorber, »A Model to Evaluate Past Exposure to 2,3,7,8-TCDD«, *Journal of Exposure Analysis and Environmental Epidemiology* 8 (1998), S. 325; Health Canada, *Risk Management Strategy for Lead*, Februar 2013, S. 25 (http://www.hc-sc.gc.ca/ewh-semt/pubs/contaminants/prms_lead-psgr_plomb/index-eng.php, 01.04.2018).

17 A. R. Zota, A. M. Calafat und T. J. Woodruff, »Temporal Trends in Phthalate Exposures: Findings from the National Health and Nutrition Examination Survey, 2001–2010«, *Environmental Health Perspectives*, doi: 10.1289/ehp.1306681.

18 Bearbeitet nach A. R. Zota, A. M. Calafat und T. J. Woodruff, »Temporal Trends in Phthalate Exposures: Findings from the National Health and Nutrition Examination Survey, 2001–2010«, *Environmental Health Perspectives*, doi:10.1289/ehp.1306681.

19 RICKS UND BRUCES SELBSTEXPERIMENTE: DAS VERSUCHSPROTOKOLL

Samstag, 1. März 2008

Rick schränkt seinen Kontakt zu Produkten ein, die Phthalate, Bisphenol A und Triclosan enthalten.

Sonntag, 2. März 2008 (Tag 1)

Rick schränkt weiterhin seinen Kontakt zu phthalat-, Bisphenol A- und triclosanhaltigen Produkten ein.

Rick beginnt mit der ersten 24-Stunden-Sammlung Urin.

13 Uhr Rick & Bruce treffen sich zum Abgeben der ersten Blutproben.

14 Uhr Bruce isst zwei Thunfischsandwiches zum Mittag.

Montag, 3. März 2008 (Tag 2)

9 Uhr Rick & Bruce betreten die Wohnung.

9.45 Uhr Bruce trinkt Earl-Grey-Tee.

10.15 Uhr Die Teppichreinigungsfirma kommt, um Teppichboden & Couch im Testraum mit Stainmaster zu imprägnieren.

11 Uhr Rick trinkt den ersten Kaffee, gebrüht in einer Kaffeepresse aus Polycarbonat. Er geht ins Badezimmer (duscht, rasiert sich, putzt die Zähne usw.).

11.30 Uhr Rick & Bruce machen es sich im Testraum gemütlich.

12.15 Uhr Rick wäscht sich mit antibakterieller Handseife die Hände.
13 Uhr Bruce isst Mittag: Thunfischsandwich mit Tee.
13.30 Uhr Rick isst Mittag: Hühnersuppe mit Nudeln und Dosenspaghetti, beide in mikrowellengeeigneten Behältnissen von Rubbermaid in der Mikrowelle erhitzt. Er kocht außerdem eine neue Kanne Kaffee.
14 Uhr Rick beginnt mit der zweiten 24-Stunden-Sammlung Urin und nimmt eine Probe Spontanurin.
14.30 Uhr Rick wäscht ab und cremt sich danach die Hände ein, putzt sich die Zähne und wäscht sich die Hände.
15 Uhr Bruce nimmt einen Nachmittagsimbiss zu sich: Thunfischsandwich und Tee.
15.15 Uhr Rick trinkt zwei kleine (275 ml) Dosen Coca Cola.
16.30 Uhr Rick kocht frischen Kaffee und trinkt ihn.
17.15 Uhr Rick und Bruce wird zum zweiten Mal Blut abgenommen.
17.45 Uhr Bruce isst ein Tablett Thunfisch-Sushi und -Sashimi.
18.45 Uhr Rick isst Abendessen: Thunfischauflauf.
19 Uhr Bruce isst Abendessen: ein Tablett Thunfisch-Sashimi, gerolltes Sushi und Nigiri-Sushi und ein, zwei Bier.
19.15 Uhr Rick wäscht ab, wäscht sich die Hände und putzt die Zähne.
20.15 Uhr Rick cremt seine Hände mit Feuchtigkeitscreme ein.
21 Uhr Rick nimmt eine zweite Probe Spontanurin.
21.30 Uhr Rick und Bruce verlassen die Wohnung.

Dienstag, 4. März 2008 (Tag 3)

10 Uhr Rick betritt die Wohnung und macht sich den ersten Becher Kaffee des Tages. Er macht es sich im Zimmer gemütlich.
11 Uhr Rick kocht eine frische Kanne Kaffee und schaltet den Lufterfrischer ein.
11 Uhr Bruce betritt die Wohnung und macht es sich im Zimmer gemütlich.
11.15 Uhr Rick duscht.
11.45 Uhr Rick isst einen Snack: Dosenananas.
13 Uhr Rick macht den Lufterfrischer aus, entfernt ihn aus dem Zimmer und macht dann Mittag.
13 Uhr Bruce isst Mittag: Thunfischsandwich.
15 Uhr Rick nimmt eine dritte Probe Spontanurin.
19 Uhr Bruce isst Abendessen: scharf angebratenes Thunfischsteak.
21 Uhr Rick und Bruce verlassen die Wohnung.

Mittwoch, 5. März 2008 (Tag 4)

9.30 Uhr Rick und Bruce wird zum letzten Mal Blut abgenommen. Rick gibt weitere Blutproben ab, um seine PBDE-Konzentrationen zu analysieren.
12 Uhr Alle Blut- und Urinproben werden an AXYS Analytical Services geschickt.

Donnerstag, 6. März 2008

10 Uhr Die Blut- und Urinproben treffen bei AXYS ein.

20 S. Ndaw, A. Remy, D. Jargot und A. Robert, »Occupational Exposure of Cashiers to Bisphenol A via Thermal Paper: Urinary Biomonitoring Study«, *International Archives on Occupational and Environmental Health* 89/6 (August 2016), S. 935–946 (https://www.ncbi.nlm.nih.gov/pubmed/27126703, 29.03.2018).

21 Tatsächlich hat Fred vom Saal, der Großvater der BPA-Forschung, genau das herausgefunden. Vgl. A. M. Hormann, F. S. vom Saal, S. C. Nagel, R. W. Stahlhut, C. L. Moyer, M. R. Ellersieck, W. V. Welshons et al., »Holding Thermal Receipt Paper and Eating Food after Using Hand Sanitizer Results in High Serum Bioactive and Urine Total Levels of Bisphenol A (BPA)«, *PLoS One* 9/10 (Oktober 2014): e110509; doi: 10.1371/journal.pone.0110509, eCollection 2014 (https://www.ncbi.nlm.nih.gov/pubmed/25337790, 29.03.2018).

22 S. LaMotte, »BPA-Free Plastic Alternatives May Not Be As Safe As You Think«, CNN, 01.02.2016 (https://www.cnn.com/2016/02/01/health/bpa-free-alternatives-may-not-be-safe/index.html, 29.03.2018).

23 Vgl. Hormann et al., »Holding Thermal Receipt Paper«.

24 »Global Bisphenol A (BPA) Market by Application (Appliances, Automotive, Consumer, Construction, Electrical & Electronics) Expected to Reach USD 20.03 Billion by 2020«, Grand View Research, Juni 2015 (https://www.grandviewresearch.com/press-release/global-bisphenol-a-bpa-market, 29.03.2018).

EINS: Wellness-Revolution

1 R. Raphael, »What's Driving the Billion-Dollar Natural Beauty Movement?«, *Fast Company*, 28.05.2017, https://www.fastcompany.com/3068710/whats-driving-the-billion-dollar-natural-beauty-movement (10.04.2018).

2 »EcoFocus Trend Survey 2010–2012«, *EcoFocus Worldwide*, https://ecofocusworldwide.com/new-global-trend-survey/ (13.03.2018). Neuere, von Unilever in Auftrag gegebene Forschung hat herausgefunden, dass ungefähr ein Drittel der Verbraucher jetzt Marken kauft, von denen sie glauben, dass sie sozial- oder umweltfreundlich handeln. (Vgl. »Report Shows a Third of Consumers Prefer Sustainable Brands«, Unilever, 01.05.2017, https://www.unilever.com/news/Press-releases/2017/report-shows-a-third-of-consumers-prefer-sustainable-brands.html, 13.03.2017).

3 L. McGinley, »FDA Bans Common Ingredients in Antibacterial Soaps and Body Washes«, *Washington Post*, 02.09.2016, https://www.washingtonpost.com/news/to-your-health/wp/2016/09/02/fda-bans-some-antibacterial-soaps-and-body-washes/?noredirect=on&utm_term=.bb983614fb95 (31.05.2018).

4 Lebens- und Arzneimittelbehörde der USA, »What Are Parabens and Why Are They Used In Cosmetics?«, 22.02.2018, https://www.fda.gov/Cosmetics/ProductsIngredients/Ingredients/ucm128042.htm#what_are_parabens (31.05.2018).

5 Vgl. die kanadische Regierung, »Registration Decision RD2014-03, Sodium Lauryl Sulfate«, 19.03.2014, https://www.canada.ca/en/health-canada/services/consumer-product-safety/reports-publications/pesticides-pest-management/decisions-updates/registration-decision/2014/sodium-lauryl-sulfate-rd2014-03.html und das American Cleaning Institute, »Sodium Lauryl Sulfate (SLS)«, 2018, https://www.cleaninginstitute.org/policy/sls.aspx (beide 31.05.2018).

6 IBISWorld, ein in Los Angeles ansässiges Business-Intelligence-Unternehmen, schätzt den Gesamtwert des weltweiten Kosmetikmarkts für das Jahr 2017 auf 269,4 Milliarden Euro. Vgl. »Global Cosmetics Manufacturing—Global Market Research Report«, IBISWorld, Juni 2017, https://www.ibisworld.com/industry-trends/global-industry-reports/manufacturing/cosmetics-manufacturing.html (27.03.2018).

7 Estée-Lauder-Website, https://www.esteelauder.com/ (30.07.2012).

8 »Weleda: 4.2% Increase in Sales Worldwide«, *Organic Market Info*, 15.03.2018, http://www.organic-market.info/news-in-brief-and-reports-article/weleda-4-2-increase-in-sales-worldwide.html (18.04.2018).

9 »Ecocert Greenlife & Cosmos«, Ecocert, 30.03.2016, www.ecocert.com/en/ecocert-greenlife-cosmos (18.04.2018).

10 J. Saunders, »Making Sense of ›Organic‹ Labels for Non-food Products«, Organic Council of Ontario, 26.10.2017, www.organiccouncil.ca/news/making-sense-of-organic-labels-for-non-food-products (10.04.2018).

11 US-Behörde für Sicherheit und Gesundheit am Arbeitsplatz, »Hazard Alert Update: Hair Smoothing Products That Could Release Formaldehyde«, http://www.osha.gov/SLTC/formaldehyde/hazard_alert.html (01.08.2012).

12 Kalifornisches Justizministerium, Office of the Attorney General, »Attorney General Kamala D. Harris Announces Settlement Requiring Honest Advertising over Brazilian Blowout Products«, Pressemitteilung, 30.01.2012, http://oag.ca.gov/news/press-releases/attorney-general-kamala-d-harris-announces-settlement-requiring-honest (01.08.2012).

13 Kanadisches Gesundheitsministerium, »Media Advisory and Product Safety Recall: Brazilian Blowout Solution Contains Formaldehyde«, 26.10.2010, http://www.healthycanadians.gc.ca/recall-alert-rappel-avis/hc-sc/2010/13437a-eng.php (02.08.2012).

14 Environmental Defence Canada, *Not So Sexy: The Health Risks of Secret Chemicals in Fragrance* (Toronto: Environmental Defence, 2010). Im Jahr 2013 berichtete *CTV News* über eine Studie der Universität Guelph, nach der »nahezu 60 Prozent [pflanzlicher Ergänzungsmittel] DNA mindestens einer anderen Pflanzenart enthielten, die nicht auf der Produktdeklaration aufgeführt war.« (Vgl. »Do You Take Herbal Supplements? Find Out What's Really in That Bottle,« *CTV News*, 11.10.2013, https://www.ctvnews.ca/health/do-you-take-herbal-supplements-find-out-what-s-really-in-that-bottle-1.1493311 (27.03.2018)).

15 Den Begriff »Girlkott« prägte 2005 eine Gruppe von Highschool-Schülerinnen, die gegen sexistische T-Shirt-Slogans von Abercrombie & Fitch protestierten. In ihrem Buch *Not Just a Pretty Face* (Gabriola Island, BC: New Society Publishers 2007) diskutiert Stacy Malkan synthetische Chemikalien und zitiert Dr. Devra Davis wie folgt: »Boykotte bedeuten, nein zu sagen. Girlkotte bedeuten, ja zu sagen. Es sind überwiegend Frauen, die Produkte kaufen und damit Verantwortung übernehmen für das, was ins Haus kommt. Wenn wir uns zusammentun und sagen, dass wir keine krebserregenden Produkte mehr wollen und dass wir ungefährlichere Produkte wollen, können wir Marktkräfte verändern. Wenn genügend Frauen mitmachen, können wir etwas bewegen.« Seit 2007 ist der Begriff wiederholt für von Mädchen und Frauen angeführte Proteste gegen eine Vielzahl von Firmen verwendet worden, darunter Starbucks, Abercrombie & Fitch (erneut) und die National Rifle Association.

16 C. Martina, B. Weiss und S. Swan, »Lifestyle Behaviours Associated with Exposures to Endocrine Disruptors«, *Neurotoxicology* 6 (2012), S. 1247–1433, http://dx.doi.org/10.1016/j.neuro.2012.05.016.

17 O. Geiss, S. Tirendi, J. Barrero-Moreno und D. Kotzias, »Investigation of Volatile Organic Compounds and Phthalates Present in the Cabin Air of Used Private Cars«, *Environment International* 35 (2009), S. 1188–1195.

18 R. Rudel, J. Gray, C. Engel, T. Rawsthorne, R. Dodson, J. Ackerman, J. Rizzo et al., »Food Packaging and Bisphenol A and Bis(2-ethyhexyl) Phthalate Exposure: Findings from a Dietary Intervention«, *Environmental Health Perspectives* 119 (2011), S. 914–920.

19 P. Greenfield, »Eating Out Increases Levels of Phthalates in the Body, Study Finds«, *The Guardian*, 29.03.2018, https://www.theguardian.com/society/2018/mar/29/eating-out-increases-levels-of-phthalates-in-the-body-study-finds?CMP=share_btn_tw (18.04.2018).

20 R. Kwapniewski, S. Kozaczka, R. Hauser, M. Silva, A. Calafat und D. Duty, »Occupational Exposure to Dibutyl Phthalate among Manicurists«, *Journal of Occupational and Environmental Medicine* 50 (2008), S. 705–711.

21 L. Parlett, A. Calafat und S. Swan, »Women's Exposure to Phthalates in Relation to Use of Personal Care Products«, *Journal of Exposure Science and Environmental Epidemiology*, 21.11.2012, doi: 10.1038/jes.2012.105.

22 J. Meeker, S. Sathyanarayana und S. Swan, »Phthalates and Other Additives in Plastics: Human Exposure and Associated Health Outcomes«, *Philosophical Transactions of the Royal Society of London B: Biological Sciences* 364 (2009), S. 2097–2113.

23 S. Swan, K. Main, F. Liu, S. Stewart, R. Kruse, A. Calafat, C. Mao et al., »Decrease in Anogenital Distance among Male Infants with Prenatal Phthalate Exposure«, *Environmental Health Perspectives* 113 (2005), S. 1056–1061.

24 S. Swan, F. Liu, M. Hines, R. Kruse, C. Wang, J. Redmon, A. Sparks et al., »Prenatal Phthalate Exposure and Reduced Masculine Play in Boys«, *International Journal of Andrology* 33 (2010), S. 259–269.

25 »Phthalate Levels in Expectant Fathers Influence Sperm Epigenetics, Study Suggests«, *Medical Life Sciences*, 12.09.2017, https://www.news-medical.net/news/20170912/Phthalate-levels-in-expectant-fathers-influence-sperm-epigenetics-study-suggests.aspx (18.04.2018).

26 A. Calafat, X. Ye, L. Wong, A. Bishop und L. Needham, »Urinary Concentrations of Four Parabens in the U.S. Population: NHANES 2005–2006«, *Environmental Health Perspectives* 118 (2010), S. 679–685.

27 P. Darbre, A. Aljarrah, W. Miller, N. Coldham, M. Sauer und G. Pope, »Concentrations of Parabens in Human Breast Tumours«, *Journal of Applied Toxicology* 24 (2004), S. 5–13.

28 N. Janjua, G. Mortensen, A. Andersson, B. Kongshoj, N. Skakkebaek und H. Wulf, »Systemic Uptake of Diethyl Phthalate, Dibutyl Phthalate and Butyl Paraben Following Whole-Body Topical Application and Reproductive and Thyroid Hormone Levels in Humans«, *Environmental Science and Technology* 41 (2007), S. 5564–5570.

29 L. Barr, G. Metaxas, C. Harbach, L. Savoy und P. Darbre, »Measurement of Paraben Concentrations in Human Breast Tissue at Serial Locations across the Breast from Axilla to Sternum«, *Journal of Applied Toxicology* 3 (2012), S. 219–232.

30 P. Darbre, D. Pugazhendhi und F. Mannello, »Aluminium and Human Breast Diseases«, *Journal of Inorganic Biochemistry* 105 (2011), S. 1484–1488.

31 Lebens- und Arzneimittelbehörde der USA, »Does FDA Regulate the Use of Preservatives in Cosmetics?«, 22.02.2018, https://www.fda.gov/Cosmetics/ProductsIngredients/Ingredients/ucm128042.htm#regulations (31.05.2018).

32 Seit 2012 hat Darbre ihre wichtige Forschung und ihr Engagement weitergeführt. Im Jahr 2015 hat sie ein Kapitel zu *Endocrine Disruption and Human Health* beigesteuert, in dem sie argumentiert, dass »Körperpflegeprodukte« hormonaktive Substanzen enthalten, die durch die Haut aufgenommen werden und das Potential haben, eine Reihe schädlicher Nebenwirkungen hervorzurufen. Vgl. P. D. Dabre und P. W. Harvey, »Regulatory Considerations for Dermal Application of Endocrine Disrupters in Personal Care Products«, Kapitel 19 in *Endocrine Disruption and Human Health* (Cambridge, MA: Academic Press 2015), https://www.sciencedirect.com/science/article/pii/B9780128011393000193. Sie hat seither außerdem zwei Berichte zu angewandter Toxikologie und Brustgewebe veröffentlicht sowie einen klugen, aber deprimierenden Forschungsüberblick zu hormonaktiven Substanzen und Fettleibigkeit. Vgl. P. D. Darbre, »Endocrine Disruptors and Obesity«, *Current Obesity Reports* 1/6 (März 2017), S. 18–27, https://link.springer.com/article/10.1007/s13679-017-0240-4.

33 S. Khanna und P. Darbre, »Parabens Enable Suspension Growth of MCF-10A Immortalized, Non-transformed Human Breast Epithelial Cells«, *Journal of Applied Toxicology*, 29.06.2012, https://www.ncbi.nlm.nih.gov/pubmed/22744862 (13.03.2018).

34 P. Darbre und A. Charles, »Environmental Oestrogens and Breast Cancer: Evidence for Combined Involvement of Dietary, Household and Cosmetic Xenoestrogens«, *Anticancer Research* 30 (2010), S. 815–828.

35 Auf meiner Phthalat-Einkaufsliste standen:

Haare

Pantene Pro-V Sheer Volume Shampoo und Pflegespülung, Pantene Body Builder Schaumfestiger, TRESemmé European Freeze Hold Haarspray

Rasur

Gillette Deep Cleansing Rasierschaum

Andere Körperpflegeartikel

Calvin Klein Eternity for Men, Right Guard Sport Deodorant, Jergens Original Scent Lotion

Küche

Dawn Ultra Concentrated Handspülmittel/antibakterielle Handseife (Apfelblütenduft)

Testraum

Glade Plug-in Scented Oil, Morning Walk Duft (zwei Stunden lang am Dienstag eingeschaltet)

36 S. vorangegangene Endnote.

37 Eine Studie kommt zu dem Schluss, dass überwiegend Konsumgüter und verschiedene Quellen in Innenräumen für die Belastung mit Dimethyl-, Diethyl-, Benzylbutyl-, Diisononyl- und Diisodecylphthalaten verantwortlich sind, während Nahrungsmittel einen großen Einfluss auf die Belastung mit Diisobutyl-, Dibutyl- und Diethylhexylphthalaten haben. Vgl. M. Wormuth, M. Scheringer, M. Vollenweider und K. Hungerbühler, »What Are the Sources of Exposure to Eight Frequently Used Phthalic Acid Esters in Europeans?«, *Risk Analysis 26*, Nr. 3 (2006). Eine andere, aktuellere Studie kam etwas hoffnungsvoll zu dem Schluss, dass »gesetzgeberische Aktivitäten und Kampagnen« eine hilfreiche Rolle dabei gespielt haben könnten, die Belastung von Amerikanern mit Phthalaten zu senken. Vgl. A. R. Zota, A. M. Calafat und T. J. Woodruff, »Temporal Trends in Phthalate Exposures: Findings from the National Health and Nutrition Examination Survey, 2001–2010«, *Environmental Health Perspectives 122*, Nr. 3 (März 2014), S. 235–241.

38 In der ursprünglichen Version in *Slow Death* führten wir ein viel einfacheres Experiment durch: Wir verglichen Phthalatkonzentrationen während und nach der Anwendung konventioneller Körperpflegeprodukte. Da praktisch niemand keinerlei Körperpflege benutzt, wollten wir jetzt etwas erreichen, das Verbrauchern mehr nützt: einen Vergleich der Konzentrationen von synthetischen Chemikalien in konventionellen Körperpflegeprodukten und in Naturkosmetik. So weit wir wissen, ist es das erste Mal, dass ein solches Experiment mit Parabenen und ein Vergleich ihrer Konzentrationen nach der Anwendung konventioneller und Naturkosmetik durchgeführt wurde.

39 Folgende Produkte verwendeten sie:

Jessa Blades – Konventionelle Produkte

Neutrogena Pore Refining Cleanser, Neutrogena Alcohol-Free Toner, Estée Lauder DayWear Plus Multi Protection Anti-Oxidant Crème, Pantene Pro-V Moisture Renewal 2-in-1 Shampoo, Pantene Pro-V Moisture Renewal Pflegespülung, Herbal Essences Set Me Up Schaumfestiger, Herbal Essences Set Me Up Extra Hold Haargel, John Frieda Luxurious Volume Extra Hold Haarspray, Oil of Olaz Body Ultra Moisture Body Wash mit Sheabutter, Irish Spring Original Deoseife, Lady Speed Stick 24/7 antitranspirantes Deodorant in Cool Breeze, Vaseline Intensive Care Total Moisture Dry Skin Lotion, Alfred Sung Forever Parfüm, Dial Complete Antibacterial Foaming Hand Wash, Covergirl TruBlend Kompaktpuder, Physicians Formula Summer Eclipse Radiant Bronzing Powder, Revlon ColorStay Mineral Blush, L'Oréal Neutrals Lidschatten, Covergirl Professional Super Thick Lash Mascara, Revlon ColorStay Overtime Lipcolor, Sally Hansen Insta-Dri Nagelfarbe

Jessa Blades – Grüne Produkte

Aubrey Organics Shampoo, Aubrey Organics Haarspülung, Dr. Hauschka Lidschatten, Zosimos Botanicals Eyeliner, Couleur Caramel Mascara, Organic Pharmacy Honey and Jasmine Mask, Earth Tu Face Body Butter, TMS Beauty Concealer, Jane Iredale PurePressed Puder, Nine Naturals Duschgel, Sprout Lippenbalsam, Organic Pharmacy Rouge

Ray Civello – Konventionelle Produkte

Gillette Fusion Rasiergel, Neutrogena Men Post Shave Lotion, Neutrogena Pore Refining Reiniger; Nivea for Men Feuchtigkeitscreme, Pantene Pro-V Always Smooth Shampoo, Pantene Pro-V Sheer Volume Pflegespülung, Bed Head for Men Matte Separation Workable Wax, Dove Men+Care Deep Clean Duschgel, Irish Spring Original Deoseife, Old Spice Deodorant; Vaseline Men Fast Absorbing Lotion, Axe Bodyspray, Dial Complete Antibacterial Foaming Hand Wash

Ray Civello – Grüne Produkte

Aveda Caribbean Therapy Body Crème, Aveda Calming Body Cleanser, Aveda Rosemary Mint Hand and Body Wash, Aveda Hand Relief, Aveda Foot Relief, Aveda Tourmaline Charged Hydrating Crème, Aveda Men Pure-Formance Shampoo, Aveda Men Pure-Formance Conditioner, Aveda Men Pure-Formance Grooming Clay, Aveda Men Pure-Formance Shave Cream, Aveda Men Pure-Formance Dual Action Aftershave

Es ist unmöglich, genau festzustellen, welche Mengen Phthalate und Parabene aus welchen Produkten stammten. Die Auswahl enthielt diversen Quellen zufolge wahrscheinlich die Chemikalien, um die es ging, und replizierte eine typische Produktauswahl unzähliger Verbraucher.

40 R. Dodson, M. Nishioka, L. Standley, L. Perovich, J. Brody und R. Rudel, »Endocrine Disruptors and Asthma-Associated Chemicals in Consumer Products«, *Environmental Health Perspectives* 20 (2012), S. 935–43.

41 Environmental Working Group, Skin Deep Cosmetics Database, http://www.ewg.org/skindeep/ (20.09.2012).

42 Das Labor in British Columbia analysierte die Urinproben auf folgende Phthalate und Parabene: Monoethylphthalat (MEP), Mono(2-ethylhexyl)phthalat (MEHP), Mono(2-ethyl-5-hydroxyhexyl)phthalat (MEHHP), Mono(2-ethyl-5-oxohexyl)phthalat (MEOHP), Monobenzylphthalat (MBzP), Mono(3-carboxypropyl)phthalat (MCPP), Monomethylphthalat (MMP), Monoisobutylphthalat (MiBP), Mono-n-butylphthalat (MnBP) sowie Methyl-, Ethyl, n-Propyl-, Butyl- und Benzylparabene.

43 N. Janjua, H. Frederiksen, N. Skakkebaek, H. Wulf und A. Andersson, »Urinary Excretion of Phthalates and Parabens after Repeated Whole-Body Application in Humans«, *International Journal of Andrology* 3 (2008), S. 118–130.

44 T. Chen, »The Impact of the Shea Nut Industry on Women's Empowerment in Burkina Faso: A Multi-dimensional Study Focusing on the Central, Central-West and Hauts-Bassins Regions«, *United Nations Food and Agriculture Organization* 2017, http://www.fao.org/3/a-i8062e.pdf (12.04.2018).

45 Tonnagen der Sheanüsse nach J. Funt, Geschäftsführer der Global Shea Alliance, persönliche Korrespondenz mit dem Autor, 18.07.2012.

46 »Shea Nut Production Provides Jobs and Empowerment for West African Women«, *Africa Dispatch*, https://journalism.nyu.edu/publishing/africadispatch/2013/06/28/shea-nut-production-provides-jobs-and-empowerment-for-west-african-women/ (12.04.2018).

47 »Loblaw Companies Limited«, George Weston Limited, 2011, http://www.weston.ca/en/Loblaw-Companies-Ltd.aspx (01.04.2018).

ZWEI: Die rutschigste Sache der Welt

1 »Schimmer«, *Saturday Night Live*, Staffel 1, Folge 9 vom 10.01.1076, © 1976 by NBC Studios, Inc. Distributed by Broadway Video Enterprises.

2 US-Gesundheitsbehörden Centers for Disease Control and Prevention, »PFOA Factsheet«, https://www.cdc.gov/biomonitoring/PFOA_FactSheet.html (08.12.2008).

3 Ebd.

4 US-Umweltbehörde, »Phaseout of PFOS«, Schreiben von Charles Auer, 16.05.2000, http://www.chemicalindustryarchives.org/dirtysecrets/scotchgard/pdfs/226-0629.pdf (05.12.2008).

5 T. Lougheed, »Environmental Stain Fading Fast«, *Environmental Health Perspectives* 115/1 (Januar 2007), S. A20.

6 Dänische Umweltschutzbehörde, Studie zu chemischen Substanzen in Verbraucherprodukten Nr. 99, »Survey and Environmental/Health Assessment of Fluorinated Substances in Impregnated Consumer Products and Impregnating Agents«, Oktober 2008, http://chm.pops.int/Portals/0/download.aspx?d=UNEP-POPS-NIP-GUID-ArticlePaperPFOSInv-4.En.pdf (15.12.2008).

7 J. Eilperin, »Compound in Teflon a ›Likely Carcinogen‹«, *Washington Post*, 29.06.2005. Im Jahr 2005 änderte die EPA aufgrund ihrer Bewertung der Datenlage die Einstufung von PFOA von »möglicherweise krebserregend« zu »wahrscheinlich beim Menschen krebserregend«. Zu diesem Zeitpunkt bestritt DuPont diese Einstufung vehement. Im März 2018 hat die EPA auf der Grundlage ihrer Beurteilung der »neuesten Peer-Review-Forschung« einen »Gesundheitsratgeber« zu PFOA erstellt. Vgl. US-Umweltbehörde, »Drinking Water Health Advisories for PFOA and PFOS«, https://www.epa.gov/

ground-water-and-drinking-water/drinking-water-health-advisories-pfoa-and-pfos (08.03.2018).

8 A. Kärrman, B. van Bavel, U. Järnberg, L. Hardell und G. Lindström, »Perfluorinated Chemicals in Relation to Other Persistent Organic Pollutants in Human Blood«, *Chemosphere* 64/9 (August 2006), S. 1582–1891.

9 »Scientists Find Rising PFC Levels in Polar Bears«, »Pesticide and Toxic Chemical News«, *Chemical Business News Base*, 31.03.2008.

10 W. Vetter, V. Gall und K. Skírnisson, »Polyhalogenated Compounds (PCBs, Chlordanes, HCB and BFRs) in Four Polar Bears (*Ursus maritimus*) That Swam Malnourished from East Greenland to Iceland«, *Science of the Total Environment* 533 (November 2015), S. 290–296, https://www.ncbi.nlm.nih.gov/pubmed/26172596 (04.04.2018).

11 J. W. Martin, M. M. Smithwick, B. M. Braune, P. F. Hoekstra, D. C. G. Muir und S. A. Mabury, »Identification of Long Chain Perfluorinated Acids in Biota from the Canadian Arctic«, *Environmental Science and Technology* 38 (2004a), S. 373–380.

12 CBC *Marketplace*, »PFOA: What Is It, and How Did It Get Into Our Blood?«, gesendet am 20.03.2005.

13 C. Lyons, *Stain-Resistant, Nonstick, Waterproof and Lethal: The Hidden Dangers of C8* (Westport, Connecticut: Praeger 2007).

14 »DuPont in Sticky Situation over Teflon Chemical« (enthält das Interview mit Della Tennant), *Living on Earth*, National Public Radio, gesendet am 06.01.2006.

15 Geänderte Klageschrift der Sammelklage, Zivilklage Nr. 01-C-2518, Circuit Court of Kanawha County, West Virginia, 17, https://www.hpcbd.com/dupont/Amended-Complaint.PDF (21.03.2018).

16 US-Umweltbehörde, »EPA Settles PFOA Case Against DuPont for Largest Environmental Administrative Penalty in Agency History«, Pressemitteilung, 13.12.2005, http://yosemite.epa.gov/opa/admpress.nsf/68b5f2d54f3eefd28525701500517fbf/fdcb2f665cac66bb852570d-7005d6665!OpenDocument (21.03.2018).

17 K. Cook, »EWG TSCA 8(e) Petition to U. S. EPA«, Korrespondenz von Ken Cook mit Christine Todd Whitman, Verwaltungsbeamtin der EPA, 11.04.2003, https://www.ewg.org/news/testimony-official-correspondence/ewg-tsca-8e-petition-us-epa#.Wp8KrJPwbOQ (05.12.2008).

18 »3M and Scotchgard: ›Heroes of Chemistry‹ or a 20-Year Coverup?«, *Chemical Industry Archives*, http://www.chemicalindustryarchives.org/dirtysecrets/scotchgard/1.asp (10.08.2008).

19 Ebd.

20 DuPont, »DuPont Participation in Voluntary EPA PFOA Stewardship Program«, 27.01.2006, http://www2.dupont.com/Media_Center/en_US/news_releases/2006/article20060127c.html (08.12.2008).

21 Environmental Working Group, »PFCs: Global Contaminants: DuPont's Spin about PFOA«, Forschungsbericht vom 03.04.2003. Der EWG-Bericht gibt einen unveröffentlichten Bericht wieder, in dem 3M diese angeborenen Missbildungen entdeckte, als es 1983 Studien an Ratten durchführte. DuPont stellte diese Ergebnisse im Rahmen der Sammelklage zur Verfügung.

22 Kanzlei Hill, Peterson, Carper, Bee & Deitzler, »C-8 Class Action Settlement«, https://www.hpcbd.com/Personal-Injury/DuPont-C8/C8-Class-Action-Settlement.shtml (05.12.2008).

23 H. Brubaker, »DuPont Settles Pollution Lawsuit: The Firm Will Pay $108 Million to Resolve Allegations That Discharge from a W. Va. Plant Contaminated Water Supplies«, *Philadelphia Inquirer*, 09.09.2004.

24 »DuPont Position Statement on PFOA«, DuPont 2018, www.dupont.com/corporate-functions/our-company/insights/articles/position-statements/articles/pfoa.html (04.04.2018).

25 DuPont, Jahresbericht 2007, http://library.corporate-ir.net/library/73/733/73320/items/283770/DD_2007_AR_v2.pdf (08.11.2008).

26 R. E. Wells, »Fatal Toxicosis in Pet Birds Caused by Overheated Cooking Pan Lined with Polytetrafluoroethylene«, *Journal of the American Veterinary Medical Association* 182 (1983), S. 1248–1250.

27 Dupont, »Learn More about DuPont™ Teflon®«.

28 J. Houlihan, K. Thayer und J. Klein, »Canaries in the Kitchen: Teflon Toxicosis«, Forschungsbericht, 15.05.2003.

29 Ebd.

30 Ebd.

31 R. F. Brown und P. Rice, »Electron Microscopy of Rat Lung Following a Single Acute Exposure to Perfluoroisobutylene (PFIB): A Sequential Study of the First 24 Hours Following Exposure«, *International Journal of Experimental Pathology* 72 (1991), S. 437–450.

32 M. Son, E. Maruyama, Y. Shindo, N. Suganuma, S. Sato und M. Ogawa, »A Case of Polymer Fume Fever with Interstitial Pneumonia Caused by Inhalation of Polytetrafluoroethylene (Teflon)«, *Japanese Journal of Toxicology* 19, Nr. 3 (2006), S. 279–282.

33 A. M. Calafat, L.-Y. Wong, Z. Kuklenyik, J. A. Reidy und L. L. Needham, »Polyfluoroalkyl Chemicals in the U.S. Population: Data from the National Health and Nutrition Examination Survey (NHANES) 2003–2004 and Comparisons with NHANES 1999–2000«, *Environmental Health Perspectives* 115, Nr. 11 (November 2007), S. 1596–1602.

34 M. J. A. Dinglasan-Panlilio und S. A. Mabury, »Significant Residual Fluorinated Alcohols Present in Various Fluorinated Materials«, *Environmental Science and Technology* 40 (2007), S. 1447–1453.

35 1. Das Gesamtvolumen des Testraums betrug ungefähr 26,60 m^3.

2. Die gesamte Oberfläche des imprägnierten Materials betrug ungefähr 19 m^2 (Vorhänge = 1 m^2, Sofa = 3 m^2 und Teppichboden 15 m^2).

3. Teflon Advanced empfiehlt pro 200 Quadratfuß Fläche die Anwendung einer US-Gallone verdünnten Produkts (ein Teil unverdünntes Produkt, vier Teile Wasser). Das entspricht ungefähr 4 l »verdünntem Produkt« pro 19 m^2 Fläche. Also müssten laut empfohlener Anwendungsmenge 4 l verdünntes Produkt verwendet werden, was 800 ml reinem Produkt entspricht (weil ungefähr 19 m^2 behandelt wurden).

4. In 800 ml des reinen Produkts müssten etwa 0,15 g Fluortelomeralkohole (FTOHs) enthalten sein, die Vorläufer von PFOA. Falls diese vollständig freigesetzt wurden (was unwahrscheinlich ist), wäre das Ergebnis eine Luftkonzentration von 2,5 µg/m^3. Das ist am oberen Ende dessen, was für Raumluft errechnet worden ist, sagte uns Butt, aber nicht absurd hoch.

5. Die Umwandlung der erwarteten Raumluftkonzentration in eine Reaktion der Blutwerte ist der Punkt, an dem es kniffelig wird. Während der vierundzwanzig Stunden Belastung (zwei Tage, zwölf Stunden pro Tag), nahm Butt an, dass Rick etwa 9 m^3 Luft einatmete, was bei einer Menge von 2,5 µg FTOH/m^3 zu einer Belastung mit 22,5 µg FTOH führen würde. Wenn wir annehmen, dass die komplette Menge FTOHs durch die Lunge aufgenommen wird (ein Worst-Case-Szenario) und vollständig in PFOA und andere perfluorierte Säuren umgewandelt wird (was wiederum einen deutlich höheren als realistischerweise anzunehmenden Umwandlungwert bedeutete), würde Rick 22,5 µg FTOH in seinem Blut ansammeln. Auf der Basis durchschnittlicher menschlicher Blutmengen nahm Butt an, dass Rick (der mit seinen gut zwei Metern größer ist als die meisten) etwa 8 l Blut besitzt. Falls sich alle perfluorierten Säuren in seinem Blut sammelten (was wiederum unwahrscheinlich ist, da sie sich vermutlich auch in der Leber und den Nieren anreichern würden), würde ihr Wert auf ungefähr 3 ng/ml ansteigen, was Ricks bereits bestehendem PFOA-Wert entspricht.

DREI: Die neuen PCBs

1 »Cat People (Putting Out Fire)«, David Bowie (Text) und Giorgio Moroder (Musik), © 1982 by Universal Music Corp. and Songs of Universal, Inc.

2 A. R. Horrocks und D. Price, *Fire Retardant Materials* (Cambridge: Woodhead 2001).

3 Chlorierte Flammschutzmittel wirken sehr ähnlich und geben Anlass zu ähnlichen Umweltsorgen. Große Sorgen macht die Verwendung von chloriertem Tris-BP [Tris(2,3-dibrompropyl)phosphat] als Flammschutzmittel.

4 M. Alaee, P. Arias, A. Sjödin und Å. Bergman, »An Overview of Commercially Used Brominated Flame Retardants, Their Applications, Their Use Patterns in Different Countries/Regions and Possible Modes of Release«, *Environment International* 29, Nr. 6 (September 2008), S. 683–689.

5 L. Charlton, »Intentions Gone Astray: The Facts about Tris Don't Leave Much Choice«, *New York Times*, 03.07.1997, S. 97.

6 N. Brozan, »Flame Retardant Sleepwear: Is There a Risk of Cancer?«, *New York Times*, 10.04.1976, S. 38.

7 Ebd.

8 »Ban Asked on Children's Wear with Flame Retardant«, *New York Times*, 09.02.1977, S. 21.

9 A. Blum, M. D. Gold, B. N. Ames, C. Kenyon, F. R. Jones, E. A. Hett, R. C. Dougherty et al., »Children Absorb Tris-BP Flame Retardant from Sleepwear: Urine Contains the Mutagenic Metabolite, 2,3-Dibromopropanol«, *Science* 201, Nr. 4360 (15.09.1978), S. 1020–1023.

10 M. Hosenball, »Karl Marx and the Pajama Game«, *Mother Jones*, November/Dezember 1979.

11 Ebd.

12 L. J. Carter, »Michigan's PBB Incident: Chemical Mix-Up Leads to Disaster«, *Science* 92, Nr. 4236 (16.04.1976), S. 240–243.

13 M. R. Reich, »Environmental Politics and Science: The Case of PBB Contamination in Michigan«, *American Journal of Public Health* 73, Nr. 3 (März 1983), S. 301–313.

14 Michigan Department of Community Health, »PBBs (Polybrominated Biphenyls) in Michigan Frequently Asked Questions – 2011 Update«, www.michigan.gov/documents/mdch_PBB_FAQ_92051_7.pdf (07.03.2018).

15 Reich, »Environmental Politics and Science«.

16 J. Brody, »Perils in a Chemical World: PBB Incident in Michigan Is Viewed as Latest Evidence of Need for New Investigative System«, *New York Times*, 11.11.1976, S. 61.

17 J. Lowy, »Safety of a New Flame Retardant Questioned«, Scripps Howard News Service, 11.10.2004.

18 T. Yoshimura, »Yusho in Japan«, *Industrial Health* 41, Nr. 3 (2003), S. 139–148.

19 K. Hooper und T. A. McDonald, »The PBDEs: An Emerging Environmental Challenge and Another Reason for Breast Milk Monitoring Programs«, *Environmental Health Perspectives* 108, Nr. 5 (Mai 2000), S. 387–392.

20 Ebd.

21 Die Fähigkeit von PCBs und PBDEs, den Hormonhaushalt zu stören, hat mehr öffentliche Nachforschungen angestoßen als ihre Neurotoxizität in der Entwicklungsphase eines Organismus. Die Yucheng-Kinder waren geistig behindert, und verschiedene qualitativ hochwertige epidemologische Studien haben schädliche Wirkungen von PCBs auf den IQ und andere Verhaltensweisen bei Konzentrationen dieser Stoffe dokumentiert, die in der Umwelt vorkommen. Die Wirkungen von PCBs und PBDEs auf das Verhalten von Tieren sind ziemlich gleich. Und beide Chemikalienarten haben die gleichen biochemischen Folgen für Gehirngewebe. Obwohl bislang keine epidemologischen Studien zu PBDEs durchgeführt wurden, ist es daher sehr wahrscheinlich, dass PBDEs in Menschen die Gehirnentwicklung hemmen. Obwohl die Mechanismen weitgehend unabhängig von Störungen des Hormonhaushalts sind, könnte das Hormonsystem Verhaltensfolgen auslösen.

22 A. Blum und B. N. Ames, »Flame Retardant Additives as Possible Cancer Hazards«, *Science* 195, Nr. 4273 (7. Januar 1997), S. 17–23.

23 A. Sjodin, L.-Y. Wong, R. S. Jones, A. Park, Y. Zhang, C. Hodge, E. Depietro et al., »Serum Concentrations of Polybrominated Diphenyl Ethers (PBDEs) and Polybrominated Biphenyl (PBB) in the United States Population: 2003–2004«, *Environmental Science and Technology* 42, Nr. 4 (15.02.2004), S. 1377–1384.

24 Das »P« in »PBDE« steht für »poly« und bezieht sich auf eine Reihe einzelner BDEs.

25 »Methyl Bromide Bill Riles ›Greens‹«, *Chemical Marketing Reporter* 248, Nr. 1 (03.07.1995), S. 4.

26 »Global Flame Retardant Market Projected to Reach US$11.96 Billion by 2025«, *Additives for Polymers*, 2017, Nr. 1 (Januar 2017), S. 10–11, https://www.sciencedirect.com/science/article/pii/S0306374717300143 (14.06.2018).

27 Laut US-Umweltbehörde sind PBDEs in »Textilien, Plastik, Kabelummantelungen und Autos« weit verbreitet und dienen oft »als Flammschutzmittel in Elektro- und elektronischen Geräten, Möbeln, Textilien und anderen Haushaltsprodukten.« Vgl. »Polybrominated Diphenyl Ethers (PBDEs)«, US-Umweltbehörde, 19.01.2017, https://www.epa.gov/assessing-and-managing-chemicals-under-tsca/polybrominated-diphenyl-ethers-pbdes (03.04.2018) und »Technical Fact Sheet – Polybrominated Diphenyl Ethers (PBDEs)«, Environmental Protection Agency, November 2017, https://www.epa.gov/sites/production/files/2014-03/documents/ffrrofactsheet_contaminant_perchlorate_january2014_final_0.pdf (04.04.2018).

28 Bromine Science and Environmental Forum, »An Introduction to Brominated Flame Retardants«, 19.10.2000. Laut BSEF »haben bromierte Flammschutzmittel tausende Leben gerettet … In den letzten zehn Jahren sind Todesfälle durch Brände aufgrund der Verwendung dieser Flammschutzmittel um 20 % zurückgegangen.«

29 Monsanto, »PCB Environmental Pollution Abatement Plan«, 1969, https://www.documentcloud.org/documents/3032105-Monsanto-PCB-Pollution-Abatement-Plan.html (05.07.2008).

30 D. Rosenbaum, »Monsanto Plans to Curb Chemical«, *New York Times*, 15.07.1970, S. 27.

31 »Phase Out Is Set of PCBs Chemical: Monsanto Acts after Years of Public Health Hazard«, *New York Times*, 27.01.1976, S. 54.

32 Weltgesundheitsorganisation, »Fact Sheet on Reduced Ignition Propensity (RIP) Cigarettes«, November 2014, www.who.int/tobacco/industry/product_regulation/factsheetreducedignitionpropensitycigarettes/en/ (14. 06.2018).

33 http://media.apps.chicagotribune.com/flames/index.html (10.09.2018).

34 W. Guo, A. Holden, S. Crispo Smith, R. Gephart, M. Petreas, J.-S. Park, »PBDE Levels in Breast Milk Are Decreasing in California«, *Chemosphere* 150 (2016), S. 505–513.

35 E. Leamy, »How to Find Flame-Resistant Pajamas for Kids, Without Toxic Chemicals«, *Washington Post*, 16.11.2017, https://www.wash-ingtonpost.com/lifestyle/on-parenting/how-to-find-flame-resistant-pajamas-for-kids-without-toxic-chemicals/2017/11/08/fe587216-c32d-11e7-afe9-4f60b5a6c4a0_story.html?tm_term=.c51ab2b30bff (02.04.2018).

VIER: Glänzendes Gift, tückischer Tod

1 L. B. Wright, »Actress Describes Mercury Poisoning Ordeal: Daphne Zuniga Was Eating a High Seafood Diet«, *ABC News*, 21.10.2005.

2 Ebd.

3 US-Gesundheitsbehörden Centers for Disease Control and Prevention, »Biomonitoring Summary: Mercury«, CAS No. 7439-97-6, https://www.cdc.gov/biomonitoring/Mercury_BiomonitoringSummary.html (10.04.2018).

4 R. Canuel, S. Boucher de Grosbois, M. Lucotte, L. Atikessé, C. Larose und I. Rheault, »New Evidence on the Effects of Tea on Mercury Metabolism in Humans«, *Archives of Environmental and Occupational Health* 61, Nr. 5 (2006), S. 232–238.

5 S.-M. Shim, M. G. Ferruzzi, Y.-C. Kim, E. M. Janle and C. R. Santerre, »Impact of Phytochemical-Rich Foods on Bioaccessibility of Mercury from Fish«, *Food Chemistry 112*, Nr. 1 (Januar 2009), S. 46–50.

6 US-Umweltbehörde, »National Listing of Fish Advisories General Fact Sheet 2011«, https://www.epa.gov/fjsh-tech/national-listing-Fish-advisories-general-fact-sheet-2011 (07.03.2018).

7 Oceana, »Mercury Health Effects«, http://oceana.org/our-work/stop-ocean-pollution/mercury/learn-act/mercurys-health-effects (30.11.2008).

8 Lebens- und Arzneimittelbehörde der USA, »An Important Message for Pregnant Women and Women of Childbearing Age Who May Become Pregnant about the Risks of Mercury in Fish«, Verbraucherinformation, https://www.fda.gov/OHRMS/DOCKETS/ac/02/briefing/3872_Advisory%201.pdf (05.08.2008).

9 C. Johnson, »Elemental Mercury Use in Religious and Ethnic Practices in Latin American and Caribbean Communities in New York City«, *Population and Environment* 20, Nr. 5 (Mai 1999), S. 443–453.

10 Es gibt nur wenige Beispiele für die Verwendung von Quecksilber als Mordinstrument: Der langsame Tod und die verräterischen Anzeichen, die auf seine Verwendung hindeuten, machen es als Gift weniger attraktiv als Arsen.

11 K. L. Rasmussen, J. L. Boldsen, H. K. Kristensen, L. Skytte, K. L. Hansen, L. Molholm, P. M. Grootes, »Mercury Levels in Danish Medieval Human Bones«, *Journal of Archaeological Science* 35, Nr. 8 (August 2008), S. 2295f.

12 »Mercury Was Once Seen as a Cure-all«, *Free Lance–Star*, 07.08.2006.

13 J. J. Putman, »Quicksilver and Slow Death«, *National Geographic*, Oktober 1972, S. 506–527.

14 T. Ogura, J. Ramírez-Ortiz, Z. M. Arroyo-Villaseñor, S. Hernández Martínez, J. P. Palafox-Hernández, L. H. García de Alba und Q. Fernando, »Zacatecas (Mexico) Companies Extract Hg from Surface Soil Contaminated by Ancient Mining Industries«, *Water, Air, and Soil Pollution* 148, Nr. 1–4 (September 2003), S. 167–177, https://link.springer.com/article/10.1023/A:1025497726115 (22.03.2018).

15 Pollution Probe, *Mercury in the Environment: A Primer* (Toronto: Pollution Probe 2003).

16 T. Clarkson, L. Magos und G. J. Myers, »The Toxicology of Mercury: Current Exposures and Clinical Manifestations«, *New England Journal of Medicine* 349, Nr. 18 (30.10.2003), S. 1731–1737.

17 A. C. Rennie, M. McGregor-Schuerman, I. M. Dale, C. Robinson und R. McWilliam, »Mercury Poisoning after Spillage at Home from a Sphygmomanometer on Loan from Hospital«, *British Medical Journal* 319 (07.08.1999), S. 366–67.

18 »Colleagues Vow to Learn from Chemist's Death«, *New York Times*, 03.10.1997.

19 Clarkson et al., »The Toxicology of Mercury«.

20 Die Weltgesundheitsorganisation sieht diese Verbindungen als gegeben und sagt auf ihrer Website, dass »der Hauptgesundheitseffekt von Methylquecksilber eine Behinderung der neurologischen Entwicklung ist.« Vgl. »Mercury and Health«, Weltgesundheitsorganisation, März 2017, www.who.int/mediacentre/factsheets/fs361/en/ (04.04.2018).

21 M. J. Vimy und F. L. Lorscheider, »Dental Amalgam Mercury: Background« (eine Zusammenfassung bisheriger Forschungsergebnisse zu Quecksilber in Amalgamfüllungen), Faculty of Medicine and Medical Physiology, University of Calgary, Mai 1993.

22 Kanadischer Rat der Umweltminister, *Canada Wide Standard on Mercury for Dental Amalgam Waste*, September 2001.

23 J. A. Martin und J. R. Guernsey, »A Comprehensive Review of the Health Effects of Fungicides«, Posterpräsentation, Department of Community Health and Epidemiology, Dalhousie

University, Halifax, Nova Scotia, 2008, http://resources.cpha.ca/CPHA/Conf/Code/PresentationsAbstract.php?r=0&Year=2008&ID=A08-211&l=F&site=am (30.11.2008).

24 Ein investigativer Artikel der Zeitung *Globe and Mail* aus dem Jahr 2007 untersuchte ebenfalls Verbindungen zwischen dem Einsatz von Pestiziden auf Prince Edward Island und überdurchschnittlichen Krebsraten. Der Artikel führte verschiedene Einzelberichte zu erhöhten Krebsraten bei Kindern an, wies aber darauf hin, dass die wissenschaftliche Forschung zu keinen klaren Schlüssen kam. Vgl. M. Mittelstaedt, »Pesticides Are What Is Killing Our Kids«, *Globe and Mail*, 06.12.2006, https://www.theglobeandmail.com/news/national/pesticides-are-what-is-killing-our-kids/article18179217/ (05.04.2018).

25 J. Ui (Hrsg.), *Industrial Pollution in Japan* (Tokyo: United Nations University Press 1992).

26 T. Shigeto, *The Political Economy of the Environment: The Case of Japan* (Vancouver: University of British Columbia Press 2000).

27 Ein Reuters-Bericht aus dem Jahr 2017 stellte fest, dass es »3.000 anerkannte Opfer der Minamata-Krankheit« gibt und dass »mehr als 20.000 Menschen einen Antrag auf Anerkennung als Opfer stellten«. Vgl. M. Funakoshi und K. H. Kim, »More than 60 Years On, Japan's Mercury-Poison Victims Fight to Be Heard«, Reuters, 20.09.2017, https://www.reuters.com/article/us-japan-minamata-victims/more-than-60-years-on-japans-mercury-poison-victims-fight-to-be-heard-idUSKCN1BV326 (27.03.2018).

28 Nationales Institut für die Minamata-Krankheit, http://www.nimd.go.jp/archives/english/index.html (30.11.2008).

29 S. Goldberg, »The Town Where Mercury Still Rises«, *New York Times*, 19.04.2017, https://www.nytimes.com/2017/04/19/opinion/the-town-where-mercury-still-rises.html (08.11.2017).

30 D. Bruser und J. Poisson, »Ontario Knew about Grassy Narrows Mercury Site for Decades, But Kept It Secret«, *Toronto Star*, 11.11.2017, https://www.thestar.com/news/canada/2017/11/11/ontario-knew-about-mercury-site-near-grassy-narrows-for-decades-but-kept-it-secret.html (28.03.2018).

31 G. E. McKeown-Eyssen und J. Ruedy, »Methyl Mercury Exposure in Northern Quebec: 1. Neurologic Findings in Adults«, *American Journal of Epidemiology* 118, Nr. (1983), S. 461–469.

32 B. Wheatley und S. Paradis, »Exposure of Canadian Aboriginal Peoples to Methylmercury«, *Water, Air, and Soil Pollution* 80, Nr. 1–4 (Februar 1995), S. 3–11, http://www.springerlink.com/content/x317026557217813/fulltext.pdf (22.03.2018).

33 Pollution Probe, *Mercury in the Environment.*

34 P. Grandjean, P. Weihe, R. White, F. Debas, S. Araki, K. Yokoyama, K. Murata et al., »Cognitive Deficit in 7-Year-Old Children with Prenatal Exposure to Methylmercury«, *Neurotoxicology Teratology* 19, Nr. 6 (1997), S. 417–428.

35 Ebd.

36 R. S. Rasmussen, J. Nettleton und M. T. Morrissey, »A Review of Mercury in Seafood: Special Focus on Tuna«, *Journal of Aquatic Food Product Technology* 14, Nr. 1 (2005), S. 1–3.

37 Verschiedene Apotheken in Kanada haben beispielsweise Rücknahmeprogramme für Thermometer gestartet. Vgl. »Products That Contain Mercury: Thermometers and Thermostats«, Environment Canada, 09.07.2013, https://www.canada.ca/en/environment-climate-change/services/pollutants/mercury-environment/products-that-contain/thermometers-thermostats.html (05.04.2018).

38 »Mercury in Fish«, kanadisches Umweltministerium, 03.02.2017 (https://www.canada.ca/en/health-canada/services/food-nutrition/food-safety/chemical-contaminants/environmental-contaminants/mercury/mercury-fish.html, 05.04.2018).

FÜNF: Keimphobie

1 Website der Trump University, 2006.

2 Environmental Working Group, »Pesticide in Soap, Toothpaste and Breast Milk–Is It Kid-Safe?«, Washington, D. C., 17.07.2008.

3 E. Hartmann, »Banned Antimicrobial Chemicals Found in Many Household Products«, CNN, 25.01.2017, https://www.cnn.com/2017/01/25/health/triclosan-household-items-partner/index.html (03.04.2018).

4 Antimikrobielle Produkte schützen vor Bakterien, Viren und Pilzen, antibakterielle Produkte nur vor Bakterien.

5 Allianz für einen verantwortlichen Umgang mit Antibiotika, www.tufts.edu/med/apua (06.03.2016).

6 A. E. Aiello, B. Marshall, S. B. Levy, P. Della-Latta, S. X. Lin und E. Larson, »Antibacterial Cleaning Products and Drug Resistance«, *Emerging Infectious Diseases* 11, Nr. 10 (Oktober 2005), S. 1565–1570.

7 E. L. Larson, S. X. Lin, C. Gomez-Pichardo und P. Della-Latta, »Effect of Antibacterial Home Cleaning and Handwashing Products: Infectious Disease Symptoms«, *Annals of Internal Medicine* 140, Nr. 5 (2004), S. 321–329, zitiert in A. Glaser, »The Ubiquitous Triclosan: A Common Antibacterial Agent Exposed«, *Pesticides and You* 24, Nr. 3 (2004).

8 R. Harrington, »Antibacterial Soap Is Not Better, Cleaner, or Safer, and You Probably Should Stop Using It«, *Business Insider*, 25.09.2015, www.businessinsider.com/is-soap-containing-triclosan-better-than-regular-soap-2015-9 (02.04.2018).

9 Ebd.

10 M. Allmyr, M. Adolfsson-Erici, M. S. McLachlan und G. Sandborgh-England, »Triclosan in Plasma and Milk from Swedish Nursing Mothers and Their Exposure via Personal Care Products«, *Science of the Total Environment* 372, Nr. 1 (2006), S. 87–93.

11 A. M. Calafat, X. Ye, L.-Y. Wong, J. A. Reidy und L. L. Needham, »Urinary Concentrations of Triclosan in the U.S. Population: 2003–2004«, *Environmental Health Perspectives* 116, Nr. 3 (2008), S. 303–307.

12 D. W. Kolpin, E. T. Furlong, M. T. Meyer, E. M. Thurman, S. D. Zaugg, L. B. Barber und H. T. Buxton, »Pharmaceuticals, Hormones, and Other Organic Wastewater Contaminants in U.S. Streams, 1999–2000: A National Reconnaissance«, *Environmental Science and Technology* 36 (2002), S. 1202–1211.

13 C. M. Foran, E. R. Bennett und W. H. Benson, »Developmental Evaluation of a Potential Non-steroidal Estrogen: Triclosan«, *Marine Environmental Research* 50 (2000), S. 153–156.

14 N. Veldhoen, R. C. Skirrow, H. Osachoff, H. Wigmore, D. J. Clapson, M. P. Gunderson, G. Van Aggelen et al., »The Bactericidal Agent Triclosan Modulates Thyroid Hormone-Associated Gene Expression and Disrupts Postembryonic Anuran Development«, *Aquatic Toxicology* 80, Nr. 3 (Dezember 2006), S. 217–227.

15 T. L. Miller, D. J. Lorusso, M. L. Walsh und M. L. Deinzer, »The Acute Toxicity of Penta-, Hexa- and Heptachlorohydroxydiphenyl Ethers in Mice«, *Journal of Toxicology and Environmental Health* 12, Nrn. 2–3 (1983), S. 245–253. Es sind auch Auswirkungen der Chemikalie auf das Einsetzen der Pubertät festgestellt worden: L. M. Zorrilla, E. K. Gibson, S. C. Jeffay, K. M. Crofton, W. R. Setzer, R. L. Cooper und T. E. Stoker, »The Effects of Triclosan on Puberty and Thyroid Hormones in Male Wistar Rats«, *Toxicological Sciences* 107, Nr. 1 (Januar 2009), S. 56–64. Zur neueren Forschung über negative Auswirkungen von Triclosan gehört G. W. Louis, D. R. Hallinger, M. J. Braxton, A. Kamel und T. E. Stoker, »Effects of Chronic Exposure to Triclosan on Reproductive and Thyroid Endpoints in the Adult Wistar Female Rat«, *Journal of Toxicology and Environmental Health* 80, Nr. 4 (2017), S. 236–249.

16 L. Tan, N. H. Neilsen, D. C. Young und Z. Trizna, »Use of Antimicrobial Agents in Consumer Products«, *Archives of Dermatology* 138, Nr. 8 (2002), S. 1082–1086.

17 »Safety and Effectiveness of Health Care Antiseptics: Topical Antimicrobial Drug Products for Over-the-Counter Human Use«, *Federal Register*, 20.12.2017, https://www.federalregister.gov/documents/2017/12/20/2017-27317/safety-and-effectiveness-of-health-care-antiseptics-topical-antimicrobial-drug-products-for (05.04.2018).

18 »Fact Sheet: The Top 10 Causes of Death«, Weltgesundheitsorganisation, Januar 2017, www.who.int/mediacentre/factsheets/fs310/en/ (02.04.2018).

19 »SARS (Severe Acute Respiratory Syndrome)«, Weltgesundheitsorganisation, 2018, www.who.int/ith/diseases/sars/en/ (03.04.2018).

20 K. Ashenburg, *The Dirt on Clean: An Unsanitized History* (Toronto: Knopf Canada 2007).

21 G. Sandborgh-Englund, M. Adolfsson-Erici, G. Odham und J. Ekstrand, »Pharmacokinetics of Triclosan Following Oral Ingestion in Humans: Part A«, *Journal of Toxicology and Environmental Health* 69 (2006), S. 1861–1873.

22 R. Sutton, *Pesticide in Soap, Toothpaste and Breast Milk: Is It Kid-Safe?* (Washington, D. C.: Environmental Working Group 2008).

23 Calafat et al., »Urinary Concentrations of Triclosan«.

24 C. Shearer, »A Guide to the Nanotechnology Used in the Average Home«, *The Conversation*, 04.07.2016, http://theconversation.com/a-guide-to-the-nanotechnology-used-in-the-average-home-59312 (05.04.2016).

25 »Antimicrobial Coatings Market Size by Product«, Global Market Insights, August 2016, https://www.gminsights.com/industry-analysis/antimicrobial-coatings-market-report?utm_source=globenewswire.com&utm_medium=referral&utm_campaign=Paid_Globnewswire (08.04.2017).

26 International Center for Technology Assessment, »Executive Summary – Legal Petition Challenges EPA's Failure to Regulate Environmental and Health Threats from Nano-Silver«, 01.05.2008, http://appletonlaw.com/files/2009/PDFs/20_LegalPetition.PDF (01.05.2019).

27 »Silver Nanoparticles May Be Killing Beneficial Bacteria in Wastewater Treatment«, Science Daily, 30.04.2008, http://www.sciencedaily.com.

28 D. McShan, P. C. Ray und H. Yu, »Molecular Toxicity Mechanism of Nanosilver«, *Journal of Food and Drug Analysis* 22, Nr. 1 (März 2014), S. 116–127, https://www.sciencedirect.com/science/article/pii/S1021949814000118 (08.04.2018).

29 R. Senjen, »Nanosilver: A Threat to Soil, Water and Human Health?« (Melbourne: Friends of the Earth Australia 2007).

30 Ebd.

31 Ebd.

32 Ebd.

SECHS: Ein riskantes Geschäft

1 T. Kiely, D. Donaldson und A. Grube, *Pesticides Industry Sales and Usage: 2000 and 2001 Market Estimates*, EPA-733-R-04-001 (Washington, D.C.: Environmental Protection Agency 2004).

2 C. Cox, »2,4-D: Toxicology«, *Journal of Pesticide Reform 19*, Nr. 1 (Frühjahr 1999).

3 W. Mieder, »The Grass Is Always Greener on the Other Side of the Fence: An American Proverb of Discontent«, 1995, www.deproverbio.com (08.03.2018).

4 E. Russell, *War and Nature: Fighting Humans and Insects with Chemicals from World War I to* Silent Spring (Cambridge: Cambridge University Press 2001).

5 Ebd.

6 Industry Task Force on 2,4-D Research Data, »Straight Talk about 2,4-D Herbicide«, 17.03.2016, https://www.24d.org/PDF/Backgrounders/Backgrounder-StraightTalk-Mythv-Fact.pdf (08.03.2018).

7 J. Troyer, »In the Beginning: The Multiple Discovery of the First Hormone Herbicides«, *Weed Science* 49, Nr. 2 (März–April 2001), S. 290–297.

8 »Taking Stock of DDT«, *American Journal of Public Health* 36, Nr. 6 (Juni 1946).

9 Russell, *War and Nature.*

10 K. Miller Stacy, »Cancer Risk Lingers for Long-Banned DDT«, WebMD, 29.04.2008, http://men.webmd.com/news/20080428/cancer-risk-lingers-for-long-banned-ddt (22.03.2018).

11 M. Aubé, C. Larochelle und P. Ayotte, »1,1-dichloro-2,2-bis(pchlorophenyl)ethylene(p,p'-DDE) Disrupts the Estrogen-Androgen Balance Regulating the Growth of Hormone-Dependent Breast Cancer Cells«, *Breast Cancer Research* 10, Nr. 1 (Februar 2008), zitiert in »DDT Compound Speeds Breast Cancer Growth«, HealthDay, 14.02.2008, https://consumer.healthday.com/cancer-information-5/breast-cancer-news-94/ddt-compound-speeds-breast-cancer-growth-612635.html (22.03.2018).

12 C. Cox, »2,4-D Toxicology: Part 2«, *Journal of Pesticide Reform* 19, Nr. 2 (Sommer 1999).

13 J. von Meding, »Agent Orange, Exposed: How U.S. Chemical Warfare in Vietnam Unleashed a Slow-Moving Disaster«, The Conversation, 03.10.2017, http://theconversation.com/agent-orange-exposed-how-u-s-chemical-warfare-in-vietnam-unleashed-a-slow-moving-disaster-84572 (08.04.2018).

14 Die Analyse wurde von den Accu-Chem Laboratories in Richardson, Texas durchgeführt.

15 C. Lu, K. Toepel, R. Irish, R.A. Fenske, D.B. Barr und R. Bravo, »Organic Diets Significantly Lower Children's Dietary Exposure to Organophosphorus Pesticides«, *Environmental Health Perspectives* 114, Nr. 2 (Februar 2006), S. 260–263.

16 L. L. Needham, V. W. Burse, S. L. Head, M. P. Korver, P. C. McClure, J. S. Andrews Jr. und D. L. Rowley, »Adipose Tissue/Serum Partitioning of Chlorinated Hydrocarbon Pesticides in Humans«, *Chemosphere* 20 (1990), S. 975–980.

17 Umweltprogramm der Vereinten Nationen (UNEP), Zentralamerika und die Karibik: Regionalreport, Dezember 2002.

18 US-Gesundheitsbehörden Centers for Disease Control and Prevention, Third Report on Human Exposure to Environmental Chemicals (Atlanta: CDC 2005).

19 Environmental Working Group, Human Toxome Project, https://www.ewg.org/sites/humantoxome/ (06.03.2018).

20 Ebd.

21 A. Pollack, »E.P.A. Denies an Environmental Group's Request to Ban a Widely Used Weed Killer«, *New York Times*, 09.04.2012, https://www.nytimes.com/2012/04/10/business/energy-environment/epa-denies-request-to-ban-24-d-a-popular-weed-killer.html?_r=0 (08.04.2018).

22 L. Wood, »Global Pesticides Market: Trends and Forecasts«, Business Wire, 24.02.2016, https://www.businesswire.com/news/home/20160224006416/en/Global-Pesticides-Market---Trends-Forecasts-2015-2020 (08.04.2018).

23 US-Umweltbehörde, *2,4-D RED Facts*, EPA-738-F-05-00, 30.06.2005 (https://archive.epa.gov/pesticides/reregistration/web/html/24d_fs.html, 22.03.2018).

24 C. Atwood und C. Paisley-Jones, »Pesticides Industry Sales and Usage 2008–2012 Market Estimates«, Environmental Protection Agency, Januar 2017 (https://www.epa.gov/sites/production/files/2017-01/documents/pesticides-industry-sales-usage-2016_0.pdf, 08.04.2018).

25 G. R. Stephenson, K. R. Solomon and L. Ritter, »Environmental Persistence and Human Exposure Studies with 2,4-D and Other Turfgrass Pesticides«, Centre for Toxicology, University of Guelph.

26 D. Boyd, *Unnatural Law: Rethinking Canadian Environmental Law and Policy* (Vancouver: University of British Columbia Press 2003).

27 I. Arnold und K. Perrotta, »Cosmetic Pesticides – Provincial Policies and Municipal Bylaws: Lessons Learned and Best Practices«, *Canadian Association of Physicians for the*

Environment, August 2016, https://cape.ca/wp-content/uploads/2016/08/Pesticides-Policy-Report-FINAL.pdf (09.04.2016).

28 »Dow Contests Pesticide Ban«, *Chemical and Engineering News* 86, Nr. 44 (22.11.2008).

29 K. L. Bassil, C. Vakil, M. Sanborn, D.C. Cole, J. S. Kaur und K. J. Kerr, »Cancer Health Effects of Pesticides: Systematic Review," *Canadian Family Physician* 53, Nr. 10 (2007), S. 1704–1711.

30 T. E. Arbuckle, S. M. Schrader, D. Cole, J.C. Hall, C.M. Bancej, L. A. Turner und P. Claman, »2,4-Dichlorophenoxyacetic Acid Residues in Semen of Ontario Farmers«, *Reproductive Toxicology* 13 (1999), S. 421–429.

31 G. M. Solomon und P. M. Weiss, »Chemical Contaminants in Breast Milk: Time Trends and Regional Variability«, *Environmental Health Perspectives* 110, Nr. 6 (2002), S. A336–47.

32 C. Storrs, »Report: Pesticide Exposure Linked to Childhood Cancer and Lower IQ«, CNN, 14.09.2015, https://www.cnn.com/2015/09/14/health/pesticide-exposure-childhood-cancer/index.html (09.04.2018).

33 K. L. Bassil, C. Vakil, M. Sanborn, D. C. Cole, J. S. Kaur und K. J. Kerr, »Cancer Health Effects of Pesticides: Systematic Review«, *Canadian Family Physician* 53, Nr. 10 (2007), S. 1704–1711.

34 M. Sanborn, K. J. Kerr, L. H. Sanin, D. C. Cole, K. L. Bassil und C. Vakil, »Non-cancer Health Effects of Pesticides: Systematic Review and Implications for Family Doctors«, *Canadian Family Physician* 53 (Oktober 2007).

35 Ebd.

36 Dow AgroSciences, »About Us«, http://www.dowagro.com/about/ (17.12.2008).

37 M. Chen, C.-H. Chang, L. Tao und C. Lu, »Residential Exposure to Pesticide During Childhood and Childhood Cancers: A Meta-analysis«, *American Academy of Pediatrics*, September 2015, pediatrics.aappublications.org/content/early/2015/09/08/peds.2015-0006?sid=b-7090daa-bc95-45df-87f5-a64529d4ef3f (09.04.2018).

38 T. Colborn, »A Case for Revisiting the Safety of Pesticides: A Closer Look at Neurodevelopment«, *Environmental Health Perspectives* 114 (2006), S. 10–17.

39 »Pesticides 101«, Pesticide Action Network, www.panna.org/pesticides-big-picture/pesticides-101 (09.04.2018).

40 Dupont, »Comprehensive Scientific Study Confirms Consumer Articles with DuPont Materials Are Safe for Consumer Use: Peer-Reviewed Science Concludes Consumer Use of Articles Are Not a Source of PFOA in People«, 25.04.2005, http://www2.dupont.com/Media_Center/en_US/assets/downloads/pfoa/nr04_20_05a.pdf (08.03.2016).

41 S. Sood, »Scientists: EPA ›Under Siege.‹ Survey of EPA Scientists Finds Rampant Political Interference«, *Washington Independent*, 23.04.2008.

42 Der Natural Resources Defense Council hat eine Kampagne gestartet, damit Scott Pruitt als EPA-Leiter gefeuert wird. Vgl. https://www.nrdc.org/case-firing-scott-pruitt (14.04.2018).

43 »Global Top 50«, *Chemical and Engineering News* 85, Nr. 30 (23.07.2007), https://pubs.acs.org/cen/coverstory/85/8530cover.html (08.03.2018).

44 Oraclepoll Research, *Survey Report Prepared for Pesticide Free Ontario and the Canadian Association of Physicians for the Environment*, Februar 2007.

SIEBEN: Mütter wissen es am besten

1 *Die Reifeprüfung*, im Original *The Graduate*, © 1967 by Studio Canal.

2 R. Smith und A. Daifallah, »It's in Tory Genes to Go Green«, *Globe and Mail*, 06.02.2006.

3 T. Corcoran, »Rona Brockovich?« *National Post*, 03.06.2006.

4 A. M. Calafat, X. Ye, L. Yang, J. A. Reidy und L. Needham, »Exposure of the U.S. Population to Bisphenol A and 4-tertiary-octylphenol: 2003–2004«, *Environmental Health Perspectives* 116, Nr. 1 (Januar 2008), S. 39–44.

5 W. Qiu, M. Yang und N. Wayne, »BPS, a Popular Substitute for BPA in Consumer Products, May Not Be Safer«, The Conversation, 11.03.2016, http://theconversation.com/bps-a-popular-substitute-for-bpa-in-consumer-products-may-not-be-safer-54211 (09.04.2018).

6 Ebd.

7 D. Case, »The Real Story Behind Bisphenol A«, Fast Company, 01.02.2009, https://www.fastcompany.com/1139298/real-story-behind-bisphenol (09.04.2018).

8 S. Toloken, »SPI Study Disputes Endocrine Disruptor Findings«, *Plastics News*, 16.10.1998.

9 Z. Wang, H. Liu und S. Liu, »Low-Dose Bisphenol A Exposure: A Seemingly Instigating Carcinogenic Effect on Breast Cancer«, *Advanced Science*, November 2016, doi: 10.1002/advs.201600248, https://www.ncbi.nlm.nih.gov/pubmed/28251049 (09.04.2018).

10 J. T. Wolstenholme, M. Edwards, S. R. J. Shetty, J. D. Gatewood, J. A. Taylor, E. F. Rissman und J. J. Connelly, »Gestational Exposure to Bisphenol A Produces Transgenerational Changes in Behaviors and Gene Expression«, *Endrocrinology 8*, Nr. 1/1 (August 2012), S. 3828–3838, https://academic.oup.com/endo/article/153/8/3828/2424098 (09.04.2018).

11 R. R. Gerona, T. J. Woodruff, C. A. Dickenson, J. Pan, J. M. Schwartz, S. Sen, M. W. Friesen et al., »Bisphenol-A (BPA), BPA Glucuronide and BPA Sulfate in Midgestation Umbilical Cord Serum in a Northern and Central California Population«, *Environmental Science and Technology* 47, Nr. 21 (2013), S. 12477–12485, https://www.ncbi.nlm.nih.gov/pubmed/23941471, (09.04.2018).

12 J. R. Rochester, »Bisphenol A and Human Health: A Review of the Literature«, *Reproductive Toxicology* 42 (Dezember 2013), S. 132–55, https://www.ncbi.nlm.nih.gov/pubmed/23994667 (10.04.2018).

13 F. S. vom Saal, B. T. Akingbemi, S. M. Belcher, L. S. Birnbaum, D. A. Crain, M. Eriksen, F. Farabollini et al., »Chapel Hill Bisphenol A Expert Panel Consensus Statement: Integration of Mechanisms, Effects in Animals and Potential to Impact Human Health at Current Levels of Exposure«, *Reproductive Toxicology* 24, Nr. 2 (2007), S. 131–38.

14 »Statement from Stephen Ostroff M.D., Deputy Commissioner for Foods and Veterinary Medicine, on National Toxicology Program Draft Report on Bisphenol A«, U. S. Food and Drug Administration, 23.02.2018, https://www.fda.gov/NewsEvents/Newsroom/PressAnnouncements/ucm598100.htm, (10.04.2018).

15 A. Yeager, »FDA Report on BPA's Health Effects Raises Concerns«, *The Scientist*, 28.02.2018, https://www.the-scientist.com/?articles.view/articleNo/51931/title/FDA-Report-on-BPA-s-Health-Effects-Raises-Concerns/ (10.04.2018).

16 Einem Behälter, der nach einer neueren Studie Bisphenol A auslaugt. Vgl. »Estimates of How Much BPA a Child Could Ingest from Food Products in a Day, Based on Journal Sentinel's Lab Results«, *Milwaukee Journal Sentinel*, http://archive.jsonline.com/watchdog/watchdogreports/34532859.html (08.03.2018).

17 »About SafeMama.com«, Safe Mama, http://safemama.com/about/ (28.12.2008).

ACHT: Bioteeparty

1 Die vollständigen Umfrageergebnisse waren wie folgt. 245 Fragebögen wurden komplett ausgefüllt:
149 (60,8%) – (A) Ich mache mir Sorgen, dass konventionelle Lebensmittel mit Giftstoffen belastet sind.
17 (6,9%)–(B) Ich glaube, dass Bio-Lebensmittel besser schmecken.
31 (12,7%)–(C) Ich glaube, dass Bio-Lebensmittel nährstoffreicher sind als konventionelle Lebensmittel.
19 (7,8%) – (D) Ich möchte regionale Bauern unterstützen.
29 (11,8%) – (E) Ich glaube, dass Bio-Lebensmittel besser für die Umwelt sind.

2 S. Lockie, K. Lyons, G. Lawrence und J. Grice, »Choosing Organics: A Path Analysis of Factors Underlying the Selection of Organic Food among Australian Consumers«, *Appetite*

43 (2004), S. 135–146; Maryellen Molyneaux, Präsidentin des Natural Marketing Institute, »Engaging the Next Wave: An Organic Consumer Study«, Präsentation bei der Organic Trade Association, »State of the Organic Industry«, Baltimore, Maryland, September 2012.

3 C. Benbrook, »Initial Reflections on the Annals of Internal Medicine Paper ›Are Organic Foods Safer and Healthier Than Conventional Alternatives? A Systematic Review‹«, 2012, www.tfrec.wsu.edu/pdfs/P2566.pdf (13.03.2018).

4 C. Benbrook, *Simplifying the Pesticide Risk Equation: The Organic Option* (Boulder, CO: Organic Center 2008), https://www.organic-center.org/reportfiles/Organic_Option_Final_Ex_Summary.pdf (13.03.2018); C. Benbrook, »The Organic Center's ›Dietary Risk Index‹ – Tracking Relative Pesticide Risks in Food and Beverages«, Organic Center, 2011, https://www.organic-center.org/reportfiles/DRIfinal_09-10-2011.pdf (13.03.2018).

5 V. A. Rauh und A. E. Margolis, »Environmental Exposures, Neurodevelopment and Child Mental Health: New Paradigms for the Study of Brain and Behavioral Effects«, *Journal of Child Psychology and Psychiatry*, März 2016, https://onlinelibrary.wiley.com/doi/full/10.1111/jcpp.12537 (15.04.2018).

6 C. Lu, K. Toepel, R. Irish, R. Fenske, D. Barr und R. Bravo, »Organic Diets Significantly Lower Children's Dietary Exposure to Organophosphorus Pesticides«, *Environmental Health Perspectives* 114 (2006), S. 260–63.

7 C. Lu, D. Barr, M. Pearson, L. Walker und R. Bravo, »The Attribution of Urban and Suburban Children's Exposure to Synthetic Pyrethroid Insecticides: A Longitudinal Assessment«, *Journal of Exposure Science and Environmental Epidemiology* 19 (2009), S. 69–78.

8 C. Lu, K. Warchol und R. Callahan, »In situ Replication of Honey Bee Colony Collapse Disorder«, *Bulletin of Insectology* 65 (2012), S. 99–106.

9 Im Jahr 2017 berichteten aber mehrere Medien, dass es eine wachsende Anzahl Hinweise dafür gibt, dass Neonicotinoide »schädlich für Bestäuber« sind. Als Reaktion darauf hat die EU ein befristetes Moratorium für den Einsatz von drei wichtigen Neonicotinoiden auf von Bienen angeflogenen Feldfrüchte erklärt. Vgl. S. Wong, »Strongest Evidence Yet That Neonicotinoids Are Killing Bees«, *New Scientist*, 03.07.2017, https://www.newscientist.com/article/2139197-strongest-evidence-yet-that-neonicotinoids-are-killing-bees/ (27.03.2018).

10 P. Jeschke, R. Nauen, M. Schindler und A. Elbert, »Overview of the Status and Global Strategy for Neonicotinoids«, *Journal of Agriculture and Food Chemistry* 59 (2011), S. 2897–2908.

11 Laut *Newsweek* ist das am häufigsten eingesetzte landwirtschaftliche Pestizid inzwischen Glyphosat. Vgl. D. Mann, »Glyphosate Now the Most-Used Agricultural Chemical Ever«, *Newsweek*, 02.02.2016, www.newsweek.com/glyphosate-now-most-used-agricultural-chemical-ever-422419 (27.03.2018).

12 R. Morse und N. Calderone, »The Value of Honey Bees as Pollinators of U.S. Crops in 2000«, 2000, http://citeseerx.ist.psu.edu/viewdoc/download?doi=10.1.1.472.4894&rep=rep1&type=pdf (13.03.2018) und N. Gallai, J. Salles, J. Settele und B. Vaissière, »Economic Valuation of the Vulnerability of World Agriculture Confronted with Pollinator Decline«, *Ecological Economics* 68 (2009), S. 810–821.

13 Europäische Kommission, »Bees and Pesticides: Commission Goes Ahead with Plan to Better Protect Bees«, 01.05.2013, https://ec.europa.eu/food/animals/live_animals/bees_en (11.07.2013).

14 Europäische Kommission, »Neonicotinoids«, 30.05.2018, https://ec.europa.eu/food/plant/pesticides/approval_active_substances/approval_renewal/neonicotinoids_en (06.06.2018).

15 United States Department of Agriculture National Honey Bee Health Stakeholder Conference Steering Committee, *Report on the National Stakeholders Conference on Honey Bee Health* (Washington, DC: USDA 2012).

16 US-Umweltbehörde, »Schedule for Review of Neonicotinoid Pesticides«, Dezember 2017, https://www.epa.gov/pollinator-protection/schedule-review-neonicotinoid-pesticides (06.06.2018).

17 K. Harris, und S. Lunn, »New Limits, But No All-Out Ban on Pesticides That Harm Bee Population«, CBC (Canadian Broadcasting Corporation), 19.12.2017, www.cbc.ca/news/politics/bees-environment-pesticides-1.4456011 (06.06.2018).

18 Regierung von Ontario, »Neonicotinoid Regulations«, 30.01.2017, https://www.ontario.ca/page/neonicotinoid-regulations (06.06.2018).

19 »Quebec Places New Restrictions on Pesticides in Bid to Protect Honeybees«, CBC, 19.02.2018, www.cbc.ca/news/canada/montreal/quebec-pesticides-honeybees-1.4541996 (06.06.2018).

20 BC Farms & Food, »Neonicotinoid Pesticides in Honey«, 23.11.2017, https://bcfarmsandfood.com/neonicotinoid-pesticides-in-honey/ (12.05.2019).

21 C. Smith-Spangler, M. Brandea, G. Hunter, J. Bavinger, M. Pearson, P. Eschbach, V. Sundaram et al., »Are Organic Foods Safer or Healthier Than Conventional Alternatives? A Systematic Review«, *Annals of Internal Medicine* 157 (2012), S. 348–66.

22 Benbrook, »Initial Reflections on the Annals of Internal Medicine Paper«.

23 K. Brandt, C. Leifert, R. Sanderson und C. Seal, »Agroecosystem Management and Nutritional Quality of Plant Foods: The Case of Organic Fruits and Vegetables«, *Critical Reviews in Plant Sciences* 30 (2011),S. 1–2, 177–197.

24 Eine große »Meta-Analyse«, die 2016 im *British Journal of Nutrition* veröffentlicht wurde, kam zu dem Schluss, dass es eine wachsende Zahl von Hinweisen darauf gibt, »dass eine ökologische Erzeugung wichtige Nährstoffe in Lebensmitteln steigern kann.« Unter anderem ergab die Analyse, dass »Bio-Milchprodukte und Bio-Fleisch etwa 40 Prozent mehr Omega-3-Fettsäuren enthalten.« Vgl. A. Aubrey, »Is Organic More Nutritious? New Study Adds to the Evidence«, NPR, 18.02.2016, https://www.npr.org/sections/thesalt/2016/02/18/467136329/is-organic-more-nutritious-new-study-adds-to-the-evidence (27.03.2018).

25 Während wir dieses Buch überarbeiteten, schickte mir Matt Holmes ein paar Schlaglichter aus der Studie seiner Organisation zum kanadischen Bio-Markt. Seine Statistiken deuteten darauf hin, dass die Stanford-Studie keine so große Katastrophe gewesen sein kann, wie die Medien sie vorhersagten. Kanadas Bio-Markt war auch 2012 gewachsen und hatte einen Gesamtwert von 2,4 Milliarden Euro für das ganze Jahr – eine Verdreifachung des Umsatzes im Vergleich zu nur sechs Jahren davor. 58 Prozent aller Kanadier ignorierten die Nörgler und kauften jede Woche Bio-Produkte. Neuere Studien aus dem Jahr 2017 deuten darauf hin, dass der Gesamtmarkt für Bio-Produkte inzwischen auf 3,5 Milliarden Euro angewachsen ist und dass 83 Prozent aller »Millenials« jede Woche Bio-Produkte kaufen. Vgl. Canada Organic Trade Association, »Canadian Organic Market Report 2017«, https://ota.com/sites/default/files/Canadian%20Organic%20Market%20Report%202017%20teaser.pdf (13.03.2016).

26 G. Gallant, »Promoting the Development of Canada's Organic Sector«, Pressemeldung, Agriculture and Agri-Food Canada, Government of Canada, 21.02.2018, https://www.canada.ca/en/agriculture-agri-food/news/2018/02/promoting_the_developmentofcanadasorganicsector.html (12.04.2018).

27 »Growth and Opportunities in the Food Sector«, Export Development Canada, 08.12.2016, https://www.edc.ca/events/EN/1-BJRZJ2/Pages/overview.aspx (12.04.2018).

28 Vgl. US-Landwirtschaftsministerium, »The Organic Integrity Quarterly: National Organic Program Newsletter«, Oktober 2012, https://www.ams.usda.gov/sites/default/files/media/2012-Organic-October-Newsletter.pdf (13.03.2018); Organic Trade Association, Organic Industry Survey 2018, https://www.ota.com (05.09.2018).

29 S. Strom, »Has ›Organic‹ Been Oversized?«, *New York Times*, 07.07.2012, http://www.nytimes.com/2012/07/08/business/organic-food-purists-worry-about-big-companies-influence.html?pagewanted=all&_r=0 (03.11.2012).

30 Cornucopia-Institut, *White Paper: The Organic Watergate – Connecting the Dots: Corporate Influence at the USDA's National Organic Program*, 2012, https://www.cornucopia.org/USDA/OrganicWatergateWhitePaper.pdf (13.03.2018).

31 »Our Path«, Nature's Path Canada, https://www.naturespath.com/en-ca/our-path/family-owned/ (12.04.2018).

32 Stonyfield Farm, »History«, 27.11.2012, http://www.stonyfield.com/our-story/history (13.03.2018).

33 K. McCormack, »Stonyfield CEO Resigns to Focus on Food Policy«, Associated Press, 12.01.2012, https://www.deseretnews.com/article/700214832/Stonyfield-CEO-resigns-to-focus-on-food-policy.html (13.03.2018).

34 B. Kowitt, »Why the Danone Sale Puts Stonyfield at Risk« *Fortune*, 31.03.2017, http://www.fortune.com/2017/03/31/stonyfield-danone-white-wave-sale/ (12.04.2017).

35 M. Gunther, »Stonyfield Stirs Up the Yogurt Market«, CNN Money Online, 04.01.2008, http://money.cnn.com/2008/01/03/news/companies/gunther_yogurt.fortune/index.htm (27.11.2012).

36 H. Agnew, »Danone Agrees $875m Sale of Stonyfield to Lactalis«, *Financial Times*, 03.07.2017, https://www.ft.com/content/f30e92b0-5fg4-11e7-8814-0ac7eb84e5f1 (12.04.2018).

37 »Global Food-Giant Buyouts of Top Organic Brands«, CNBC, 08.10.2012, https://www.cnbc.com/2012/10/08/Global-Food-Giant-Buyouts-of-Top-Organic-Brands.html (13.03.2018).

38 A. Bhattarai, »Americans Are Buying More Food at Walmart«, Washington Post, 17.08.2017, https://www.washingtonpost.com/news/business/wp/2017/08/17/americans-are-buying-more-food-at-walmart/?noredirect=on&utm_term=.27364277cd22 (12.04.2018).

39 »Local Produce at Walmart«, Walmart, 2018 (https://corporate.walmart.com/_news_/media-library/photos/live-better/local-produce-at-walmart (12.04.2018).

40 »About Us«, Internationale Vereinigung der ökologischen Landbaubewegungen, 2018, https://www.ifoam.bio/en/about-us (04.04.2018).

41 Ich kenne nur eine andere wissenschaftliche Studie neben Lus, die sich mit dieser Frage beschäftigt hat. Cynthia Curl und ihre Kollegen fanden heraus, dass die Durchschnittswerte verschiedener Organophosphat-Pestizide in Kindergartenkindern in Seattle, die von einer konventionellen Ernährung berichteten, neunmal höher war als bei einer Bio-Ernährung. Vgl. C. Curl, R. Fenske und K. Elgethun, »Organophosphorus Pesticide Exposure of Urban and Suburban Preschool Children with Organic and Conventional Diets«, *Environmental Health Perspectives* 111 (2003), S. 377–382. Neuere Forschung zum diesem Thema zeigt weiterhin die Gefahren einer Belastung mit Organophosphat-Pestiziden auf. Vgl. S. M. Engel, A. Bradman, M. S. Wolff, V. A. Rauh, K. G. Harley, J. H. Yang und L. A. Hoepner, »Prenatal Organophosphorus Pesticide Exposure and Child Neurodevelopment at 24 Months: An Analysis of Four Birth Cohorts«, *Environmental Health Perspectives* 124 (Juni 2016), S. 822–830, doi: 10.1289/ehp.1409474.

42 Curl et al., »Organophosphorus Pesticide Exposure«; Lu et al., »Organic Diets Significantly Lower Children's Dietary Exposure«.

43 Triple Pundit, »The Shrinking Price-Gap Between Organics and Conventional Food«, 03.06.2016, https://www.triplepundit.com/2016/06/gap-cost-organics-conventional-food-narrowing/ (31.05.2019).

NEUN: Einmal spülen, bitte

1 B. Dixon, »›Detox‹: A Mass Delusion«, *The Lancet* 5 (2005), S. 261.

2 Marketdata Enterprises, ein in den USA ansässiges unabhängiges Marktforschungsunternehmen, veröffentlichte 2011 einen Bericht, der sich den Markt für Diäten und spezielle Ernährungsweisen in den USA anschaute: Marketdata Enterprises Inc., *U.S. Weight Loss and Diet Control Market*, 11. Aufl. (Tampa/Florida: Marketdata Enterprises 2011). Danach summieren sich allein die Umsätze von Ernährungs- und Detox-Pillen in den Vereinigten

Staaten auf über 2,23 Milliarden Euro pro Jahr. Ein anderer Anbieter von Marktinformationen, Euromonitor International, schaute sich die Verkaufszahlen der beliebtesten antioxidativen Zusatzstoffe an (z.B. Grüntee, Superfrucht-Säfte, Nahrungsergänzungsmittel) und nutzte diese Zahlen, um den weltweiten Umsatz in dieser Kategorie zu schätzen: 30 Milliarden Euro im Jahr 2010. Vgl. Euromonitor International, *Health and Wellness: Global Briefing Series* (London: Euromonitor International 2011). Erstaunlicherweise umfassen diese enormen Zahlen viele der Produkte und Techniken nicht, die wir gleich untersuchen werden.

3 Für eine detaillierte Beschreibung der Chelat-Wissenschaft vgl. B. Halstead, *The Scientific Basis of EDTA Chelation Therapy* (Colton/Kalifornien: Golden Quill 1979).

4 Weill Cornell Medicine, »Fecal Microbiota Transplant Is Safe and Effective for Patients with Ulcerative Colitis«, 26.04.2017, https://news.weill.cornell.edu/news/2017/04/fecal-microbiota-transplant-is-safe-and-effective-for-patients-with-ulcerative-colitis (10.04.2018).

5 E. Ernst, »Colonic Irrigation and the Theory of Autointoxication: A Triumph of Ignorance over Science«, *Journal of Clinical Gastroenterology* 24, Nr. 4 (1997), S. 196–198.

6 »UN: Six Billion Mobile Phone Subscriptions in the World«, *BBC News*, 12.10.2012, http://www.bbc.com/news/technology-19925506 (14.03.2018). Die Weltbank berichtet, dass im Jahr 2016 die weltweite Anzahl von Mobilfunkverträgen pro 100 Personen 101 betrug. Vgl. »Mobile Cellular Subscriptions (Per 100 People)«, Weltbank, https://data.worldbank.org/indicator/IT.CEL.SETS.P2 (14.03.2018).

7 S. Kemp, »Digital in 2017: Global Overview«, WeAreSocial, 24.01.2017, https://wearesocial.com/special-reports/digital-in-2017-global-overview (12.04.2017).

8 »How to Reduce Exposure to Radiofrequency Energy from Cell Phones«, California Department of Public Health, 2017, https://www.cdph.ca.gov/Programs/CCDPHP/DEODC/EHIB/CDPH%20Document%20Library/Cell-Phone-Guidance.pdf (13.04.2018).

9 Nach S. Genuis, »Elimination of Persistent Toxicants from the Human Body«, *Human and Experimental Toxicology* 30 (2011), S. 3–18, mit zusätzlichen Erklärungen, um die Spalte »Wirksamkeit« zu vereinfachen.

10 R. Jandacek, N. Anderson, M. Liu, S. Zheng, Q. Yang und P. Tso, »Effects of Yo-Yo Diet, Caloric Restriction and Olestra on Tissue Distribution of Hexachlorobenzene«, *American Journal of Physiology and Gastrointestinal Liver Physiology* 288 (2005), S. G292-G299; M. Imamura und T. Tung, »A Trial of Fasting Cure for PCB-Poisoned Patients in Taiwan«, *American Journal of Industrial Medicine* 5 (1985), S. 147–153.

11 M. Blanusa, V. Varnai, M. Piasek und K. Kostial, »Chelators as Antidotes of Metal Toxicity: Therapeutic and Experimental Aspects«, *Current Medical Chemistry* 12 (2005), S. 2771–2794; H. Aposhian, R. Maiorino, D. Gonzalez-Ramirez, M. Zuniga-Charles, Z. Xu, K. Hurlbut, P. Junco-Munoz, R. Dart und M. Aposhian, »Mobilization of Heavy Metals by Newer, Therapeutically Useful Chelating Agents«, *Toxicology* 97 (1995), S. 23–38.

12 D. Kennedy, K. Cooley, T. Einarson und D. Seely, »Objective Assessment of an Ionic Footbath (IonCleanse): Testing Its Ability to Remove Potentially Toxic Elements from the Body«, *Journal of Environmental and Public Health* 2012 (2012), S. 1–13.

13 S. Horne, »Colon Cleansing: A Popular, but Misunderstood Natural Therapy«, *Journal of Herbal Pharmacotherapy* 6 (2006), S. 93-100; R. Acosta und B. Cash, »Clinical Effects of Colonic Cleansing for General Health Promotion: A Systematic Review«, *American Journal of Gastroenterology* 104 (2009), S. 2830–36.

14 V. Nadeau, G. Truchon, M. Brochu und R. Tardif, »Effect of Physical Exertion on the Biological Monitoring of Exposure to Various Solvents following Exposure by Inhalation in Human Volunteers: I. Toluene«, *Journal of Occupational Environmental Hygiene* 3 (2006), S. 481–489; R. Tardif, V. Nadeau, G. Truchon und M. Brochu, »Effect of Physical Exertion on the Biological Monitoring of Exposure to Various Solvents following Exposure by Inhalation in Human Volunteers: II. N-Hexane«, *Journal of Occupational Environmental Hygiene* 4 (2007), S. 502–508; quiz D568–569.

15 F. Ibrahim, T. Halttunen, R. Tahvonen und S. Salminen, »Probiotic Bacteria as Potential Detoxification Tools: Assessing Their Heavy Metal Binding Isotherms«, *Canadian Journal of Microbiology* 52 (2006), S. 877–885.

16 A. Barnes, M. Smith, S. Kacinko, E. Schwilke, E. Cone, E. Moolchan und M. Huestis, »Excretion of Methamphetamine and Amphetamine in Human Sweat following Controlled Oral Methamphetamine Administration«, *Clinical Chemistry* 54 (2008), S. 172–180; N. Fucci, N. de Giovanni und S. Scarlata, »Sweat Testing in Addicts under Methadone Treatment: An Italian Experience«, *Forensic Science International* 174 (2008), S. 107–110.

17 J. Domingo, M. Gomez, J. Llobet und J. Corbella, »Comparative Effects of Several Chelating Agents on the Toxicity, Distribution and Excretion of Aluminum«, *Human Toxicology* 7 (1998), S. 259–262; Z. Zhao, L. Liang, X. Fan et al. »The Role of Modified Citrus Pectin as an Effective Chelator of Lead in Children Hospitalized with Toxic Lead Levels«, *Alternative Therapeutic Health Medicine* 14 (2008), S. 34–38.

18 Für einen exzellenten Abriss der Belastung menschlicher Brüste vgl. F. Williams, *Der Busen: Meisterwerk der Evolution* (München: Diederichs 2013), im englischen Original *Breasts: A Natural and Unnatural History* (New York: W. W. Norton 2012).

19 US-Veteranenministerium, »Camp Lejeune: Past Water Contamination«, https://www.publichealth.va.gov/exposures/camp-lejeune/ (14.03.2018).

20 »Camp Lejeune Lawsuit Goes Forward«, *Veterans Today Military and Foreign Affairs Journal*, 04.02.2011, http://www.veteranstoday.com/2011/02/04/camp-lejeune-lawsuit-goes-forward/ (14.03.2018).

21 Sehen Sie sich für die ganze Geschichte den Dokumentarfilm *Semper Fi: Always Faithful* der Regisseure R. Libert und T. Hardmon an (Wilder Film Projects 2011).

22 Nationales Krebsinstitut der USA, »Cancer Stats Fact Sheet«, https://seer.cancer.gov/statfacts/ (14.03.2018).

23 Amerikanische Krebsgesellschaft, »Cancer Facts and Figures 2010«, https://www.cancer.org/content/dam/cancer-org/research/cancer-facts-and-statistics/annual-cancer-facts-and-figures/2010/cancer-facts-and-figures-2010.pdf (April 2013). Für das Jahr 2018 erwartete die amerikanische Krebsgesellschaft 609.640 amerikanische Krebstote. Vgl. »Cancer Facts & Figures 2018«, 2018, https://www.cancer.org/content/dam/cancer-org/research/cancer-facts-and-statistics/annual-cancer-facts-and-figures/2018/cancer-facts-and-figures-2018.pdf (27.03.2018).

24 Kanadische Krebsgesellschaft, »Canadian Cancer Statistics 2012«, https://www.cancer.ca/~/media/cancer.ca/CW/cancer%20information/cancer%20101/Canadian%20cancer%20statistics/Canadian-Cancer-Statistics-2012-EN.pdf?la=en (14.03.2018). Für das Jahr 2017 erwartete die kanadische Krebsgesellschaft 80.800 kanadische Krebstote. Vgl. »Canadian Cancer Statistics 2017«, http://www.cancer.ca/~/media/cancer.ca/CW/publications/Canadian%20Cancer%20Statistics/Canadian-Cancer-Statistics-2017-EN.pdf (14.03.2018).

25 Australian Institute of Health and Welfare, Canberra, »Cancer in Australia 2010: An Overview«, http://www.aihw.gov.au/publication-detail/?id=6442472459 (14.03.2018). Für das Jahr 2018 erwartete die australische Krebsbehörde Cancer Australia 48.586 australische Krebstote. Vgl. »Cancer in Australia Statistics«, 2018, https://canceraustralia.gov.au/affected-cancer/what-cancer/cancer-australia-statistics (27.03.2018).

26 Der Krebsinformationsdienst des Deutschen Krebsforschungszentrums, »Krebsstatistiken«, Todesfälle des Jahres 2014, https://www.krebsinformationsdienst.de/grundlagen/krebsstatistiken.php#inhalt4 (14.05.2019).

27 Statistik Austria, »Krebs im Überblick«, Todesfälle des Jahres 2016, http://www.statistik.at/web_de/statistiken/menschen_und_gesellschaft/gesundheit/krebserkrankungen/krebs_im_ueberblick/index.html (14.05.2019).

28 Bundesamt für Statistik der Schweizerischen Eidgenossenschaft, »Krebs«, Todesfälle des Jahres 2015, https://www.bfs.admin.ch/bfs/de/home/statistiken/gesundheit/gesundheitszustand/krankheiten/krebs.html (14.05.2019).

29 Eurostat, »Nach wie vor jeder vierte Todesfall in der EU durch Krebs verursacht«, Pressemitteilung 27/2016, 03.02.2016, Todesfälle des Jahres 2013, https://ec.europa.eu/eurostat/documents/2995521/7150001/3-03022016-BP-DE.pdf/51dd300e-c157-4299-be63-157286c92268 (14.05.2019).

30 Vgl. Getting to Know Cancer, »The Halifax Project«, http://www.gettingtoknowcancer.org (22.07.2018).

31 Vgl. US-Gesundheitsbehörden Centers for Disease Control and Prevention, »Colorectal Cancer Statistics« http://www.cdc.gov/cancer/colorectal/statistics/ (01.04.2013) und die kanadische Krebsgesellschaft, »Colorectal Cancer Statistics«, http://www.cancer.ca/en/cancer-information/cancer-type/colorectal/statistics/?region=on (01.04.2013).

32 Dr. Stephen Genuis erwähnte das Vorkommen von Verhütungsmitteln in ausgeatmeter Luft in einem Interview mit dem Autor im August 2012.

33 G. Lamas, C. Goertz, R. Boineau, D. Mark, T. Rozema, R. Nahin, L. Lindlblad et al., »Effect of Disodium EDTA Chelation Regimen on Cardio vascular Events in Patients with Previous Myocardial Infarction: The TACT Randomized Trial«, *Journal of the American Medical Association* 309 (2013), S. 1241–1250.

ZEHN: Schön ins Schwitzen kommen

1 Choice Online, »Tempter by Detox-in-a-Box?«, Oktober, http://www.choice.com.au/reviews-and-tests/food-and-health/general-health/therapies/detox-kits-review-and-compare/page.aspx (ursprünglicher 01.04.2013).

2 G. E. Mullin, »Popular Diets Prescribed by Alternative Practitioners: Part 1«, *Nutrition in Clinical Practice* 25, Nr. 2 (2010), S. 212–214.

3 D. Valle und T. Manolio, »Applying Genomics to Clinical Problems – Diagnostics, Preventive Medicine, Pharmacogenomics: A White Paper for the National Human Genome Research Institute«, *National Institutes of Health*, 2008, http://www.genome.gov/27529204 (27.06.2013).

4 Stanford Medicine Cancer Institute, »Hereditary Breast Ovarian Cancer Syndrome (BRCA1/BRCA2)«, 2013, http://cancer.stanford.edu/information/geneticsAndCancer/types/herbocs.html (04.06.2013).

5 A. Jolie, »My Medical Choice«, *New York Times*, 14.05.2013, http://www.nytimes.com/2013/05/14/opinion/my-medical-choice.html (04.06.2013).

6 Breastcancer.org, US-Brustkrebsstatistiken, 2012, http://www.breastcancer.org/symptoms/understand_bc/statistics (04.06.2013).

7 T. Doshi, S. S. Mehta, V. Dighe, N. Balasinor und G. Vanage, »Hypermethylation of Estrogen Receptor Promoter Region in Adult Testis of Rats Exposed Neonatally to Bisphenol A«, *Toxicology* (2011), http://dx.doi.org/10.1016/j.tox.2011.07.011.

8 H. Roberts, »Vitamin C: Linus Pauling Was Right All Along – A Doctor's Opinion«, 17.08.2004, http://www.medicalnewstoday.com/releases/12154.php (01.04.2013).

9 R. J. Reiter, D. X. Tan, L. C. Manchester, S. Lopez-Burillo, R. M. Sainz und J. C. Mayo, »Melatonin: Detoxification of Oxygen and Nitrogen-Based Toxic Reactants«, *Advances in Experimental Medicine and Biology* 527 (2003), S. 539–548.

10 S. J. James, W. Slikker III, S. Melnyk, E. New, M. Pogribna und S. Jernigan, »Thimerosal Neurotoxicity Is Associated with Glutathione Depletion: Protection with Glutathione Precursors«, *NeuroToxicology* 26, Nr. 1 (2005), S. 1–8.

11 Nationale Brandschutzvereinigung der USA, »Number of Fires by Type of Fire«, https://www.nfpa.org/News-and-Research/Fire-statistics-and-reports/Fire-statistics/Fires-in-the-US/Overall-fire-problem/Number-of-fires-by-type-of-fire (15.03.2018).

12 C. C. Austin, D. Wang, D. J. Ecobichon und G. Dussault, »Characterization of Volatile Organic Compounds in Smoke at Environmental Fires«, *Journal of Toxicology and Environmental Health* 63 (2001), S. 437–58.

13 »September 11th Terror Attacks Fast Facts«, CNN, 24.08.2017, https://www.cnn.com/2013/07/27/us/september-11-anniversary-fast-facts/index.html (12.07.2018).

14 M. Webber, J. Gustave, R. Lee, J. K. Niles, K. Kelly, H. W. Cohen und D. Prezant, »Trends in Respiratory Symptoms of Firefighters Exposed to the World Trade Center Disaster: 2001–2005«, *Environmental Health Perspectives* 117 (2009), S. 975–980.

15 J. Li, J. Cone, A. Kahn, R. Brackbill, M. Farfel, C. Greene, J. Hadler et al., »Association Between World Trade Center Exposure and Excess Cancer Risk«, *Journal of the American Medical Association* 308 (2012), S. 2479–2488.

16 World-Trade-Center-Gesundheitsprogramm, »Program Statistics«, https://www.cdc.gov/wtc/ataglance.html (13.07.2018).

17 New Hampshire Department of Environmental Services, »Environmental Health Program: Cancer and the Environment", http://des.nh.gov/organization/commissioner/pip/publications/co/documents/cancer_environment.pdf (01.03.2013).

18 J. Shatki, »Wellness Education: Ayurveda« 2010, https://www.jivanshakti.com/ayurveda.aspx (01.03.2013).

19 J. Dahl und K. Falk, »Ayurvedic Herbal Supplements as an Antidote to 9/11 Toxicity«, *Alternative Therapies in Health and Medicine* 14 (2008), S. 24–28.

20 Mein Ziel ist nicht, den Wert der Studie zu bagatellisieren, sondern darauf hinzuweisen, dass die Daten Umfragedaten sind, nicht klinische Daten zur chemischen Körperlast der Patienten. Sehr hilfreich wäre eine Studie, die den Nachweis eines Rückgangs chemischer Konzentrationen in ihnen erbrächte.

21 Dahl und Falk, »Ayurvedic Herbal Supplements as an Antidote«.

22 S. Genuis, »Blood, Urine and Sweat (BUS) Study: Monitoring and Elimination of Bioaccumulated Toxic Elements«, *Archives of Environmental Contamination and Toxicology* 61 (2011), S. 344–357.

23 Wir möchten uns bei SGS AXYS Analytical Services aus Sidney, British Columbia für ihren Rat und ihre Unterstützung bei der Durchführung der Schweißanalysen bedanken.

24 S. Genuis, »Elimination of Persistent Toxicants from the Human Body«, *Human and Experimental Toxicology* 30 (2010), S. 3–18; Genuis, »Blood, Urine and Sweat (BUS) Study«.

25 Manche Hersteller von Infrarot-Saunen geben an, dass sich in fünfzehn Minuten ein Liter Schweiß produzieren lässt. Das ist sehr unwahrscheinlich, aber auf der Grundlage meiner Erfahrung könnte es möglich sein, diese Menge Schweiß in einer Dreiviertelstunde zu produzieren.

26 Vgl. Tabelle 1 in A. Calafat, Z. Kuklenvik, J. Reidy, S. Caudill, J. Ekong und L. Needham, »Urinary Concentrations of Bisphenol A and 4-Nonylphenol in a Human Reference Population«, *Environmental Health Perspectives* 113 (2004), S. 391–395.

27 Vgl. Tabelle 1 in R. Stahlhut, E. van Wijngaarden, T. Dye, S. Cook und S. Swan, »Concentrations of Urinary Phthalate Metabolites Are Associated with Increased Waist Circumference and Insulin Resistance in Adult U.S. Males«, *Environmental Health Perspectives* 115 (2007), S. 876–882.

28 Genuis, »Blood, Urine and Sweat (BUS) Study«.

ELF: Eine stationäre Autofahrt

1 Aus »Smoke Gets in Your Eyes«, *Mad Men*, Staffel 1, Folge 1 (19.07.2007), Lions Gate.

2 Zum Beispiel »New Car Scent« des Unternehmens Little Trees Car Freshener Corporation, https://www.littletrees.com/fragrances/Masculine (15.03.2018).

3 Ecology Center, *2011/2012 Guide to New Vehicles*, 2012, https://www.ecocenter.org/sites/default/files/2012_Cars.pdf (15.03.2018).

4 Bearbeitete Version von N. Klepeis, W. Nelson, J. Robinson, A. Tsang, P. Switzer, J. Behar, S. Hern et al., »The National Human Activity Pattern Survey (NHAPS): A Resource for

Assessing Exposure to Environmental Pollutants«, *Journal of Exposure Analysis and Environmental Epidemiology* 11 (2001), S. 231–252. Vgl. auch U.S. EPA Indoor Air Division and Office of Research and Development, *Federal Programs Addressing Indoor Air Quality*, Bd. 1, 1989, http://1.usa.gov/XfwS7G.

5 C. R. Kirman, L. L. Aylward, B. C. Blount, D. W. Pyatt und S. M. Hays, »Evaluation of NHANES Biomonitoring Data for Volatile Organic Compounds in Blood: Application of Chemical-Specific Screening Criteria«, *Journal of Exposure Science and Epidemiology* 22 (2012), S. 24–34.

6 Eine Studie kam zu dem Ergebnis, dass die Konzentrationen einiger bromierter Schadstoffe bis zu zehnmal höher waren als die in Haushalten und Büros ermittelten Maximalwerte: C. C. Carignan, M. D. McClean, E. M. Cooper, D. J. Watkins, A. J. Fraser, W. Heiger-Bernays, H. M. Stapleton et al., »Predictors of Tris(1,3-dichloro-2-propyl) Phosphate Metabolite in the Urine of Office Workers«, *Environment International* 55 (2013), S. 56–61. Andere Studien fanden eine Unzahl Chemikalien in den Wageninneren von Autos. Vgl. T. Yoshida, »Approach to Estimation of Absorption of Aliphatic Hydrocarbons Diffusing from Interior Materials in an Automobile Cabin by Inhalation Toxicokinetic Analysis in Rats«, *Journal of Applied Toxicology* 30 (2009), S. 42–52; O. Geiss, S. Tirendi, J. Barrero-Moreno and D. Kotzias, »Investigation of Volatile Organic Compounds and Phthalates Present in the Cabin Air of Used Private Cars«, *Environment International* 35 (2009), S. 1188–1195.

7 L. Sabatini, A. Barbieri, P. Indiveri, S. Mattioli und F. S. Violante, »Validations of an HPLC-MS/MS Method for the Simultaneous Determination of Phenylmercapturic Acid, Benzylmercapturic Acid and O-Methylbenzyl Mercapturic Acid in Urine as Biomarkers of Exposure to Benzene, Toluene and Xylenes«, *Journal of Chromatography* 863 (2008), S. 115–122; J. G. Filser, G. A. Csanady, W. Dietz, W. Kessler, P. E. Krenzen, M. Richter und A. Stormer, »Comparative Estimation of the Neurotoxic Risks of N-Hexane and N-Heptane in Rats and Humans Based on Formation of Metabolites 2,5-Hexanedione and 2,5-Heptanedione«, *Advances in Experimental Medicine and Biology* 387 (1996), S. 411–427.

8 J. T. Brophy, M. Keith, A. Watterson, R. Park, M. Gilbertson, E. Maticka-Tyndale, M. Beck et al., »Breast Cancer Risk in Relation to Occupations with Exposure to Carcinogens and Endocrine Disruptors: A Canadian – Case-Control Study«, *Environmental Health* 11 (2012). doi:10.1186/1476-069X-11-87.

9 R. DeMatteo, M. Keith, J.T. Brophy, A. Wordsworth, A. Watterson, M. Beck, A. Ford et al., »Chemical Exposure of Women Workers in the Plastics Industry with Particular Reference to Breast Cancer and Reproductive Hazards«, *New Solutions* 22 (2012), S. 427–448.

10 Ebd.

11 »Injection Molding«, Wikipedia, http://en.wikipedia.org/wiki/Injection_molding#Applications (01.03.2013).

12 Brophy et al., »Breast Cancer Risk«.

13 Ebd.

14 C. Butt, M. Diamond, J. Truong, M. Ikonomov und A. Ter Schure, »Spatial Distribution of PBDEs in Southern Ontario as Measured in Indoor and Outdoor Window Organic Films«, *Environmental Science and Technology* 38 (2004), S. 724–31.

15 H. Jones-Otazo, J. Clarke, M. Diamond, J. Archbold, G. Ferguson, T. Harner, G. Richardson et al., »Is House Dust the Missing Exposure Pathway of PBDEs? An Analysis of the Urban Fate and Human Exposure to PBDEs«, *Environmental Science and Technology* 39 (2005), S. 5121–5130.

16 M. Fang, T. Webster, D. Gooden, M. Coopers, M. McClean, C. Carignan, C. Makey et al., »Investigating a Novel Flame Retardant Known as V6: Measurements in Baby Products, House Dust and Car Dust«, *Environmental Science and Technology* 47 (2013), S. 4449–4454.

17 Ebd.

18 J. Herbstman, A. Sjodid, M. Kurzon, S. Lederman, R. Jones, V. Rauh, L. Needham et al., »Prenatal Exposure to PBDEs and Neurodevelopment«, *Environmental Health Perspectives* 118 (2010), S. 712–719.

19 C. G. Bornehag und E. Nanberg, »Phthalate Exposure and Asthma in Children«, *International Journal of Andrology* (2010), S. 333–45; C.-G. Bornehag, J. Sundell, C. J. Weschler, T. Sigsgaard, B. Lundgren, M. Hasselgren und L. Hägerhed-Engman, »The Association Between Asthma and Allergic Symptoms in Children and Phthalates in House Dust: A Nested Case-Control Study«, *Environmental Health Perspectives* 112 (2004), S. 1393–1397; R. E. Dodson, M. Nishioka, L. J. Standley, L. J. Perovich, J. G. Brody und R. A. Rudel, »Endocrine Disruptors and Asthma-Associated Chemicals in Consumer Products«, *Environmental Health Perspectives* 120 (2012), S. 935–943.

20 Für zwei aktuelle Beispiele dieser Forschung vgl. L. Robinson und R. Miller, »The Impact of Bisphenol A and Phthalates on Allergy, Asthma, and Immune Function: A Review of Latest Findings« *Current Environmental Health Reports* 2, Nr. 4 (Dezember 2015), S. 379–387, https://www.ncbi.nlm.nih.gov/pmc/articles/PMC4626318/ (06.06.2018) und M. H. Soomro, N. Baiz, C. Philippat, C. Vernet, V. Siroux, C. N. Maesano und S. Sanyal, »Prenatal Exposure to Phthalates and the Development of Eczema Phenotypes in Male Children: Results from the EDEN Mother–Child Cohort Study«, *Environmental Health Perspectives* 126, Nr. 2 (Februar 2018), https://ehp.niehs.nih.gov/wp-content/uploads/2018/02/EHP1829.alt_.pdf (06.06.2018).

21 E. Woods, U. Bhaumik, S. Sommer, S. Ziniel, A. Kessler, E. Chan, R. Wilkinson et al., »Community Asthma Initiative: Evaluation of a Quality Improvement Program for Comprehensive Asthma Care«, *Pediatrics* 129 (2012), S. 464–572.

22 R. Knox, »To Control Asthma, Start with the Home Instead of the Child«, *NPR Health Blogs*, 18.03.2013, http://www.npr.org/blogs/health/2013/03/18/174393981/to-control-asthma-start-with-the-home-instead-of-the-child (15.03.2018).

23 Ebd. Für mehr Details vgl. den Bericht in Woods et al., »Community Asthma Initiative«.

24 C. J. Weschler, »Changes in Indoor Pollutants Since the 1950s«, *Atmospheric Environment* 43 (2009), S. 156–172.

25 C. J. Weschler und W. W. Nazaroff, »SVOC Exposure Indoors: Fresh Look at Dermal Pathways«, *Indoor Air* 22 (2012), S. 356–377.

26 Ebd.

27 Canada Green Building Council, »LEED«, https://www.cagbc.org/@/CAGBC/Programs/LEED/Going_green_with_LEE?hkey=54c44792-442b-450a-a286-4aa710bf5c64 (15.03.2018).

28 U.S. Green Building Council, »LEED Is Green Building«, 2018, https://new.usgbc.org/leed (06.06.2018).

29 Ebd.

30 J. Kriss, »U.S. Green Building Council Certifies 20,000th LEED Commercial Project«, U.S. Green Building Council, 20.12.2013, https://www.usgbc.org/articles/us-green-building-council-certifies-20000th-leed-commercial-project (15.03.2018).

31 U.S. Green Building Council, »Square Footage of LEED-Certified Existing Buildings Surpasses New Construction«, Pressemitteilung, 07.12.2011, http://www.usgbc.org/ShowFile.aspx?DocumentID=10712 (01.03.2013).

32 Living Building Challenge, http://living-future.org/lbc (01.02.2013).

33 Canada Green Building Council, »Living Building Challenge«, https://www.cagbc.org/CAGBC/Programs/Programs_recognized_by_CaGBC_/LivingBuildingChallenge/CAGBC/Programs/Living_Building_Chal.aspx?hkey=b04e1897-c875-4520-8645-31f9d70bce91 (15.03.2018).

34 C. Bagli, »$2.4 Billion Deal for Chelsea Market Enlarges Google's New York Footprint«, *New York Times*, 07.02.2018, https://www.nytimes.com/2018/02/07/nyregion/google-chelsea-market-new-york.html (06.06.2018).

35 J. Hiskes, »Google Drops Red List Building Materials, Vendors Listen Up«, *Sustainable Industries*, 02.05.2011, http://www.unrbep.org/dealerportal/google-drops-red-list-building-materials-vendors-listen-up/ (01.02.2013).

36 N. DiNenno, »Living Building: Year One«, *Williams*, 27.10.2016, https://www.williams.edu/feature-stories/update-on-the-living-building-challenge/ (06.06.2018).

37 Canadian Broadcasting Corporation, »Burned: Company Statements«, *Marketplace*, 23.11.2012, http://www.cbc.ca/marketplace/blog/company-statements-burned (15.03.2018).

38 »IKEA Flame Retardants« Ikea 2017, https://www.ikea.com/gb/en/doc/general-document/ikea-flame-retardants-pdf__1364489404536.pdf (15.04.2018).

ZWÖLF: Sauber, grün, rund: läuft

1 Leserbrief »The London Pharmacopoeia«, *The Water Cure Journal and Hygienic Magazine* 5 (Juni 1850).

2 S. Xu, H. Zhang, P. He und L. Shao, »Leaching Behaviour of Bisphenol A from Municipal Solid Waste into Landfill Environment«, *Environmental Technology* 32 (2011), S. 1269–1277; E. Davis, S. Klosterhaus und H. Stapleton, »Measurement of Flame Retardants and Triclosan in Municipal Sewage Sludge and Biosolids«, *Environment International* 40 (2012), S. 1–7.

3 K. Xia, A. Bhandari, K. Das und G. Dillar, »Occurrence and Fate of Pharmaceutical and Biosolids«, *Journal of Environmental Quality* 34 (2005), S. 91–104.

4 D. Kolpin, E. Furlong, M. Meyer, E. Thurman, S. Zaugg, L. Barber und H. Buxton, »Pharmaceuticals, Hormones and Other Organic Wastewater Contaminants in U.S. Lakes and Streams, 1999–2000: A National Reconnaissance«, *Environmental Science and Technology* 36 (2002), S. 1202–1211.

5 N. Nassiri Koopaei und M. Abdollahi, »Health Risks Associated with the Pharmaceuticals in Wastewater«, *Daru* 25 (2017), S. 9; doi: 10.1186/s40199-017-0176-y.

6 R. Yang, H. Wei, J. Guo und A. Li, »Emerging Brominated Flame Retardants in the Sediment of the Great Lakes«, *Environmental Science and Technology* 46 (2012), S. 3119–3126.

7 H. Spiegelman, »Unintended Consequences: A Short History of Waste«, Präsentation auf der Frühlingstagung der Coast Waste Management Association, Victoria, B.C., 29.03.2007.

8 D. Hoornweg und P. Bhada-Tata, »What a Waste: A Global Review of Solid Waste Management«, Weltbank, Urban Development Series Knowledge Papers 2012, http://openknowledge.worldbank.org.

9 Ebd.

10 R. Geyer, J. R. Jambeck und K. Lavender Law, »Production, Use, and Fate of All Plastics Ever Made«, *Science Advances* 3/7 (2017), e1700782, doi: 10.1126/sciadv.1700782 (14.04.2018).

11 US-Bundesbehörde für die Meere und Atmosphäre, »Marine Debris Program Factsheet«, https://marinedebris.noaa.gov/file/4456/download?token=o2cqB4f_ (16.03.2018).

12 »High Level of Plastics Found in Great Lakes«, *Toronto Star*, 12.03.2013.

13 A. Gomm, P. O'Hara, L. Kleine, V. Bowes, L. Wilson und K. Barry, »Northern Fulmars as Biological Monitors of Trends of Plastic Pollution in the Eastern North Pacific«, *Marine Pollution Bulletin* 64, Nr. 9 (September 2012), S. 1776–1781.

14 G. Readfearn, »WHO Launches Health Review after Microplastics Found in 90% of Bottled Water«, *The Guardian* vom 15.03.2018, https://www.theguardian.com/environment/2018/mar/15/microplastics-found-in-more-than-90-of-bottled-water-study-says (22.07.2018).

15 T. Cook, Grundsatzrede, Goldman Sachs Technology and Internet Conference, San Francisco, 15.02.2012.

16 I. Watson, »China: The Electronic Wastebasket of the World«, CNN, 30.05.2013, https://www.cnn.com/2013/05/30/world/asia/china-electronic-waste-e-waste/index.html (16.03.2018).

17 US-Umweltbehörde, »Waste Education Resources: The Life Cycle of a Cell Phone«, 2012, http://www.mass.gov/eea/docs/dep/recycle/reduce/06-thru-l/life-cell.pdf (16.03.2018).

18 »Gartner Says Worldwide Sales of Smartphones Recorded First Ever Decline During the Fourth Quarter of 2017«, Pressemitteilung, Gartner Inc., Egham, Großbritannien, 22.02.2018, https://www.gartner.com/newsroom/id/3876865 (15.04.2018).

19 J. Greene, »The Environmental Pitfalls at the End of an iPhone's Life«, CNET, 26.09.2012, http://news.cnet.com/8301-13579_3-57520123-37/the-environmental-pitfalls-at-the-end-of-an-iphones-life/ (01.03.2013).

20 »Lead Levels in Children Linked to Rise in E-Waste Profits«, *China Daily*, 16.11.2011, http://www.chinadaily.com.cn/cndy/2011-11/16/content_14101761.htm (01.03.2013).

21 P. Guo, X. Xu, B. Huang, D. Sun, J. Zhang, X. Chen, Q. Zhang et al., »Blood Lead Levels and Associated Factors among Children in Guiyu of China: A Population-Based Study«, *PLoS One* 9, Nr. 8 (2014), e105470, doi: 10.1371/journal.pone.0105470 (18.04.2018).

22 Die Branche hat sich in Call2Recycle Canada zusammengeschlossen. Zum Vorstand gehören Vertreter von Sony, Rayovac, Energizer Canada, Panasonic Canada und Procter & Gamble Canada.

23 Umweltschutzbehörde von Minnesota, *2005–2008 Perfluorochemical Evaluation at Solid Waste Facilities in Minnesota: Technical Evaluation and Regulatory Management Approach*, 14.04.2010.

24 K. Ward Jr., »C8 Linked to Thyroid, Bowel Disease«, *Charleston Gazette* vom 30.07.2012.

25 P. Anastas und J. Warner, *Green Chemistry: Theory and Practice* (New York: Oxford University Press 1998). Https://www.acs.org/content/acs/en/greenchemistry/what-is-green-chemistry/principles/12-principles-of-green-chemistry.html (15.07.2018).

26 Ebd.

27 »Many Chemicals, But Limited Toxicity Data«, Europäische Umweltagentur, 20.04.2016, https://www.eea.europa.eu/publications/NYM2/page006.html (15.04.2018).

28 J. M. Benyus, *Biomimicry: Innovation Inspired by Nature* (New York: William Morrow 1997).

29 Stadt Toronto, »Water Quality Assurance Program: Protecting Water Quality«, http://www.toronto.ca/water/protecting_quality/quality_assurance.htm (01.02.2013).

30 W. MacKenzie, N. Hoxie, M. Proctor, M.S. Gradus, K. Blair, D. Peterson, J. Kazmierczak et. al., »A Massive Outbreak in Milwaukee of Cryptosporidium Infection Transmitted through the Public Water Supply«, *New England Journal of Medicine* 331 (1994), S. 161–167.

31 US-Umweltschutzbehörde, »Cryptosporidium: Drinking Water Health Advisory«, EPA-822-R-01-009, März 2001.

32 D. O'Connor, *Report of the Walkerton Inquiry: A Strategy for Safe Drinking Water*, 2002, http://www.attorneygeneral.jus.gov.on.ca/english/about/pubs/walkerton/ (22.02.2013).

33 »Consumer Background: Bottled Water«, *CBC News*, 20.08.2008.

34 C. Mintz, »Stuck on the Bottle« *Globe and Mail*, 20.03.2017 (https://www.theglobeandmail.com/life/food-and-wine/food-trends/why-canadians-are-or-arent-drinking-bottledwater/article34353867/, 15.04.2018).

35 Kanadisches Gesundheitsministerium, »Environmental and Workplace Health: Drinking Water Quality«, http://www.hc-sc.gc.ca/ewh-semt/water-eau/drink-potab/index-eng.php (22.02.2013).

36 Weltgesundheitsorganisation, »Pharmaceuticals in Drinking Water«, 2012, http://apps.who.int/iris/bitstream/10665/44630/1/9789241502085_eng.pdf (01.03.2013).

37 Ebd.

38 E. Teuten, J. Saquing, D. Knappe, M. Barlaz, S. Jonsson, A. Björn, S. Rowland et al., »Transport and Release of Chemicals from Plastics to the Environment and to Wildlife«, *Philosophical Transactions of the Royal Society B* 364 (2009), S. 2027–2045.

39 Kanadisches Gesundheitsministerium, »Food and Nutrition: Frequently Asked Questions about Bottled Water«, www.hc-sc.gc.ca/fn-an/securit/facts-faits/faqs_bottle_water-eau_embouteillee-eng.php (01.02.2013).

40 Ebd.

41 A. Theen, »Ivy Colleges Shunning Bottled Water Jab at $22 Billion Industry«, Bloomberg News, 07.03.2012 (http://www.bloomberg.com/news/2012-03-07/ivy-colleges-shunning-bottled-water-jab-at-22-billion-industry.html, 01.02.2013).

42 Pazifikinstitut, »Bottled Water and Energy Fact Sheet«, Februar 2007, http://pacinst.org/publication/bottled-water-and-energy-a-fact-sheet/ (16.03.2018).

43 »Bottled Water Sales Outpace Soda for First Time in U.S.«, CBS, 09.03.2017, https://www.cbsnews.com/news/bottled-water-sales-outpace-soda-for-the-first-time/ (15.04.2018).

44 V. Wong, »Almost No Plastic Bottles Get Recycled into New Bottles«, CNBC, 25.04.2017, https://www.cnbc.com/2017/04/24/almost-no-plastic-bottles-get-recycled-into-new-bottles.html (15.04.2018).

45 R. Copes, G. Evans und S. Verhille, »Bottled vs. Tap Water«, *BC Medical Journal* 51 (2009), S. 112f., http://www.bcmj.org/council-health-promotion/bottled-vs-tap-water (01.02.2013).

46 Consumer Reports, »Water Filter Buying Guide«, Juli 2012, http://www.consumerreports.org/cro/water-filters/buying-guide.htm?pn=0 (01.02.2013).

47 NSF International, »About NSF«, http://www.nsf.org/about-nsf/ (16.03.2018).

48 NSF International, »Drinking Water Treatment Standards«, http://www.nsf.org/services/by-type/standards-publications/water-wastewater-standards/drinking-water-systems-standards (16.03.2018).

49 NSF International, »Consumer Products and Service Listing Search«, http://www.nsf.org/consumer-resources/ (01.03.2018).

50 Bearbeitung von: Natural Resources Defense Council, »Water Issues: Consumer Guide to Water Filters« http://www.nrdc.org/water/drinking/gfilters.asp (Februar 2013).

51 Vgl. Ellen MacArthur Foundation, »Toward the Circular Economy: Economic and Business Rationale for an Accelerated Transition« Nr. 1 (2012), http://www.ellenmacarthurfoundation.org/business/reports/ce2012 (11.07.2013).

52 T. T. Schug, R. Abagyan, B. Blumberg, T. J. Collins, D. Crews, P. L. Defur, S. M. Dickenson et al., »Designing Endocrine Disruption Out of the Next Generation of Chemicals«, *Green Chemistry* 15, Nr. 1 (Januar 2013), S. 181–90, doi: 10.1039/c2gc35055f.

53 Gestaffeltes Protokoll für Störungen des Hormonhaushalts (TiPED), »What is TiPED™?«, 2012, http://www.tipedinfo.com/tiped_tier/whats-tiped/ (01.06.2013).

54 Bearbeitung von Unterrichtsmaterial der Ellen MacArthur Foundation. © Graham Pritchard / Ellen MacArthur Foundation nach W. McDonough und M. Braungart. Abdruck mit freundlicher Genehmigung der Ellen MacArthur Foundation (www.ellenmacarthurfoundation.org), Übersetzung in alleiniger Verantwortung des Verlags Ludwig ohne Prüfung oder Bestätigung durch die Ellen MacArthur Foundation.

55 »Green Chemistry Success Stories«, *LANXESS Webmagazine.*

56 S. Everts, »Better Living Through Green Chemistry: Pharmaceuticals«, *New Scientist*, 12.03.2010, http://www.newscientist.com/article/dn18641-better-living-through-green-chemistry-pharmaceuticals.html (01.04.2013).

57 J. Shankleman und H. Warren, »Solar Power Will Kill Coal Faster Than You Think«, Bloomberg, 15.06.2017, https://www.bloomberg.com/news/articles/2017-06-15/solar-power-will-kill-coal-sooner-than-you-think (16.04.2018).

58 I. Johnston, »World Renewable Energy Production Increases by Record Levels in 2016«, *The Independent*, 07.06.2017, https://www.independent.co.uk/environment/world-renewable-energy-production-record-increase-2016-green-power-western-europe-half-ren21-a7776646.html (18.04.2018).

59 R. Becque, E. Mackres, J. Layke, N. Aden, S. Liu, K. Managan und C. Nesler, »Accelerating Building Efficiency: Eight Actions for Urban Leaders«, World Resources Institute, Mai 2016, publications.wri.org/buildingefficiency/ (16.04.2018).

DREIZEHN: Unsere Top Ten

1 L. Parlett, A. Calafat und S. Swan, »Women's Exposure to Phthalates in Relation to Use of Personal Care Products«, *Journal of Exposure Science and Environmental Epidemiology* 23 (2013), S. 197–206.

2 Bund für Umwelt und Naturschutz, https://www.bund.net/themen/chemie/toxfox/ (25.05.2019).

3 Siehe Abbildung 15 in Kapitel 6.

4 Y.-H. Chiu, P.L. Williams, M.W. Gillman, A. J. Gaskins, L. Minguez-Alarcón, I. Souter, T. L. Toth et al., »Association Between Pesticide Residue Intake from Consumption of Fruits and Vegetables and Pregnancy Outcomes among Women Undergoing Infertility Treatment with Assisted Reproductive Technology«, *Journal of the American Medical Association Internal Medicine* 178 (2018), S.17–26 (22.07.2018).

5 T. Roberts, »We Spend 90% of Our Time Indoors. Says Who?«, BuildingGreen, 15.12.2016, https://www.buildinggreen.com/blog/we-spend-90-our-time-indoors-says-who (11.06.2018).

6 L. Robinson und R. Miller, »The Impact of Bisphenol A and Phthalates on Allergy, Asthma, and Immune Function: A Review of Latest Findings«, *Current Environmental Health Reports 2*, Nr. 4 (Dezember 2015), S. 379–87, https://www.ncbi.nlm.nih.gov/pmc/articles/PMC4626318/ (11.06.2018).

7 S. Genuis, »Elimination of Persistent Toxicants from the Human Body«, *Human and Experimental Toxicology* 30 (2010), S. 3–18.

8 Ebd.

9 V. Nadeau et al., »Effect of Physical Exertion 1. Toluene«.

10 »Wal-Mart Names Eight Chemicals to Be Removed From Products«, Reuters, 20.07.2016, https://www.reuters.com/article/us-walmart-chemicals/wal-mart-names-eight-chemicals-to-be-removed-from-products-idUSKCN1002IJ (15.04.2018).

Register

DANKSAGUNGEN

Wir sind den vielen Menschen auf der ganzen Welt sehr dankbar, die großzügig von ihrer Zeit gaben und damit *Slow Death by Rubber Duck* und *Toxin Toxout* zu den Erfolgen gemacht haben, die sie geworden sind. Herzlichen Dank Ihnen und Euch allen!

Was diese Jubiläumsausgabe von *Slow Death* angeht, möchten wir insbesondere der geschäftsführenden Verlegerin Louise Dennys bei Knopf Canada dafür danken, dass sie von Anfang an an dieses Buch geglaubt hat, und Verlegerin Anne Collins dafür, dass sie den Wert gesehen hat, es ein Jahrzehnt später neu aufzulegen. Der leitende Lektor Craig Pyette und unsere Lektorinnen Doris Cowan und Gillian Watts haben Überstunden gemacht, damit diese Neuausgabe so knapp und aktuell wie möglich ist. Unser Agent Rick Broadhead hat uns wie immer in der Spur gehalten.

Danke an Tim Gray, Muhannad Malas und Sarah Jamal von Environmental Defence Canada dafür, einmal mehr mit uns zusammen die beunruhigenden Grenzen persönlicher Schadstoffbelastung erkundet zu haben, an Michael McCulloch für die Unterstützung bei unseren Recherchen und an SGS AXYS Analytical in Sidney, British Columbia für die Analyse der Urinproben unseres Kassenbon-Experiments. Wir sind dankbar für die nachhaltige Unterstützung unserer Arbeitgeber, der Ivey Foundation und des Broadbent Institute.

Unsere Ehefrauen Biz und Jen und unsere Kinder Claire, Ellen, Zack und Owain (jetzt viel größer als 2009) haben uns auf dieser ein Jahrzehnt langen giftigen Chemikalienreise begleitet. Ohne sie wären wir nicht weit gekommen.

RICK SMITH ist kanadischer Autor, Umweltaktivist, erfahrener Leiter gemeinnütziger Organisationen und Geschäftsführer des Broadbent Institute. Von 2003 bis 2012 war er Geschäftsführer von Environmental Defence Canada, wo er die treibende Kraft hinter Kanadas Verbot von BPA in Babyfläschchen war, dem ersten weltweit. Er hat zwei Bestseller über gesundheitliche Folgen von Schadstoffbelastungen mitverfasst: *Slow Death by Rubber Duck* (2009) und *Toxin Toxout* (2013).

BRUCE LOURIE ist ein einflussreicher ökologischer Vordenker in Kanada und anerkannter globaler Experte für Schadstoffe und erneuerbare Energien. Er hat viele wichtige Umweltorganisationen gegründet, darunter den Clean Economy Fund, das Canadian Environmental Grantmakers Network, das Sustainability Network und die Canadian Energy Efficiency Alliance. Bruce Lourie ist Präsident der Ivey Foundation, einer der größten privaten Stiftungen Kanadas zur Unterstützung von Nachhaltigkeit im Land, und Berater von Canada's Ecofiscal Commission.

BEA JOHNSON
ZERO WASTE HOME

GLÜCKLICH LEBEN OHNE MÜLL!

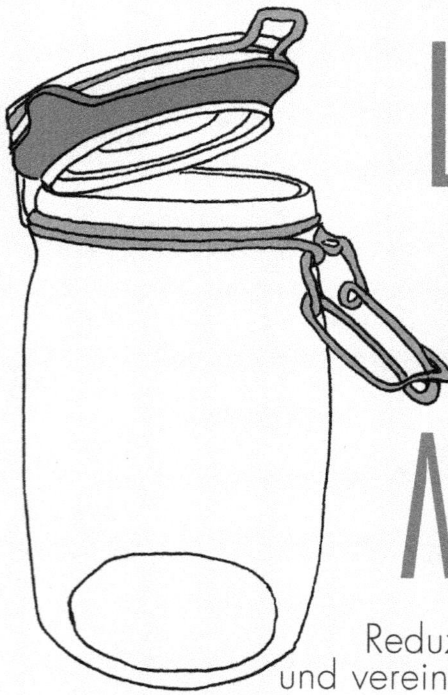

Reduziere deinen Müll
und vereinfache dein Leben

Ludwig

Bibliografische Information der Deutschen Nationalbibliothek
Die Deutsche Nationalbibliothek verzeichnet diese Publikation in der Deutschen Nationalbibliografie; detaillierte bibliografische Daten sind im Internet über https://portal.dnb.de abrufbar.

Published by arrangement with Alfred A. Knopf Canada,
a division of Penguin Random House Canada Limited.

Holtenauer Straße 141
24118 Kiel
Tel.: 0431-85464
Fax: 0431-8058305
info@verlag-ludwig.de
www.verlag-ludwig.de

Übersetzung: Dr. Anne-Mirjam Kirsch
Lektorat: Dr. Kai U. Jürgens, Kiel
Covergestaltung: Inge Schumacher und Anne-Mirjam Kirsch
Fotos: Fotoelemente Cover © Petra Fiedler (stock.adobe.com)
S. 13 mit freundlicher Genehmigung von Genevieve K. Howe, dem Ecology Center und Sara Talpos
S. 157 mit freundlicher Genehmigung von Monique Fabregas
Gestaltung und Satz: Inge Schumacher
Druck und Bindung: CPI Books GmbH, Leck, Germany

Printed in Germany

ISBN 978-3-86935-347-0

FSC
www.fsc.org
MIX
Papier aus verantwortungsvollen Quellen
FSC® C083411